当代麻醉药理学丛书

总主编　杭燕南　罗爱伦　吴新民

BASIC PRINCIPLE OF ANESTHETIC PHARMACOLOGY

麻醉药理基础

主编◎ 于布为　杭燕南

世界图书出版公司

图书在版编目(CIP)数据

麻醉药理基础/于布为,杭燕南主编. —上海:
上海世界图书出版公司,2017.1
ISBN 978-7-5192-2196-6

Ⅰ.①麻… Ⅱ.①于…②杭… Ⅲ.①麻醉学—药理
学 Ⅳ.①R971

中国版本图书馆 CIP 数据核字(2016)第 280106 号

责任编辑:胡　青
装帧设计:石志春

麻醉药理基础

主编　于布为　杭燕南

上海世界图书出版公司 出版发行

上海市广中路 88 号 9 - 10 楼
邮政编码 200083
杭州恒力通印务有限公司印刷
如发现印装质量问题,请与印刷厂联系
(质检科电话:0571 - 88914359)
各地新华书店经销

开本:787×1092　1/16　印张:26.5　字数:530 000
2017 年 1 月第 1 版　2017 年 1 月第 1 次印刷
ISBN 978 - 7 - 5192 - 2196 - 6/R · 399
定价:170.00 元
http://www.wpcsh.com

总 主 编 杭燕南　罗爱伦　吴新民

总副主编 黄宇光　王祥瑞　于布为

审　　校 孙大金　庄心良（按姓氏拼音排序）

分册主编

第一分册 麻醉药理基础　　　　于布为　杭燕南

第二分册 静脉麻醉药　　　　　叶铁虎　罗爱伦

第三分册 吸入麻醉药　　　　　王祥瑞　俞卫锋　杭燕南

第四分册 肌肉松弛药　　　　　闻大翔　欧阳葆怡　杭燕南

第五分册 局部麻醉药　　　　　李士通　庄心良

第六分册 疼痛治疗药　　　　　黄宇光　罗爱伦

第七分册 围术期液体治疗　　　薛张纲　江　伟　蒋　豪

第八分册 围术期心血管治疗药　杭燕南　邓小明　王祥瑞

主编助理 周仁龙　张马忠

编 写 人 员

主　　编　于布为　杭燕南
副 主 编　张马忠　罗　艳

参编人员（排名不分先后）

上海交通大学医学院附属瑞金医院	于布为　彭章龙　罗　艳
	薛庆生　尤胜武　宋小星
上海交通大学医学院附属仁济医院	杭燕南　王祥瑞　张马忠
	黄贞玲　应　隽　宋蕴安
复旦大学附属中山医院	薛张纲
上海交通大学附属胸科医院	徐美英　邱郁薇
上海交通大学附属第一人民医院	李士通　周雅春
第二军医大学附属东方肝胆外科医院	俞卫锋
第二军医大学附属长海医院	邓小明　范晓华
上海东方医院	王新华　范颖晖
南京军区总医院	徐建国　朱　娟
北京大学附属第一医院	吴新民　张熙哲
首都医科大学附属天坛医院	王保国　王立新
徐州医学院	戴体俊　印晓星
华中科技大学附属协和医院	姚尚龙　尚　游
中南大学附属湘雅医院	郭曲练　阳红卫
中山大学附属第一医院	黄文起

秘　　书　　　　　　　　　　　　　罗　艳（兼）

编 写 说 明

上海交通大学医学院附属仁济医院、北京大学第一附属医院和中国医学科学院北京协和医院都是国家药物试验基地,均建立了麻醉药理研究室或实验室,也都是麻醉学博士和硕士研究生的培养基地。多年来,3 家医院开展了许多麻醉药理的基础和临床研究,培养了数十名博士和硕士研究生,发表了大量麻醉药理方面的论文。

2004 年底,上海交通大学医学院附属仁济医院首先提出编写一本《肌肉松弛药》,得到了吴新民教授和庄心良教授的支持。在这基础上,2005 年提出编写《当代麻醉药理学丛书》,杭燕南教授与黄宇光教授不谋而合,罗爱伦教授表示全力支持和合作。上海世界图书出版公司已同意出版《当代麻醉药理学丛书》。

《当代麻醉药理学丛书》得到学术造诣很深的诸多教授的支持,全书分为 8 部分册:(1) 麻醉药理基础(于布为);(2) 静脉麻醉药(叶铁虎);(3) 吸入麻醉药(王祥瑞);(4) 肌肉松弛药(闻大翔);(5) 局部麻醉药(李士通);(6) 疼痛治疗药(黄宇光);(7) 围术期液体治疗(薛张纲);(8) 围术期心血管治疗药(杭燕南)。汇编工作汇聚了北京、上海、广州、沈阳、武汉、浙江等地的专家、教授、学者,他们具有扎实的理论基础、高超的学术水平以及丰富的临床经验,并以严谨的学术态度,经过反复修改,完成编写工作。《当代麻醉药理学丛书》由德高望重的孙大金教授和庄心良教授审阅,由上海交通大学医学院附属仁济医院、北京大学第一附属医院、中国医学科学院北京协和医院麻醉科同仁协作完成,并得到上海世界图书出版公司的支持,在此表示衷心感谢。

我国麻醉医学、疼痛和重症监护治疗医学正在迅速发展,麻醉药及急救与心血管用药日益增多,进口药与国产药争相媲美。临床麻醉如何正确选择药物? 如何合理用药? 必须了解和熟悉药物的药代动力学及药效动力学,了解和熟悉药物的相互作用与个体差异,甚至应懂得药物经济学和药物的性价比,这样才能做到正确用药和合理用药。麻醉科和 ICU 用药,多数通过静脉途径,也有经椎管内用药,万一失误,容易发生不良反应,甚至造成严重后果。因此,正确的用药方法与途径也至关重要。我们希望《当代麻醉药理学丛书》对推进与指导临床麻醉和 ICU 医师正确、合理地用药发挥重要作用。

《当代麻醉药理学丛书》将陆续以分册形式再版,2016 年底全部完成,最终将出版合订精装本《当代麻醉药理学》。本丛书虽然经过几十位教授、专家的努力,书中也难免有不当和错误之处,敬请读者批评指正。

杭燕南　罗爱伦　吴新民

2016 年 3 月

前　言

麻醉学与药理学有着密切的联系。我国著名的麻醉学创始人之一,德高望重的吴珏教授,曾是麻醉学教研室主任和药理学教研室主任,他是一位名符其实的麻醉学家和药理学家。因此,麻醉医师应具有丰富的药理学知识,应用药代动力学和药效动力学的原理,指导麻醉和围术期合理用药。麻醉学的研究生们,更应努力学习药理的基础知识,用药理学的理论指导实验和临床研究工作。

《麻醉药理基础》共分22章,包括结合麻醉学的药代动力学和药效动力学,麻醉药物的相互作用以及麻醉药与呼吸、心血管、血液等全身各系统的关系。还有受体学说、离子通道学说及基因学等基础理论以及麻醉药物经济学、麻醉药的临床药理试验和伦理学等。《麻醉药理基础》既有药理学的基础理论,又有与临床麻醉紧密结合的药理学知识。内容新颖,反映时代进展。为从事麻醉药理学理论教学、麻醉专业的本科生和研究生以及临床麻醉和外科ICU医师提供有价值的参考资料。

本书的编写得到了近20多位资深全国麻醉学专家的大力支持,其中多数是博士和硕士研究生导师,也有从事麻醉药理教学的教授,他们历经三年多时间的辛勤耕耘,《麻醉药理基础》终于和读者见面了。我们感到非常高兴,我们殷切希望本书能为广大临床麻醉医生,以及进行基础和临床研究的老师和研究生们提供麻醉药理相关的理论和提供有价值的临床合理用药参考。由于《麻醉药理基础》具有相对独立性,为了保持其完整性,可能部分内容与当代麻醉药理丛书的分册存在一些重复,特此说明。此外,书中可能有错误或不足之处,诚请广大读者批评、指正。

最后,衷心感谢上海世界图书出版公司对本书出版和发行的大力支持,衷心感谢在全书的编写和审阅工作中倾注了大量心血的教授和专家。

于布为　杭燕南

2016 年 1 月

目 录

第1章 绪 论

中国的医药古书曾有记载，医学鼻祖华佗曾使用麻沸散使患者神志消失，进行手术，但相关配方等未能继承而失传。美国 Morton 医生于 1846 年，在麻省总医院公开示范乙醚麻醉获得成功，从此，开创了现代麻醉的新纪元。1996 年在澳大利亚悉尼召开的第 11 届世界麻醉医师学术会议上，通过讨论确认现代麻醉学的发展史为 150 年。

与世界一些发达国家的麻醉发展相比，我国现代麻醉学起步较晚，发展也缓慢，虽然近20 年来已有长足进步，但还存在一定的差距。麻醉药物作为麻醉实施的重要组成部分，每一个麻醉药物的问世，均对麻醉的有关理论和方法产生一定的影响。虽然有些药物随着历史的变迁而退出麻醉舞台，但回顾麻醉药物的发展简史，依然可以看到麻醉学一路走来的缩影，并显示麻醉药理学对麻醉学发展的重要作用。

第一节 药理学的基本概念

药理学是一门为临床合理用药，防治疾病提供基本理论的医学基础学科，是药物学与临床医学的桥梁。研究主要包括药物与机体（包括病原体）相互作用的规律及其原理。一方面研究在药物影响下机体细胞功能如何发生变化，称为药物效应动力学，简称药效学（pharmacodynamics，PD）；另一方面研究药物本身在体内的过程，即机体如何对药物进行处理，称为药物代谢动力学，简称药代学（pharmacokinetics，PK）。药理学科的任务就是要为阐明药物作用机制、改善药物质量、提高药物疗效、开发新药、发现药物新用途并为探索细胞生理生化及病理过程提供实验资料。近年来逐渐发展而设立的临床药理学是以临床患者为研究和服务对象的应用科学，其任务是将药理学基本理论转化为临床用药技术，即将药理效应转化为实际疗效，是基础药理学的后继部分。

药代学主要是定量研究机体在药物体内的动态变化（如吸收、分布、代谢、排泄）。大多数药物的治疗作用、不良反应的强度、作用时间与药物的体内过程密切相关。调节给药剂量（或血药浓度）应该既要达到用药目的，又要尽可能减少或避免不良反应。药代学研究通过概括生物体样本药量与时间的函数关系,建立数学模型,并确定有关参数,用数学语言定量并概括地描述药物体内过程的动态规律。根据该数学模型可以模拟、探讨并预报生物体药量(或血药浓度)变化的规律,从而指导合理用药、设计和优选给药方案,为临床用药提供确切而科学的依据。

目前药代学研究主要是以房室模型为基础,将机体假想为一个开放的多房室模型体,并且其中一个室为药物作用位点(效应室)。虽然该模型存在很多的不足,但在解释和研究药物的药代学过程中,房室模型是个极好的工具。

在研究药代学过程中生物利用度(bioavailability),表观分布容积(apparent volume of distribution),清除率(clearance,CL),消除半衰期(elimination half-life)等概念常常是决定一个药物性质重要的参数。描记血药浓度与时间关系的药物代谢曲线则可以形象地反映药物吸收和分布的快慢,吸收的量,维持疗效的时间,体内蓄积程度等。

药效学主要研究药物对机体作用的规律,以阐明药物的效应、作用原理、治疗作用和不良反应等。药物对机体的作用是通过影响机体组织生理、生化功能而实现的。由于药物理化性质不同,不同组织器官细胞的生化特点不同,某些药物对一些组织器官有作用,对另外一些器官组织无明显的作用,这种性质称为药物的选择性(selectivity)。药物的选择性大多有剂量依赖性,即在一定剂量范围内表现出选择性,剂量增加到一定程度,药物的选择性则不复存在。用药的目的在于防治疾病,凡能达到防治效果的药物作用称为治疗作用。不符合用药目的的,给患者带来痛苦的反应称为不良反应(adverse reaction)。不良反应包括副反应、毒性反应(toxic reaction)、后遗反应(residual effect)、变态反应(allergic reaction)、类过敏反应(anaphylactoid reaction)及特异质反应(idiosyncratic reaction)等。

药效学中描述药物剂量与效应的量-效曲线是重要的药物特征,曲线可以给出效价强度(potency)、最大效能(maximal efficacy)、斜率(slope)及生物学差异信息。

传统的药代学与药效学都是以人的整体作为研究的对象,但药物进入体内发挥作用,转换并排出人体的过程受到很多因素的影响。因此,在了解药物对整体的作用后,还需要深入了解药物分子体内具体作用的地方,也就是药物在体内的受体。

受体这一概念是早在1878年由Langley提出的。受体主要分布在细胞膜的表面,能与不同的作用分子相结合,从而引起生物学效应。目前已知受体可分为离子通道受体、G蛋白耦合受体、多肽激素受体、甾体激素受体等类型。

药物与受体相互作用更是阐明了药物在体内具体作用的情况,据此药物对某一受体作用分为是激动剂或是拮抗剂。受体在识别相应药物配体并与之结合后,经细胞内第二信使(second messenger)将获得的信息增强、分化、整合并传递给效应机制,从而发挥其特定的生理、药理效应。最早发现的第二信使是环磷腺苷(cAMP),目前已经知道还有许多其他物质参与了信息转导,包括G蛋白,肌醇磷脂等,这是一个非常复杂的系统。

随着分子生物学和基因学的发展,人们发现相同剂量的药物应用在类似人群中,会出现不同的血药浓度;而相同的血药浓度在不同患者体内的药效也不同。这种药物反应差异主要取决于遗传因素,包括编码药物代谢酶、转运蛋白或药物靶蛋白(受体)在内的基因都存在遗传多态性,对药物代谢和处置等都会有明显的影响,所以药物总的药理作用是由多基因控制的。由此开辟了药物研究的新领域——药物基因学(Pharmacogenomics)。这一新兴领域,主要阐明药物代谢,药物转运和药物靶分子的基因多态性与药物不良反应之间的关系。药物基因学也是研究基因变异所致的不同患者对药物不同的反应,并在此基础上寻找新的药物或新的用药方法。它可以提高药物的疗效与安全性,还可以指导临床用药。

任何药物都是把"双刃剑",目前对于多数药物的作用机理,还是知之甚少,就已经掌握的有关药物的药代药效学特点和作用受体情况,在使用具体药物时也应个体化综合考虑,反复权衡利弊。

第二节 麻醉药理学的特点

随着制药技术的发展和药物研究的深入,不断有各种麻醉药物问世,可以说麻醉药理学的发展也就是麻醉学本身的进步。

麻醉药理学的任务是:阐明麻醉实践过程中应用各种药物的效应,这些药物在特定条件下的体内转运和转化规律,不良反应的强度、性质及药物相互作用,并对新问世的药物作出科学的评价等,从而为从事临床麻醉工作奠定基础。

麻醉实践中首先需要保证患者能够耐受手术,不仅要无痛,而且还要解决围术期其他问题,如焦虑、紧张、恐惧等。因此有学者将患者安静,肌肉松弛,手术无痛及减轻机体应激反应作为经典的全身麻醉四大要素。另一方面,随着局部麻醉技术的提高,超声、神经刺激仪的问世,局部麻醉也向着更精确、更有效的方向发展,对局麻药物也提出更高的要求。

然而,全身麻醉药物或局部麻醉药物,多数通过静脉或吸入给药途径,药物毒性较大,个体差异也很大,对患者生命体征的影响迅速,这就要求麻醉医生对所用麻醉药物的药理学不仅应该熟悉,更要掌握各自特点,严格按需使用,尽可能用最少品种,最小剂量达到麻醉要求。

麻醉医生不仅要"麻"倒患者,还要监护和管理围术期患者,及时处理围术期生命体征的异常,特别是那些已存在系统疾病的患者。因此,除了麻醉药物,各种内科、儿科等其他科的药物,也要尽可能的熟悉,特别是心血管药物,由于心血管疾病的特点,更应良好的驾驭,必须精心用药调控心血管功能,惟有这样,才能制定用药方案,合理选择药物,保障围术期患者安全。

临床麻醉医师要做到正确选药和合理用药,必须掌握药效动力学和药代动力学的原则,掌握适应证和禁忌证,恰当的药物剂量和使用方法,严格控制个体化用药方案,以最大可能减少不良反应和并发症发生。

根据种类简要介绍各类麻醉药物发明,让我们一起回顾麻醉药物的发展历程,表1-1。具体药物性质和使用,在本系列各书中会逐个介绍。

表1-1 吸入麻醉药

吸入麻醉药	时间(年)	合成或其成就
乙醚(ether)	1540	Valerius Cordus 首先制成
	1540	Paracelsus 用混有乙醚的饲料使家禽入睡并安全醒来
	1842	Crawford W. Long 和 William E. Clark 用于临床
	1846	William T. G. Morton 公开演示乙醚麻醉
	19世纪60年代早期	成为经典的全身麻醉药
氧化亚氮(N₂O)	1772	Joseph Priestley 制成 N_2O
	1799	Humphry Davy 首次提出 N_2O 含有镇痛成分
	1844	Horace Wells 首先用于临床麻醉
氯仿(chloroform)	1831	Von Leibig 等制成
	1847	Holmes Coote 首先使用
	1847	James Simpson 用于分娩镇痛
氟烷(halothane)	1951	Sukling 制成
	1956	应用于临床
甲氧氟烷(methoxyflurane)	1956	Artusio, Van Poznak 制成
	1959	应用于临床
安氟醚(enflurane)	1963	Terrell 制成
	1970	应用于临床
异氟烷(isoflurane)	1965	Terrell 制成
	1979	应用于临床
七氟醚(sevoflurane)	1968	Regan 制成
	1984	池田和之 Ikeda 第一个用于临床
地氟醚(desflurane)	1960	Terrell 制成
	1990	应用于临床

表1-2 静脉麻醉药

药物	时间(年)	合成或使用者及其成就
硫喷妥钠(thiopental)	1934	Lundy 首次使用
甲己炔巴比妥(methohexital)	1957	Lilly 研究实验室
	1962	Stevens 合成
氯胺酮(ketamine)	1965	Corssen 临床应用
	1964	Godefroi 合成
依托咪酯(etomidate)	1974	Doenicke 临床应用
	1960	合成 Storner
地西泮(diazepam)	1965	静脉麻醉
咪达唑仑(midazolam)	1976	Fryer 合成
氯羟地西泮(lorazepam)	1971	Andreson
丙泊酚(propofol)	1970	GlenICI 合成
	1977	Kay 临床研究
	1989	通过 FDA
左旋氯胺酮(s-ketamine)	1999	临床研究

表 1-3　麻醉性镇痛药

药物	时间(年)	合成者或使用者
吗啡(morphine)	1803	Serturner 从阿片中分离出来
哌替啶(pethidine)	1939	合成
芬太尼(fentanyl)	1959	Janssen 合成
舒芬太尼(sufentanil)	1974	Janssen 合成
阿芬太尼(alfentanil)	1976	Janssen 合成
瑞芬太尼(remifentanil)	1991	葛兰素公司

表 1-4　局部麻醉药

药物	时间(年)	合成或使用者及其成就
可卡因(cocaine)	1860	Niemann 提纯及命名
	1884	Koller 首先临床应用于表面麻醉
		Halsted 首先临床应用于神经阻滞
普鲁卡因(procaine)	1904	Einhorn 合成
	1905	Braun 应用于临床
辛可卡因(cinchocaine)	1925	Meischer 合成
	1930	Uhlmann 应用于临床
邦妥卡因(pontocaine)	1932	应用于临床
利多卡因(lidocaine)	1943	Löfgren 和 Lundqvist 合成
	1947	Gordh 应用于临床
甲哌卡因(mepivacaine)	1956	Ekenstam 和 Egner 合成
	1957	Dhunér 应用于临床
丙胺卡因(prilocaine)	1959	Lofgren 和 Tegner 合成
	1960	Wielding 应用于临床
布比卡因(bupivacaine)	1957	Ekenstam 合成
	1963	Widman 和 Telivuo 应用于临床
依替卡因(etidocaine)	1971	Takman 合成
	1972	Lund 应用于临床
罗哌卡因(ropivacaine)	1957	Ekenstam 合成
	1997	应用于临床
左旋布比卡因(levobupivacain)	1993	Majoit 报告心肌毒性小,用于臂丛神经阻滞
	1998	Cox 用于臂丛神经阻滞

表 1-5　肌肉松弛药

肌肉松弛药	合成或使用年份
琥珀酰胆碱(succinylcholine)	1948 年合成
	1952 年应用于临床
加拉碘铵(gallamine)	1947 年
潘库溴铵(pancuronium)	1967 年 Baird 和 Reid 首次用于临床
哌库溴铵(pipecuronium)	1980 年
维库溴铵(vecuronium)	1980 年
阿曲库铵(atricurium)	1982 年

续表

肌肉松弛药	合成或使用年份
米伐氯铵(mivacurium)	1988 年研制出 1992 年用于临床
罗库溴铵(rocuronium)	1989 年研制出 1994 年用于临床
杜什氯铵(doxacurium)	1991 年
顺式阿曲库铵(cis-atricurium)	1994 年研制 1996 年用于临床
瑞库溴铵(rapacuronium)	1999 年研制出 2001 年停止临床应用

第三节　麻醉药理学的发展和展望

美国食品及药物管理局(FDA)自 1999 年至今尚无新药被批准。是否现有麻醉药物已经可以满足临床需求呢？答案是否定的！回顾已有的药物还存在着一定的问题。

尽管采用各种方法,但丙泊酚的注射痛仍然存在。丙泊酚用于儿童可能引起酸中毒和多器官损伤。硫喷妥钠由于体内的蓄积作用不适宜应用于麻醉维持。依托咪酯用于麻醉诱导时可能引起肌颤搐,而用于麻醉维持时会导致肾上腺功能受抑。

而目前常用的镇痛药物中阿片类药物可引起呼吸抑制、肠梗阻、镇静、皮肤瘙痒、尿潴留、潜在的成瘾性等不良反应。氯胺酮易引发精神系统症状。非选择性的非甾体类抗炎药可增加出血的风险,但选择性的非甾体类抗炎药则可能导致血栓形成。

肌肉松弛药中,我们至今仍未发现能够替代琥珀酰胆碱的药物。

正是由于诸多不尽如人意之处,药物研究机构也在进行努力寻求更好的药物。

许多公司都致力于研究丙泊酚的替代剂型,通过改变丙泊酚剂型或分子结构以减少其存在的不良反应。也有致力于全新的镇静药物。

在肌松药的发展过程中,最令人兴奋的事件是选择性拮抗剂 sugammadex 的出现,与其名称一样,它的成分也是相当新颖的。GW280430A 作为一种非对称性的混合氯代富马酸盐是一种全新结构的肌松药,是迄今为止的非去极化肌松剂中最接近、最可能替代琥珀酰胆碱的药物。

阿片类药物除了研究新的药物外,剂型的改变也是重要研究方向,其中芬太尼透皮贴剂(多瑞吉)是已上市的最成功的镇痛药物之一。美国食品及药物管理局新近批准了两种药物 alvimopan 和 methylnaltrexone,可以防止由于阿片类药物导致的肠梗阻。

通过医学、药学研究者的共同努力,相信性能更稳定、疗效个体差异性更小、不良反应更少的麻醉药物会不断问世,从而更好地服务于临床麻醉。近 10 多年来,我国民族制药工业有较快发展,仿制了不少麻醉药、肌松药,如咪达唑仑、丙泊酚、罗哌卡因、左旋布比卡因和右旋美托咪啶……同时进行了按GCP规定的临床药理试验和多中心临床研究。由于新药研制资金投入较多,周期较长,还涉及伦理问题,因此近年国内外新药问世较少。但我们相信,通过制药科研人员和临床麻醉医师的不懈努力,麻醉药一定会不断改进和更新,麻醉药理学也会继续提高,并将进一步促进麻醉学的发展。

（于布为 杭燕南）

参考文献

1 杭燕南,庄心良,蒋豪.当代麻醉学.上海:上海科技文献出版社,2002:1~14.

2 庄心良,曾因明,陈伯銮.现代麻醉学.北京:人民卫生出版社,2003:1~17.

3 Miller RD. Anesthesia. 6th ed. Philadelphia Churchill Livingstone,2005:1~45.

4 Evers AS,Maze M ed. Clinical Anesthetic Pharmacology. Churchill Livingstone,2005:1~20.

5 Shafer SL. The furture of anesthetic pharmacology. IARS Review Course Lectures,2007:69~84.

6 Morgan GE. Clinical Anesthesiology,4th ed. McGraw-Hill Inc,2006:1~17.

7 Jaffe RA, Samnels SZ. Anesthesiologist's Manual of Surgical Procedures. Lippincott Williams & Wilkins Inc,2004:1413~1428.

8 李家泰.临床药理学.北京:人民卫生出版社,2007:1~22.

第2章 药物效应动力学

药理学(pharmacology)是研究药物和机体(包括病原体)相互作用(规律和机制)的科学。其中,研究机体对药物的作用(包括吸收、分布、转化和排泄等)的称为药物代谢动力学(pharmacokinetics),简称药代学;而研究药物对机体作用的称为药物效应动力学(pharmacodynamics),简称药效学。

第一节 药物的基本作用

药物作用(drug action)是指药物对机体所产生的初始作用,是动因,是分子反应机制。药物效应(drug effect)指初始作用所引起的机体机能和(或)形态改变,是继发的。例如,肾上腺素对支气管平滑肌的初始作用是激动支气管平滑肌细胞膜上的 β_2 受体,并引起一系列生化反应。其效应则是使支气管平滑肌松弛。但习惯上,药物作用与药物效应两者常互相通用。

一、兴奋作用和抑制作用

任何药物都不能使机体产生新的作用,只能使机体原有活动的机能水平发生改变。使原有功能提高的称为兴奋(excitation)、亢进(augmentation),功能降低的称为抑制(inhibition)、麻痹(paralysis)。过度兴奋转入衰竭(failure),是另外一种性质的抑制。

二、药物作用的选择性(selectivity)

1. 概念

药物作用的选择性指同一剂量的某一药物对不同的组织器官引起不同(兴奋或抑制,强度亦可不同)的反应。

2. 机制

产生选择性的机制多种多样,如药物在体内分布不匀;与不同的组织、受体、受体亚型亲合力不同;各组织器官结构不同、生化过程有差异等。

3. 特点

药物作用的选择性是相对的;有的药物选择性较高,有的药物则选择性较低。同一药物剂量小时往往选择性较高,剂量增大后则选择性降低。如主要兴奋大脑皮质的咖啡因剂量增大时可兴奋皮层下中枢和脊髓。

4. 意义

通常选择性高的药物针对性强,是研制新药的主要方向。但少数情况下,选择性低的药物如广谱抗菌药、广谱抗心律失常药在应用上也有方便之处。

三、药物作用的临床效果

药物作用具有二重性(dualism),凡符合用药目的、达到防治疾病效果的称为治疗作用(therapeutic action)。凡不符合用药目的、甚至/或引起不利于患者的反应称为不良反应(untoward reaction)。显然,区分标准为是否符合用药目的。治疗作用又分为对因治疗(etiological treatment)和对症治疗(symptomatic treatment)。前者用药目的在于消除原发病因,称为治本,如用抗菌药物杀灭体内微生物。后者用药目的在于缓解症状,称为治标。两者均很重要。祖国医学认为应该"急则治标,缓则治本",最后达到标本兼治。

不良反应又可分为副反应、毒性作用、后遗效应、停药反应、特异质反应、变态反应、"三致"作用等。

第二节　麻醉药物的不良反应

不良反应不是人们期望的药物效应,有学者将其分为三类:① 主要与药物本身的药理作用相关;② 主要与机体的反应性相关;③ 主要与连续用药相关。分述如下。

一、与药物本身药理作用相关的不良反应

此类不良反应主要与药物本身的药理作用及剂量相关,因此是可以预测的不良反应。包括以下几种。

(一)副反应(side reaction)

1. 简介

是药物在治疗剂量时出现的与治疗目的无关的作用。副反应是与治疗作用同时发生的药物固有的作用,会给患者带来不适,但多数为可自行恢复的功能性变化。副反应的发生系药物选择性不高、作用广泛所致。当把某药的某一药理作用当作治疗作用时,其他药理作用就成为与治疗目的无关的不良反应。多数药物的作用是多靶位、多机制、多效应的。如阿托品可阻断多部位的 M 胆碱受体,产生扩瞳、心率加快、抑制腺体分泌和松弛平滑肌等

多种效应。当阿托品用于缓解内脏绞痛时,其松弛平滑肌的作用符合用药目的,因此是治疗作用。而其他不符合用药目的的作用就是副反应,如抑制腺体分泌导致的口干等。而当阿托品用作麻醉前给药以预防呼吸道并发症时,其抑制腺体分泌的作用是治疗作用,其他作用则为副反应,如松弛平滑肌所致的腹胀等。所以,副反应可随着用药目的的改变而改变,是药物本身固有、在常用剂量下发生、可以预知、难以避免但可设法纠正。如不少吸入麻醉药可刺激呼吸道腺体分泌,合用抗胆碱药则可有预防作用。

2. 普鲁卡因静脉复合麻醉是毒性反应吗

从作用部位来看,药物作用可分为局部作用(local action)和全身作用(general action)两种。局部作用指药物吸收进入血液之前对其所接触的组织的直接作用,如口服硫酸镁(magnesium sulfate)在肠道不吸收引起的导泻作用。全身作用指药物进入血液循环后,分布到全身各部位引起的作用,也称吸收作用或系统作用(systematic action),如注射硫酸镁产生的抗惊厥和降压作用。

普鲁卡因是常用的局部麻醉药。用于局麻时,其局部作用(即阻滞给药部位神经冲动的产生与传导传导)符合用药目的,是治疗作用。此时,普鲁卡因被吸收入血后产生的全身作用不符合用药目的,为不良反应。20 世纪 60～70 年代普鲁卡因曾广泛用于静脉复合麻醉,此时其全身作用(镇静、镇痛、抑制神经肌肉接头传递以及抗心律失常作用等)符合用药目的,因此是治疗作用而不是毒性反应(不良反应的一种,见下)。

3. 局部刺激性

局部刺激性也是副反应的一种。不论何种给药途径均可产生,主要由药物制剂本身的理化性质引起。口服药物刺激胃肠道黏膜可引起恶心、呕吐、腹痛、溃疡、出血等。

吸入麻醉药中,乙醚(diethyl ether)对呼吸道的刺激性很强,可引起呛咳、屏气、喉痉挛和反射性呼吸停止,并引起呼吸道分泌物增加,同时可刺激眼球引起眼结膜炎。因此,乙醚麻醉前应给予阿托品以减少腺体分泌,用眼膏涂于眼部并敷以橡胶片。此外,异氟醚(isoflurane)、地氟醚(desflurane)亦有一定的刺激性,但比乙醚弱,安氟醚(enflurane)、氟烷(fluothane, halothane)、七氟醚(sevoflurane)和氧化亚氮(nitrous oxide,笑气)对呼吸道无明显刺激性。

静脉麻醉药中,硫喷妥钠(thiopental sodium)局部刺激性最强,其药液为强碱性(pH>10),肌肉注射时可引起疼痛、硬结和坏死,故应少用,必须应用时需深部注射。静脉注射时可引起局部疼痛、静脉炎,漏出血管外可造成组织坏死。一旦发生,应立即停药,局部热敷并给普鲁卡因封闭;若误入动脉,可引起动脉强烈收缩、肢体和指端剧痛、皮肤苍白、脉搏消失。此时应立即从动脉注入血管扩张药(利多卡因、罂粟碱等),以及作臂丛阻滞,以解除动脉痉挛。若处理不当,可造成肢体坏死。依托咪酯(etomidate)、丙泊酚(propofol)均可引起注射部位疼痛和局部静脉炎。氯胺酮(ketamine)和羟丁酸钠(sodium oxybate,俗称 γ-OH)则无明显刺激性,羟丁酸钠口服虽能吸收,但因可引起呕吐,所以临床均静脉注射。目前临床常用的局部麻醉药和肌松药的局部刺激性均不明显。瑞芬太尼制剂内含甘氨酸,不能用于椎管内注射。

（二）毒性反应(toxic reaction)

1. 简介

主要由于药物剂量过大或用药时间过长引起。有时剂量虽在规定范围内,但由于机体对药物的敏感性增高,也可引起毒性反应。毒性反应通常比副反应严重,但也是可以预知、可以避免的。如所有的挥发性麻醉药都可因吸入浓度过高导致血压下降。安氟醚吸入浓度过高时还可引起惊厥性脑电和肢体抽搐等。虽然氯胺酮、羟丁酸钠呼吸抑制轻微,但剂量较大时,同样可引起严重的呼吸衰竭。

剂量不当是引起毒性反应的主要原因,控制剂量和给药间隔时间以及个体化用药是预防毒性反应的主要措施。必要时,可停药、改用其他药物或联合使用可对抗其毒性的药物。如氟化吸入麻醉药与氧化亚氮合用,氧化亚氮的心血管兴奋作用可减轻氟化吸入麻醉药的心血管抑制作用。

2. 急性毒性和慢性毒性

毒性反应中,因剂量过大而迅速发生者,称为急性毒性反应(acute toxicity);因长期用药而逐渐发生者,称为慢性毒性反应(chronic toxicity)或长期毒性。如毒性极低的氧化亚氮长期使用可抑制骨髓功能。

3. 三致作用

致突变(mutagenesis)、致畸胎(teratogenesis)和致癌(carcinogenesis)作用统称为"三致"作用,属于特殊的慢性毒性反应,是药物损伤细胞遗传物质引起的,是评价药物安全性的重要指标。药物损伤 DNA、干扰 DNA 复制所引起的基因变异或染色体畸变称致突变,引起此变异的物质称为突变原。基因突变发生于胚胎生长细胞可致畸胎,发生于一般组织细胞可致癌。药物通过妊娠母体进入胚胎,干扰正常胚胎发育,导致胎儿发生永久性形态结构异常的作用称为致畸作用。具有致畸作用的物质称为致畸因子或致畸原,阿司匹林、苯二氮䓬类、华法令、苯妥英钠均有一定的致畸作用。妊娠第三周至第三月末是胎儿器官的分化形成期,最易造成畸胎。此期最好不要用药。药物造成 DNA 或染色体损伤,使抑癌基因失活或原癌基因激活,导致正常细胞转化为肿瘤细胞的作用称为致癌作用。

具有致癌作用的物质称为致癌因子。砷化合物、氯霉素、环磷酰胺等均有一定致癌作用。具有致突变作用的药物同样具有致癌和致畸作用,例如抗肿瘤药物烷化剂。

（三）后遗效应(后效应,residual effect,after effect)

停药后血浆中的药物浓度已降至阈浓度(最低有效浓度)以下残存的药理效应称为后遗效应。如睡前服用长效巴比妥类苯巴比妥(phenobarbital 或鲁米那 Luminals)后,次晨仍感头晕、头痛、乏力、困倦、嗜睡等,被称为"宿醉"现象,便是后遗效应的一种。硫喷妥钠静注后 10～20 s 便可使意识消失。由于该药迅速由脑"再分布"到肌肉、脂肪等组织,15～20 min 便可出现初醒。醒后仍有"宿醉"现象,这也是后遗效应,系因硫喷妥钠由肌肉、脂肪组织缓慢释放到血液所致。后遗效应也可能比较持久,如长期应用肾上腺皮质激素,由于其对垂体前叶的负反馈抑制作用引起肾上腺皮质萎缩,停药后肾上腺皮质功能低下,数月内难以恢复。

（四）继发反应（secondary reaction）

由药物的治疗作用（符合用药目的）所引起的直接不良后果（不符合用药目的）称为继发反应或治疗矛盾（therapeutic paradox）。例如长期应用广谱抗生素时,由于改变了肠道正常菌群,敏感细菌被消灭,不敏感的细菌如葡萄球菌或真菌大量繁殖,导致葡萄球菌肠炎（假膜性肠炎）或念珠菌病（菌群交替症）等继发性感染（二重感染）即是继发反应。

二、与机体反应相关的不良反应

本类不良反应的发生与药物剂量及药理作用关系不大,而主要与机体的反应性（个体差异）有关,多数难以预测,但仍有一定的防治措施。

（一）变态反应（allergic reaction）

1. 简介

又称超敏反应（hypersensitivity）,是机体受到某些抗原刺激时,出现生理功能紊乱或组织细胞损伤的异常适应性免疫应答所致。

Gell 和 Coombs 根据超敏反应发生机制和临床特点,将其分为四型:Ⅰ 型超敏反应,即速发型超敏反应,又称过敏反应;Ⅱ 型超敏反应,即细胞毒型或细胞溶解型超敏反应;Ⅲ 型超敏反应,即免疫复合物型超敏反应;Ⅳ 型超敏反应,即迟发型超敏反应。超敏反应的分型和特点见表 2-1。

表 2-1 变态反应的分型和特点

分型	参加反应成分		反应速度（峰值时间）	临床举例
	特异性免疫物质	非特异性免疫物质		
Ⅰ 型	$IgE(IgG_4)$	肥大细胞、嗜碱性细胞及嗜酸性细胞释放的多种介质	速发相:几分钟内发生,15~30 min 达高峰;迟发相:2~6 h 发生,6~8 h 达高峰	1. 过敏性休克（速发型）2. 哮喘 3. 过敏性鼻炎 4. 荨麻疹 5. 食物过敏症
Ⅱ 型	IgG、IgM	补体、巨噬细胞、中性粒细胞、K 细胞	数小时内发生	1. 新生儿溶血症（细胞毒型）2. 药物变态反应 3. 自身溶血性贫血
Ⅲ 型	IgG、IgM	补体、中性粒细胞、巨噬细胞	数小时内发生,18 h 达高峰	1. 血清病（免疫复合物）2. 链球菌感染后肾炎 3. 系统性红斑狼疮 4. 类风湿性关节炎
Ⅳ 型	致敏 T 细胞（T_D、T_C）	淋巴因子、巨噬细胞	12~24 h 发生,48~72 h 达高峰	1. 传染性变态反应（迟发型）2. 接触性皮炎 3. 移植排斥反应

2. 药物引起的变态反应

指药物引起的病理学免疫反应,包括免疫学中的四型变态反应。其中,Ⅰ型变态反应(反应素型或速发型)也称过敏反应(hypersensitive reaction),反应类型、性质和严重程度与药物原有效应及剂量无关。药物本身、药物的代谢产物、制剂中的杂质或辅剂均可成为变态原(allergen),即能引起变态反应的抗原。大分子多肽、蛋白质类药物可直接具有抗原性,小分子药物可能作为半抗原与体内蛋白质结合形成抗原。药物变态反应的特点是:① 过敏体质容易发生;② 首次用药很少发生,需在第一次接触药物后 7～14 d(敏化过程或致敏过程)后,第二次或多次用药后出现。但有少数人第一次用药即可出现,可能存在隐匿性敏化过程而自己不知;③ 已致敏者其过敏性可能消退,多数可能保持终生;④ 结构相似的药物可有交叉过敏反应;⑤ 皮肤敏感试验可有假阳性或假阴性。

(1) 变态反应的表现

变态反应在不同药物、不同个体表现不同,形式多样,严重程度不一。轻者有皮疹、发热、血管神经性水肿,重者有哮喘、血清病样反应、造血系统抑制和肝肾功能损害,最严重的表现是过敏性休克,以青霉素较为常见。值得一提的是,几乎所有的药物、包括一些抗过敏药都可能引起变态反应。有些变态反应是在以前多次用过该药均无明显不良反应而出现的。

(2) 麻醉药物引起的变态反应

吸入麻醉药甚少引起变态反应。但在对"氟烷相关肝炎"发病机制的研究中,部分病例体内可检出氟烷相关性抗体,这种抗体可诱导正常淋巴细胞对被抗体包裹的肝细胞的细胞毒性,提示免疫细胞是"氟烷相关肝炎"的发病机制之一。鉴于含氟吸入麻醉药之间存在交叉过敏反应,故发生过"氟烷相关肝炎"者不宜再使用其他含氟吸入麻醉药。

静脉麻醉药中,安泰酮(althesin)和普尔安(propanidid)的变态反应发生率最高(0.1%),但死亡率较低,硫喷妥钠变态反应的发生率虽较低,但死亡率甚高,临床报告 45 例静注硫喷妥钠后的变态反应中有 6 例死亡。氯胺酮、依托咪酯、丙泊酚变态反应甚少报道。

真正局麻药引起的变态反应极少,低于局麻药不良反应的发生率(1%)。很多所谓的局麻药变态反应可能是毒性反应、高敏反应或加入肾上腺素引起的反应。酯类局麻药比酰胺类局麻药较易引起变态反应,同类局麻药之间有交叉过敏反应,但两类局麻药之间无交叉过敏反应。对疑为酯类局麻药过敏者应换用酰胺类局麻药,反之亦然。皮肤敏感试验的阳性符合率不高。

去极化肌松药(琥珀胆碱,succinylcholine)和非去极化肌松药的过敏反应均有报道,但未见交叉过敏者。非去极化肌松药中,以筒箭毒碱(tubocurarine)、阿曲库铵(atracurium)较易引起过敏反应。加拉碘铵(gallamine)的变态反应亦有报道。

(3) 变态反应的防治原则

变态反应的防治原则是:① 询问药物过敏史,避免使用可疑药物;② 皮肤敏感试验;

③ 严密观察患者,警惕过敏先兆;④ 做好抢救过敏性休克的准备。防治药物的作用在于:① 脱敏;② 阻止活性介质释放;③ 对抗活性介质作用;④ 改善效应器官的反应性。

（4）防治变态反应的主要药物

肾上腺素（epinephrine）:是治疗过敏性休克的首选药。肾上腺素激动心脏 β_1 受体,使心肌收缩力增强、心率加快、血压升高;激动支气管平滑肌 β_2 受体使之舒张,从而缓解哮喘;激动支气管黏膜血管的 α 受体使之收缩,从而降低毛细血管通透性、消除黏膜水肿;激动 β 受体抑制肥大细胞脱颗粒、减少过敏介质释放并能扩张冠状动脉。因此,肾上腺素能迅速缓解过敏性休克的各种症状,挽救患者生命。

抗组胺药:组胺（histamine）主要存在于肥大细胞和嗜碱粒细胞中,在过敏反应中起重要作用。组胺受体有 H_1、H_2、H_3 三型。H_1 受体阻断药（苯海拉明、异丙嗪、曲吡那敏、氯苯那敏、特非那丁等）、H_2 受体阻断药（西咪替丁、雷尼替丁、法莫替丁、尼扎替丁、乙溴替丁等）均可用于变态反应性疾病。两类药物合用往往效果更好。

肾上腺糖皮质激素:此类药物具有强大的抗炎、抗休克及免疫抑制作用,对免疫过程的许多环节均有抑制作用,故可用于各种严重的变态反应。

（5）过敏性休克的抢救

过敏性休克发病迅速、病情凶险、死亡率高,必须争分夺秒积极抢救。过敏性休克的主要症状有胸闷、呼吸困难、冷汗、发绀、血压下降、昏迷和抽搐等。一旦发现,应立即停药,迅速注射肾上腺素,可皮下注射或肌内注射,必要时稀释后缓慢静脉注射或静脉滴注。可酌情加用糖皮质激素和抗组胺药。同时应给予支持治疗,如吸氧、控制呼吸、输液及升压药物的应用等。

（二）类过敏反应（anaphylactional）

1. 简介

也称过敏样反应。类过敏反应不需预先接触抗原,无敏化过程,也无抗体参与,可能与药物直接促使组胺释放有关。某些静脉麻醉药、局麻药、肌松药和麻醉性镇痛药均可直接促使肥大细胞和嗜碱粒细胞释放组胺;有些药物则通过补体旁路系统激活 C_3 释放介质;还有些药物（右旋糖酐等）因注射速度过快或与其他药物混合使蛋白质与循环中某些免疫球蛋白（IgM 或 IgG）发生沉淀而引起类过敏反应。类过敏反应的临床表现与变态反应相似。

2. 右旋糖酐引起的（类）过敏反应

右旋糖酐毒性很低,其主要不良反应是（类）过敏反应。右旋糖酐是一强力抗原,其分子量越大,分子中分支越多,抗原性越强。它所诱发的（类）过敏反应轻重不一。危害最大的严重过敏反应（指休克、致命性支气管痉挛、心脏停搏、呼吸停止等）的发生率为 $0.037\% \sim 0.05\%$,可致死,系右旋糖酐与右旋糖酐反应性抗体（dextran reactive antibodies, DRA）形成免疫复合物引起的 III 型变态反应。DRA 在正常人血清中普遍存在,高达 50% 以上,系通过隐蔽方式接触广泛存在的外源性右旋糖酐而获得。如感染有荚膜的细菌等,它们产生的多糖体与右旋糖酐间存在交叉反应。最近有报道,磷壁质酸(teichoic acid)与右旋糖酐也有交叉反应,可形成潜在性免疫源。严重过敏反应者血清常有高滴度 DRA。轻度过敏反应(颜面潮红、胸闷、荨麻疹等)与 DRA 关系并不密切,发生机理亦与严重过敏反应不同。老年人和麻醉患者严重过敏反应的发生率高,严重过敏反应多发生硬脊膜外和脊髓麻醉者,原因不详,可能与应激能力下降有关。

皮内注射试验的符合率最高仅 1/3。有人建议先静滴几毫升,密切观察患者反应后再决定是否使用,然而致命性反应在滴注一开始(0.5～1 mL)就可能发生,故亦危险。安全、有效、可靠的方法是测定血清 DRA 值,高值者应警惕严重过敏反应的发生。输注右旋糖酐时应严密观察,对轻度过敏反应可用抗组胺药治疗;一旦出现休克,则按过敏性休克处理。

多价半抗原(Polyvalent hapten)可与抗体形成复合物,激活补体系统引起严重过敏反应;而单价半抗仅与单个抗体结合,预先给药则竞争性占位,阻抑有害大分子免疫复合物的形成,从而消除反应的发生,此为半抗原抑制原理。国外生产的一种商品名为 Promiten 的单价半抗原(monovalent hapten),实为平均分子量为 1 000 的右旋糖酐。预先静注 15% 的 Promiten 20 mL,有明显的预防效果,但 Promiten 本身也可引起起皮肤反应、心动过缓、低血压等,一般都很轻微、短暂,反应发生率在 0.05%～0.07% 之间,该药尚在临床试验阶段。

（三）特异质反应(idiosyncratic reaction)

机体对某些药物产生的遗传性异常反应称为特异质反应。少数遗传缺陷者由于某些生化(蛋白质、酶)功能缺损,导致对药物反应的异常(通常是特别敏感)。这种反应不是变态反应,不需要预先敏化过程,无免疫机制参与。如遗传性血浆胆碱酯酶缺陷者,常规剂量琥珀胆碱即可引起长时间呼吸麻痹。又如葡萄糖-6-磷酸脱氢酶缺乏者,在接受伯氨喹、奎宁、氯霉素、磺胺类或维生素 K 治疗时,易发生高铁血红蛋白症和溶血现象。先天性胆碱酯酶活性低下者,琥珀胆碱的肌松作用增强,易发生呼吸抑制。

三、与连续用药相关的不良反应

本类不良反应发生于连续多次用药或长期用药者,主要与机体或病原体对药物产生的适应性改变有关。

（一）耐受性(tolerance)和耐药性(resistance)

与高敏性相反,机体对药物的敏感性或反应性降低称为耐受性。耐药性则指病原体或肿瘤细胞对化疗药物(抗病原体药物、抗肿瘤药物的总称)的敏感性或反应性降低。耐受性与耐药性二词意义相似而所指对象不同。

耐受性有先天性和后天获得性两种。先天耐受多与遗传有关,第一次用药即可出现,属于个体差异(individual variability)。后天获得性是在反复多次用药后发生的,增加剂量可达到原有效应,停药后机体对药物的敏感性或反应性可逐渐恢复到原有水平。其中,短期内反复用药数次即产生耐受性的称为快速耐受性(tachyphylaxis)。麻黄碱、垂体加压素和硝酸酯类药物等可引起快速耐受性。

耐受性是非常普遍的现象。由于机体在长期的生物进化过程中获得了强大的适应能力,能对药物的多次刺激发生适应性变化,所以很多药物反复使用后均可产生耐受性,只是产生的速度与强度不等而已。麻醉药物也不例外,如硫喷妥钠、氯胺酮都较易产生耐受性。此二药耐受性的产生除与连续用药使神经组织对其产生适应性外,还与二药的自身酶诱导作用有关。此二药均经肝微粒酶进行生物转化,同时又都是此酶的诱导剂,均可增加此酶的降解活力,从而加速了自身的代谢而产生耐受性。

局麻药可产生快速耐受性,局麻药在同一部位(如硬脊膜外阻滞)多次使用后,药效很快降低。这是因为局麻药制剂多为盐酸盐,多次使用后,盐酸在局部蓄积增多,使 pH 下降之故。

(二)药物依赖性(drug dependence)　详见有关章节。

1. 简介

以往人们把对药物的依赖性分为习惯性(habituation)和成瘾性(addiction)。习惯性指连续应用某药,停药后患者会发生主观不适感觉,渴望再次用药。成瘾性则指停药后出现严重的生理机能紊乱,即戒断综合征(abstinence syndrome),也称撤药综合征(withdrawal syndrome)。由于习惯性和成瘾性二词的使用经常出现混乱,加上被滥用的药物种类越来越多,所以需要确定一个共同的术语。鉴于习惯性和成瘾性都有连续用药的主观渴求,故现在统称为药物依赖性(drug dependence)。根据世界卫生组织专家委员会对药物依赖性所下的定义,依赖性是指"药物与机体相互作用所造成的一种精神状态,有时也包括身体状态,表现出一种强迫性地要连续或定期使用该药的行为和其他反应,为的是要感受它的精神效应,有时也是为了避免由于断药所引起的不舒适。可以发生或不发生耐受性。同一个人可以对一种以上药物产生依赖性。"

简言之,药物依赖性是反复用药引起的机体对该药心理和/或生理的依赖状态,表现出渴望继续用药的行为和其他反应,以追求精神满足和避免不适。产生依赖性的过程中多数伴有耐受性的产生,少数可不产生耐受性。产生耐受性的药物不一定引起依赖性。

药物依赖性分为躯体依赖性和精神依赖性两种。躯体依赖性(physical dependence)亦称生理依赖性(physiological dependence)或身体依赖性;精神依赖性(psychic dependence)亦称心理依赖性(psychological dependence)。两者的主要区别在于躯体依赖性可产生明显的戒断症状而精神依赖性则否。多数有依赖性特性的药物(如阿片类、镇静催眠药等)兼有精神依赖性和躯体依赖性,个别毒品如麦角二乙胺(lysergide,LSD,一种致幻剂)只有精神依赖性而无躯体依赖性。

精神依赖性俗称"心瘾",指药物可使人产生一种愉快、满意的感觉,并在精神上驱使人们具有一种继续用药的欲望,以获得满足感。停药后,不出现躯体戒断症状。精神的欣快给人留下的记忆和渴求非常强烈,精神依赖性非常顽固,难以消除,是戒毒者复吸的主要原因,也是当前治疗的难点。

躯体依赖性是由于多次用药造成的机体对药物的适应和依赖状态,一旦停药,机体即出现严重的生理机能紊乱(即戒断综合征),甚至可危及生命。患者非常痛苦,难以忍受,可能有自残、自杀行为,因惧怕戒断症状而继续用药。

具有依赖特性的药物可分为 3 类:① 麻醉药品:阿片类、可卡因类及大麻等;② 精神药品:镇静催眠药、抗焦虑药、中枢兴奋药及致幻剂等;③ 其他:烟草、酒精及挥发性有机溶剂等。特别需要提出的是:氯胺酮、羟丁酸钠和 N_2O 等均可产生依赖性,值得警惕!

2. 依赖性产生的机制

各药产生依赖性的机制各不相同,现以阿片类为例加以说明。阿片类药物依赖性的发生机制至今尚未完全阐明,下面介绍多数学者目前的看法。

内源性阿片样肽(endogenous opioid peptide,EOP)是机体内天然生成的具有阿片样活性的肽类物质,简称内阿片肽,包括甲啡肽、亮啡肽、强啡肽、β 内啡肽等 20 余种,内阿片肽与阿片受体系统与其他神经递质系统有着广泛、复杂的相互作用,不仅参与痛觉的调制,而且参与运动、行为、心血管、呼吸、消化、内分泌以及免疫功能等多种生理活动。生理情况下,阿片受体处于基础水平的内阿片肽作用之下,阿片受体仅部分被占领。给予外源性阿片类物质(吗啡、海洛因等)后,它们与尚未占领的阿片受体结合,产生镇痛作用。内、外源性阿片样物质的共同作用,使受体受到过度刺激,根据生物负反馈原则,内阿片肽的生成和释放减少,故需增大阿片类药物剂量方能达到原有的效应,这就产生了耐受性。如果骤然中断毒品,顿时内、外阿片样物质俱缺,阿片受体便无法通过其阿片肽系统继续保持体内平衡,从中枢到外周各系统的正常运行秩序(去甲肾上腺素能系统,乙酰胆碱能系统,多巴胺系统,NMDA 系统,5 - HT 系统,下丘脑-垂体-肾上腺轴系统,下丘脑-垂体-性腺轴系统,G 蛋白家族系统包括 G 蛋白- cAMP 系统和 G 蛋白- cGMP 系统等)就被完全打乱,各种症状尤以去甲肾上腺素能系统和胆碱能系统的功能紊乱更为明显。这就是戒断反应。

至今尚未发现阿片依赖与阿片受体数目及亲和力变化之间的规律性,说明阿片类依赖还涉及到阿片受体后机制。

3. 治疗

对不同药品的依赖各有其独特的治疗方法,但亦有其共同的规律,应包括以下几个方面。

(1) 了解病史、正确诊断

了解滥用药物的种类和程度,有无多药滥用,有无伴发病等。

（2）制订治疗方案

在上述基础上，针对所依赖的药物和患者的全面情况，制订治疗方案，使所依赖的药物逐渐减量至完全停服，或以其他药物替代。同时注意对症处理和综合治疗，减少患者痛苦，保证患者安全。

（3）心因治疗

脱药治疗一般只能基本解决躯体依赖性，改善生理状况，对心理、行为异常并未予以彻底干预。因此，部分人尚需接受心因治疗，亦称之为康复治疗或后续照管（after care），并进行回归社会的准备。

（4）回归社会

这是治疗的最终目标，目的是彻底脱离所依赖的药物，恢复正常人的生活。其关键在于克服脱药后的心理渴求，防止复发。目前精神依赖性和复发的机制还不清楚，主要依靠心理医生、家庭和社会的帮助。要关心患者的感情、学习、生活和工作，使他们有心灵的寄托和事业的追求，避免无所事事和不良择友，脱离药物依赖的环境，树立彻底脱离药物的信心等等。

（三）停药反应（withdrawal reaction）

长期使用某些药物，突然停药使原有疾病症状迅速重现或加重的现象称为停药反应或反跳现象（rebound）。例如长期使用 β 受体阻断药治疗高血压或冠心病，一旦突然停药就会出现血压升高或心绞痛发作。巴比妥类能延长睡眠时间，但缩短快波睡眠时间，当久用而停药后，快波睡眠时间会比用药前更长，并伴多梦。这种伴有多梦的反跳现象促使某些人不愿停药而长期服用，成为产生依赖性的原因之一。苯二氮䓬类和糖皮质激素类药物也可引起停药反应。

为避免停药反应，结束治疗时应逐渐减量后停药，或在减量同时加用有类似治疗作用的其他药物。一旦出现停药反应，需要重新开始治疗。

第三节　药物作用的构效、时效和量效关系

一、构效关系

药物的化学结构与其效应的关系称为构效关系（structure activity relationship，SAR）。药物作用的特异性取决于化学反应的专一性，后者取决于药物的化学结构，包括基本骨架、活性基团、侧链长短、立体构型、旋光性、手型等。多数药物的左旋体药理活性较强，而右旋体较弱或全无。但也有少数药物的右旋体作用强，如右旋糖酐、右旋筒箭毒碱等。同类药物往往有相同的基本骨架，若其他结构稍有变化，便可有强度上或性质上（后者如同一受体

的激动药和阻断药)的改变。但也有部分药物的作用与其结构关系不大,如吸入麻醉药。了解药物的构效关系不仅有助于药物的作用机制,对寻找和合成新药也有指导意义。

二、时效关系

药物效应与时间的关系称为时效关系(time-effect relationship)。药物效应常随着时间变化而变化。从给药到开始出现效应的一段时间成为潜伏期(latent period),主要反映药物的吸收、分布过程和起效的快慢。静脉注射时无吸收过程但可能有潜伏期。根据潜伏期可将药物分成(超)速效、中效、慢效药。从开始起效到效应消失称为持续期(persistent period),反映了药物作用维持时间的长短。根据持续期可将药物分为(超)短效、中效、长效药(图 2-1)。

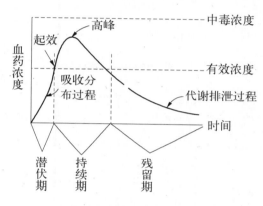

图 2-1 药物作用的时量(效)关系曲线

机体"生物钟"对药物效应有明显影响,由此产生一门分支科学——时间药理学(chronopharmacology)。时间药理学是研究药物与机体生物节律(biological rhythm)相互关系的科学,是时间生物学(chronobiology)与药理学的交叉学科。生物节律对药物的药代学、药效学均有影响,药物也可影响生物节律。我国学者研究发现:7:00 给人前臂注射利多卡因作用维持 20 min,13:00 注射维持 52 min,23:00 注射维持 25 min。镇痛药曲马多(tramadol)对小鼠的急性死亡率、镇痛作用及药代学均存在昼夜节律性。了解时间药理学对制订合理的治疗方案、选择最佳给药时机、发挥最大疗效和减少不良反应均有重要意义。

三、量效关系

药物的剂量(浓度)与其效应的关系称为量效关系(dose-effect relationship)。不同的药物有不同的量效关系,量效曲线也多种多样。但一般说来,在一定的范围内,药物效应随剂量的增大而增强(但并非成正比)。若剂量继续增大到一定限度,效应可不再增强甚至减弱,而不良反应往往加重,因此,不能为提高疗效而任意加大剂量。

如果药理效应是随药物剂量(浓度)的增减呈连续增减的变化,称为量反应(graded

response),如血糖高低、白细胞的多少、肌收缩力的大小等,可用具体数量或最大反应的百分率表示,其量效关系曲线呈直方双曲线(图2-2)。

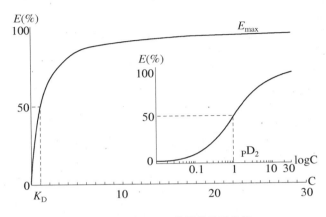

图2-2 药物作用的量效作用曲线

有些药理效应只能用全或无、阴性或阳性表示,称为质反应(all-or-none response 或 quantal response),如死与活、惊厥与不惊厥等,其研究对象为一个群体。在实际工作中,常将实验动物按用药剂量分成若干组,以阳性反应百分率为纵坐标,以累加阳性率与剂量对数为横坐标,可得一典型对称的质反应量效曲线(图2-3)。若将纵坐标改为几率单位,则此量效曲线成为一直线,便于做直线回归分析。

能引起药理效应的最小剂量(浓度)成为最小有效量或阈剂量(threshold dose),高于此

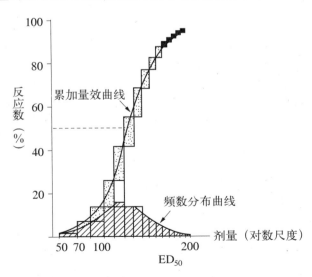

图2-3 质反应的频数分布曲线和累加量效曲线

频数分布曲线:100个人的有限剂量分布情况(常态分布);累加量效曲线:频数分布曲线中每个长方形的累加曲线

量的依次称为治疗量(常用量)、极量、最小中毒量和最小致死量。极量(maximal dose)是药典规定的最大用量。超过极量用量引起医疗事故者应负法律责任。

四、药物的效能和效价强度

药物(不受剂量限制)产生最大效应(maximal effect,Emax)的能力叫效能(efficacy)。全麻药的效能通常指它所能达到的最大麻醉深度。乙醚、氟烷等挥发性全麻药,如给予足够高的浓度,均能使患者的麻醉达到三期四级、甚至延髓麻痹而死亡,故都是高效能全麻药。而氧化亚氮即使吸入浓度高达80%,也只能引起浅麻醉,再加大浓度则势必引起缺氧,即便吸入100%氧化亚氮(临床上不允许)也不能产生深麻醉,如造成死亡,也是由缺氧引起,而非麻醉太深之故,因此,氧化亚氮是低效能全麻药。又如东莨菪碱,即使与氯丙嗪、哌替啶合用,也只能引起浅麻醉,加大东莨菪碱剂量,不仅不能加深麻醉,反会引起患者兴奋,如烦躁、谵妄、肌肉紧张、抽搐等。因此,氧化亚氮和东莨菪碱的全麻效能均低。吗啡对锐痛有效,而阿司匹林等解热镇痛药仅对钝痛有效,无论是用多大剂量,也不能明显缓解锐痛和内脏绞痛,故吗啡的镇痛效能高而阿司匹林的镇痛效能低。

达到某一效应所需要的剂量或浓度,叫做药物的效价强度(potency)。达到此效应所需要的剂量或浓度越小,则效价强度越大。效价强度与效能既有联系又有区别。以利尿药为例,按每日排钠量计算,呋塞米的效能最大,而环戊噻嗪的效价强度最大(图2-4)。

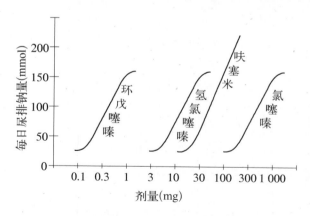

图 2-4　利尿药效能和效价强度的比较

吗啡、芬太尼虽属高效能镇痛药,由于芬太尼0.1 mg的镇痛作用与吗啡10 mg相当,故称芬太尼的镇痛作用比吗啡约强100倍,这是指效价强度而非效能。临床使用的同类药制剂中,每片或每支的含量虽然不同,但其产生效应的强度可能相似。如每支吗啡为10 mg,哌替啶为100 mg,芬太尼为0.1 mg,它们的镇痛效果大致相似,称为"等效剂量"。同类药物的比较,一般应在等效剂量下进行。如不说明是效能还是效价强度,仅说某药比另一药作用强若干倍,容易引起误解。如不造成使用不便,效能高低往往比效价强度大小更有意义。

五、半数有效量的测定

半数有效量(median effective dose，ED_{50})指药物引起半数实验动物发生阳性反应(质反应)的剂量。若以死亡作为阳性反应的指标，则为半数致死量(median lethal dose，LD_{50})。因此，LD_{50} 可视为 ED_{50} 的一个特例。ED_{50} 表示药物作用强度的大小，LD_{50} 表示药物毒性的大小，两者的测定原理、计算方法相同。药物的治疗指数(therapeutic index，TI)等于两者的比值，即 TI＝LD_{50}/ED_{50}，表示对半数动物有效的剂量增大多少倍可引起半数动物死亡，是评价药物安全性的重要指标。TI 越大，药物越安全。

(一) 计算

1. 分组法

分组法的计算方法多达 20 余种，以加权机率单位法(正规法、Bliss 法)最为严谨精密，但计算较繁。点斜法(综合法，孙瑞元法)可以简便地算得与正规法相当接近的全部有关数据，其精确度优于其他各种简化法。点斜法适用于：① 剂量呈等比数列；② 各组动物数基本相等；③ 阳性率分布大致符合正态。这些条件要求不高。在实际工作中不难做到。

点斜法计算 LD_{50}（ED_{50} 类同）的公式为：

$$LD_{50} = \log^{-1}\left[X_m - i\left(\sum p - 0.5\right) + i/4(1 - p_m - p_n)\right] \tag{1}$$

含有 0％及 100％死亡率时，上式简化为：

$$LD_{50} = \log^{-1}\left[X_m - i\left(\sum p - 0.5\right)\right] \tag{2}$$

$$S_{X,50} = i \times \sqrt{\sum p - \sum p^2 / n - 1} \tag{3}$$

LD_{50} 的 95％ 可信限 ＝ $\log^{-1}(\log LD_{50} \pm 1.96 \times S_{X,50})$ (4)

式中 P_m 为最高死亡率，X_m 为最高死亡率 P_m 组的剂量对数值；i 为组距即浓度比值的对数，P_n 为最低死亡率，n 为各组组内动物数。$S_{X,50}$ 为 LD_{50} 对数值（X_{50}）的标准误差。

举例：某药给 20 ± 2 g 小白鼠腹腔注射，测得 24 h 死亡数据：使用剂量为 100，143，204，292，416，595 mg·kg^{-1} 时，死亡率分别为 0/10，2/10，6/10，9/10 和 10/10，计算其 LD_{50} 及其 95％可信限。将前述数据填入表 2-2 进行计算。

表 2-2 计算表 LD_{50}

剂量(mg·kg^{-1}) (D)	对数剂量 (X)	死亡率 (P)	P^2
100	2.0	0/10(0.0)	0
143	2.155	2/10(0.2)	0.04
204	2.310	3/10(0.3)	0.09

续表

剂量(mg·kg^{-1}) (D)	对数剂量 (X)	死亡率 (P)	P^2
192	2.465	6/10(0.6)	0.36
416	2.319	9/10(0.9)	0.81
595	2.774	10/10(1.0)	1
$i=0.155$		$\sum p=3.0$	$\sum p^2=2.3$

将表 2-2 结果代入公式(2)：

$$i = \log \frac{595}{416} = 0.155;$$

$$LD_{50} = \log^{-1}[2.774 - 0.155(3 - 0.5)]$$

$$= 10^{2.387} = 243.5 \text{ mg} \cdot \text{kg}^{-1}$$

$$S_{X,50} = 0.155 \times \sqrt{2 - 2.3/10 - 1} = 0.043$$

LD_{50} 的 95% 可信限 $= \log^{-1}(\log LD_{50} \pm 1.96 \times S_{X,50}) = \log^{-1}(\log 2.25 \pm 1.96 \times 0.043)$

$$= 200.8 \sim 296.0 \text{ mg/kg}$$

测定结果：LD_{50} 为 243.5 mg/kg，LD_{50} 的 95% 可信限为 200.8～296.0 mg/kg。

2. 序贯法

序贯法有 3 种计算法，代表 3 种思路。这里仅介绍 Dixon-Mood 法。

举例：实验剂量为 350，245，172，120，84 mg·kg^{-1}，按序贯法用药，死亡者用 X 表示，存活者用 O 表示，实验结果见表 2-3。

表 2-3　Dixon-Mood 法序贯计算

剂量 mg·kg^{-1}	对数组距 X	组距 d	序贯结果	死 X	活 O	阳性 a	ad	ad^2
350	2.544	2	X X	2	0	0	0	0
245	2.389	1	X XOX	3	1	1	1	1
172	2.234	0	X XOO X X X	5	2	2	0	0
120	2.079	−1	O O O X O X X	3	4	4	−4	4
84	1.924	−2	O O	0	2	2	−4	8
$x_0=2.234$，$i=0.155$，存活者少，作为阳性(a)				13	9	9	−7	13
				(N)	(A)	(A)	(B)	

（1）剂量按等比数列安排，最好在 4～5 组内可包括全部实验动物，本例剂量比值为 1：0.7，对数剂量组距 $i = \log(1/0.7) = 0.155$。

（2）任选一中心组使其组距(d)为零，剂量较高者依次为 1，2，3……剂量较低者为 −1，−2，−3……组距为 0 的对数剂量为 X_0，本例 $X_0 = 2.234$。

（3）序贯实验完成后，总计各组的死亡数及存活数，求其总和，以总和较小者为 a，计算 ad 及 ad^2。本例总死亡数为 13，总存活数为 9，故以存活数为 a，第一组 $a=0$，ad、ad^2 均为 0，第二组 $a=1$，$d=1$，故 $ad=1$，$ad^2=1$，第五组 $a=2$，$d=-2$，故 $ad=-4$，$ad^2=8$。

（4）将 a，ad，ad^2 之总和分别以 N、A、B 代表之。

Ⅰ. 计算 LD_{50} 有 2 个公式，可按情况选用

当 a 表示存活数时，公式中取加号：$LD_{50}=\log^{-1}[x_0+i(A/N+0.5)]$

当 a 表示死亡数时，公式中取减号：$LD_{50}=\log^{-1}[x_0+i(A/N-0.5)]$

本例因存活数动物少，以其为 a，故取加号：

$$LD_{50}=\log^{-1}[2.234+0.155(-7/9-0.5)]=\log^{-1}(2.191)=155.2\ mg\cdot kg^{-1}$$

Ⅱ. 计算 $S_{X,50}$ 及 95% 可信限

Dixon-Mood 原法计算较复杂，现提出简法如下：

$$S_{X,50}=\frac{1}{\sqrt{N}}\{1.46\times[B/N-(A/N)^2]+0.17\}$$

本例 $S_{X,50}=0.155/\sqrt{9}\{1.46\times[13/9-(-7)^2/9^2]+0.17\}=0.072$，则 LD_{50} 的 95% 可信限 $=\log^{-1}(X_{50}\pm1.96\times S_{X,50})=\log^{-1}(2.191\pm1.96\times0.072)=112.2\sim214.8\ mg/kg$。

（二）药物安全性评价

1. 治疗指数（TI）$=\dfrac{LD_{50}}{ED_{50}}$，较适于量效曲线和毒效曲线平行者，应 ≥3。

2. 安全范围（安全系数，margin of safety）$=\dfrac{LD_{50}}{ED_{95}}$

3. 可靠安全系数（certain safety factor，CSF）$=\dfrac{LD_1}{ED_{99}}$，应 $\dfrac{LD_1}{ED_{99}}\geq1$，越大越好。

第四节　药物的作用机制

药物作用机制指药物在何处起作用、如何起作用和为什么起作用的问题。了解药物作用机制有助于更好地了解和使用药物，也有利于研究、发展新药和生命科学。药物作用机制多种多样，而且随着科学的发展而发展，可以归纳为下列两大类型。

一、非特异性作用机制

非特异性作用机制一般是药物通过其理化性质，如酸碱性、脂溶性、解离度、表面张力、渗透压等发挥作用，而与药物的化学结构无明显关系，主要有下列几种：

（一）改变细胞外环境的 pH

如给消化性溃疡、胃酸过多的患者用氢氧化钠或碳酸镁等抗酸药，通过中和作用，降低

胃酸酸度,促进溃疡愈合。

(二)螯合作用

如给汞、砷、锑等重金属化合物中毒的患者用二巯基丙醇,后者可与汞、砷、锑等离子螯合生成螯合物,促使毒物经尿排出。

(三)渗透压作用

由于 Mg^{2+} 和 SO_4^{2-} 均不易由肠胃吸收,口服硫酸镁可使肠腔内渗透压升高,阻止肠腔吸收水分,肠内容物容积增大而刺激肠壁,促进肠蠕动,产生泻下效应。给脑水肿患者输注甘露醇使血浆渗透压升高,可促使脑组织间液进入血液,经肾排泄时,由于甘露醇不被肾小管重吸收而使原尿的渗透压升高,阻止水分重吸收,产生利尿作用,使脑水肿减轻。

(四)通过脂溶性影响神经细胞膜的功能

全身麻醉药由于脂溶性高,进入细胞膜时可引起膜膨胀,并使膜脂质分子排列紊乱、流动度增加,干扰细胞膜传导冲动的功能,产生全身麻醉作用。还有一些药物作用在于改变细胞膜兴奋性,但不影响其静息电位。膜稳定药(membrane stabilizer)可降低细胞膜对离子的通透性,如局部麻醉药、某些抗心律失常药等;膜易变药(membrane labilizer)则增加细胞膜对离子的通透性,如藜芦碱等。这些都是作用特异性低的药物。

(五)消毒防腐

例如酸类、醛类、卤素类、重金属化合物、表面活性剂等,分别通过分子、离子或表面活性作用于病原微生物,或使蛋白质变性,或使细胞内物质外流,从而发挥杀灭微生物的作用。

二、特异性作用机制

药物的特异性作用机制与其化学结构有密切的关系。

(一)对酶的影响

例如有机磷酸酯类农药或战争毒剂等胆碱酯酶抑制药通过抑制胆碱酯酶活性,使神经末梢释放的乙酰胆碱灭活缓慢而堆积,通过乙酰胆碱引起药理效应或毒性;胆碱酯酶复活药解磷定可使受抑制的胆碱酯酶恢复活性,从而产生解毒作用。

(二)对离子通道的影响

例如钙拮抗剂的作用机制中就包括对细胞膜钙通道的阻滞作用;局部麻醉药进入外周神经细胞后,能从膜内侧阻滞钠通道等。

(三)影响自体活性物质的合成和储存

例如色甘酸二钠通过稳定肥大细胞的细胞膜,阻滞组胺和过敏介质的释放而发挥预防支气管哮喘发作的作用。

(四)参与或干扰细胞代谢

补充生命代谢物质以治疗相应缺乏症的例子很多,如铁盐补血、胰岛素治糖尿病等。

有些药物化学结构与正常代谢物非常相似,掺入代谢过程却往往不能引起正常代谢的生理效果,实际上导致抑制或阻断代谢的后果,称为抗代谢药(antimetabolite)。例如 5-氟尿嘧啶结构与尿嘧啶相似,掺入癌细胞 DNA 及 RNA 中干扰蛋白合成而发挥抗癌作用。

（五）影响核酸代谢

核酸(DNA 及 RNA)是控制蛋白质合成及细胞分裂的生命物质。许多抗癌药是通过干扰癌细胞 DNA 或 RNA 代谢过程而发挥疗效的,许多抗生素(包括喹诺酮类)也是作用于细菌核酸代谢而发挥抑菌或杀菌效应的,这将在有关章节详述。

（六）影响免疫机制

除免疫血清及疫苗外,免疫增强药(左旋咪唑)及免疫抑制药(如环孢霉素)通过影响免疫机制发挥疗效。某些免疫成分可直接入药。

（七）通过受体

相当多的药物作用都是直接或间接通过受体而产生的,是最重要的药物作用机制。必须指出:一个药物可以有多种机制,甚至既包括特异性,也包括非特异性机制。

第五节　药物的相互作用

两种或两种以上的药物同时使用或先后序贯使用,使药效发生了变化,称为药物相互作用(drugs interaction)。产生药物相互作用机制有药剂学机制、药代学机制和药效学机制。药物相互作用可有利(称为期望的相互作用,如复合麻醉)、可有弊(称为不良的相互作用)。如不特别指明,常指后者。合用药物品种越多,药物相互作用越多,故应尽量少用! 药物合用时,相互作用可兼有协同、拮抗。如"百喘朋"系麻黄碱加苯海拉明,二药平喘作用相互协同,但中枢作用(为不良反应)相反(前者兴奋,后者抑制)。此外,药物相互作用还与剂量有关。如地西泮对局麻药毒性(LD_{50})的影响:小量地西泮拮抗;中剂量无关;大剂量协同。

一、探究药物相互作用的意义

1. 临床应用多种药物联合治疗的效果优于一种药物。例如,肿瘤和严重感染时,联合用药可提高患者的生存率,常用组合可包括多达 4～6 种以上的药物。又如,单用一种药物治疗儿童急性淋巴细胞白血病,缓解率仅为 40％～50％,3 种以上药物联用时,缓解率则可增加到94％～95％;而抗生素联合应用时,如在体外研究中证实药物间具有协同作用,能大大提高患者的治愈率;心力衰竭、严重高血压、心肌梗塞等疾病的治疗亦常需要 2～3 种或以上的药物。

2. 许多患者常同时使用多种药物,当然其初衷并非利用药物间相互作用的有益之处,而是由于存在多种药物的适应证。20 世纪 70 年代统计表明,综合性医院住院患者平均使用多达 7.9 种以上的药物。另有统计发现,使用抗生素治疗的患者,常同时接受平均 13 种以上的其他药物治疗。这种现象不仅局限于住院患者,20%（最近上升到50%）的老年人同时服用3种或以上的药物。很显然,这些联合用药治疗有可能利用了药物作用有益之处,但更多情况下产生的相互作用可能是有害的。例如氨基甙类抗生素与先锋类或利尿酸合用,肾毒性和耳毒性增加;华法令的抗凝效果可因同时使用西米替丁增加;三环类抗抑郁药可消除胍乙啶的抗高血压作用,等等。May 等发现,50%使用16～20种以上药物的住院患者将出现需要治疗的不良反应或不得不改变治疗方案,其中的20%可能来源于药物不良的相互作用,在17%～20%的老年非住院患者使用的药物可能产生不良反应。然而,对此类联合用药的性质研究较少。

3. 有利于制定环境污染的政策法规。如今,衡量环境污染最常参照的是单一污染物在空气或环境中的最低浓度,而很少考虑多种污染物之间相互作用。有证据表明,微量污染物之间可能确实发生了相互作用而且对人类健康和环境产生重要的影响。

4. 许多生理和病理过程可能受生物学介质（例如生长因子、干扰素、激素、炎性介质、凝血因子等等）间相互作用的控制,包括细胞增殖、分化和合成,胚胎诱导,血小板激活和血栓形成,急性炎症,休克,免疫反应,激素释放和效应,肾脏的水钠分泌,肌肉分解代谢,气管收缩,血管扩张和血压调节。如此广泛的相互作用对生理和病理效应具有相当重要的意义,发生协同相互作用时,多种因素间的协作导致最大效应,而拮抗相互作用的发生则有助于限制这些病理生理过程,有益于正常生理活动的调节。

二、围术期常见药物相互作用

麻醉的要素组成包括镇静、镇痛、肌松和控制应激反应,由于单一全麻药很难满足手术的全部要求,故除少数小手术外,均需联合用药,进行复合麻醉。此外,手术患者术前常患各种疾病并使用了多种药物,亦可能与术中用药物发生相互作用。因此,围术期的药物相互作用是非常普遍、非常重要的,遵循药物相互作用的一般规律。

（一）围术期常见的药物相互作用列表比较如下（表2-4）

表2-4　围术期常见药物的相互作用

A 药	B 药	A 药＋B 药
吸入全麻药	静脉全麻药	全麻作用增强
	非去极化肌松药	肌松作用增强,A、B均可减量
	镇静安定药	全麻作用增强
	镇痛药	A、B作用均增强,均可减量
	可乐定	全麻作用增强
	利血平	易致 BP 下降,HR 减慢;全麻作用增强
	β受体阻滞药	心血管抑制加重
	钙拮抗剂	心血管抑制加重;全麻作用增强
	单胺氧化酶抑制剂	不良反应增加,全麻前应停用 B
安氟醚	三环类抗抑郁药	阵挛性四肢抽动增多

续表

A 药	B 药	A 药＋B 药
氧化亚氮	氟化吸入全麻药	第二气体效应；全麻作用增强；B 心血管抑制减轻
	镇痛药	全麻、镇痛及呼吸抑制作用均增强
静脉全麻药	镇静安定药	全麻作用增强
	镇痛药	全麻、镇痛及呼吸抑制作用均可增强
	肌松药	麻醉更加完善
	可乐定	全麻作用增强
硫喷妥钠	氯胺酮、琥珀胆碱、潘库溴铵、吗啡、哌替啶、普鲁卡因、麻黄碱、苯海拉明、吩噻嗪类	理化配伍禁忌，混合后可水解、沉淀、失效
氯胺酮	氟烷	全麻作用增强；易致低血压、心律失常
	地西泮	全麻作用增强；A 的不良反应减轻
	氟哌利多	A 的不良反应减轻
	咖啡因、尼可刹米	致体温升高、谵妄、震颤、惊厥，不宜合用
羟丁酸钠	阿托品	减轻 A 引起的气道分泌及大便次数增多
	哌替啶、巴比妥类	增强全麻作用，减少锥体外系症状
依托咪酯	地西泮、氟哌利多	减少 A 引起的肌阵挛
丙泮尼地	阿托品	减少 A 引起的不自主肌肉活动
	巴比妥类、吗啡、抗组胺药	全麻作用增强；苏醒延迟
局部麻醉药	肾上腺素	增强局麻作用，减轻 A 的毒性反应
	麻黄碱	减轻局麻引起的低血压
	地西泮	减轻 A 的毒性反应
	碳酸氢钠	增强局麻作用
普鲁卡因	全麻，镇痛，镇静安定，肌松药	增强全麻作用
	琥珀胆碱	增强、延长 B 的肌松作用，易脱敏感阻滞
	磺胺药	在用 A 局部降低 B 的抗菌作用
	洋地黄类	可增强 B 的作用和心脏毒性
	β受体拮抗药	心血管抑制作用增强
	抗胆碱酯酶药、潘库溴铵、环磷酰胺、乙烯雌酚	减慢 A 的分解
利多卡因	全麻，镇痛，镇静，安定，肌松药	增强 B 药作用
	苯巴比妥	加速 A 的代谢
	地西泮	抗心律失常作用增强
	琥珀胆碱	B 的肌松作用增强
	胺碘酮	易致心动过缓或停搏
	奎尼丁	作用增强，两药均需减量
非去极化肌松药	去极化肌松药	肌松作用相互拮抗
	锂盐	延长 A 的时效，用 A 前应停用 B
	镁盐、环磷酰胺	增强或延长 A 的作用
	抗胆碱酯酶药、钙盐、4-氨基吡啶	拮抗 A 的肌松作用
	氨基糖苷类抗生素、多粘菌素	增强 A 的肌松作用
潘库溴铵	氨茶碱	可诱发突出性室上速
琥珀胆碱	氧化亚氮	易致心律失常，阿托品可减轻之
	吗啡	易致心动过缓或停搏
	阿托品	减轻 A 引起的心动过缓
	抗胆碱酯酶药	增强、延长 A 的作用
	地西泮	减轻 A 引起的术后肌痛，高血钾
	卡那霉素、多粘菌素	肌松作用增强
	洋地黄	易致心律失常

续表

A 药	B 药	A 药＋B 药
镇痛药	全麻、局麻、镇静安定药	镇痛、降压、呼吸抑制作用均增强
	纳洛酮	特异性拮抗 A 的作用
吗啡	呼吸兴奋药	拮抗 A 的呼吸抑制而不影响镇痛
	可乐定	镇痛作用增强
	苯巴比妥	中枢抑制加重；理化配伍禁忌
	抗胆碱药、硝酸甘油	减轻 A 引起的平滑肌痉挛及胆内压增高
	苯妥英钠、氯化钙	理化配伍禁忌
	二甲弗林	易致惊厥，不宜合用
哌替啶	氟哌利多、氟哌啶醇	呼吸抑制加重
	苯巴比妥	中枢抑制加重；理化配伍禁忌
	单胺氧化酶抑制药	可致激动、高热、呼吸及循环衰竭、昏迷
芬太尼	琥珀胆碱	易致心率减慢
	地塞米松	抑制 ACTH 释放

（二）肌松药与麻醉期间用药的相互作用

为更好地理解和掌握肌松药的相互作用，先扼要复习以下内容。

1. 神经-肌肉兴奋传递

（1）基本过程

脊髓前角运动神经元兴奋→冲动沿运动神经达末梢→Ca^{2+} 内流，接头前膜释放 Ach→激动 N_2 受体→受体构型改变→离子通道开放→Na^+、Ca^{2+} 内流、K^+ 外流→触发兴奋收缩耦联→$[Ca^{2+}]_i \uparrow$→肌肉收缩。

（2）主要特点

① 一次冲动释放大量 Ach。② Ach 被胆碱酯酶迅速水解（0.2 ms）。③ Ach 与少量 N_2R 结合即可（20%～30%）。④ $N_2R>75\%$ 被阻滞方出现肌松，$>90\%～95\%$ 完全肌松。⑤ 接头前膜受体正反馈调节 Ach 释放。临床使用的两类肌松剂（非去极化和去极化肌松剂）的比较见表 2-5。

表 2-5　两类肌松药的比较

	对 N_2R	肌颤	强直性衰减	T4：T1	强直后增强	脱敏感阻滞
非去极化类	阻滞	无	有	<0.7	有	无
去极化类	激动	有	无	>0.9	无	有

2. 肌松药与其他药相互作用的机制

（1）药剂学机制

配伍禁忌。如琥珀胆碱在碱性溶液易分解，不宜与硫喷妥钠混用。措施：① 尽量单用；② 必须混用时查配伍禁忌表。

（2）药代学机制

① 吸收：静注无吸收过程。② 分布：异氟醚可通过增加肌肉血流量者而增强肌松剂作

用。③ 代谢:琥珀胆碱、米库氯铵等药物经血浆假胆性碱酯酶分解,抑制此酶则这些药物肌松作用延长;pH 值升高、体温升高可加速经酯酶分解药物(阿曲库铵)或 Hofman 消除药物(阿曲库铵及顺式阿曲库铵)的消除;肝药酶抑制药或减少肝血流可延长肝代谢药物的药效。④ 排泄:减少肾小球滤过率,可减少排泄。完全经肾排出有加拉碘铵、二甲箭毒、氨酰胆碱。主要经肾排出有杜什氯铵、哌库溴铵、阿库氯铵、潘库溴铵;半数经肾排出有筒箭毒碱、维库溴铵;少数经肾排出有琥珀胆碱、米库氯铵和(顺式)阿曲库铵;而维库溴铵、罗库溴铵较多经肝、胆排出。

（3）药效学机制

① 有中枢性肌松作用的吸入麻醉药、苯二氮䓬类等通过抑制脊髓前角运动神经元增强肌松作用;② Ca^{2+}、Mg^{2+}、钙拮抗剂、4-氨基吡啶等增加 Ca^{2+} 内流,从而影响接头前膜 Ca^{2+} 内流和 Ach 释放;③ 箭毒可阻滞接头前膜 N_2R;④ 所有非去极化肌松药均可阻滞接头后膜 N_2R;⑤ 全麻药、局麻药可降低接头后膜 N_2R 的敏感性;⑥ 抗胆碱酯酶药减少 Ach 水解;⑦ 全麻药、肌松药可阻塞离子通道;⑧ 抑制兴奋-收缩耦联:丹曲洛林(dantrolene);⑨ 直接抑制肌纤维膜:全麻药、局麻药等。

3. 合并用药对肌松效应的影响

（1）吸入麻醉药-协同特点

① 剂量依赖性、种类特异性、时间依赖性(维持箭毒血药浓度恒定,安氟醚每小时增强其肌松作用 9%);② 增强分次静注的琥珀胆碱作用,似能加速快速耐受性和Ⅱ相阻滞的发生,但不增强持续静滴琥珀胆碱的作用。协同顺序:① 异氟醚、地氟醚、安氟醚＞氟烷、七氟醚＞N_2O;② 筒箭毒碱＞潘库溴铵＞维库溴铵、阿曲库铵＞罗库溴铵。

（2）静脉麻醉药

① 依托咪酯:增强潘库溴铵、维库溴铵,不影响琥珀胆碱(对人胆碱酯酶几无作用)。② 氯胺酮:有争议。动物实验多有效,但高于临床浓度。③ 巴比妥类:协同。④ 丙嗪类:协同(非去极化)。⑤ 吗啡类:协同(非去极化)。⑥ Innovar:延长琥珀胆碱时效(氟哌利多有膜稳定作用?)。⑦ 苯二氮䓬类:中枢性肌松作用:小剂量抑制脑干网状结构下行系统对 γ 神经元的易化作用,较大剂量时增强脊髓神经元的突触前抑制,抑制多突触反射,引起肌松。

（3）局麻药

有一定肌松作用,也能增强两类肌松药的作用。

（4）抗生素

① 氨基苷(甙)类、林可毒素、氯林可毒素、多黏菌素 B:协同。林可霉素、(氯)洁霉素仅增强非去极化肌松药作用。② 协同顺序:庆大霉素＞链霉素＞丁胺卡那霉素＞西索米星＞卡那霉素＞地贝卡星。③ 机制:不清。可能以接头前膜为主,亦有接头后作用。④ 特点:

抗胆碱酯酶药不易拮抗。常用钙剂或 4 -氨基吡啶。

（5） Ca^{2+} 、Mg^{2+} 、钙拮抗剂

$MgSO_4$ 和钙拮抗剂可增强两类肌松药作用，亦有无关、拮抗的报道。机制：Ca^{2+} 、Mg^{2+} 相互拮抗。Mg^{2+} 引起突能前抑制。钙通道阻滞剂：抑制接头前、后膜钙内流，降低运动终极对 Ach 的敏感性。

（6）利尿药

呋塞米、氢氯噻嗪与筒箭毒碱具有协同作用，主要通过降低筒箭毒碱的稳态分布容积（Vd）、降低血 K^+ 和减少 Ach 释放等机制实现。渗透性利尿药（如甘露醇等）不影响肌松药的作用。

（7）肌松药与肌松药

① 琥珀胆碱与非去极化肌松药：在受体水平表现为拮抗，但因抑制胆碱酯酶、Ⅱ 相阻滞等效应可表现为协同作用。亦与用药时机有关。② 非去极化肌松药合用：化学结构不同时表现为协同作用，两个甾类或两个苄异喹啉合用时则表现为相加作用。先用长效、后用中、短时效肌松药，后者时效延长；而先用中、短时效、后用长效则后者时效缩短。

（8）其他

① 苯妥英：拮抗非去极化肌松药，但阿曲库铵几乎不受影响，可能与苯妥英为肝药酶诱导剂有关。② 甲氧氯普胺（胃复安）：与琥珀胆碱具有协同作用。③ 卡马西平：缩短潘库溴铵、多沙库铵恢复时间，但机制不明。

第六节　关于 MAC 的几个问题

肺泡气最低有效浓度（minimum alveolan concentration，MAC）是吸入麻醉药一个极其重要的参数，指在一个大气压下，使 50％的患者或动物对伤害性刺激不再产生体动反应（逃避反射）时呼气末（相当于肺泡气）内吸入麻醉药的浓度，单位是 Vol％。MAC 是 20 世纪 60 年初提出的药效学概念，对定量比较吸入麻醉药的作用、指导临床麻醉等起了重要作用，迄今和今后仍有很大意义，但现在对其内涵及影响因素等有了新的认识。

一、MAC 能代表麻醉强度吗

长期以来，人们多把 MAC 作为吸入麻醉药作用强度的指标，实际上，经典的 MAC 仅仅反映了药物的镇痛作用。测定方法是给人或动物一个伤害性刺激（钳夹、切皮或电刺激等），然后用序贯法（或称上下法）测定一半实验对象无体动反应时的呼气末药物浓度。显然，这是一质反应，相当于半数有效量（ED_{50}），只能反映药物的抗伤害性效应，即镇痛作用的大小。MAC 越小，药物的镇痛作用越强；MAC 越大，镇痛作用越弱。而麻醉的涵义则广

泛得多,除镇痛外,还应包括镇静、催眠、安定、遗忘、意识消失、肌松和抑制异常应激反应等等。而且,仅就镇痛而言,MAC 也只反映了机体对皮肤、皮下组织伤害性刺激的反应,而手术中患者还要经受气管插管、肋骨剥离、内脏牵拉、血管舒缩等多种刺激,这些都不是经典 MAC 所能反映的。

既然 MAC 相当于 ED_{50},那么,改变刺激方式和观察指标,就可测出各种 MAC。如气管插管 MAC、清醒 MAC 等等。因此,尽管 MAC 是一个极其重要的概念,代表了吸入麻醉药最重要的镇痛作用(麻醉首先要解决的是手术疼痛问题),但是,用 MAC 代表吸入麻醉药的全部作用——麻醉强度是不全面的。如 MAC 最小(0.16%)的甲氧氟烷已被淘汰,而 MAC 最大(105%)的氧化亚氮仍在应用也是一个很好的例子。

二、MAC 是效能还是效价强度

效能指药物不受剂量限制所能产生的最大效应。达到某一效应所需要剂量或浓度,叫做药物的效价强度(potency)。MAC 是一半实验对象对伤害性刺激无体动反应时吸入麻醉药浓度,显然是效价强度而非效能。乙醚、氟烷等虽属同效能麻醉药,但氟烷的 MAC(0.77%)较小,故其效价强度大于乙醚(1.92%)。氧化亚氮 的 MAC 则高达 105%,不仅效能低,效价强度也小。同等 MAC 的吸入麻醉药称为"等效浓度",吸入麻醉药的比较一般应在等效浓度即同等 MAC(如均为 0.7MAC)下进行。文献常将 MAC 作为效能和效价强度混用,应予纠正。

三、MAC 是"相加"吗

一般认为 MAC 具有相加性质,即某一吸入麻醉药的作用可被同样大小 MAC 的另一吸入麻醉药代替。如 0.5 MAC 的氟烷加上 0.5 MAC 安氟醚的作用与 1 MAC 的乙醚或异氟醚一样。而实际上,吸入麻醉药的 MAC 并不具有严格的"相加"性质。正如表 2-6 所示,因为 70% N_2O = 0.67 MAC(70%/105% = 0.67),以异氟醚为例,根据 MAC 具有相加性质的理论,其与 70% N_2O 合用时,产生同样效应所需异氟醚吸入浓度应该为(1-0.67)×1.15 Vol% = 0.38 Vol%,而实际需要的浓度为 0.5 Vol%。

表 2-6　吸入麻醉药单用及与 N_2O 合用的 MAC

MAC(Vol%)	乙醚	氟烷	甲氧氟烷	氨氟醚	异氟醚
吸 O_2	1.92	0.77	0.16	1.68	1.15
吸入 70% N_2O	1.0	0.29	0.07	0.57	0.5
相当于原 MAC	0.52	0.38	0.44	0.34	0.48
降低(%)	48	62	56	66	56

四、MAC 与翻正反射 ED$_{50}$

翻正反射(righting reflex)是动物本能,可使动物保持站立姿势。翻正反射消失持续时间(loss of righting reflex,LORR,简称睡眠时间)是常用的催眠作用指标。翻正反射的中枢主要是中脑等脑干以上部位的高级中枢;而吸入麻醉药镇痛的主要部位在脊髓。吸入麻醉药抑制翻正反射(催眠作用)和抑制夹尾刺激反应(镇痛作用)的中枢、途径、作用性质和所需剂量均不同,夹尾 ED$_{50}$(即 MAC)通常大于翻正反射消失 ED$_{50}$,两者比值大约为 1.8,但各药略有不同。氟烷、异氟醚、安氟醚、氧化亚氮两者的比值分别是 1.67、2.10、1.91 和 >1.82。因此,不能将 MAC 与翻正反射消失 ED$_{50}$ 混为一谈。

五、影响 MAC 的因素

(一)麻醉持续时间

以往认为在整个麻醉期间 MAC 是不变的,即麻醉持续时间不影响 MAC。但有研究用电刺激测定 10 例患者异氟醚的 MAC,结果发现手术开始时为(1.28±0.22)%,手术开始后 173 min 后降至(1.04±0.22)%。Zbinden 等在研究各种刺激的 MAC 也发现,手术后测定的各种 MAC 值均低于手术前。韩文斌等用七氟醚做普胸手术麻醉也证实,麻醉 150 min 后放置胸腔闭式引流管再次切皮时,抑制体动和维持循环稳定所需的七氟醚浓度明显低于手术开始时。这些结果表明 MAC 随麻醉持续时间延长而降低。作者认为这可能与 CNS 对吸入麻醉药的敏感性随时间延长而改变有关,也可能是初次测定 MAC 时,平衡时间太短,吸入麻醉药在脊髓尚未达到有效浓度所致。而脊髓是吸入麻醉药镇痛作用的主要部位,因而也可能与较长时间麻醉后,麻醉前在体内各部位的贮存逐渐饱和有关。

(二)刺激方式

以往认为只要是经皮刺激,无论是夹鼠尾、切皮或电刺激,MAC 是不变的,即刺激方式不影响 MAC。但 Zbinden 等用电脉刺激测定的异氟醚 MAC 为(1.03±0.09)%,低于切皮的 1.16%。因而刺激方式不同,MAC 也不同。

(三)刺激部位

Satas 等用新生的小型猪测定 MAC,发现无论在正常体温或低温条件下,氟烷、异氟醚的夹尾 MAC 都低于夹爪 MAC,推测是不同部位对疼痛的敏感性不同所致。

六、MAC 的用途

① 反映脑内全麻药分压;② 比较吸入麻醉药的镇痛强度;③ 了解药物相互作用(协同:MAC 变小;拮抗:MAC 变大);④ 可定出清醒 MAC、气管插管 MAC 等;⑤ 计算药物的安

全系数,用循环抑制的 MAC 即可,安全系数 $=\dfrac{\text{呼吸(循环)抑制 MAC}}{\text{镇痛 MAC}}$。

（戴体俊）

参考文献

1　戴体俊. 麻醉用药的效能和效价强度. 临床麻醉学杂志,1995,11:85.

2　Berenbarm MC. What is synergy? Pharmacol Rev,1989,41:93～142.

3　江明性. 药理学. 3 版. 北京:人民卫生出版社,1989:35.

4　杨藻宸. 医用药理学. 2 版. 北京:人民卫生出版社,1982:23.

5　戴体俊. 协同、拮抗等定义亟待统一. 生理科学进展,1997,28(4):294.

6　Loewe. Die quantitative problem der pharmakologie. Ergebnissed Physiol,1928,24:27～34.

7　金正均,张效文. 等概率和曲线与"Q_{50}". 上海第二医学院学报,1981,1:15～18.

8　周元晏,王宏镛,唐志广,等. 衡量合并用药效应的两个新公式——兼伦 Bürgi 氏公式及修正式. 中国药理学报,1984,5:217～221.

9　Kissin I,Brown PT,Bradley EL Jr,et al. Diazepam-morphine hypnotic synergism in rats. Anesthesiology,1989,70:689～694.

10　Smith NT. Use of isobolograms in anesthesia. Anesth Analg,1966,45:467～473.

11　金正均. 合并用药中的相加. 中国药理学报,1980,1:70～76.

12　张效文,金正均. 等概率和曲线与等效线(Isobole)的比较. 周延冲. 药学进展(1982):数学药理分册. 北京:人民卫生出版社,1983:43～56.

13　戴体俊. 合并用药的定量分析. 中国药理学通报,1998,14:479～480.

第3章 药物代谢动力学

临床麻醉其实是一门艺术,即在手术需要的时候,麻醉医生利用药物获得希望的药理效应,例如迅速产生麻醉诱导、完善的催眠遗忘效应、良好的镇痛以及手术麻醉后患者能快速清醒等。因为用药方便而且可测量呼气末浓度,吸入麻醉药达到上述目的显然较静脉麻醉药处于优势地位,但吸入麻醉药多不具备静脉麻醉药的一些优点,例如(丙泊酚)麻醉后清醒更佳、阿片类药物则有镇痛和控制应激反应的效应等,因而大部分麻醉医生仍倾向于使用静脉麻醉。必须承认,至少在目前的技术条件下,使用静脉麻醉药获得上述目标较吸入麻醉药"困难"。

了解静脉麻醉药的药代学和药效学基础知识有助于更好地使用静脉麻醉药物,更合理地选择麻醉药物和设计临床最佳给药方案。本章主要介绍临床麻醉药物代谢动力学相关的基本概念,帮助读者理解麻醉药物的基本特征,以指导临床用药。

第一节 药物代谢动力学概述

一、药物代谢动力学概念

药物代谢动力学(pharmacokinetics,简称药代学)是应用动力学原理和数学方法描述药物在生物体内的吸收、分布、代谢和排泄等过程的动态变化规律,即药物在体内的数量(或浓度)与时间之间的关系的科学。主要研究内容包括两部分:一是药物在体内吸收、分布、代谢和排泄的过程,二是药物在体内随着时间变化的动力学过程,可以概括为体内过程和速率过程。两者的区别在于前者以文字语言定性描述药物的体内变化过程;后者以数学公式定量表达药物随时间改变的变化过程。掌握药代学的基本原理和方法,可以更好地了解药物在体内的变化规律,科学地计算药物剂量以达到所需要的体内浓度,产生最佳疗效,控制不良反应的发生,提高临床治疗水平。

药代学起源于 20 世纪初。1913 年 Michaelis 和 Menten 提出动力学方程;1919 年

Widmark 首先应用数学方法对药物的动态规律进行科学分析,并和 Tandberg 一起提出开放式单室模型;1937 年 Teorell 提出二室模型,使药代学具备了基本架构。20 世纪 60 年代,随着计算机技术的发展、分析检测手段的重大突破以及许多学者的远见卓识,药代学有了长足的发展,1972 年被确立为独立学科。近年来,药代学研究在理论、实验方法和应用上都有了飞速的发展。

二、药代学的研究内容和主要任务

药物和机体之间存在着作用与反作用,其中药物对机体的作用,即药物效应,是药效学研究的主要内容;同时,机体对药物也存在着反作用,即药物的体内过程,是药代学研究的主要内容。药物通过各种途径进入体内,其吸收、分布、代谢和排泄均存在着"量时"变化或"血药浓度经时"变化,对这一动态变化过程的规律进行定量描述就是药代学的基本任务。

药代学研究的基本思路是建立数学方法,根据实验数据求算药代学参数,应用参数设计给药方案。药代学的任务是为新药研究和药物的临床应用提供理论基础和实验方法,具体有以下几个方面:

1. 新药的药代学参数研究;
2. 生物利用度和生物等效性研究;
3. 药物剂型设计研究;
4. 给药方案设计。

第二节　药物的体内过程

一、药物的转运

药物达到作用部位产生药理效应,一般须先通过一层或几层生物膜。麻醉药的作用机制也与细胞膜的结构和功能密切相关。物质通过生物膜(或细胞膜)的现象称为膜转运(membrane transport)。膜转运是重要的生命现象之一,在药物的体内吸收、分布及排泄过程中起着十分重要的作用。

细胞膜主要由类脂(磷脂为主)和蛋白质等组成。其分子结构的模式,一般认为是"液态镶嵌模型",即生物膜。生物膜是可塑的、流动的、嵌有蛋白质的双分子膜状结构。两层类脂分子是细胞膜的基架,每一类脂分子一端为亲水端,另一端为疏水端。由磷脂甘油基团形成的亲水端都向着膜的表面;脂肪酸碳链是疏水端,朝向膜的中央。蛋白质镶嵌于类脂双层分子之间者称为"镶嵌蛋白质"。附在类脂双层分子层的内面者称为"附着蛋白质"。镶嵌蛋白质有很多功能,如转运膜外物质的载体,药物或激素作用的受体,催化作用的酶,具有特异性的抗原等。附着蛋白质的功能则与吞噬、胞饮等作用有关。由于膜的类脂双分子层处于液态,所以镶嵌蛋白质可在膜的类脂双层分子中移动。类脂分子、蛋白质空间分布与膜功能有着密切联系。总之,机体各部位的生物膜具有很高的脂质性质。

药物在体内的吸收和分布,除首先溶于水之外,还必须跨过各类生物膜。药物跨过生物膜的运动称药物转运,分为主动转运(active transport)和被动转运(passive transport)两种。前者逆浓度差或逆化学差,耗能,后者与之相反。药物转运以被动转运为主,包括简单扩散、滤过和易化扩散(facilitated diffusion)。易化扩散需要载体,故有饱和性(saturation)和竞争性(competition)。载体转运也可有主动转运。

简单扩散(simple diffusion)又称脂溶扩散,主要受药物的脂溶性、极性和解离度等因素的影响。脂溶性高、极性低的药物可直接溶于膜的脂质中,容易通过细胞膜。大多数药物属弱电解质,或为有机弱酸,或为有机弱碱。在体液中,药物的解离型和非解离型处在动态平衡之中。非解离型的药物比解离型的脂溶性高、极性小,易通过细胞膜。因此在考虑药物扩散速率时,除观察药物的脂溶性外,还要了解非解离型与解离型的浓度比。这个比值主要取决于药物所在环境的 pH 和药物本身的化学性质,即解离常数(酸性药物解离常数的负对数值)。

Handerson-Hasselbalch 公式:

弱酸性药物

$$HA = H^+ + A^-$$

$$Ka = \frac{[H^+][A^-]}{[HA]}$$

$$pKa = pH - \log \frac{[A^-]}{[HA]}$$

$$pH - pKa = \log \frac{[A^-]}{[HA]}$$

$$\therefore 10^{pH-pKa} = \frac{[A^-]}{[HA]},即\frac{[离子型]}{[非离子型]}$$

当 pH=pKa 时,$[HA]=[A^-]$

弱碱性药物

$$BH^+ = H^+ + B$$

$$Ka = \frac{[H^+][B]}{[BH^+]}$$

$$pKa = pH - \log \frac{[B]}{[BH^+]}$$

$$pH - pKa = \log \frac{[A^-]}{[HA]}$$

$$10^{pH-pKa} = \frac{[A^-]}{[HA]},即\frac{[离子型]}{[非离子型]}$$

当 pH=pKa 时,$[B]=[BH^+]$

弱酸性药物的解离常数 pKa 和环境酸碱度 pH 与非解离型与解离型的浓度比(Cu/Ci)的关系为 pKa-pH=lg(Cu/Ci);弱碱性药物的解离常数 pKa 和环境酸碱度 pH 与 Cu/Ci 的关系为 pKa-pH=lg(Ci/Cu)。当 pKa=pH 时,Cu/Ci=1,各占 50%;pH 变动 1 时,Cu/Ci 随之变动 10 倍。弱酸性药物 pKa>pH 时,如酸性药物在胃中,未解离型药物浓度比例大;弱碱性药物 pKa>pH 时,解离型药物浓度比例大,随着小肠 pH 从上到下逐渐增大,未解离型药物浓度增大,药物吸收量增加。

总之,药物所处环境的酸碱度和药物的解离度之差呈算术级数改变时,药物的非解离型与解离型的浓度比呈几何级数改变,即酸碱度显著影响药物的解离度,从而影响药物的转运。就 pKa 而言,不同药物的 pKa 不同,在同一体液条件下解离度不同,进入靶细胞的量不同,产生的效应强度也不同。例如阿芬太尼的脂溶性虽低于苏芬太尼,但阿芬太尼 pKa(6.5)低,生理 pH 条件下约 90% 为非解离型,易通过血-脑脊液屏障,起效并不比苏芬太尼慢。

滤过(filtration)又称膜孔扩散,主要与药物分子大小有关。不论极性或非极性物质,只要分子小于膜孔,又是水溶性的,都可以借助细胞膜两侧流体静压或渗透压差被水带到低压侧,如肾小球的滤过等。

二、药物的吸收

药物的吸收(absorption)是指药物自体外或给药部位经过细胞组成的屏蔽膜进入血液循环的过程。多数药物按简单扩散(simple diffusion)物理机制进入体内。扩散速度除取决于膜的性质、面积及膜两侧的浓度梯度外,还与药物的性质有关。分子量小(200 D 以下)、脂溶性大(油水分布系数大)、极性小(不易离子化)的药物较易通过。药物多是弱酸性或弱碱性有机化合物,按照 Handerson-Hasselbalch 公式,药物的离子化程度受其 pKa 及其所在溶液的 pH 而定,这是影响药物跨膜被动转运、吸收分布排泄的一个可变因素。由此可见,不论弱酸性或弱碱性药物的 pKa 都是该药在溶液中 50% 离子化时的 pH 值,各药根据其理化性质有着固定的 pKa 值。非离子型药物可以自由穿透,而离子型药物就被限制在膜的一侧,这种现象称为离子障(ion trapping)。例如弱酸性药物在胃液中非离子型多,在胃中即可被吸收。弱碱性药物在酸性胃液中离子型多,主要在小肠吸收。碱性较强的药物如胍乙啶(pKa=11.4)及酸性较强的药物如色甘酸钠(pKa=2.0)在胃肠道基本都已离子化,由于离子障原因,吸收均较难。pKa 小于 4 的弱碱性药物如安定(pKa=3.3)及 pKa 大于 7.5 的弱酸性药物如异戊巴比妥(pKa=7.9)在胃肠道 pH 范围内基本都是非离子型,吸收都快而完全。

少数与正常代谢物相似的药物,如 5-氟尿嘧啶、甲基多巴等的吸收是靠细胞中的载体主动转运而吸收的,这一主动转运机制对药物在体内分布及肾排泄关系比较密切。易化扩散(facilitated diffusion)是靠载体顺浓度梯度跨膜转运方式,如葡萄糖的吸收,吸收速度较快。固体药物不能吸收,片剂、胶囊剂在胃肠道必须先崩解(disintegration)、溶解(dissolution)后才可能被吸收。

(一)胃肠道给药

口服(per os)给药是最常用的给药途径。小肠内 pH 接近中性,黏膜吸收面广,缓慢蠕动增加药物与黏膜接触机会,是主要吸收部位。药物吸收后通过门静脉进入肝脏。有些药物首次通过肝脏就发生转化,减少进入体循环量,叫做首过消除(first elimination)。多数药物口服虽然方便有效,但缺点是吸收较慢、欠完全,不适用于在胃肠破坏的、对胃刺激大的、首过消除多的药物,也不适用于昏迷及婴儿等不能口服的患者。舌下(sublingual)及直肠(per rectum)给药可避免首过消除,吸收也较迅速。

(二)注射给药

静脉注射(intravenous,iv)可使药物迅速而准确地进入体循环,没有吸收过程。肌肉注射(intramuscular,im)及皮下注射(subcutaneous,sc)药物也可全部吸收,一般较口服快。吸收速度取决于局部循环,局部热敷或按摩可加速吸收,注射液中加入少量缩血管药则可延长药物的局部作用。动脉注射(intra-arterial,ia)可将药物输送至该动脉分布部位发挥局部疗效以减少全身反应。例如将溶纤药直接用导管注入冠状动脉以治疗心肌梗塞。注射给药还可将药物注射至身体任何部位发挥作用,如局部麻醉。

(三)呼吸道给药

肺泡表面积大(达 200 m²),与血液只隔肺泡上皮及毛细管内皮各一层,而且血流量大,药物只要能到达肺泡,吸收极其迅速。气体及挥发性药物(如全身麻醉药)可直接进入肺泡。药物溶液需要经喷雾器分散为微粒,直径 5 μm 左右微粒可以达到肺泡而迅速吸收,直径 2～5 μm 以下的微粒可重被呼出,直径 10 μm 微粒可在小支气管沉积。后者可用于异丙肾上腺素治疗支气管哮喘。较大雾粒的喷雾剂只能用于鼻咽部的局部治疗,如抗菌、消炎、祛痰、通鼻塞等。

(四)经皮(transdermal)给药

脂溶性药物可以缓慢通过皮肤,利用这一原理可以经皮给药以达到局部或全身药效,近年来有许多促皮吸收剂如氮酮(azone),可与药物制成贴皮剂,如硝苯地平贴皮剂,以达到持久的全身疗效,对于容易经皮吸收的硝酸甘油也可制成缓释贴皮剂预防心绞痛发作。

三、药物的分布

药物进入血液即通过各种生理屏障向不同部位转运。血流丰富的组织常分布较多。药物到某组织的分布速度,主要决定于该组织的血流量和膜的通透性。

(一)灌注速率

药物从血液向组织分布的速度受组织中血流灌注的情况的影响。如药物是脂溶性小分子,则很容易通过组织细胞膜而扩散,有时也可以通过结构疏松的毛细血管壁,此时膜扩散因素在药物分布中不起屏障作用,而组织血流灌注速度是药物分布的限速因素,因此药物在血流丰富组织的分布远比血流少的组织迅速。脑的血流量远大于脂肪组织的血流量,脂溶性很高的硫喷妥钠首先大量进入脑组织,产生麻醉作用。但因脂肪组织比脑组织的量多,摄取硫喷妥钠的能力也大,而且脂肪组织的血流量低,摄取的药物向外转运少,故此药物逐渐自脑向脂肪转移,患者可迅速清醒,这称为药物在体内的再分布(redistribution),脂肪组织成为脂溶性药物的储库。

(二)膜扩散速率

1. 血-脑脊液屏障(blood-brain barrier)

药物从血流向中枢神经系统分布,主要在药物进入细胞间隙和脑脊液受到限制。脑组织的毛细血管内皮细胞紧密相连,不具多数组织毛细血管内皮组织之间的小孔和吞饮小泡,且外表面几乎全为星形胶质细胞包围。这种结构特点,使得某些大分子、水溶性或解离型药物难于进入脑组织,有机酸和有机碱性药物扩散进入该系统缓慢。药物的转运以被动扩散为主,取决于药物的脂溶性和解离度,膜扩散速率是限速因素。

2. 胎盘屏障(placenta barrier)

胎盘绒毛与子宫血窦之间的屏障,由于母亲与胎儿间交换营养成分与代谢废物的需要,其通透性与一般毛细血管无显著差别,只是到达胎盘的母体血流量少,进入胎儿循环慢。脂溶性药物易于进入胎儿血循环。甚至可致畸胎,因此.孕妇用药应特别谨慎。

(三)药物与血浆蛋白、红细胞及组织成分的结合

药物在血液中常与血浆蛋白结合,酸性药物通常与白蛋白结合,碱性药物与α1酸性糖蛋白或脂蛋白结合。许多内源性物质、维生素等主要与球蛋白结合。这种结合是可逆现象,结合与解离处于动态平衡。药物与血浆蛋白结合的程度,常以结合药物浓度与总浓度的比值表示,一般在0至1.0之间,比值大于0.9的药物,表示有高度结合,小于0.2者,则与血浆蛋白结合很低。药物与血浆蛋白结合,对药物的分布、排泄过程中的转运有很大影响,只有游离药物能自由地在体内组织分布。当药物与血浆蛋白结合达到饱和时,若再增加给药量,游离药物浓度骤增,另外当合并用药时,产生结合置换作用,游离药物也增加,这些情况下都可能出现毒性反应(表3-1)。

表3-1　与血浆蛋白质有高度结合药物间的相互作用

A药	+	B药	→	合用后产生的影响
长效磺胺酸、保泰松		甲苯磺丁脲		低血糖
水杨酸类、利尿酸、保泰松、羟基保泰松、苯磺唑酮		华法令		出血
磺胺类、水杨酸		甲氨碟呤		血细胞减少
乙氨嘧啶		奎宁		金鸡纳反应

有些药物可与红细胞结合,如水杨酸等,不过达到平衡很慢。有些药物可能与细胞膜的磷脂结合,另一些药物可能与细胞内的血红蛋白结合,因此,细胞内的结合药物与血浆中未结合药物的平衡速率,由于红细胞膜的存在而受阻碍。药物与红细胞结合对药物分布的影响与药物和血浆蛋白结合的情况相似。

四、药物的生物转化(详见有关章节)

药物作为外来活性物质(xenobiotics),机体首先要灭活之,同时还要促其自体内消除。能大量吸收进入体内的药物多是极性低的脂溶性药物,在排泄过程中易被再吸收,不易消除。体内药物主要在肝脏生物转化(biotransformation)而失去药理活性,并转化为极性高的水溶性代谢物而利于排出体外。生物转化与排泄统称为消除(elimination)。

(一)生物转化的步骤

生物转化分两步进行,第一步为氧化、还原或水解,第二步为结合。第一步反应使多数药物灭活,但少数例外反而活化。第二步与体内物质结合后总是使药物活性降低或灭活并使极性增加。各药在体内转化过程不同,有的只经一步转化,有的完全不变自肾排出,有的经多步转化生成多个代谢产物。

(二)药物生物转化的重要酶系

1. 微粒体混合功能氧化酶系统

肝代谢药物的酶系主要是微粒体药酶,其中最主要的为混合功能氧化酶系,该酶系主要存在于肝细胞的内质网上。由 3 种内源性成分构成一个电子传递链,即① 黄素蛋白,包括还原辅酶Ⅱ-细胞色素 C 还原酶及辅酶Ⅰ细胞色素 b5 还原酶,都是电子传递的载体;② 血红素蛋白,包括细胞色素P_{450}及细胞色素 b5 还原酶;③ 磷脂酰胆碱。药物氧化过程的循环模式简述如下:氧化的细胞色素P_{450}先和药物结合形成两者的复合体,NADPH 把一个电子供给黄素蛋白还原酶,后者反过来又可还原氧化型细胞色素P_{450}基质(药物)复合体,然后从 NADPH 通过同一黄素蛋白还原酶又引入第 2 个电子,后者又可使分子氧被还原,并形成"活化的氧"。细胞色素P_{450}基质复合体,上述复合体反过来将活化的氧传递给药物基质,从而形成氧化产物。具有强氧化能力的活化氧可氧化大部分的药物基质。许多药物和化学物质均可通过细胞色素P_{450}系统被氧化。

2. 非微粒体酶系

此酶系催化包括氧化、还原、水解及结合反应。存在于细胞浆,线粒体,血浆,肠道菌丛中。

(三)影响药物代谢的因素

1. 遗传因素

遗传对药物体内过程的影响,主要表现在药物代谢方面。药物代谢的种属和个体差异,多与微粒体酶活性差异有关。

2. 药物的诱导与抑制

许多药物对肝药酶具有诱导或抑制作用,直接关系到药物的清除速率,改变药物作用的持续时间与强度。药物诱导的代谢性清除率的增加,通常包括肝微粒体酶羟基化系统的增强,微粒体酶羟基化系统能被大量生物和化学物质所诱导,如药物、内源性固醇类、其他激素和环境的污染物等。诱导剂共有的特性为:亲脂性、易与细胞色素P_{450}酶结合及有较长的生物半衰期。诱导剂有苯巴比妥和其他巴比妥类、格鲁米特(导眠能)、苯妥英钠、卡马西平、利福平及灰黄霉素等。药物可以通过多种途径抑制微粒体药酶的活性,包括:直接与结合部位底物的竞争,改变酶的构型和直接改变底物的结构;隔开 NADPH 消耗与药物氧化间的联系;阻止底物穿透微粒体膜;改变不同形式细胞色素P_{450}酶的比例。药物代谢的抑制作用与抑制剂的血药浓度有关,只有当抑制剂达到一定水平时才产生抑制作用。

3. 肝血流的改变

肝血流是决定那些主要由肝消除药物清除率的重要因素,当患急性病时,心排出量及肝血流量很快发生变化,引起了有临床意义的血液动力学的药物相互作用。肝血流量的改变也可由药物引起,如苯巴比妥增加肝血流量。而吲哚美辛能降低肝血流量。

4. 其他因素

包括环境、昼夜节律、生理因素、病理因素等。

五、药物的排泄

药物在体内最后的过程是排泄(excretion),肾脏是主要排泄器官。游离的药物能通过肾小球过滤进入肾小管。随着原尿水分的回收,药物浓度上升。当超过血浆浓度时,那些极性低、脂溶性大的药物反向血浆扩散(再吸收),排泄较少也较慢。只有那些经过生物转化的极性高、水溶性代谢物不被再吸收而顺利排出。有些药物在近曲小管由载体主动转运入肾小管,排泄较快。在该处有两个主动分泌通道,一是弱酸类通道,另一是弱碱类通道,分别由两类载体转运,同类药物间可能有竞争性抑制。例如丙磺舒抑制青霉素主动分泌,使后者排泄减慢,药效延长并增强。碱化尿液使酸性药物在尿中离子化,酸化尿液使碱性药物在尿中离子化,利用离子障原理阻止药物再吸收,加速其排泄,这是药物中毒常用的解毒方法。

肾功能减退时,主要经肾排泄而消除的药物消除速度减慢,消除半衰期延长。如仍按常规给药,可因药物过量积蓄而导致毒性反应。因此,肾功能减退患者使用主要经肾排泄消除且毒性较大的药物时,必须根据肾功能减退程度调整给药方案。

肠肝循环(enterohepatic cycle)是指在胆汁中排泄的药物或其代谢物在小肠重被吸收返回肝门静脉,并经肝脏重新进入全身循环,然后再分泌,直至最终从尿中排出的现象。肠肝循环的意义视药物的胆汁排泄量而定,如果药物的胆汁排泄量较多,则肠肝循环能使药物在体内停留较长时间。有肠肝循环的药物,在肾尚未将药物最后从体内排出之前,胆管分泌和肠道重吸收将持续进行。有时肠肝循环使药物在体内长时间存留,而且总药量的相当一部分都进入肠肝循环内。一些强心苷类药物属于这种类型,其中有些多至20%药量进入肠肝循环,而且从粪便中排出的药量(即不被重吸收部分)与尿中出现的一样多。如地高辛静注后,57%～80%的原药由肾排泄,20%～30%被代谢,6%进入肠肝循环。洋地黄毒苷的胆汁排泄更多,其大部分被肠重吸收入肠肝循环,这可能是洋地黄毒苷生物半衰期长的原因之一。

六、遗传药理学与个体化给药(详见有关章节)

遗传药理学的广义定义是:研究任何有生命的物种因先天性遗传变异而发生的对外源性物质(xenobiotics)反应异常的一门科学。狭义的遗传药理学限定在研究人体遗传变异引起的药物反应异常的范围之内。

正常治疗量的同一药物,在给药剂量、给药方法和给药频率相同的条件下,多数人会达到预期相似的治疗效果,这是药物治疗方案制定的主要依据。但在实验研究和临床工作中,人们观察到个体间存在明显的药理效应、药代学和不良反应的差异,如相同剂量普萘洛尔、异烟肼等药物在体内的血药浓度彼此可相差几倍到几十倍。现在已知多数药物的异常反应与遗传因素有关,遗传因素是影响药物反应个体差异的决定性因素之一。研究和鉴定药物异常反应的遗传学依据,以确定对这些异常反应的正确应对措施,是遗传药理学(pharmacogenetics)的主要研究范畴。

在遗传药理学的发展过程中具有里程碑意义的工作有:① 1956 年,Carson 等发现对伯氨喹敏感的红细胞内还原型谷胱甘肽浓度降低,是由于葡萄糖-6-磷酸脱氢酶(G6PD)的缺乏所致。② Kalow 和 Genest 于 1957 年证实机体对肌松药琥珀胆碱的异常反应是血清胆碱酯酶亲和力变异所致,而不是胆碱酯酶含量不足。③ Evans 等于 1960 年报告的关于异烟肼代谢率的遗传差异和慢、快乙酰化代谢者的区分,为遗传药理学的一项经典研究。20世纪 80 年代后期开始的人类基因组研究计划(human genome project,HGP)是国际生物医学领域的一项具有重大意义的研究项目,并于 2000 年 6 月公布了人类基因组工作草图。现已查明,人类基因组共有 31.6 亿个碱基对,包含大约 3 万到 4 万个蛋白编码基因(原估计有6～10 万个基因),分布在细胞核的 23 对染色体中。2001 年 7 月,HGP 的科学家和美国Celera 公司分别宣布将绘制人类基因变异图谱,这也是一项具有划时代意义的伟大工程。

许多药物代谢酶的遗传变异能对药物代学产生影响,包括:① 细胞色素 P_{450} 酶系;② N-乙酰化转移酶(N-acetyltransferase,NAT);③ 丁酰胆碱酯酶(butyrylcholinesterase,BChE);④ 其他药物代谢酶,如甲基转移酶、尿苷二磷酸-葡萄糖醛酸转移酶(UDP-glucuronosyltransferase,UDPGT)、乙醛脱氢酶(aldehyde dehydrogenase,ALDH)、单胺氧化酶(monoamine oxidase,MAO)等。

总的来说,遗传多态性对药物代谢的影响研究较多,但对吸收、分布和排泄的影响研究很少。遗传变异与药物吸收、分布都有一定的关系。遗传变异能影响胃肠道吸收药物或外来营养物质。先天性缺乏内因子，能导致小肠对维生素 B_{12} 吸收功能缺陷。血浆中，很多蛋白都能与药物结合，其中以白蛋白、α1 酸性糖蛋白多见，也有血红蛋白、脂蛋白、球蛋白等，这些血浆蛋白可因遗传变异而导致功能异常，进而影响游离血药浓度和药物的分布。遗传变异对药物、毒物及其代谢产物经肾脏或经胆汁排泄的影响少有报道。

第三节　药代学的基本概念

一、药代学模型

（一）房室模型（compartment model）

房室模型是最常用的药代学模型。当药物通过各种途径进入体内后，机体各部位的药物量处于不断变化的过程中。房室模型是把药物体内分布与消除速率相似的部分用房室来表征，将复杂的机体模拟为房室的组合，把药物体内过程描述为各房室间药物量的变化过程，进行药代学实验数据处理的方法。一室模型和二室模型数学处理上较为简单，应用最广泛，三室模型在麻醉药物的分析中应用较多。

1. 一室模型（one compartment model）

药物进入体内后，能迅速向各组织器官分布，以致药物能很快在血液与各组织脏器之间达到动态平衡的都属于这种模型。一室模型并不意味着所有身体各组织在任何时刻的药物浓度都一样，但要求机体各组织药物水平能随血浆药物浓度的变化平行地发生变化。

2. 二室模型（two compartment model）

药物进入体内后，能很快进入机体的某些部位，但对另一些部位，需要一段时间才能完成分布。从速度论的观点将机体划分为药物分布均匀程度不同的两个独立系统，即"二室模型"。在二室模型中，一般将血液以及药物分布能瞬时达到与血液平衡的部分划分为一个"房室"，称为"中央室"；与中央室比较，将血液供应较少，药物分布达到与血液平衡时间较长的部分划分为"外周室"。

3. 多室模型（multicompartment model）

若在上述二室模型的外周室中又有一部分组织、器官或细胞内药物的分布更慢，则可以从外周室中划分出第三房室。分布稍快的称为"浅外周室"。分布慢的称为"深外周室"，由此形成三室模型。按此方法，可以将在体内分布速率有多种水平的药物按多室模型进行处理。

由上可知，模型中的"房室"是以速度论的观点，以药物分布的速度与完成分布所需要的时间来划分，并非根据生理解剖划分，具有抽象意义而不具有解剖学的实体意义。尽管"房室"是抽象概念，但仍然具有客观的物质基础，对多数药物而言，血管分布丰富、血液流速快、流量大的组织器官可以称为"中央室",如:血液、心、肝、脾、肺、肾等;与中央室比较,将血管分布相对较少、血液流速慢、流量小的组织器官可以称为"外周室",如:骨骼、脂肪、肌肉等。尽管药物复杂的体内过程用多室模型更能真实表现出来,而且在理论上,多室模型的处理是可以进行的,但从实用角度看,绝大多数情况下房室数一般不多于三个。

(二)生理药代学模型(physiological pharmacokinetic model)

房室模型有许多局限性,尤其是房室划分的抽象性,不能直接了解不同组织间药物浓度的真实情况。当药物特异性分布于体内具有高亲和力的组织器官、效应靶器官或特殊的毒性靶器官时,房室模型不能描述其特殊的体内过程。生理药代学模型是根据生理学与解剖学的知识,以血液连接各组织器官模拟机体系统,每一组织器官中药物按血流速率、组织/血液分配系数并遵循物质平衡原理进行转运,以此基础处理药代学实验数据的方法。其显著优点是:有利于描述药物体内分布规律;可具体描述组织器官中药物浓度变化情况;有利于用动力学研究结果解释药物效应;试验结果可以进行种属内内推或种属间外推;机体的病理改变可以通过模型参数的变化表现出来。

(三)药代学药效学结合模型(PK-PD 模型)

药物效应的产生和大小与药物作用部位的药物量有关,效应产生的快慢、强弱及持续时间与药物到达药物作用部位的速度、量及维持时间有关。因此,研究药代学与药效学之间的关系具有重要的临床意义。PK-PD 模型就是通过不同时间测定血药浓度和药物效应,将时间、浓度、效应 3 者进行模型拟合,定量分析 3 者关系的方法。

(四)药代学研究中的统计矩分析

房室模型分析已广泛应用于药代学研究,但它并不适用于所有药物。例如,当某一药物分布非常缓慢时,其体内过程并不严格按房室模型进行,对它进行严密的动力学分析非常复杂。在多室模型的动力学分析中,也存在相似的问题。应用简便的统计矩理论,可分析、处置和表征药物的动力学特征。统计矩分析是一种非房室分析方法,无需对药物设定专门的房室,也不必考虑药物的体内房室模型特征。目前,这种分析方法主要适用于体内过程符合线性动力学的药物。统计矩源于概率统计理论,用于药物动力学和生物药剂学研究是基于药物体内过程的随机变量总体效应考虑。当一定量的药物输入机体后,具有相同化学结构的各个药物分子,其体内转运是一个随机过程,具有概率性。与此相对应,血药浓度-时间曲线可看成是某种概率的统计曲线,可用于统计矩分析。

矩量的计算:实验得到的血药浓度-时间曲线各点的数据,可用梯形法求得曲线下面积,估算矩量。在实际工作中,当血药浓度降低到某一水平便不可测得,因此需将血药浓度-时间曲线下的尾部面积估算在内。尾部面积可用末端呈单指数项的方程求得。为简便起见,常将血药浓度-时间曲线下面积(area under curve,AUC)定义为零阶矩(S_0),而将时间与血药浓度的乘积-时间曲线下面积(AUMC)定义为一阶矩(S_1),即:

$$S_0 = AUC = \int_0^\infty Cdt = \int_0^\infty Cdt + C_n/\lambda$$

$$S_1 = AUMC = \int_0^\infty tCdt = \int_0^\infty tCdt + (C_n/\lambda^2 + t_nC_n/\lambda)$$

式中 C_n 为 t_n 时间的血药浓度,即实验中测定最后时间的血药浓度,λ 为曲线末端拟合为单指数方程中的消除速率常数。平均滞留时间可表述为:

$$MRT = S_1/S_0 = AUMC/AUC$$

理论上,正态分布的累积曲线,平均发生在样品总体的 50% 处;对数正态分布的累积曲线则在 63.2% 处。静脉注射后,在血药浓度-时间曲线呈现单指数项方程特征情况下,MRT 表示消除给药剂量的 63.2% 所需要的时间。

二、药物转运的速度过程

药物通过各种给药途径进入体内后,体内药物量或血药浓度始终处于动态变化。药代学研究通常将药物体内转运的速度过程分为以下 3 种类型。

(一)一级速度过程(first order process)

一级速度过程系指药物在体内某部位的转运速度与该部位的药量或血药浓度的一次方成正比的速度过程,也称一级转运速度过程或称一级动力学过程。一级速度过程具有以下特点:① 半衰期与剂量无关;② 一次给药的血药浓度-时间曲线下面积与剂量成正比;③ 一次给药情况下,尿排泄量与剂量成正比。多数药物在常用剂量时,其体内的吸收、分布、代谢、排泄等动态变化过程都表现一级速度过程的特点。

(二)零级速度过程(zero order process)

零级速度过程系指药物的转运速度在任何时间都是恒定的,与药物量或浓度无关。临床上恒速静脉滴注的给药速率以及控释剂中药物的释放速度即为零级速度过程,亦称零级动力学过程。消除具零级速度过程的药物,其生物半衰期随剂量的增加而延长;药物从体内消除的时间取决于剂量的大小。

(三)非线性速度过程(nonlinear processes)

当药物的半衰期与剂量无关、血药浓度-时间曲线下面积与剂量成正比时,其速度过程被称为线性速度过程。当药物在体内动态变化过程不具有上述特征,其半衰期与剂量有关、血药浓度-时间曲线下面积与剂量不成正比时,其速度过程被称为非线性速度过程。此时,药物体内动态变化过程可用 Michaelis-Menten 方程描述,因而也称米氏动力学过程。非线性速度过程通常是由于药物的体内过程有酶和载体参与,药物高浓度时药物的代谢酶被饱和或参与药物透膜过程的载体被饱和,因此,非线性速度过程的产生大都与给药剂量有关。非线性速度过程中当药物浓度较高而出现酶被饱和时的速度过程称为能力限定过程(capacity limited process)。

三、药代学参数

（一）表观分布容积（apparent volume of distribution，Vd）

表观分布容积和清除率是两个最基本的药代学概念。表观分布容积是体内药量与血药浓度间相互关系的一个比例常数。它可以设想为体内的药物按血浆浓度分布时，所需要体液的理论容积。

$$药物浓度（C）= \frac{药物剂量（X）}{表观分布容积（Vd）}$$

式中 X 为体内药物量，Vd 是表观分布容积，C 是血药浓度。表观分布容积的单位通常以"L"或"L/kg"表示。Vd 是药物的特征参数，对某一特定药物，Vd 是个确定的值，其值大小能表示该药的分布特性。Vd 不具有直接的生理意义，多数情况下不涉及真正的容积，因而是"表观"（apparent）的。一般水溶性或极性大的药物，不易进入细胞内或脂肪组织中，血药浓度较高，表观分布容积较小；亲脂性药物在血液中浓度较低，表观分布容积通常较大，往往超过体液总体积。

（二）清除率（clearance，Cl）

清除率是单位时间从体内消除的含药血浆体积或单位时间从体内消除的药物表观分布容积。清除率常用"Cl"表示，又称为体内总清除率（total body clearance，TBCl）。Cl 是表示从血液或血浆中清除药物的速率或效率的药代学参数，单位用"体积/时间"表示。Cl 也具有加和性，多数药物以肝的生物转化和肾的排泄两种途径从体内消除，因而药物的 Cl 等于肝清除率 Cl_h 与肾清除率 Cl_r 之和：$Cl = Cl_h + Cl_r$。

清除率是机体去除某种物质的内在能力，而非药物去除的实际速度。例如机体对某一特定药物的清除率是 1 L/min，如果血浆中没有该药物则实际速度为"0"，当血浆浓度是 1 mg/L 或 100 mg/L 时，实际清除速度则分别是 1 mg/min 和 100 mg/min。而且，对于具有"线性药代学"特征的药物，机体清除率是一个恒定的常数。

（三）速率常数（rate constant，RC）

速率常数是描述速度过程的重要动力学参数。其大小可定量比较药物转运速度的快慢，速率常数越大，该过程进行也越快。速率常数用"时间"的倒数为单位。一定量的药物从一个部位转运到另一部位，转运速率与转运药物量的关系用数学公式表示：

$$\frac{dX}{dt} = -kX^n$$

式中 dX/dt 表示药物转运的速率；X 表示药物量；k 表示转运速率常数；n 为级数。当 $n=1$ 时，则 k 为一级转运速率常数；当 $n=0$ 时，则 k 为零级转运速率常数。在描述不同的药物体内过程时，k 则表示该过程的不同速率常数。

常见的速率常数有:ka:吸收速率常数;k:总消除速率常数;ke:尿药排泄速率常数;k_{10}:药物从中央室消除的一级消除速率常数;k_{12}:二室模型中药物从中央室向外周室转运的一级速率常数,或三室模型中药物从中央室向"浅外周室"转运的一级速率常数;k_{21}:二室模型中药物从外周室向中央室转运的一级速率常数,或三室模型中药物从"浅外周室"向中央室转运的一级速率常数;k_{13}:三室模型中,药物从中央室向"深外周室"转运的一级速率常数;k_{31}:三室模型中,药物从"深外周室"向中央室转运的一级速率常数;$ke0$:药物从效应室消除的速率常数。

（四）消除半衰期(half-life time of elimination, $t_{1/2}$)

消除半衰期指药物在体内的量或血药浓度消除一半所需要的时间,常以 $t_{1/2}$ 表示,单位取"时间"单位。消除半衰期是衡量一种药物从体内消除快慢的指标。一般来说,代谢快、排泄快的药物,其 $t_{1/2}$ 短;代谢慢,排泄慢的药物,其 $t_{1/2}$ 长。对线性动力学特征的药物而言,$t_{1/2}$ 是药物的特征参数,不因药物剂型或给药方法（剂量、途径）而改变。在药物剂型选择与设计、临床用药方法确定等过程中,$t_{1/2}$ 具有非常重要的意义。同一药物用于不同个体时,由于生理与病理情况的不同,$t_{1/2}$ 可能发生变化,为此,根据患者生理与病理情况不同对治疗浓度范围小的药物是非常必要的。联合用药情况下产生酶促或酶抑作用使药物 $t_{1/2}$ 改变,为保证临床用药的安全与有效,此时也要求调整给药方案。

（五）生物利用度(bioavailability)

生物利用度是指经任何给药途径给予一定剂量的药物后到达全身血液循环内药物的百分比。即:

$$生物利用度 = \frac{体内药物总量(A)}{用药剂量(D)} \times 100\%$$

除了以进入体循环药量的多少来表示生物利用度外,生物利用度还有另外一个含义,即药物进入体循环的速度。一般来说,应用不同剂型的药物后,在血内达到最高浓度的时间先后反映了生物利用度的速度差异。静脉注射后全部药物进入体循环,生物利用度等于100%。口服药物的生物利用度可能小于100%,主要原因是吸收不完全或到达全身血循环前即有一部分在肠道内、肠壁细胞内、门静脉内或肝脏内被代谢。

生物利用度是通过比较药物在体内的量来计算的,可分为绝对生物利用度和相对生物利用度。药物在体内的量以血药浓度-时间曲线下面积(area under curve, AUC)表示。因静脉注射后的生物利用度应为100%,因此,血管外给药（如口服）的 AUC 和静脉注射的 AUC 进行比较,则可得该药的绝对生物利用度:

$$绝对生物利用度\ F = \frac{实际吸收药量}{给药量} = \frac{AUC(血管外)}{AUC(血管内)} \times 100\%$$

如对同一血管外给药途径的某一种药物制剂（如不同剂型、不同药厂生产的相同剂型、

同一药厂生产的同一品种的不同批号等)的 AUC 与相同的标准制剂进行比较,则可得相对生物利用度:

$$相对生物利用计 \ F' = \frac{AUC(待测品)}{AUC(标准品)} \times 100\%$$

（六）生物等效性(bioequivalence)

如果药品含有同一有效成分,且剂量、剂型和给药途径相同,则其效应亦应等同。此时,它们所含有效成分的生物利用度无明显差别,则称为生物等效。由于生物利用度反映药物进入体循环的数量和速度,所以它是不同制剂(含等量有效成分)能否产生同样治疗效果(即能否具有生物等效性)的依据。有时,不仅不同药厂生产的同一剂型的药物,甚至同一药厂生产的不同批次的同一药品,生物利用度也有明显差别。这对量效曲线陡峭、治疗指数小的药物尤为重要。

第四节 一室模型

药代学的房室概念与生理学上体液房室概念不同,它没有实质的房室,为了定量地分析这些动力学过程,采用适当的模型以简化复杂的人体系统,进而用数学公式对模型进行描述,模型划分取决于药物在体内的转运及/或转化速率。

有些药物通过各种途径进入体内后,迅速向全身的组织及器官分布,使药物在各组织、器官中很快达到分布上的动态平衡,成为动力学上所谓的"均一状态"。此时,整个机体可视为一个房室,即一室模型,这类药物称为"一室模型"药物。一室模型将整个机体假定作为一个房室,并不意味着整个机体各组织器官内的药物浓度在某一指定时间内都完全相等,而是把血药浓度的变化看作体内各器官、组织内药物浓度定量变化的依据。也就是说,如果在一定时间内血药浓度下降20%,那么在肾、肝、脑脊液以及其他体液和组织中药物浓度也下降20%,药物的变化速度与该时刻体内药物的浓度成正比,即符合一级动力学过程。一室模型是各种模拟的房室模型中最基本、最简单的一种,运用十分广泛。

一、静脉注射

图 3-1 是一室模型单次静脉注射的示意图,其中 X_0 为静脉注射的给药剂量,X 为时间为 t 时的体内药物量。

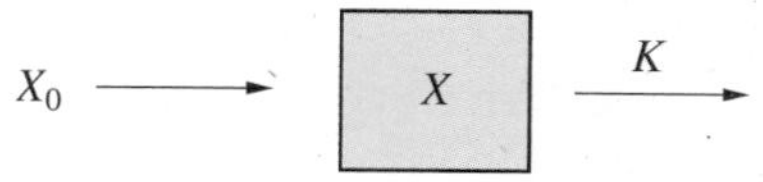

图 3-1 一室模型静脉注射给药示意图

49

麻醉药理基础

（一）药时曲线与方程

根据以上模型，一室模型静注给药后，药物的消除按一级速度进行，即：

$$dX/dt = -kX$$

式中 dX/dt 表示体内药物的消除速度；k 为一级消除速度常数；负号表示体内药量 X 随时间 t 的推移不断减少。在此微分方程中，X 的指数为 1，所以是一级动力学过程。解此微分方程：

$$X = X_0 \cdot e^{-kt}，因为血药浓度 C = X/V，所以 C = C_0 \cdot e^{-kt}$$

上式为单室模型静脉注射给药后血药浓度经时过程的药时曲线方程，它表示体内药物浓度随时间变化的规律（图 3-2）。

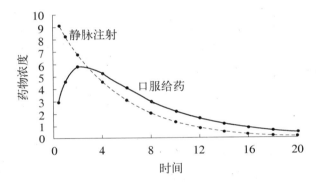

图 3-2　一室模型静脉注射和口服给药后血药浓度-时间曲线

（二）药代学参数的计算

将药时曲线方程 $C = C_0 \cdot e^{-kt}$ 两边取对数可得：$\lg C_t = -\dfrac{k}{2.303}t + \lg C_0$。即以 $\lg C_t$ 对 t 作图，可得一条直线，其斜率为 $-k/2.303$，截距为 $\lg C_0$。

1. 半衰期 $t_{1/2}$

当 $C_t = 0.5C_0$ 时：$\lg \dfrac{C_t}{C_0} = -\dfrac{k}{2.303}t = 0.5$，

则有：$t = \lg 2 \times 2.303/k = 0.693/k$，$\therefore t_{1/2} = 0.693/k$

2. 表观分布容积

体内药量与血药浓度之间相互关系的一个比例常数：$V = X_0/C_0$。其中 C_0 为初始浓度，可由回归直线方程的截距求得

3. 曲线下面积（area under curve，AUC）

$$AUC = \int_0^\infty C_0 \cdot e^{-kt} dt = C_0 \int_0^\infty e^{-kt} = \frac{C_0}{k} = \frac{X_0}{kV}，AUC 与 k 和 V 成反比$$

二、静脉滴注

静脉滴注是以恒定速度向血管内给药的方式,一室模型药物以静脉滴注方式进入体内,在滴注时间 T 之内,体内除有消除过程外,同时有一个恒速增加药量的过程,当滴注完成后,体内才只有消除过程。因此,这种模型包括两个方面:一是药物以恒定速度 k_0 进入体内,二是体内药物以一级速度 k 从体内消除。体内过程的模型如图 3-3。

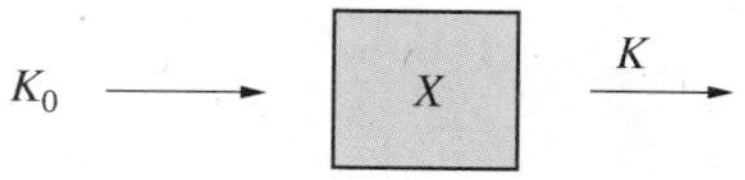

图 3-3 单室模型药物静脉滴注给药示意图

（一）药时曲线与方程

在 $0 \leqslant t \leqslant T$ 时间内,体内药物量 X 的变化情况,一方面以 k_0 恒速增加,一方面从体内消除,药物从体内的消除速度与当时体内药物量的一次方成正比,体内药物的变化速度应该是这两部分的代数和,用微分方程表示为:

$$dX/dt = k_0 - kX$$

式中 dX/dt 为体内药物量的瞬时变化率,k_0 为静脉滴注速度常数（单位时间药量）,k 为消除速度常数。解此微分方程可得:

$$X = \frac{k_0}{k}(1 - e^{-kt}),根据 C = X/V,可得 C = \frac{k_0}{kV}(1 - e^{-kt})$$

此为一室模型静脉滴注后体内药量 X 与时间 t 的函数关系式,即药时曲线方程。

（二）稳态血药浓度（C_{ss}）

在静脉滴注开始的一段时间内,血药浓度逐渐上升,然后趋近于一个恒定水平,此时的血药浓度值称为稳态血药浓度或坪浓度,用 C_{ss} 表示。在达到稳态血药浓度的状态下,体内药物的消除速度等于药物的输入速度。

在公式 $C = \frac{k_0}{kV}(1 - e^{-kt})$ 中,当 $t \to \infty$ 时,$e^{-kt} \to 0$,C 即可用 C_{ss} 表示:

$$C_{ss} = \frac{k_0}{kV}$$

上式即为一室模型静脉滴注给药稳态血药浓度的求算公式,可以看出,稳态血药浓度与静滴速度 k_0 成正比,如图 3-4。

（三）达稳态所需时间（达坪分数 f_{ss} 与半衰期 $t_{1/2}$ 的关系）

静脉滴注给药时,达坪浓度以前的血药浓度 C 一直小于 C_{ss},任何时间的 C 值可用 C_{ss} 的

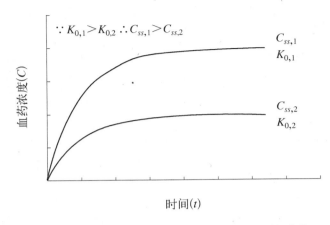

$$\because K_{0,1} > K_{0,2} \quad \therefore C_{ss,1} > C_{ss,2}$$

图 3-4　一室模型静脉滴注给药后的血药浓度-时间曲线

某一分数来表示,即达坪分数,以 f_{ss} 表示,则:

$$f_{ss} = \frac{C}{C_{ss}} = \frac{\dfrac{k_0}{kV}(1 - e^{-kt})}{\dfrac{k_0}{kV}} = 1 - e^{-kt}$$

从上式可以看出,k 愈大,滴注时间愈长,趋近于 1 愈快,即达到坪浓度愈快。也就是说,药物的 $t_{1/2}$ 愈短($=0.693/k$),到达坪浓度也愈快(表 3-2)。

表 3-2　静脉滴注半衰期个数愈达坪浓度分数的关系

半衰期个数(n)	达坪浓度(C_{ss}%)	半衰期个数(n)	达坪浓度(C_{ss}%)
1	50	5	96.88
2	75	6	98.44
3	87.5	6.64	99
3.32	90	7	99.22
4	93.75	8	99.61

例 1　某一单室模型药物,生物半衰期为 5 h,静滴达稳态血浓的 95%,需要多少时间?

解:$k = 0.693/t_{1/2} = 0.693/5 = 0.1386$,$f_{ss} = 1 - e^{-kt} = 1 - e^{-0.1386t} = 0.95$,$\therefore t = 21.6$ h

例 2　某患者体重 50 kg,以每分钟 20 mg 的速度静滴普鲁卡因,问稳态浓度是多少? 滴注经历 10 h 后的血药浓度是多少?

解:$k_0 = 20$ mg/min $= 20 \times 60$ mg/h $= 1\,200$ mg/h,查资料得普鲁卡因的 $t_{1/2}$ 为 3.5 h,V 为 2.0 L/kg,则:

$$k = 0.693/t_{1/2} = 0.693/3.5 = 0.198 \text{ h}^{-1},\ V = 2 \text{ L/kg} \times 50 \text{ kg} = 100 \text{ L}$$

$$C_{ss} = k_0/(kV) = 1\,200/(0.198 \times 100) = 60.6 \text{ mg/L}$$

$$C_t = C_{ss}(1 - e^{-kt}) = 60.6 \times (1 - e^{-0.198 \times 10}) = 52.23 \text{ mg/L}$$

因此,稳态浓度为 60.6 mg/L,滴注经历 10 h 后的血药浓度是 52.23 mg/L。

例 3 某患者体重 50 kg,静滴利多卡因,若要使其稳态血浓达到 3 μg/mL,其静滴速度应为多少?

解:查资料可得利多卡因的药代学参数:$t_{1/2} = 1.9$ h, $V = 2.0$ L/kg,则:

$$K = 0.693/t_{1/2} = 0.693/1.9 = 0.365 \text{ h}^{-1}, V = 2.0 \text{ L/kg} \times 50 \text{ kg} = 100 \text{ L}$$

$$C_{ss} = k_0/(kV)$$

$$k_0 = C_{ss} \times kV = 3 \text{ μg/mL} \times 0.365 \times 100 = 109.4 \text{ mg/h}$$

因此,要使利多卡因的稳态血药浓度达到 3 μg/mL,其静滴速度应为 109.4 mg/h。

(四)静滴停止后的血药浓度变化

静滴达稳态停止后,血药浓度相当于静注后血药浓度的变化,此时的初始浓度就是静滴停止时的浓度,即 $C_0' = C_{ss}$, $C = C_0' \cdot e^{-kt} = \dfrac{k_0}{kV}$,其中 t' 为静滴结束后开始计时的时间;若在血药浓度达到稳态之前就停止静滴,则有 $C_0' = \dfrac{k_0}{kV} \cdot (1 - e^{-kt})$。

例 4 某药生物半衰期为 3.0 h,表观分布容积为 0.2 L/kg,今以 30 mg/h 的速度为体重 50 kg 的患者静滴,8 h 后停止,问停药 2 h 后体内血药浓度。

解:$k = 0.693/t_{1/2} = 0.693/3.0 = 0.231 \text{ h}^{-1}$,静滴 8 h 后停药时的血药浓度:

$$C = \frac{k_0}{kV} \cdot (1 - e^{-kt}) = \frac{30}{0.231} \times (1 - e^{-0.231 \times 8}) = 10.94 \text{ mg/L}$$

停药 2 h 时的血药浓度为

$$C = C_0 \times e^{-kt} = 10.94 \times e^{-0.231 \times 2} = 6.892 \text{ mg/L}$$

(五)负荷剂量

静滴之初血药浓度与稳态浓度的差距很大,药物的半衰期如大于 0.5 h,则达稳态浓度的 95% 至少需 2 h 以上。为此,滴注之处给予一个负荷剂量(loading dose)可使血药浓度迅速达到或接近 C_{ss} 的 95% 或 99%,然后继续以静脉滴注来维持该浓度。对于静滴来说,负荷剂量 $X_0 = C_{ss} \times V$。

静注负荷剂量后,接着以恒速静滴,此时体内药量的经时变化公式为每一过程之和,可用以下两个过程的公式之和来表示。

$$X = X_0 e^{-kt} + \frac{k_0}{k}(1 - e^{-kt}) = C_{ss}Ve^{-kt} + \frac{C_{ss}Vk}{k}(1 - e^{-kt}) = C_{ss}V$$

由此可见,按照静脉注射上述负荷剂量并同时静脉滴注,从零时间直至停止滴注的这段时间内,体内药量恒定不变。

例5 患者静注某药 20 mg,同时以 20 mg/h 速度静滴,经过 4 h 后体内血药浓度为多少?($V=50$ L,$t_{1/2}=40$ h)

解:$X_0=20$ mg;$k_0=20$ mg/h;$V=50$ L;$k=0.693/t_{1/2}=0.693/40=0.0173$ h^{-1}。

静注经 4 h 的血药浓度为:

$$C_1 = \frac{X_0}{V} \cdot e^{-kt} = \frac{20}{50} \times e^{-0.0173 \times 4} = 0.373 \ \mu g/mL$$

静滴经 4 h 的血药浓度为:

$$C_2 = \frac{k_0}{kV}(1-e^{-kt}) = \frac{20}{0.0173 \times 50} \times (1-e^{-0.0173 \times 4}) = 1.546 \ \mu g/mL$$

因此,经 4 h 后体内血药浓度为静注和静滴血药浓度的和,即:

$$C = C_1 + C_2 = 0.373 + 1.546 = 1.919 \ \mu g/mL$$

例6 癫痫发作患者体重 60 kg,静注安定治疗,先静注 10 mg,0.5 h 后以 10 mg/h 的速度滴注,问经 2.5 h 后是否到达治疗所需的浓度?

解:查资料地西泮的药代学参数 $V=1.0$ L/kg,$t_{1/2}=33$ h,治疗窗为 $0.5 \sim 2.5$ $\mu g/mL$,则:

$$k = 0.693/t_{1/2} = 0.693/33 = 0.021 \ h^{-1}, \ V = 1.0 \ L/kg \times 60 \ kg = 60 \ L$$

静注 0.5 h 后的血药浓度为:

$$C_1 = \frac{X_0}{V} \cdot e^{-kt} = \frac{10}{60} \times e^{-0.021 \times 0.5} = 0.1656 \ \mu g/mL$$

滴注 2.5 h 后的血药浓度为:

$$C_2 = \frac{k_0}{kV}(1-e^{-kt}) + C_1 \cdot e^{-kt} = \frac{10}{0.021 \times 60} \times (1-e^{-0.021 \times 2.5}) + 0.1656 \times e^{-0.021 \times 2.5}$$
$$= 0.406 + 0.156 = 0.562 \ mg/L$$

所以经 2.5 h 后血药浓度在治疗窗内,给药方案合理。

三、血管外给药

血管外给药途径包括口服、肌内注射或皮下注射、透皮给药、黏膜给药等。与血管内给药相比,血管外给药后,药物有一个吸收过程,药物逐渐进入血液循环,不像静脉给药时,药物几乎同时进入血液循环。血管外给药后,药物的吸收和消除常用一级过程描述,即药物以一级速度过程吸收进入体内,然后以一级速度过程从体内消除,这种模型称之为一级吸收模型(图 3-5)。

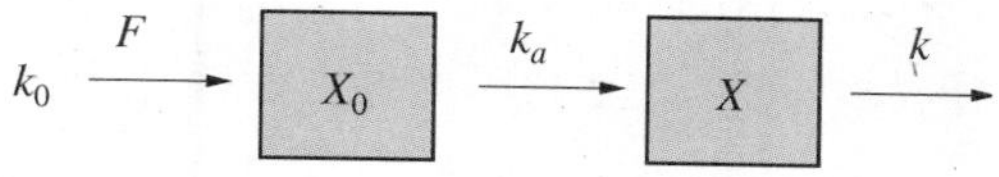

$$k_0 \xrightarrow{\ F\ } \boxed{X_0} \xrightarrow{\ k_a\ } \boxed{X} \xrightarrow{\ k\ }$$

图 3-5　单室模型血管外给药示意图

（一）药时曲线与方程

图 3-5 中,X_0 是给药剂量;F 为吸收率;X_a 为吸收部位的药量;k_a 为一级吸收速度常数;X 为体内药量;k 为一级消除速度常数。在血管外给药的一级吸收模型中,吸收部位药物的变化速度与吸收部位的药量成正比;体内药物的变化速度 dX/dt 应等于吸收速度和消除速度的差。综合以上两点,用微分方程组表示为:

$$dX_a/dt = -k_a X_a$$

$$dX/dt = k_a X_a - kX$$

其中 dX_a/dt 为给药部位药量的瞬时变化率,dX/dt 为体内药量的瞬时变化率,k_a 为吸收速度常数,k 为消除速度常数。解此微分方程组得到体内药量与时间的方程为:

$$X = \frac{k_a F X_0}{k_a - k}(e^{-kt} - e^{k_a t})$$

根据 $C = X/V$ 可得血药浓度与时间的方程为:

$$C = \frac{k_a F X_0}{V(k_a - k)}(e^{-kt} - e^{-k_a t}),\ \text{简写为}\ C = A(e^{-kt} - e^{-k_a t})$$

此方程为双指数方程,其对应的药时曲线如图 3-2 和图 3-6。

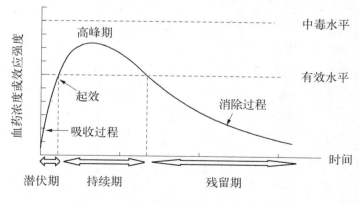

图 3-6　口服给药后的血药浓度-时间曲线

（二）药时曲线方程和药代学参数的求算——残数法

一室模型血管外给药的药时曲线方程用以前的两边取对数的方法无法得到我们希望的直线方程形式，因此需要采取特殊的算法，即残数法来计算。

假设 $k_a > k$，当 t 充分大时，$e^{-k_a t}$ 趋近于 0，则原方程简化为：$C = Ae^{-kt}$

两边取对数得：$\lg C = -\dfrac{k}{2.303}t + \lg A$

$\lg C - t$ 第一次回归，由此求得 k，$t_{1/2}$，A

在此基础上，对给药初期，即 t 较短的情况进行分析，由药时曲线方程 $C = A(e^{-kt} - e^{-k_a t})$，可得：

$$Ae^{-kt} - C = Ae^{-k_a t}, \quad \lg(Ae^{-kt} - C) = -\frac{k}{2.303}t + \lg A$$

其中 $Ae^{-kt} - C = C_r$，即残数。以 $\lg(Ae^{-kt} - C) \sim t$ 作第二次回归，可求得 k_a，由 $A = \dfrac{k_a F X_0}{V(k_a - k)}$，可求得 V 等一系列药代学参数。

第五节　二室模型

用一室模型模拟体内过程，处理方法虽然简单，但在应用上有其局限性。因为一室模型既然把整个机体看作一个房室，严格说来，药物进入体循环后，在血浆与可分布组织器官、体液之间必须立即达到动态平衡。但体内各部分的血流速度并不同，药物随血流进入到各组织、器官与体液时需要一定时间。因此，绝对符合一室模型的药物是不存在的，但经典药代学为了简化数学处理，有必要把机体中药物分布速度相差不大的组织或体液合并成一个房室，使机体内的房室数减少到最低限度。某些药物在血浆与体内各可分布部位间的转运交换都较快，以致使从药物吸收入血，到获得分布上的动态平衡只需要较短时间，这段时间可以忽略不计。因此，这类药物可看作近似地符合一室模型药物动力学，用一室模型近似地处理分析药物的体内动力学过程。

多数药物吸收后在体内各部位分布速度的差异比较显著：药物在一部分组织、器官和体液的分布较快，分布时间可忽略不计，则可近似地把这些组织、器官和体液，连同血浆一起构成一个房室，称为"中央室"，把药物分布较慢的组织、器官和体液等部分，称为"外周室"，从而构成"二室模型"，这些药物称为"二室模型药物"。一般而言，血流丰富，物质交换最快的一些组织或器官，如心、肝、脾、肺、肾和血浆等归属于"中央室"；而血流贫乏，不易进行物质交换的组织或器官，如肌肉、骨骼、皮下脂肪等，属于"外周室"，其他一些组织或器官的划分，要视药物的特性而定。例如，脑组织血流丰富，但它具有亲脂性的屏障，对于脂溶性药物，脑组织属于"中央室"，对于极性药物，它属于外周室。

一、静脉注射

二室模型的药物静脉注射后,首先进入中央室,然后逐渐向外周室转运,在中央室与外周室之间药物进行着可逆性的转运,药物在中央室按一级过程的消除,其体内过程模型如图3-7所示。图3-7中 X_0 为静脉注射给药剂量; X_c 为中央室的药量; X_p 为外周室的药量; k_{12} 为药物从中央室向外周室转运的一级速度常数; k_{21} 为药物从外周室向中央室转运的一级速度常数; k_{10} 为药物从中央室消除的一级速度常数。

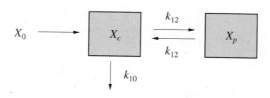

图3-7 静脉注射二室模型药物

从图3-7可以看出,任一时刻中央室药物动态变化包括:① 药物从中央室向外周室转运;② 药物从中央室消除;③ 药物从外周室向中央室返回。外周室药物动态变化包括:① 药物从中央室向外周室转运;② 药物从外周室向中央室返回。假如药物的转运过程均服从一级速度过程,即药物的转运速度与该室药物浓度(或药量)成正比,则各室药物的转运可用下列微分方程组定量描述。

中央室药物的转运速度: $\mathrm{d}X_c/\mathrm{d}t = k_{21}X_p - k_{12}X_c - k_{10}X_c$

外周室药物的转运速度: $\mathrm{d}X_p/\mathrm{d}t = k_{12}X_c - k_{21}X_p$

解此微分方程组得:

$$X_c = \frac{X_0(\alpha - k_{21})}{\alpha - \beta} \cdot e^{\alpha t} + \frac{X(k_{21} - \beta)}{\alpha - \beta} \cdot e^{-\beta t}$$

式中, $\alpha + \beta = k_{12} + k_{21} + k_{10}$; $\alpha \times \beta = k_{21} \times k_{10}$ 。α 称为分布速度常数, β 称为消除速度常数。α 和 β 分别代表着两个指数项即分布相和消除相的特征。由于中央室内的药量与血药浓度之间存在以下关系: $C = X_0/V_c$ 。所以,可得到血药浓度的表达式为

$$C = \frac{X_0(\alpha - k_{21})}{V_c(\alpha - \beta)} \cdot e^{-\alpha t} + \frac{X_0(k_{21} - \beta)}{V_c(\alpha - \beta)} \cdot e^{-\beta t}$$

令: $A = \dfrac{X_0(\alpha - k_{21})}{V_c(\alpha - \beta)}$, $B = \dfrac{X_0(k_{21} - \beta)}{V_c(\alpha - \beta)}$

则: $C = A \cdot e^{-\alpha t} + B \cdot e^{-\beta t}$,此即为二室模型静脉注射的药时曲线方程,其对应的药时曲线如图3-8。

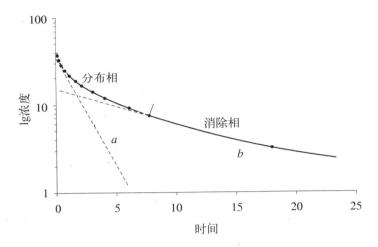

图 3-8 二室模型静脉注射的血药浓度-时间关系曲线

二、静脉滴注

二室模型药物静脉注射时,药物在瞬间全部进入中央室,此时药物只有在中央室与外周室进行转运并从中央室消除。当静脉滴注给药时,一方面药物以恒速 k_0 逐渐进入中央室,不断补充中央室的药物量;另一方面,药物同时也在中央室与外周室转运,并通过中央室消除。因此,只需将静脉注射模型的给药部分改作恒速给药,即得静脉滴注给药的二室模型,如图 3-9。

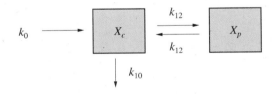

图 3-9 二室模型静脉滴注给药示意图

根据以上模型,可列出以下微分方程

$$dX_c/dt = k_0 + k_{21}X_p - k_{12}X_c - k_{10}X_c$$

$$dX_p/dt = k_{12}X_c - k_{21}X_p$$

$$C = X/V_c$$

解此微分方程组,可得二室模型静脉滴注的药时曲线方程为

$$C = \frac{k_0}{V_c k_{10}}\left(1 - \frac{k_{10}-\beta}{\alpha-\beta} \cdot e^{-\alpha t} - \frac{\alpha-k_{10}}{\alpha-\beta} \cdot e^{-\beta t}\right)$$

上式反映了滴注开始后血药浓度随时间而增加的情况,血药浓度随时间的推移而增高,接近于一个恒定水平即稳态血药浓度。与单室模型药物静脉滴注时一样,当滴注时间 4 倍或 7 倍于药物的消除半衰期时,血药浓度分别可达稳态水平的 90% 或 99% 以上。当静滴时间足够长时,即 t 趋向于无穷大,则上式化简为:

$C_{ss} = \dfrac{k_0}{V_c k_{10}}$,本式即为二室模型药物静脉滴注给药的稳态血药浓度求算公式。

设机体总表观分布容积为 V_β,则它与中央室表观分布容积 V_c 之间存在如下关系式:

$$V_\beta \times \beta = V_c \times k_{10}$$

将本式代入上式,则得到:

$$C_{ss} = \frac{k_0}{V_\beta \beta}, \quad 即 \ k_0 = C_{ss} \times V_\beta \times \beta$$

当药物的总表观分布容积(V_β),总消除速度常数(β)已知后,可按临床所要的理想血药浓度(C_{ss}),根据上式来设计该药的静脉滴注速度(k_0)。

三、血管外给药

二室模型药物以血管外途径给药时,药物首先通过胃肠道或肌肉吸收之后,才能进入中央室,然后进行分布和消除。进入中央室以后的转运情况与二室模型静脉注射给药一样,不同点在于:① 给药后有一个吸收过程;② 药物逐渐进入中央室。根据这一特点,只需要在静注给药的二室模型前增加一个吸收过程,就构成了血管外途径给药的二室模型,如图 3 - 10。

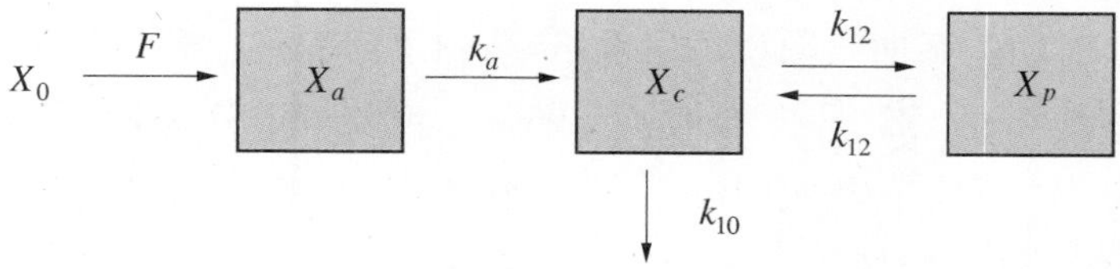

图 3 - 10 二室模型血管外给药示意图

根据以上模型,可列出以下微分方程

$$dX_a/dt = -k_a X_a$$

$$dX_c/dt = k_a X_a + k_{21} X_p - k_{12} X_c - k_{10} X_c$$

$$dX_p/dt = k_{12} X_c - k_{21} X_p$$

$$C = X/V_c$$

解此微分方程组,可得二室模型血管外给药的药时曲线方程为:

$$C = Ne^{k_at} + Le^{-\alpha t} + Me^{-\beta t}$$

其中

$$N = \frac{k_aFX_0(k_{21}-k_a)}{V_c(k_a-\alpha)(\beta-\alpha)}$$

$$L = \frac{k_aFX_0(k_{21}-\alpha)}{V_c(k_a-\alpha)(\beta-\alpha)}$$

$$M = \frac{k_aFX_0(k_{21}-\beta)}{V_c(k_a-\alpha)(\beta-\alpha)}$$

由此药时曲线方程,可得二室模型药物经血管外给药的血药浓度-时间关系曲线如图 3-11。

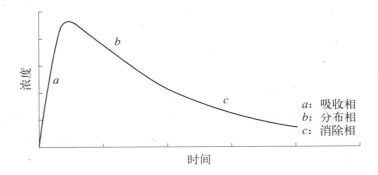

图 3-11　二室模型药物血管外给药的血药浓度-时间关系曲线

从血药浓度-时间关系曲线图中可以看出,药物浓度先是上升,后下降,最后平衡地减少,可将曲线分作以下 3 个部分:a：吸收相。药物浓度持续上升,因为在这一阶段,药物吸收为主要过程;b：分布相。药物浓度下降,说明吸收至一定程度后,药物从中央室向外周室转运,此时,药物分布是主要过程。c：消除相。药物浓度逐渐地衰减,因为分布均平衡后,体内过程主要是消除。因此,从整个过程的时相来看,血管外给药的二室模型的血药体内过程可分为吸收相、分布相和消除相。

第六节　三室模型

临床使用的静脉麻醉药,大部分可以用二室或三室模型来表征。即使是同一种药物,不同的研究(种属、取样时间的长短、研究方法和条件的差异等)也可能描述为不同的房室数量,例如 Shafer 等用二室模型描述了丙泊酚的药代学特征,而 Marsh、Shüttler 等用三室模型也很好地描述了该药的药代学特征。理论上,某种药物的房室数是以该药物在体内的全部动态,包括分布特征,依据实验数据来确定,并不是凭主观意愿去任意划分。房室是否分得合理,主要看它是否与实际情况相符,又要考虑数据处理是否简单易行。

三室模型是二室模型的扩展,即由中央室与两个外周室组成。图 3-12 为三室模型的液压系统模型,可以帮助我们直观地了解三室模型,注意模型中的液面高度(药物表观浓度)和连接中央室-外周室的管径粗细(房室间清除率)。在给药初期,房室间药物浓度未达稳态,药物进入中央室(V_1,中央室常代表给药后初期药物溶解于其中并能迅速均匀分布的那些组织,包括血液以及血流非常快的组织)后以较快的速度进入浅外周室(V_2,富含血管的组织),因而浅外周室中液面的高度上升较快;而药物进入深外周室(V_3,脂肪组织或血流灌注很差的深组织,如骨髓、脂肪等,也包括那些与药物结合牢固的组织)的速度非常慢,因而其中的液面高度上升缓慢。药物消除仅发生在中央室。静脉注射给药后(图 3-14),药物从中央室通过房室间清除率(Cl_2,Cl_3)流向外周室,并且通过代谢清除率(Cl_1)完全排出模型(不可逆)。由于药物可以流向 3 个地方,中央室的浓度递减很快,在图 3-14 中药物浓度由实线向虚线的转移过程中,中央室的浓度降低到浅外周室的浓度以下,药物从浅外周室回流,中央室的浓度下降减慢,一旦中央室的浓度降低到浅、深外周室的浓度以下,则中央室浓度的降低(图 3-14 末端的点线部分)仅取决于代谢清除率 Cl_1,此时,深、浅外周室的药物净回流量增加,药物从两个外周室的回流大大减缓了中央室药物浓度下降的速度。

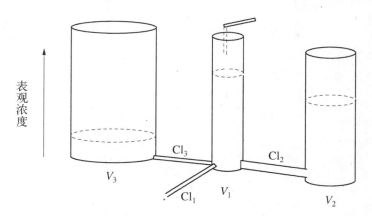

图 3-12 三室药物的液压系统模型

静脉持续输注(滴注)时,药物首先进入中央室,中央室液面的上升取决于药物房室间的净转运量和代谢清除率,初期浅、深外周室的药量很少(浓度也很低),中央室浓度上升缓慢。随着输注的持续进行,浅、深外周室药物的回流量也逐渐增加,当药物进入浅、深外周室的量与回流量相等,药物滴注的速率等于代谢清除率(Cl_1)时,中央室药物浓度逐渐趋于恒定(稳态)且与浅、深外周室相同。而中央室浓度的高低则取决于药物输注的速度(图 3-16)。

一、静脉注射给药

三室模型的药物静脉注射后，首先进入中央室，然后向浅外周室和深外周室转运，在中央室与浅、深外周室之间药物进行着可逆性的转运，药物在中央室按一级过程消除，其体内过程模型如图 3－13 所示。图 3－13 中 X_0 为静脉注射给药剂量；X_1 为中央室的药量；X_2 为浅外周室的药量；X_3 为深外周室的药量；k_{12} 为药物从中央室向浅外周室转运的一级速度常数；k_{21} 为药物从浅外周室向中央室转运的一级速度常数；k_{13} 为药物从中央室向深外周室转运的一级速度常数；k_{31} 为药物从深外周室向中央室转运的一级速度常数；k_{10} 为药物从中央室消除的一级速度常数。

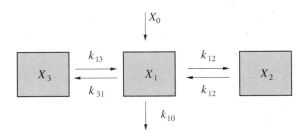

图 3－13　三室模型静脉注射给药示意图

从图 3－13 可以看出，任一时刻中央室药物动态变化包括：① 药物从中央室向浅、深外周室转运；② 药物从中央室消除；③ 药物从浅、深外周室向中央室返回。外周室药物动态变化包括：① 药物从中央室向外周室转运；② 药物从外周室向中央室返回。假如药物的转运过程均服从一级速度过程，即药物的转运速度与该室药物浓度（或药量）成正比，则各室药物的转运可用下列微分方程组定量描述。

中央室药物的转运速度：$dX_1/dt = k_{21}X_2 + k_{31}X_3 - X_1(k_{10} + X_{12} + K_{13})$

浅外周室药物的转运速度：$dX_2/dt = k_{12}X_1 - k_{21}X_2$

深外周室药物的转运速度：$dX_3/dt = k_{13}X_1 - k_{31}X_3$

$$C = X/V$$

解此微分方程组得：

$$C = \frac{X_0}{V_1}\left(\frac{(k_{21}-\alpha)(k_{31}-\alpha)}{(\beta-\alpha)(\gamma-\alpha)}e^{-\alpha t} + \frac{(k_{21}-\beta)(k_{31}-\beta)}{(\alpha-\beta)(\gamma-\beta)}e^{-\beta t} + \frac{(k_{21}-\gamma)(k_{31}-\gamma)}{(\alpha-\gamma)(\beta-\gamma)}e^{-\gamma t}\right)$$

式中，α 为快速分布速度常数，β 为缓慢分布速度常数。γ 为终末消除速率常数。令：

$$A = \frac{X_0(k_{21}-\alpha)(k_{31}-\alpha)}{V_1(\beta-\alpha)(\gamma-\alpha)}; \quad B = \frac{X_0(k_{21}-\beta)(k_{31}-\beta)}{V_1(\alpha-\beta)(\gamma-\beta)}; \quad C = \frac{X_0(k_{21}-\gamma)(k_{31}-\gamma)}{V_1(\alpha-\gamma)(\beta-\gamma)}$$

则：$C = A \cdot e^{-\alpha t} + B \cdot e^{-\beta t} + C \cdot e^{-\gamma t}$，此即为三室模型静脉注射的药时曲线方程，其对应的

药时曲线如图 3－14。

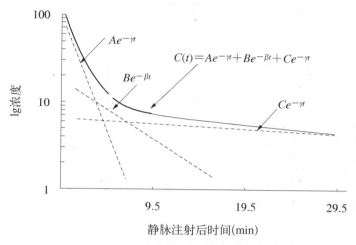

图 3－14　三室模型静脉注射的血药浓度-时间关系曲线

三室模型静脉滴注的药时方程 $C = A \cdot e^{-\alpha t} + B \cdot e^{-\beta t} + C \cdot e^{-\gamma t}$ 中，A、B、C 称为系数；α、β、γ 称为指数或混合速率常数。方程也具有某些良好的数学性质：$A/\alpha = B/\beta = C/\gamma$；当 $t=0$ 时，方程可简化为 $C = A + B + C$，系数 A、B、C 的和等于注射后即刻的血药浓度；在药代学中，方程的 3 个指数项都有各自的半衰期，其中两个半衰期较短，计算为 $0.693/\alpha$ 和 $0.693/\beta$，分别称为快速分布半衰期（$t_{1/2\alpha}$）和缓慢分布半衰期（$t_{1/2\beta}$），另一个计算为 $0.693/\gamma$，称为终末半衰期（$t_{1/2\gamma}$，也称消除半衰期），除非特别指明，通常所指的半衰期就是指终末半衰期（0.693/最小值数）。

二、静脉滴注

三室模型药物静脉滴注给药时，一方面药物以恒速 k_0 逐渐进入中央室，不断补充中央室的药物量；另一方面，药物同时也在中央室与外周室转运。因此，将静脉注射模型的给药部分改作恒速给药，即得静脉滴注给药的三室模型，如图 3－15。

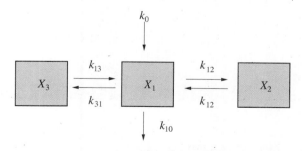

图 3－15　三室模型静脉滴注给药示意图

根据以上模型,可列出以下微分方程

$$dX_1/dt = k_{21}X_2 + k_{31}X_3 - X_1(k_{10} + X_{12} + K_{13}) + k_0$$

$$dX_2/dt = k_{12}X_1 - k_{21}X_2$$

$$dX_3/dt = k_{13}X_1 - k_{31}X_3$$

$$C = X/V$$

解此微分方程组,可得三室模型静脉滴注的药时曲线方程为

$$C = \frac{k_0}{V_1}\left[\begin{array}{l}\frac{(k_{21}-\alpha)(k_{31}-\alpha)}{\alpha(\beta-\alpha)(\gamma-\alpha)}(1-e^{-\alpha\tau})e^{-\alpha t'} + \frac{(k_{21}-\beta)(k_{31}-\beta)}{\beta(\alpha-\beta)(\alpha-\gamma)}(1-e^{-\beta\tau})e^{-\beta t'} + \\ \frac{(k_{21}-\gamma)(k_{31}-\gamma)}{\gamma(\alpha-\gamma)(\beta-\gamma)}(1-e^{-\gamma\tau})e^{-\gamma t'}\end{array}\right]$$

上式中,τ 为药物持续输注时间,t' 为输注停止后的时间,当 t' 为 0 时,该式反映了滴注开始后血药浓度随时间而增加的情况,血药浓度随时间的推移而增高,接近一个恒定水平即稳态血药浓度(图 3-16)。正如本节开始所述,达稳态时血浆(中央室)浓度的高低取决于药物的输注速度,图 3-16 中,曲线② 的输注速度($k_{0,2}$)是① 的 2 倍,稳态浓度($C_{ss,2}$)也 2 倍于 $C_{ss,1}$。

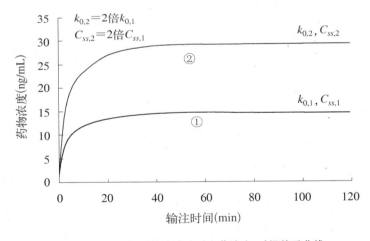

图 3-16　三室模型静脉滴注时血药浓度-时间关系曲线

第七节　药代学-药效学结合模型

一、效应滞后现象和效应室模型

在临床麻醉用药中,大部分药物峰效应均明显滞后于血浆峰浓度。出现这种现象的原

因主要是由于药物的作用部位不是血浆,滞后是由于药物进入和作用于效应部位的结果(药物进入效应部位耗时,效应部位药物浓度达到峰值的时间在血浆浓度达峰之后)。而且,经典药代学模型中也没有其他任何一个房室的药物浓度与效应之间存在同步关系。于是 Sheiner 等在 1979 年把经典的药代动力学模型加以扩展,提出一个假设的效应室(effect compartment)来与血浆室相联系,将传统的药代学和药效学结合起来,构成药代学-药效学结合模型(图 3 - 17),简写 PK-PD 模型。Sheiner 等用此模型成功地拟合了筒箭毒碱药效滞后于血药浓度的现象。

有些药物的血药浓度个体差异甚大,加之血药浓度并不与药理效应同步,PK-PD 结合模型有助于建立时间、效应、血药浓度三维统一的关系,这样可达到安全、有效的用药目的。PK-PD 模型突破了简单的药物剂量-效应分析,将药物的特征进一步分为药代学和药效学组份,并对两者进行定量描述。药代学描述机体内剂量和药物浓度随时间变化的关系,药效学则描述药物效应位浓度与效应的关系。模型的药代学和药效学必须与效应室联系起来,以便药物在血浆中的浓度可转化为药物的效应室浓度。PK-PD 模型可用于预测药物峰效应的滞后、幅度和持续时间,为临床麻醉合理用药、预测作用时间及药物作用的强度提供科学依据,因此是临床麻醉参考的重要依据。

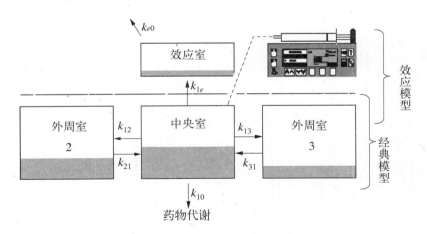

图 3 - 17　PK-PD 模型的示意图

二、效应室模型及其速率常数的特点

效应室也是一种假想的数学上的空间概念,很显然,麻醉药效应室可能位于脑组织的某个区域,但并不全然如此。例如静脉麻醉药的扩血管效应,效应室可能是外周血管上的相关受体(至少部分是)。此外,即便药物在某种组织达峰时间与其效应一致,该组织也不一定就是效应室,如心得安唾液中药物浓度变化与其效应一致,但我们不能说心得安的效应室是唾液。

一般药代学模型中假想的效应室容积极小,效应室药物消除不影响中央室药物的浓度变化(这点有别于经典房室模型中的其他房室)。效应室容积常假定为中央室容积的1/10 000。以芬太尼为例,其中央室容积为 12.7 L,效应室容积为 1.27 mL。而临床芬太尼单次注射时,效应室峰浓度为血浆浓度的 13.7%。因而如果注射 0.1 mg 芬太尼,则效应室浓度达到峰值时,效应室中的芬太尼量仅为 1.37 ng,约占注射量的 1.37/10 万,如此微小的量当然可以忽略不计,所以效应室不影响药物在体内的代谢。

药物进出效应室也属于一级动力学过程,药物从中央室进入效应室的速率常数为 k_{1e},药物从效应室消除的速率常数为 $ke0$。血浆浓度恒定的情况下,效应室药物浓度达效应室药物浓度最大值的 50% 所需要的时间 $t_{1/2ke0}=\ln2/ke0$,$ke0$ 越大,$t_{1/2ke0}$ 越小,药物峰效应滞后现象越不明显,反之亦然(图 3-18)。

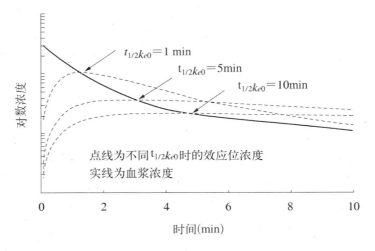

图 3-18　$ke0$ 与效应室浓度及时间的关系

三、PK-PD 模型建立

药物从中央室进入效应室属一级动力学过程,中央室和效应室之间药物转运的速率常数包括 k_{1e} 和 $ke0$,k_{1e} 是药物由中央室向效应室转运的速率常数,$ke0$(或称 $ke1$)是药物从效应室消除的速率常数(图 3-17,图 3-19)。根据药代学基本概念,药物在房室间转运的速率常数的比=房室间容积比,前已述效应室容积为中央室容积的 1/10 000,则 $k_{1e}=1/10\ 000ke0$。为便于更直观的理解,我们以逼近法求解:药物注射后,根据药代学模型我们可以计算任意时刻中央室的药量 $X_1(t)$,则效应室中的药物量为:

$$X_e(t)=(k_{1e}(t)-ke1X_e(t))\Delta t+X_e(t-1)=\left(\frac{ke0}{100\ 000}X_e(t)-ke0X_e(t)\right)\Delta t+X_e(t-1)$$

$X_e(t-1)$ 为前一个时间间隔效应室中的药量 Δt 为时间间隔,公式中效应室药量仅与 $ke0$ 相关。而用解析解的数学方法求效应位浓度时，由于 k_{1e} 很小常被省略或约去。建立 PK-PD 模型的过程如下（图 3-19）：药物注射或静脉滴注期间，同时观察药物浓度 C-药物效应 E 的经时变化过程，建立中央室药物浓度经时变化的数学表达，借助速率常数 $ke0$ 拟合效应室药物浓度的变化，将该浓度与 Hill 方程结合用于描述药物产生的效应，使实测药物效应与效应室模型预测浓度的差值最小（即所谓的"最小二乘法"）。图 3-19 所示为三室模型药物的 PK-PD 同步分析模型，二室 PK-PD 模型建立方法与此相同，此外，我们也可以分别建立静脉注射、静脉滴注、血管外给药等给药方法的二、三室 PK-PD 模型。

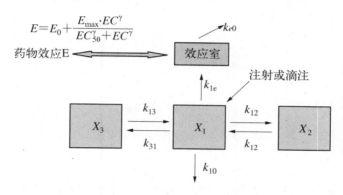

图 3-19 PK-PD 模型建立示意图

四、PK-PD 模型的应用

（一）指导临床用药

药物血浆浓度与效应室浓度之间的不平衡现象在药物单次注射时特别明显。阿片类药（芬太尼家族）中，除超短效药物瑞芬太尼外，芬太尼、阿芬太尼和舒芬太尼通常可用注射方法给药。例如，临床希望利用上述 3 种药物抑制气管插管时的应激反应，单次注射后何时插管能产生最大程度的抑制效应？

药代学研究大多是在非稳态条件下研究药物在体内的经时过程，临床用药实际上处于同样的情况。在非稳态条件下，可通过药代学模型-药效学模型结合的同步分析开展研究药效学。我们可根据 3 种药物的 $ke0$ 回答上述问题。如图 3-20，阿芬太尼中央室与效应室平衡迅速（$ke0=0.770\ min^{-1}$），给予等效剂量药物时，阿芬太尼达峰效应时间显著快于芬太尼（$ke0=0.147\ min^{-1}$）和舒芬太尼（$ke0=0.227\ min^{-1}$）。快速起效的阿芬太尼实际上在缓慢起效的芬太尼、舒芬太尼达峰效应前已达到峰效应且效应已经开始下降，因此，要最大程度的抑制气管插管时的应激反应，单次注射阿芬太尼、苏芬太尼和芬太尼后的最佳插管时间应该分别是 1.4 min、3.7 min 和 5.0 min（注意：根据不同药代学模型参数计算值可能略有差异！）。

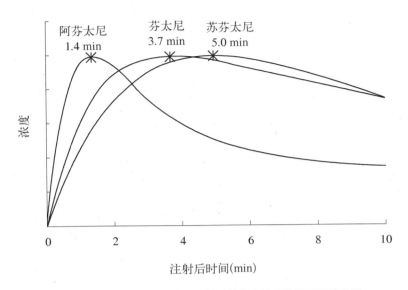

图 3-20　芬太尼族药物单次注射后效应室浓度达峰时间的差异

（二）合理解释药理效应

因为药物产生的效应与药物在效应部位的浓度密切相关，理论上效应部位浓度最大时产生的药理效应应该最大。例如，根据某药 PK-PD 模型预测该药应该在注射后 10 min 达到峰值浓度，则仅在 10 min 时观察到的效应才是一定剂量的该药应该产生的最大效应，此前或随后的观察均不能反映实际情况。又如，在维持阿片类药物血浆浓度恒定的情况下，要观察某一血浆浓度产生的药理效应，阿芬太尼、苏芬太尼和芬太尼至少需要维持恒定浓度 4.5 min、15.3 min 和 23.6 min（5 个 $t_{1/2ke0}$）。

（三）浓度-效应关系的斜率和临床反应的预测

临床常根据药代学参数预测药物效应-时间关系，但药物效应的持续时间与药代学和药效学参数两者有关。药物效应和效应位浓度之间的关系可用下列 Hill 方程表述：

$$E = E_0 + \frac{E_{\max} \cdot EC^{\gamma}}{EC_{50}^{\gamma} + EC^{\gamma}}$$

可借助上式预测某一浓度药物可能产生的效应大小。其中，γ 为影响曲线斜率的一种陡度常数。当 $\gamma < 1$ 时，曲线较平坦，较小的浓度变化不会引起药物效应的较大改变；$\gamma > 1$ 时，曲线中部变陡，且更趋向于 S 形，浓度的较小度变化能引起效应的较大变化。EC 是药物浓度，EC_{50} 是产生 50% 效应的浓度（血浆浓度维持恒定的条件下，效应室浓度经过 5~6 个 $t_{1/2ke0}$ 可达到血浆的 95% 以上），EC_{50} 作为药物作用强度可用于比较同类药物的等效剂量。浓度-效应曲线陡直的药物，效应与浓度的关系本质上是二相的，即药物效应的"度"可有可无，这是因为药物浓度远低于 EC_{50} 时，产生药物效应的概率最小，而远大于 EC_{50} 时，接近最大药物效应的概率很高。当浓度-效应曲线斜率较低时,效应与浓度关系本质上具有很好的线性。

五、时量相关性半衰期(context time-sensitivity half-time,CSHT)

时量相关性半衰期是指药物停止输注后血液或血浆中的浓度下降50%需要的时间,消除半衰期是指药物代谢所需要的时间,时量相关半衰期不能由消除半衰期来预测,因为它同时依赖于药物的分布。麻醉用药常在较短的时间内使用,此时药物远远未能饱和机体的储存库。短时间输注后,药物血浆浓度下降的速度更大程度上决定于药物的再分布过程,而不是由实际代谢或消除决定。例如,硫喷妥钠的消除半衰期大约为12 h,然而仅用硫喷妥钠麻醉诱导时,患者将在几分钟内苏醒。其原因就是再分布过程,即硫喷妥钠从高灌注的组织尤其是中枢神经系统向其他组织如脂肪转移的过程。

1990年,斯坦福医学院的Shafer和Varvel用计算机模拟发现,停止药物阿片类药物后血浆药物浓度下降20%、50%、80%的时间更大程度上依赖于药物输注时间的长短,而不能从药物的消除半衰期来预测。因此提出了时量相关性半衰期的概念,认为时量相关性半衰期是停止输注后中央室药代学的有效指标。Duke大学的研究者在他们的研究中特别模拟了合成阿片类药物芬太尼、苏芬太尼和阿芬太尼以及催眠镇静药物硫喷妥钠、咪达唑仑和丙泊酚的药代学特征。他们也观察到Shafer和Varvel的结果,即药物输注的时间长短(context)显著影响药物浓度下降50%所需的时间,而且消除半衰期并不能预测时量相关性半衰期。

时量相关性半衰期和消除半衰期之间的差异反映了药物从高灌注的器官向灌注较差的储存部位(如肌肉和脂肪,药物在这些部位无相关的生理学效应)再分布过程在药物代谢中的重要性。消除半衰期是一个传统的药代学参数,表示是药物从机体代谢或清除所需要的时间。如果一种一室模型的药物的消除半衰期和时量相关性半衰期是相同的。同时,我们也能预测在药物输注足够长时间满足机体储存库后,时量相关性半衰期和消除半衰期也是相同的。与此一致,Stanford和Duke两学府的研究者也显示在长时间的输注后,苏芬太尼(消除半衰期577 min)的时量相关性半衰期要长于阿芬太尼(消除半衰期111 min)。

(一)常用静脉麻醉药的时量相关半衰期

图3-21是临床常用静脉麻醉药输注时间和CSHT之间的关系。可见,虽然丙泊酚的消除半衰期(>300 min)明显长于咪达唑仑(173 min),但即使输注12 h,丙泊酚的时量相关性半衰期仅为14 min,而咪达唑仑时量相关性半衰期则长达82 min;依托咪酯的消除半衰期(180~300 min)大于氯胺酮(120~180 min),但当输注时间小于10 h时,依托咪酯的CSHT小于氯胺酮,输注时间再增加时依托咪酯的CSHT方才逐渐增加直至大于氯胺酮。因此,应首先基于药物的CSHT并结合可能的手术麻醉时间选择合适的静脉麻醉药物维持

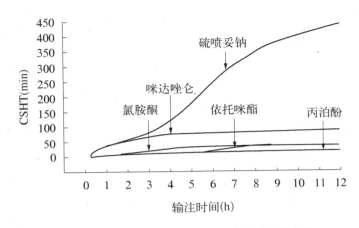

图 3－21　常用静脉麻醉药 CSHT 与输注时间的关系

麻醉,当然药物的其他相关药理效应亦不容忽视(如不良反应等)。

(二)常用阿片类药物的时量相关半衰期

图 3－22 示 4 种镇痛药芬太尼、苏芬太尼、阿芬太尼和瑞芬太尼的时量相关性半衰期。虽然苏芬太尼的消除半衰期(577 min)明显大于阿芬太尼(111 min),但持续输注 8 h 以内的手术,苏芬太尼的 CSHT 较小,选用苏芬太尼维持麻醉优于阿芬太尼;根据药代学理论,其间的差异是由于舒芬太尼有一个大的、缓慢平衡的外周室,停止输注以后药物仍然持续流向外周室,因而中央室浓度下降较快,即输注时间小于 8 h 停药,其中央室浓度迅速下降是因为消除和分布共同作用的结果。芬太尼的消除半衰期近于苏芬太尼,但芬太尼输注早期即表现出时间依赖性 CSHT 增加,因此,当要求药物浓度快速下降时芬太尼显然不足取,而较适用于需维持阿片类药物长期治疗。瑞芬太尼的消除半衰期为 5～8 min,输注时间延长对其 CSHT 的影响较小,即使长时间输注(例如输注 12 h 以上),CSHT 也仅约 2 min 左右。

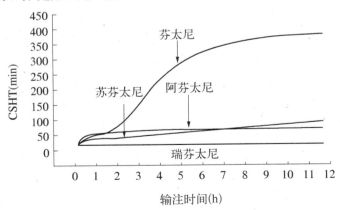

图 3－22　常用阿片类药物 CSHT 与输注时间的关系

第八节　靶控输注系统

一、靶控输注与反馈调节

　　尽管现代静脉麻醉药输注系统取得了明显的进步,但与吸入麻醉药的挥发装置相比,无论在理论还是在应用方便程度上都存在着较大差距。输注系统发展的近期目标就是使输注系统达到与挥发罐那样的临床方便程度和药代学-药效学的准确性。要实现这一目标必须将现代药代学-药效学的概念与计算机控制的输注系统相结合。国外从 20 世纪 80 年代开始微机辅助输液泵的研究工作。Schüttler 设计了最早的微机辅助输液泵并且用于阿芬太尼与依托咪酯麻醉的维持取得成功。Alvis 等根据芬太尼三室药代动力学模型设计了计算较为周密的微机辅助输液泵系统,他们将其用于冠状动脉手术麻醉的诱导与维持,血药浓度实测值与微机预期值之间获得良好相关,而且芬太尼用量少,血流动力学稳定。靶控输注技术(Target controlled infusion,TCI)的发明,将输注系统的发展推向了高潮。对于TCI,目前的研究主要致力于如何将计算机辅助的输注技术与现代药代学-药效动力学完美结合,以达到预期的药效动力学效果。由此,以现代药代学的房室模型理论为基础,将群体药代学参数嵌入程序中控制输注系统随时调整输注速率,并通过计算分析获得相应的靶血浆或靶效应室药物浓度。输注泵经过计算的输注速率应该与使用者所希望达到的预期血浆药物浓度或效应室浓度相一致("open-loop" control)。

　　依据房室模型理论设计的药物输注系统在各种麻醉专业文献中已进行了详尽的描述。从计算机辅助的持续输注到靶控输注以及其他各种计算机化的输注装置均为无患者反馈效应的"开环输注"系统。因此,麻醉医生在实施麻醉过程中必须实时评价患者的反应并及时调整所需要的靶浓度。

　　闭环靶控输注系统(closed-loop controlled infusion devices)进一步发展了计算机控制的输注泵与现代药理学完美结合的设想。应用完整的药代学-药效动力学模型,输注系统可以按照机体对药物的反馈效应实时改变输注速率。TCI 在药效-药代学之间形成闭环,通过该系统及时地按照手术和患者的需要调节麻醉深度。

　　开环输注与闭环输注系统的基本不同在于闭环输注系统可将机体对药物的实时反应如肌肉松弛程度、心率、血压等变化及时反馈并根据这种反馈效应调整药物的输注速率。开环输注系统,麻醉医生的调定点是靶血浆或靶效应室浓度;闭环输注系统的调定点则是期望的药物效应和预期的麻醉深度;在闭环控制输注期间,反馈效应是由监护设施完成,例如周围神经刺激器或者脑电图等。对于这两种输注方式,计算机控制的规则是考虑在调定点和反馈信号以及所产生的控制信号的不同。这种控制信号可改变泵的指令以获得期望的调定点。

二、静脉麻醉药输注系统与吸入麻醉药输注系统的比较

吸入麻醉药通过带有标准刻度的挥发罐进入到大脑需要经过呼吸道、肺泡膜、血流;通过 扩散、分布、溶解等复杂的机制,具有以下基本的优点。

1. 吸入麻醉药是以分压差为动力在呼吸环路内各组织器官间扩散。当肺泡气浓度测定 15 分钟后,认为肺泡气分压与脑中分压已达平衡,而介于两者之间的所有屏障均可忽略不计。

2. 表示吸入麻醉药效价的 MAC 值相对恒定,不受麻醉时间长短的影响。

3. 通过现代呼吸气体的监测设备可以测定和证实呼出气中药物浓度以确保药效动力学的准确性。最终,实测吸入麻醉药浓度的临床意义可以应用最低肺泡有效浓度(minimum alveolar concentration,MAC)很好地描述并提供了药代学的准确性,而且可以组成闭合回路控制系统。

相比而言,静脉麻醉使药物直接进入循环系统,无任何屏障可阻止不确切的药物吸收,实际上潜伏着很大的危险。因此,若无微机辅助系统的帮助,不可能知晓静脉麻醉药的输注速率相对应的实测血药浓度,也就不可能按照机体的反馈效应准确地给药。进一步而言,目前的生化技术还不能实时测定静脉麻醉药的血药浓度,从而阻碍了控制药效学的准确性。最后,即便在临床上能够实时测定静脉麻醉药的血药浓度,而这个浓度所引起的临床效应也仍未阐明,尤其是对镇痛的监测还无法准确的定量与定性。也就是说,对于静脉麻醉药而言,彻底的研究和广泛的模拟 MAC 是不可取的。所以要想达到与吸入麻醉药药代动力学一样的准确性,目前也是不可能的。

目前,由于还没有一种静脉麻醉药输注系统能够与吸入麻醉药的蒸发器相媲美。同样,麻醉医生也未形成这样的思维习惯,即按照与期望的麻醉深度相匹配的血药浓度和手术刺激程度给予静脉麻醉药。而应用挥发罐时,麻醉医生则可参照呼出气中药物浓度的多少给予吸入麻醉药。相比而言,应用静脉麻醉药输注泵,麻醉科医师常常考虑的是输注速率而不是血药浓度。因此,尽管由计算机控制的静脉麻醉药输注系统相对准确而且以药代学的理论为基础,但与挥发罐将吸入麻醉药输入肺脏再间接进入循环系统相比,无论在理论还是在实践的方便程度上都有许多缺点。

三、计算机控制的药物输注装置作为“静脉麻醉药的挥发罐”概念的引用

TCI 对于静脉麻醉药的输注而言,由于在药物直接入血的环节上强调了基本的限制,按照 “vaporizer”的概念已经取得了很大的进步。著名的 BET 输注方案(Bolus-Elimination and Transfer,BET)便是通过 TCI 在负荷量之后计算的初始血药浓度和当药物持续输注

后的分布与消除规律而确定的。应用负荷量迅速达到预期血药浓度、再恒速输注使药物的摄取保持连续性以维持麻醉并按照药物的药代动力学特点逐渐降低输注速率以便术后及时清醒。应用各种 BET 方案，TCI 可根据药物的药代学参数和已输注的药物剂量来计算各时点的预期血药浓度。计算机预期的实时血药浓度作为一种反馈效应进入系统再构成下一步的药物输注速率。TCI 常以 5～30 s 的间隔变化输注速率以保持靶血浆药物浓度的恒定。

TCI 的合理应用需要麻醉科医师掌握相关的药理学知识(药物理化性质、药理学特点如有效治疗浓度、参数的来源和应用范围)以及对手术过程和手术刺激的深入了解。TCI 输注浓度的变化是根据临床经验和麻醉学文献中的推荐而调定。麻醉科医师应用 TCI 时，必须输入患者的年龄、体重和性别，然后确定靶浓度，再通过 TCI 计算出输注速率以便获得和维持麻醉所需要的血药浓度。

四、TCI 今后发展中所面临的挑战

尽管开环 TCI 对于输注系统而言，向着"挥发罐"的概念已经取得了很大的进步，但仍然面临着许多挑战。毫无疑问，这些挑战与在静脉麻醉药输注系统的发展过程中已经遇到的挑战一样，如液体输注的准确性、药代学和药效动力学的准确性。

因为使用的强效静脉麻醉药是溶解或悬浮在小容量的液体中，所以无论开环或闭环输注系统，输注泵必须能够准确、微量的输注所期望的溶液量。现代微量泵在计算机控制下，输注速率最快每 5～30 s 可改变一次，且输注误差在 5%～10% 之间，基本符合了对输注泵精度的要求。然而在输注泵的性能方面还有许多尚未解决的问题。例如，计算机需要的是以秒为单位的输注速率，而现有的输注泵在机械性能方面仍未达到真正的恒定持续输注，瞬时流量误差常随时间出现积累。在可接受的输注方式、时间和误差范围内，理想的 TCI 系统可根据反馈效应所提供的信息决定和变化输出速率，使其达到和维持靶效应室浓度及期望的药物效应以满足手术的要求。但展望生物工程的发展，理想的输注系统仍然有许多困惑和挑战。

最佳控制系统的运转相当复杂，理想的输注系统应该符合以下几个要求。

1. 提供可接受的系统性能包括达到靶浓度的时间、超射的浓度和程度、达到稳态的时间、稳态时摆动的程度、靶浓度与实测浓度的最大差值。

2. 能够对输注期间一些特殊情况进行相应的调整，如注射器的更换或者人为使反馈信号中断(如断电时泵关闭)等。

3. 由于对于药物效应最具有相关性的是效应室的药物浓度而不是血浆药物浓度，因此效应室浓度作为靶浓度更符合逻辑。目前许多 TCI 采用的靶浓度是血浆药物浓度，但当血浆药物浓度作为靶浓度时，许多药物的作用会发生明显的延迟效应(即血浆药物浓度明显

滞后于效应时的药物浓度)。故而将效应室浓度作为靶浓度可较快的获得药物作用部位的治疗浓度。所以 TCI 的控制机制还必须说明血浆与效应室之间的不平衡问题。

(印晓星　张马忠　戴体俊)

参考文献

1　Goodman LS, Hardman JG, Limbird LE, et al. Goodman & Grilman's The Pharmacological Basic of Therapeutics, 10th ed. 北京:人民卫生出版社,2002:3~30.

2　黄晓晖,裘福荣. 药代学药效学结合模型. 孙瑞元,郑青山. 数学药理学新论. 北京:人民卫生出版社,2004:530~547.

3　曾繁典. 生物利用度和生物等效性. 孙瑞元,郑青山. 数学药理学新论. 北京:人民卫生出版社,2004:309~326.

4　陶国荣,于布为. 基因多态性与麻醉. 国外医学 麻醉与复苏分册,2005,26(6):361~365.

5　Weinshilboum R. Inheritance and drug response. N Eng J Med,2003,348(6):529~537.

6　姚美村,姜晓飞,陆亚松,等. 生理学模型及其在中药研究中的应用. 世界科学技术-中药现代化,2007,9(3):55~59.

7　黄晓晖,史军,李俊,等. 药代动力学和药效动力学中数学模型与模拟的基本原理(1). 中国临床药理学与治疗学,2007,12(1):82~89.

8　王世端,牛泽军,江岩,等. 不同剂量舒芬太尼对麻醉诱导时患者丙泊酚效应室靶浓度及气管插管反应的影响. 中华麻醉学杂志,2007,27(5):416~419.

9　刘荣. 药代学-药效学模型与效应室目标控制输注. 国外医学:麻醉与复苏分册,2001,22(6):331~363.

10　郑宏,曹兴华,王江,等. 丙泊酚靶控输注靶浓度与实测浓度的差值分析及系统性能评价. 中华麻醉学杂志,2003,23(11):822~825.

11　张马忠,吴健,杭燕南. 靶控输注丙泊酚的临床应用和准确性评价. 中华麻醉学杂志,2002,22(11):660~663.

12　张马忠,杭燕南. 静脉麻醉药输注技术. 曾因明,邓小明. 2005 麻醉进展. 北京:人民卫生出版社,2006:35~52.

13　俞青,张马忠,王祥瑞. 血浆效应室消除速率常数的意义和临床应用. 上海交通大学学报:医学版,2006,26 Suppl:53~55.

14　Zhang MZ, Yu Q, Huang YL, et al. A comparison between bispectral index analysis and auditory evoked potentials for monitoring the time to peak effect to calculate the plasma effect site equilibration rate constant of propofol. European Journal of Anaesthesiology,2007,24:876~881.

15　俞青,张马忠,王祥瑞,等. 术前患者血浆-效应室平衡速率常数(ke0)的估测. 中华麻醉学杂志,2006,26(6):498~500.

16　宋金超,俞卫锋,张马忠,等. 梗阻性黄疸患者靶控输注丙泊酚的药代动力学. 中华麻醉学杂志,2006,26:869~872.

17　张马忠,郭旋,王珊娟,等. 用计算机模拟选择丙泊酚的药代动力学参数. 临床麻醉学杂志,2003,

19(11):652~654.

18 黄咏磊,张洁,张马忠,等.持续输注丙泊酚的药代动力学模型的选择.临床麻醉学杂志,2005,21(3):
147~149.

19 Gabrielsson J and Weiner D. Pharmacokinetic and pharmacodynamic data analysis:concepts and
applications,3rd ed. Swedish Pharmaceutical Press. Stockholm,Sweden,2000:45~147.

20 Youngs EJ,Shafer SL. Basic pharmacokinetic principles. White PF. Textbook of Intravenous
Anesthesia,First edition,Williams & Wilkins,Baltimore,USA,1997:10~26.

第 4 章　药物作用的受体理论

受体(receptor)是细胞在进化过程中形成的细胞蛋白组分,能识别周围环境中的某种微量化学物质(如药物),并与之结合,通过其中介的信息转导与放大系统,触发随后的生理或药理反应。简而言之:任何能与药物结合产生药理作用的细胞上的大分子,就是受体。它是药物作用的重要部位。

第一节　受体学说的发展

"受体"的假设最早于 1878 年由 Langley 提出,他用"受体物质"来解释阿托品和毛果芸香碱对猫唾液分泌的拮抗作用。1913 年,Ehrlich 根据实验结果提出了"锁和钥匙"的药物与受体的互补关系。1933 年 Clark 在研究药物对蛙心的量效关系中,定量的阐明了药物与受体的相互作用。这些说法为受体学说奠定了基础。

20 世纪 50～60 年代,Ariens 和 Stephenson 发现药物产生最大效应时,不一定占领了全部受体,由此提出了备用受体学说和速率学说,从动力学的角度解释了受体拮抗剂和激动剂的作用。1970 年以后,随着蛋白质晶体学说的发展,许多配体和受体的结构被人们所认识,进而阐明了受体亚型、离子通道等的分布和功能。变构学说彻底打破了蛋白质静止不动的认识,认为受体处于有活性和无活性的构象状态之间转化。1977 年,Greaves 提出的能动受体学说,把受体的微观变化同生理、生化或药理反应相联系,说明了受体在细胞膜内传递信息的作用机制。至此,受体学说日趋完善和成熟,并随之成为药理学和分子生物学中的研究热点。

受体分子在细胞中含量极微,1 mg 组织一般只含 10 fmol(1 fmol＝10^{-15} mol)左右。能与受体特异性结合的物质称为配体(ligand)。受体仅对其相应的配体具有极高的辨别和结合能力。能激活受体的配体称为激动剂(agonist),能阻断其活性的配体称为拮抗药(antagonist)。

第二节 受体的基本概念

一、受体的特性

受体的特性通过与配体结合而体现，其结合为化学性，通过范德华力、离子键、氢键等吸引。受体的特点如下：

表 4-1 受体的特点

概念	含义
饱和性 (saturability)	受体在生物体内的数量是有限的，配体与受体达到最大结合值后，不再随配体浓度增高而加大
特异性 (specificity)	受体接合部位与配体的结构具有专一性，一种特定的配体只与其特定受体结合而产生特定效应
靶组织特异性 (target localization)	受体以不同密度存在于不同靶组织和靶细胞的不同区域
高亲和性 (high affinity)	配体的表观解离常数 Kd 值应在 $10^{-12} \sim 10^{-9}$ mol/L 之间
结合可逆性 (reversibility)	配体与受体复合物可以解离，也可被其他专一配体置换。从配体-受体复合物中解离出来的配体和受体结构不发生变化
多样性 (multiple-variation)	多种受体、多种亚型

受体与酶的区别　见表 4-2。

表 4-2 受体与酶的区别

	酶	受体
直接效应	有	无，须通过第二信使
有效基团	活性中心	结合部位（受点）
作用对象	底物→分解产物	配体-解离后为原形

二、常用概念

（一）受点（binding site，reception site）

受体是蛋白质，分子很大，而配体（如药物）多为小分子，故只能与受体的某一部位结合，这一特定结合部位称为受点或结合部位。

（二）配体（ligand，配基）

配体能与受体特异性结合的物质。如神经递质、激素、自体活性物质（如生长因子）、药物等。

（三）亲和力（affinity）

与受体结合的能力。

（四）内在活性（intrinsic activity）

激动受体的能力。

（五）孤儿受体（orphan receptor）

尚未找到内源性配体的受体。

（六）空闲受体（spare receptor）

又名储备受体或剩余受体，指未被配体占领的受体。

（七）沉默受体（silent receptor）

激动剂在阈值以下时所占领的受体。此时尚未出现明显的效应。

（八）协同激动剂（co-agonist）

如受体分子上有2个以上配体结合位点，同时与受体结合，并使作用增强的两个配体谓之。如GABA是苯二氮䓬类的协同激动剂；甘氨酸是谷氨酸（激活NMDAR）的协同激动剂。

（九）反向激动剂（inverse agonist）

激动受体但产生与激动剂相反的作用。仅在受体基础活性高的实验对象中才能检出。

三、受体的功能

（一）识别和结合（recognition and binding）

如天然免疫系统要依赖模式识别受体（pattern-recognition receptors，PRRs），识别入侵的外源病原微生物，然后将其清除。在哺乳类动物群体中主要具有两类识别系统，一类是膜结合受体，如Toll样蛋白受体，可识别胞外微生物，然后活化细胞内信号来激发机体的免疫反应。另一类是细胞内的模式识别受体，包括NOD样受体和具有螺旋酶结构域的抗病毒蛋白RIG-1和MDA5。这些胞浆分子通过识别病原微生物、非微生物以及一些危险因子，并与之产生特异性结合，从而对机体的健康发挥十分重要的作用。

（二）信号转导（signal transduction）

详见第五节。

（三）产生生理效应

内源性配体包括：神经递质或神经调质；内分泌激素；免疫或炎症活性物质，如免疫球蛋白、细胞因子、趋化因子、炎症介质等；生长因子类。

第三节　受体类型

分类方法很多，如突触前、突触后受体；膜上、膜内受体等。现根据受体蛋白结构、信息传导过程、效应性质、受体位置等特点，大致分为以下4类：

一、含离子通道的受体

又称直接配体门控通道型受体,它们存在于快反应细胞膜上,由单一肽链反复4次穿透细胞膜形成1个亚单位,并由4～5个亚单位组成穿膜的离子通道,受体激动时通道开放使细胞膜去极化或超极化,引起兴奋或抑制效应。最早发现的N型乙酰胆碱受体就是由α、α、β、γ、δ五个亚单位组成的钠离子通道,在α亚单位上各有一个乙酰胆碱结合点(图4-1),与乙酰胆碱结合后,钠离子通道开放,胞外钠离子内流、细胞膜去极化、肌肉收缩。这一过程在数毫秒内完成(钠离子通道开放时间仅1 ms)。脑内的γ氨基丁酸(GABA)受体情况类似,其他如甘氨酸、谷氨酸、天门冬氨酸受体都属于这一类型。

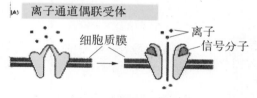

图4-1 离子通道受体

二、G-蛋白偶联受体

这一类受体数量最多,数十种神经递质及激素的受体都属此类,如肾上腺素、多巴胺、5-羟色胺、M-乙酰胆碱、阿片类、嘌呤类、前列腺素及一些多肽激素等。这些受体结构都为单一肽链形成7个α-螺旋来回穿透细胞膜,N-端在胞外,C-端在胞内,这两段肽链氨基酸组成在不同的受体之间差别很大,与其识别相应配体及转导不同的信息有关。胞内部分有G-蛋白结合区(图4-2)。

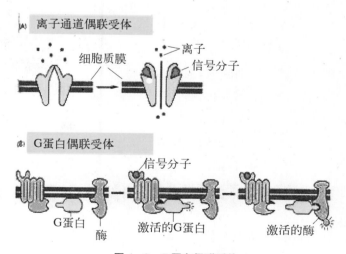

图4-2 G蛋白偶联受体

G-蛋白(G-protein)是鸟苷酸结合调节蛋白的简称,存在于细胞膜内侧,由3个亚单位组成。主要有两类,其一为兴奋性G-蛋白(G_S),霍乱弧菌毒素能使之活化,激活腺苷酸环化酶(AC);另一为抑制性G-蛋白(G_i),抑制AC,百日咳杆菌素能抑制它。G-蛋白还介导心钠素及一氧化氮(NO)对鸟苷酸环化酶(GC)的激活作用。此外G-蛋白对磷脂酶C、磷脂酶A_2、Ca^{2+}、K^+等离子通道有重要的调节作用。一个受体可激活多个G-蛋白,一个G-蛋白可以转导多个信息给效应机制,调节许多细胞功能。

三、具有酪氨酸激酶活性的受体

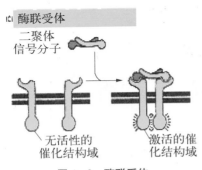

图4-3　酶联受体

这一类细胞膜上的受体由3个部分组成(图4-3),细胞外有一段配体结合区,中段穿透细胞膜,胞内段有酪氨酸激酶活性位点,能促进其本身酪氨酸残基的自我磷酸化而增强此酶的活性,进而对细胞内其他的底物发挥作用,增加DNA及RNA合成,加速蛋白合成,从而产生细胞生长分化等效应。胰岛素、胰岛素样生长因子、上皮生长因子、血小板生长因子及某些淋巴因子(lymphokines)受体均属于这一类型。

四、细胞内受体

细胞内受体的本质是激素激活的基因调控蛋白。一般都有3个结构域:位于C端的激素结合位点,位于中部富含Cys、具有锌指结构的DNA或Hsp90结合位点,以及位于N端的转录激活结构域。在细胞内,受体与抑制性蛋白(如Hsp90)结合形成复合物,处于非活化状态。配体(如皮质醇)与受体结合,使抑制性蛋白从复合物上解离下来,从而暴露出DNA结合位点,激活受体。当甾类激素分子进入细胞内,与各自的受体蛋白结合后,形成激素-受体复合物,并穿过核孔进入细胞核内,通过结合于特异的DNA序列,调节基因表达。受体与DNA序列的结合已得到实验证实,结合序列是受体依赖的转录增强子,这种结合可增加某些相邻基因的转录水平(图4-4)。

甲状腺素和雌激素也是亲脂性小分子,其受体位于细胞核内,作用机制与甾类激素相同。也

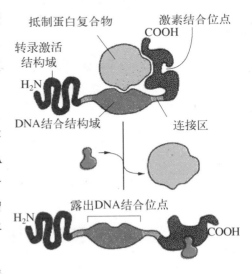

图4-4　细胞内受体示意图

有个别的亲脂性小分子,如前列腺素,其受体在细胞膜上。这种受体触发的细胞效应很慢。需若干小时。

一氧化氮(NO)是另一种可进入细胞内部的信号分子,能快速透过细胞膜,作用于邻近细胞。R. Furchgott 等 3 位美国科学家因发现 NO 作为信号分子而获得 1998 年诺贝尔医学与生理学奖。血管内皮细胞和神经细胞是 NO 的生成细胞,以 L 精氨酸为底物,以还原型辅酶Ⅱ(NADPH)作为电子供体,在一氧化氮合酶(nitric oxide synthase, NOS)的催化下,生成 NO 和 L 瓜氨酸。NO 没有专门的储存及释放调节机制,靶细胞上 NO 的多少直接与 NO 的合成有关。

此外,由于受体能激活效应子,改变细胞的膜电位、生化状态,引发效应。因此,突触后受体按其与效应之间功能偶联的关系,有时将其分为两大类:

(一)亲离子型受体(ionotropic receptors)

能直接门控(gate)离子通道,受体与效应子门控功能由同一大分子的不同功能区完成。如含离子通道的受体。

(二)亲代谢型受体(metabotropic receptor)

能间接调节离子通道,受体与效应子调节功能分别由不同的分子完成,如 G 蛋白偶联受体和具有酪氨酸激酶活性的受体。

第四节 受体动力学

一、K(平衡解离常数)的意义

1. K 是平衡状态下的解离常数 $K = \dfrac{K_2}{K_1} = K_D$

2. K 的倒数 $\left(K^{-1} = \dfrac{1}{K} = \dfrac{K_1}{K_2}\right)$ 是平衡状态下的结合常数,也即药物与受体的亲合力。

3. K 是使 50% 的受体成为结合受体的药物剂量或浓度,单位为 M。

4. K 是使量反应产生 50% 全效强度的药物剂量。

5. K 的负对数$(-\log K = pD_2 = \log K^1)$ pD_2 称"亲和力指数",pD_2 越大,亲和力越大,药效越强,如 $K = 0.307 \times 10^{-6}$ M,$pD_2 = -\log(0.307 \times 10^{-6}) = 6.52$

二、基本公式

$$K_D = \frac{[L][R]}{[RD]} \quad K_D\text{:解离平衡常数}$$

$$\frac{E}{E_{\max}} = \frac{[LR]}{[R_T]} = \frac{[L]}{K_D + [L]}$$

$$当 \frac{[LR]}{[R_T]} = \frac{1}{2} 时, K_D = [L]$$

故解离平衡常数 K_D 等于引起 50% 最大效应时(即 50% 受体被占领)的药物剂量,又称"半数作用量"、"半数浓度"(EC_{50}),表示 L 与 R 的亲和力,单位为摩尔。

K_D 越大,亲和力越小。

三、亲和力指数、拮抗指数和减活指数

1. 亲和力指数(pD_2)为与亲和力成正比且为正数且不带摩尔,故取 K_D 的负对数。

$$pD_2 = -\log K_D(亲和力指数),pD_2 越大,亲和力越大。$$

2. 拮抗指数(pAx)使激动药的剂量提高 x 倍,效应仍达原水平所需拮抗药克分子浓度的负对数。如 $x=2$,则称 pA_2,为竞争性拮抗药的参数。

$$pA_2 = -\log[I] = -\log K_1,pA_2 越大,拮抗作用越强。$$

用途:① 衡量竞争性拮抗药的强度;② 反映拮抗药受体复合物解离常数;③ 鉴别不同效应器中的受体类型(同型者 pA_2 相同)。

3. 减活指数(pD_2')使激动药的最大效应下降一半所需要的非竞争性拮抗药克分子浓度的负对数。减活指数反映了非竞争性拮抗剂减活作用的强度:pD_2' 越大,减活作用越强。(表 4-3)。

表 4-3　pD_2、pA_2、pD_2' 比较表

pD_2	pA_2	pD_2'
亲和力指数 激动药 $-\log K_D$ (K_D 为解离平衡常数),为引起 50% 最大效应时的药物剂量克分子浓度的负对数 越大,亲和力越大	拮抗指数 竞争性拮抗药 $-\log[I]$ [I]为使激动药的剂量提高 2 倍,效应仍达原水平所需拮抗药克分子浓度负对数 越大,拮抗作用越强	减活指数 非竞争性拮抗药 $-\log[I']$ pD_2' 使激动药的最大效应下降一半所需要拮抗药克分子浓度负对数 越大,减活作用越强

四、量效公式的直线化

根据占领学说的观点,受体只有与药物结合才能被激活并产生效应,而效应的强度与被占领的受体数量成正比,全部受体被占领时出现最大效应。由上式可得:

$$\frac{E}{E_{\max}} = \frac{[AR]}{R_T} = \frac{[A]}{K_D + [A]}$$

该公式是受体与药物反应动力学的基本公式,称为 Langmuir 公式。

Langmuir 方程是双曲线类型，不便进行回归分析，可用以下方法直线化。

（一）Scott 比值法

$$由 \frac{E}{E_{max}} = \frac{[AR]}{R_T} = \frac{[A]}{K_D + [A]}$$

$$得 E = \frac{[A]}{K_D + [A]} E_{max}，可化为$$

$$\frac{A}{E} = \frac{K_D + [A]}{E_{max}} = \frac{1}{E_{max}}[A] + \frac{K_D}{E_{max}}$$

此即常用的 Scott 直线公式，式中斜率$(b) = 1/E_{max}$，截距$(a) = K_D/E_{max}$，因此，$E_{max} = 1/b$，$K_D = a/b$，可根据该公式求得药物的内在活性(E_{max})和亲和力(K_D)。

（二）Lineweaver-Burk 双倒数法（图 4 - 5）

$$E = \frac{[A]}{K_D + [A]} E_{max}，可化为$$

$$\frac{1}{3} = \frac{K_D + [A]}{[A] E_{max}} = \frac{K_D}{K_{max}} \cdot \frac{1}{[A]} + \frac{1}{E_{max}}$$

此即为 L-B 直线公式，式中 $b = K_D/E_{max}$，$a = 1/E_{max}$，因此，$E_{max} = 1/a$，$K_D = a/b$，即可得到药物的 E_{max} 和 K_D，测得其内在活性和亲和力。

在进行量-效关系分析时，由于实验存在误差，用 L-B 法常将低浓度或低效应的误差过度放大而失真。

（三）Scatchard 比值法

$$E = \frac{[A]}{K_D + [A]} E_{max}，可化为$$

$$E \cdot K_D + E \cdot [A] = [A] \cdot E_{max}$$

$$即 \frac{E}{[A]} K_D + E = E_{max}$$

$$\frac{E}{[A]} = (E_{max} - E) \cdot \frac{1}{K_D}$$

$$\frac{E}{[A]} = \left(-\frac{1}{K_D}\right) \cdot E + \frac{E_{max}}{K_D}$$

此即 Scatchard 直线公式，式中 $b = -(1/K_D)$，$a = E_{max}/K_D$，因此，$K_D = -(1/b)$，$E_{max} = -(a/b)$，即可得到药物的 E_{max} 和 K_D，测得其内在活性和亲和力。本法也适用于受体动力学分析。

（四）Hill 对数法

如将 Langmuir 公式两侧取对数，可得：

$$\log\left(\frac{E}{E_{\max}-E}\right)=\log[A]-\log K_D$$

此即 Hill 公式，式中 $X=\log[A]$，$Y=\log[E/(E_{\max}-E)]$，$b=1$，$a=-\log K_D$ 因此，$K_D=\log^{-1}(-a)$。

此法要求事先测得较准确的 $E_{\max}$ 值，但不能用低于 $E_{\max}$ 的实测值推算，因此若实验未能测得较准确的 $E_{\max}$，须先用其他方法估算 $E_{\max}$。

（五）Schil 法

在实验系统中激动药 $[A]$ 可引起某效应强度。如预告加入竞争性阻断药 $[I]$，此时增加激动药 $[A]$ 的浓度到 $[A']$ 浓度可克服阻断药的抑制效应，使效应恢复到无 $[I]$ 的水平。

设 $[R_T]=[R]+[AR]+[IR]$ 则 Langmuir 公式可变换为

$$\frac{E}{E_{\max}}=\frac{[AR]}{R_T}=\frac{[A]}{K_D+[A]}=\frac{[A']}{[A']+K_D\times(1+[I]/K_I)}$$

变换后两边取对数可得 Schil 公式：$\log\left(\frac{[A']}{[A]}-1\right)=\log\frac{[I]}{K_I}$

应当指出不同方法估算出的 K_D 和 $E_{\max}$ 有一定的差异，上述不同方法估算的 $E_{\max}$ 代入 Hill 式中，计算 K_D 值也有差异。

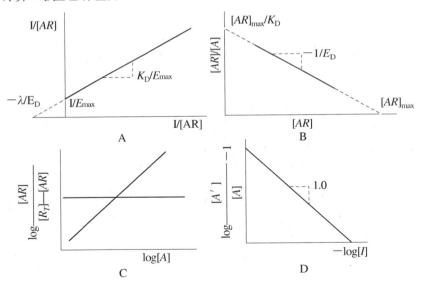

图 4-5 量效关系直线化

A. Lineweaver-Burk 双倒数图；B. Scatchard 图；C. Hill 图；D. Schild 图

第五节　第二信使

细胞表面受体接受细胞外信号后转换而来的细胞内信号,称为第二信使(second messengers)。其将获得的信息增强、分化、整合并传递给效应器,从而发挥特定的生理功能或药理效应。相对与此,细胞外信号则称为第一信使(first messengers)。

第二信使都是小分子或离子。最早发现的第二信使是环磷腺苷(cAMP),现在知道还有许多其他物质参与细胞内信息转导。这是一个非常复杂的系统,目前主要有 5 种:cAMP、cGMP、1,2-二酰甘油(diacylglycerol,DAG)、1,4,5-三磷酸肌醇(inosositol 1,4,5-trisphosphate,IP3)、Ca^{2+} 等。它们能够激活级联系统中酶的活性,以及非酶蛋白的活性,在细胞信号转导中起重要作用。第二信使在细胞内的浓度受第一信使的调节,它可以瞬间升高、且能快速降低,并由此调节细胞内代谢系统的酶活性,控制细胞的生命活动,包括:葡萄糖的摄取和利用、脂肪的储存和移动以及细胞产物的分泌。第二信使也控制着细胞的增殖、分化和生存,并参与基因转录的调节。

第六节　受体的调节

受体虽是遗传获得的固有蛋白,但并不是固定不变的,而是经常处于代谢转换的动态平衡中。其数量、亲和力及效应力经常受到各种生理及药理因素的影响。连续用药后药效递减是常见的现象,一般称为耐受性(tolerance)、不应性(refractoriness)、快速耐受性(tachyphylaxis)等。由于受体原因而产生的耐受性称为受体脱敏(receptor desensitization)。常见于使用激动剂后,由于受体数目减少、亲和力下降(磷酸化、内移)而"下调"(down regulation)。具有酪氨酸激酶活性的受体可被细胞内吞(endocytosis)而数目减少。与此相反,在连续应用拮抗药后受体会向上调节(up regulation),反应敏化。例如长期应用 β-Adr 受体拮抗药后,由于受体向上调节,突然停药时会出现反跳现象。

第七节　受体的若干进展

一、受体的三态模型

三态模型(three-state model)学说是 Leff 等于 1997 年在二态模型(two state model)学说的基础上提出的,是对二态模型的补充和完善。二态模型认为,同一受体有两种状态:失活态(inactive state,Ri)和激活态(active state,Ra),二者可互相转换。失活态亦称静息态。

受体激动剂与 Ra 结合产生效应,并促进 Ri 变为 Ra;拮抗剂与 Ri 结合,并促进 Ra 变为 Ri,从而拮抗激动剂的作用。部分激动剂则与 Ra、Ri 均可结合,效应视其与 Ri 及 Ra 的亲和力的比例而定。三态模型也认为受体分为 Ra 和 Ri 两型。但 Ra 可与两种 G 蛋白(G1 和 G2)偶联,G1、G2 介导的效应可相同可不相同。与 G1 偶联者定义为 R*,与 G2 偶联者定义为 R**。若 G1、G2 介导相反的效应(如 G1、G2 分别为 Gs、Gi),与其中一种激活态(R* 或 R**)有高亲和力的配体(ligand,配基)是激动剂;而与另一种激和态(R** 或 R*)有高亲和力的是反向激动剂(inverse agonist);与两种激和态有不同比率的亲和力则为部分激动剂;而与静息态受体有高亲和力的配体为拮抗剂。这一学说,对反向激动剂作出了解释。

二、反向激动剂

反向激动剂(inverse agonist)亦可激动受体,但产生与激动剂相反的效应,兼具激动剂和拮抗剂两种特征。与激动剂共同存在时,可拮抗激动剂的作用;单独应用时则产生与激动剂相反的效应;其作用可被拮抗剂对抗。典型的例子为苯二氮卓类的 β-CCE(β-canboline 3-carboxylate),其作用与地西泮(diazepam,安定)相反,可引起惊厥和焦虑。从受体构型转化的角度看,激动剂将受体构型转化为 Ra,部分激动剂只将部分受体转化为 Ra,拮抗剂则不影响 Ra/Ri 的比值,反向激动剂促使受体转化为 Ri。Kenakin 认为,拮抗剂与反向激动剂的区分在于受体的基础活性状态。当效应系统处于静止状态时,反向激动剂拮抗剂均不表现出药理活性,同属拮抗剂;但提高效应系统的基础活性水平时,反向激动剂呈现降低效应的作用,而拮抗剂则无此作用。故拮抗剂又称中性拮抗剂(neutral antagonist),反向激动剂又称负性拮抗剂(negative antagonist)或超拮抗(superantagonist)。

目前对反向激动剂的认识还很不够,其生理、病理和药理学意义有待进一步研究。可以想见,反向激动剂对受体功能亢进的疾病有潜在的治疗价值。如精神分裂症患者脑内多巴胺 D4 受体表达亢进,D4 受体的反向激动剂可望有较好疗效。另一方面,生理状态下,许多受体都保持一定水平的基础活性,以维持机体内环境的稳定。反向激活剂可能会破坏这种稳态,从而导致病理变化。随着对反向激动剂研究的深入,相信会对受体的理解和新药的研制产生重大的影响。

三、孤儿受体

受体是生物进化的产物,受体的发现意味着内源性配体的存在。尚未找到内源性配体的受体叫做孤儿受体(orphan receptor)。由于分子克隆术的飞速发展,根据相关受体的同源性,已克隆出一大批新的受体蛋白,其中相当一部分受体的内源性配体尚未找到。如 1993 年底和 1994 年初,在阿片受体克隆过程中,意外地克隆出了一种新的阿片受体。它与经典的阿片受体激动剂的亲和力很低,被命名为阿片受体样受体(ORL1 受体)。因当时未找到其内源性配体,故也称之为孤儿 ORL1 受体。大约两年后,国外两家实验室各自从大鼠和猪的下丘脑中分离出了其内源性配体,分别命名为 Nociceptin 和 Orphanin FQ,国内暂译为孤啡肽。孤啡肽的生理功能也与经典的阿片受激动剂有明显不同。

（罗艳　戴体俊）

参考文献

1　克劳斯. 信号转导与调控的生物化学. 孙超,刘景生,译,北京:化学工业出版社,2005:85~104.

2　杨抚华. 医学细胞生物学. 北京:科学出版社,2007:122~139.

3　Wu L, Niemeyer B. Regulation of PLC-mediated signalling in vivo by CDP-diacylglycerol synthase. Nature,1995,373:216~222.

4　戴体俊. 协同、拮抗等定义亟待统一. 生理科学进展,1997,28(4):294.

5　Volkow ND, Fowler JS. Metabolic studies of drugs of abuse. NIDA Res Monogr,1990,105:47~53.

6　Raffa RB, Porreca F. Thermodynamic analysis of the drug-receptor interaction. Life Sci,1989,44(4):245~258.

7　Hoeflich KP, IKura M. Calmodulin in action:diversity in target recognition and activation mechanisms. Cell,2002,108:739~742.

8　Kenakin TP. Challenges for receptor theory as a tool for drug and drug receptor classification. Trends Pharmacol Sci,1989,10(1):18~22.

第 **5** 章　药物作用的离子通道学说

第一节　离子通道

生物细胞膜上的离子通道(ion channels)存在，他是生命活动的基础。离子通道是细胞膜上的一种特殊整合蛋白，在脂质双分子层膜上构成具有高度选择性的亲水性孔道，允许适当大小和电荷的离子以被动转运的方式通过。离子通道具有离子选择性和门控性，其基本功能是产生细胞生物电现象，与细胞兴奋性直接相关，在此基础上进一步派生出神经递质释放、腺体分泌、肌肉运动，甚至学习记忆等高级神经活动。故离子通道具有重要的生理功能，且与药理学关系极为密切，亦是学习和研究麻醉药理学的重要工具。

一、离子通道的特征

（一）离子选择特性

离子通道的离子选择性包括通道对离子大小的选择性及电荷的选择性。在一定条件下，某一种离子只能通过与其相应的通道跨膜扩散，各离子通道在不同状态下，对相应离子的通透性不同。如静息时神经细胞膜离子通道对 K^+ 的通透性比对 Na^+ 大 100 倍，而神经兴奋时，对 Na^+ 通透性又比 K^+ 大 10～20 倍，表明了通道对离子的选择性差异。

离子通道的离子选择性与通道孔径大小有关。虽然 Na^+ 直径(1.9Å)，较 K^+ 直径(2.66Å)小，但 Na^+ 通道孔径(4Å)较 K^+ 通道(3.3Å)大。这是因为溶液中每个离子是被水分子包绕的，直径小的 Na^+ 使水分子在其周围聚合的能力强于直径大的 K^+；Na^+ 周围的水分子阻滞了它的运动，离子通过孔道至少要部分脱水，故大离子 K^+ 比小离子 Na^+ 更易脱去水分子而获得更大的通透性。

离子特异性除受通道孔径大小影响外，还受到电荷选择性等其他因素影响，乙酰胆碱门控的非特异性阳离子通道对带负电荷的 Cl^- 不能通透即与此有关。即使是对带相同电荷的离子，其通透性也受到通道内带电位点与脱水离子相互作用的影响，较小的离子比较大的离子具有更大的优越性,因为它们能更靠近这些位点并与之发生较强的作用。离子选择性机制十分复杂,可能还有其他机制影响离子的特异性和转运速率。

（二）门控特性

离子通道一般都具有相应的闸门（gate），通道闸门的开启和关闭过程称为门控（gating）。正常情况下,通道大多数处于关闭状态,只有在特定的条件下,通道的闸门才能开启,引起离子的跨膜转运。

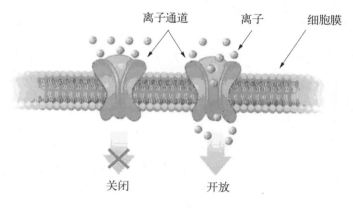

图 5-1　离子通道示意图

一般认为,不同信号控制其开放和关闭,通道可表现为 3 种状态:激活（activation）、失活（inactivation）和关闭（closure）状态。激活是指在外界因素作用下,通道允许某种或某些离子顺浓度差和电位差通过膜,相当于通道开放。通道失活是指与通道关闭不完全相同的功能状态,此时不仅是通道处于关闭状态,且即使有外来刺激也不能使之进入开放状态,如心室肌细胞 0 期除极钠通道开放后的关闭状态,其时程相当于心肌细胞兴奋周期性变化的有效不应期。通道关闭状态是指静息时离子通道所处的状态,此时如遇到适当刺激,通道即可进入激活状态,在心室肌一次兴奋后从相对不应期开始,直至兴奋性完全恢复,钠通道一直均处于这种状态。通道上述 3 种状态均有其特定条件,使通道蛋白质发生不同的分子构象变化,从而表现出不同的功能状态。

二、离子通道的分类

根据离子通道门控特性的不同,离子通道可分为非门控离子通道和门控离子通道。后者又根据控制通道启闭的信号不同分为电压门控离子通道、化学门控离子通道和机械门控离子通道等。

（一）非门控离子通道

有些离子通道始终处于开放状态,离子可随时进出细胞,并不受外界信号的明显影响,这些通道称为非门控离子通道。如神经和肌肉在静息状态下静息电位是由细胞膜上的离

子通道允许 K^+ 自由进出细胞产生的 K^+ 电化学平衡电位,此种 K^+ 通道即属于非门控离子通道。

(二)电压门控离子通道

电压门控离子通道(voltage-gated ion channels)又称电压依赖性离子通道(voltage-dependent ion channels),这一类通道的开启或关闭由膜电位变化决定,具有电压依赖性,同时通道还往往与电位变化的时程有关,即具有时间依赖性。这类通道在决定细胞的兴奋性、不应期和传导性以及维持细胞正常体积等方面发挥重要作用。电压门控离子通道一般以最容易通过的离子命名,如钠离子通道、钙离子通道及钾离子通道等。

电压门控离子通道是由多个亚基构成的复合体,目前已发现的有 α、β、γ、δ 等亚基。不同的电压门控离子通道组成略有差异,钠通道由 α、$β_1$ 和 $β_2$ 亚基组成,钙通道由 $α_1$、$α_2$、β、γ 和 δ 亚基组成,钾通道由 α 和 β 亚基等组成。

1. 电压门控钠离子通道

钠离子通道(sodium channels,简称钠通道)是选择性容许 Na^+ 跨膜通过的离子通道。

钠通道由 α、$β_1$ 和 $β_2$ 亚基组成,α 亚基是构成离子通道的主要功能单位,其他亚基只起调节作用。α 亚基是一条跨膜多肽,由 1 800~2 000 个氨基酸组成。现已基本阐明了 α 亚基的氨基酸序列,它包括 4 个跨膜功能区(Ⅰ~Ⅳ),每个功能区有约 300 个氨基酸,组成 6 个 α 螺旋区段(S_1~S_6)除 S_4 为亲水性跨膜螺旋片段外,其余 5 个均为疏水性跨膜螺旋片段。在膜外侧面有连接糖基的部位和毒素的结合位点;在膜内侧则有蛋白激酶的磷酸化位点。位于 S_5 和 S_6 间的一段氨基酸序列部分贯穿膜内,是形成亲水性孔道而使离子选择性通过的部分,称为孔道区(poreregion)或 P 区,4 个功能区围绕一个中心对称排列,P 区在内组成孔道内壁。S_4 肽段含有一些带正电荷的氨基酸残基(如精氨酸、赖氨酸),对膜电位变化敏感,起电压感受器作用。当膜去极化时,每个功能区的 S_4 肽段作螺旋运动而使正电荷移出产生微弱而短暂的门控电位,导致通道构象变化。当 4 个功能区 S_4 肽段均发生这种构象变化时,通道便处于激活开放状态,故 S_4 肽段又称为激活闸门(activation gate,m 闸门),在通道开放后很快Ⅲ功能区的 S_6 与Ⅳ功能区的 S_1 肽链构成失活闸门(inactivation gate,h 闸门),形成一"活瓣",将通道内口阻塞,调控通道失活过程。

根据钠通道对钠通道阻滞剂河豚毒素(tetrodotoxin,TTX)和 $μ$ - 食鱼螺毒素($μ$-conotoxin,$μ$CTX)的敏感性不同分为神经类、骨骼肌类和心肌类钠通道三类。

(1)神经类钠通道

此类钠通道对 TTX 和蛤蚌甲藻毒素(saxitoxin,STX)敏感性高,而对 $μ$CTX 敏感性低,又根据其半数最大激活电压(V_{50})和失活电压(V_h)的不同分为脑型、神经内分泌和外周型、脊髓背根和三叉神经细胞型以及神经细胞和胶质细胞型等,其中脊髓背根和三叉神经细胞型钠通道(PN3)型具有 TTX 抵抗,其 V_h 为 $-30mV$,而其他神经细胞 V_h 为 $-40~$

$-64mV$ 之间。

（2）骨骼肌类钠通道

此类通道对 TTX 和 μCTX 的敏感性均高，成熟骨骼肌 $\mu1$ 通道 V_{50} 为 $-20mV$，V_h 为 $-50 \sim -67mV$，而去神经支配骨骼肌的钠通道性能与心肌钠通道 H_1 相同。

（3）心肌类钠通道

此类通道一般对 TTX 和 μCTX 敏感性均低，其 V_{50} 为 $-20\ mV$，V_h 为 $-70\ mV$。根据其 TTX 敏感性及电压依赖性不同，可分为快钠通道（瞬时钠通道）和慢钠通道（持久钠通道）两种，前者激活电压高，失活速度快，对高浓度 TTX 及奎尼丁和利多卡因敏感，参与心室肌动作电位 0 期去极化；后者相反，所需激活电压低，失活速度慢，但其对低浓度 TTX、利多卡因和奎尼丁敏感，主要参与和维持心肌动作电位 2 期平台的形成。

2. 电压门控钙离子通道

钙离子通道（calcium channels，简称钙通道）是选择性容许 Ca^{2+} 跨膜通过的离子通道。Tsien 等根据肌细胞和神经元电压门控钙离子通道对膜电位变化的敏感性，将神经元质膜电压门控钙离子通道分为 T 型（trasient）、L 型（long lasting）及 N 型（neither T，nor L 或 neuronal type）3 种类型，后来通过应用不同的毒素阻滞钙电位的某种特定成分，在电压门控钙通道分类又增加了 P 型（purkinje）、Q 型和 R 型。（见表 5-1）

表 5-1 脊椎动物细胞的电压门控钙离子通道

	T	L	N	P	Q	R
激活电压(mV)	低(-70)	高(-10)	高(-20)	中(-60)	高	高或低
失活速度(ms)	快(20~25)	慢(500)	中(50~80)	快	—	—
单通道电导	约 8 pS	约 25 pS	约 10~20 pS	约 10~20 pS	—	—
离子选择性	$Ba^{2+}=Ca^{2+}$	$Ba^{2+}\ Ca^{2+}$	$Ba^{2+}\ Ca^{2+}$	$Ba^{2+}\ Ca^{2+}$		
阻滞剂	Ni^{2+}、辛醇、氟桂嗪	agatoxinⅢA，nefedipine	Ni^{2+}、-contoxinGⅥA、-agatoxinⅢA 对 DHP 不敏感	contoxinMⅦC、-agatoxinⅣA(IC 为 1nmol/L)、FTX	contoxinMⅦC，agatoxinⅣA(IC$_{50}$ 为 90nmol/L)、FTX	Ni^{2+}(IC$_{50}$ 为 50 μmol/L)、agatoxinⅣA(>1 000 μmol/L)、无特异有机阻滞剂
功能与定位	存在于多种细胞，参与多种心肌与神经元起步点活动与重复发放	参与兴奋收缩耦联、内分泌细胞及一些神经元的兴奋分泌耦联	存在于中枢神经系统多数神经元中，触发递质释放	主要存在于大脑，中介一些神经元递质的释放与高阈值放电	主要存在于小脑颗粒细胞、海马三角细胞和脊髓中间神经元	存在于神经细胞，此电位为阻滞其他钙通道后剩余部分

钙通道的基本分子结构与钠通道相似，也可与一些药物或毒素选择性地结合，特别是二氢吡啶（dihydropyridine，DHP）能与 L 型钙通道结合。目前已确定 DHP 敏感的骨骼肌 L 型钙通道蛋白由 5 个亚基组成，即 α_1（175kD）、α_2（150kD）、β（52kD）、γ（32kD）和 δ（25kD）。其中 α_1 亚基克隆出许多亚型，不同类型钙通道或分布于不同组织的同类型钙通道，其 α_1 亚

基也有区别,如 T 型为 $\alpha_1 G$、N、P/Q 和 R 型分别为 $\alpha_1 B$、$\alpha_1 A$、和 $\alpha_1 E$,而 L 型钙通道在心肌、平滑肌和脑是 $\alpha_1 S$,内分泌腺体和肾脏是 $\alpha_1 D$,这可能是分布于不同组织 L 型钙通道功能差异的结构学基础。α_1 亚基与钠通道 α 亚基结构十分相似,也包括 4 个功能区,各由 6 个跨膜区段组成。其中 S_4 区段与钠通道 S_4 区段氨基酸类似,同样起电压感受器作用,说明 α_1 亚基无需其他亚基即可单独行使钙通道的功能。但其他亚单位可改变钙通道的特性,如 β 亚基存在多种蛋白激酶磷酸化位点,可能参与细胞内蛋白的相互调节,并对钙通道门控特性产生影响;α_2 亚基和 δ 亚基可增加 Ca^{2+} 电流的幅度和通道开放率等。

3. 电压门控钾离子通道

钾离子通道(potassium channels,简称钾通道)是广泛存在、种类最多、最为复杂的一大类离子通道,仅电压门控钾通道就已经克隆出几十种亚型,根据其电位动力学特点可分为延迟外向整流钾通道、瞬时外向钾通道和内向整流钾通道三类(见表 5-2)。

此外肌浆网钾通道(KSR)也具有强电压依赖性,对 K^+/Na^+ 选择性相对低,其电导可达 180 pS,可被 decamethonium、hexamethobium、Cs^+ 及 4-AP 等阻滞。

表 5-2 电压门控钾通道的分类

| | 延迟外向整流钾通道 | 延迟外向整流钾通道 | | 瞬时外向钾通道 | 内向整流钾通道 |
		快速	慢速		
通道命名	Kv	Kvr	Kvs	Ka	Kir
电 流	I_{kv}	I_{Kr}	I_{Ks}	I_A 或 I_{to}	I_{KIR} 或 I_{kl}
激 活	膜去极化延迟激活(-45mV 以上)	快速激活(150ms)	缓慢激活(>3s)	超极化后小去极化快速激活(-65mV 以上)	缓慢激活
失 活	缓慢失活	快速失活	缓慢失活	快速失活(-45mV 以上)	缓慢失活
电 导		17~64 pS		20 pS	超极化电位很大,去极化中电位减小 5~28 pS
阻 滞 剂	4-AP、树突毒素、苯环己哌啶、毒伞素、玛格(斑蝎)毒素、9-amino-oacridine、imperatortoxin、charybodotoxin	奎尼丁、efetilide、sotatol、E4031 等	LY97241、NE10118	4-AP、奎尼丁、苯环己哌啶、树突毒素、etrahydroaminocridine、	TEA、Cs^{2+}、Ba^{2+}、Sr^{2+}、LY97241
功能与定位	限制 Na^+ 内流,缩短动作电位持续时间	传导心肌延迟整流电位的快速激活部分	动作电位去极相开放,使膜电位复极化回到静息电位	在心肌参与 1 期复极过程,在神经、肌肉可延迟去极化达阈电位时间,控制神经元的发放频率	调节细胞的兴奋性,参与静息电位形成,抑制内向电位

钾通道根据分子生物学分类为 Kv 和 KIR 两大类,分别对应于功能性分类中的外向整流和内向整流钾通道。Kv 类又分为 Kv1、Kv2、Kv3 和 Kv4 4 组,每组又按发现克隆的次序先后进一步分类,如 Kv1.2、Kv1.5 等。除 Kv1.4 为瞬时外向钾通道(Ka)外,其余在功能上

都属于或接近于延迟整流钾通道。在结构上 Kv 类钾通道由 4 个亚基构成,每个亚基仅有一个功能区,由 6 个跨膜区段组成。因此,电压门控钾通道的一个亚基相当于钠通道和钙通道的一个跨膜区,它们也是围绕一个中心构成亲水性孔道。同电压门控性钠通道一样,钾通道 S_4 区段上也有一群带正电荷的氨基酸,为通道激活的电压感受器。电压门控性钾通道(Kv1.4)具有两种失活机制,即 N 型和 C 型失活。N 型失活是指钾通道亚基 N 末端 19 个氨基酸残基在细胞内侧延伸成一个"球与链"的结构,在静息时通道关闭,"球"游离于胞浆中。通道开放时,"链"上带正电荷的氨基酸残基把"球"导入孔道内结合于失活体上,阻止离子通透而使通道失活;通道失活后"链"上的疏水性氨基酸残基产生位移又使"球"从孔道中释出,通道由失活状态转为关闭(备用)状态。另一种不依赖于"球"与"链"的失活机制则涉及 P 区的氨基酸残基($S_5 \sim S_6$ 间的连接和 S_6 上的 C 末端),称为 C 型失活。最近发现,β 亚基有个长的 N 端与 α 亚基 N 末端结合,形成"球"与"链"形状,阻滞由 α 亚基形成的通道内口,而产生快速失活化,也与哺乳动物钾通道多样性有关。

KIR 类钾通道不同于 Kv 类和钠、钙通道,其每个 α 亚基只有两个跨膜肽链(M_1 和 M_2),其间由 H_5 连接。因 M_1、M_2 和 H_5 的序列与 Kv 类的 S_5、S_6 和 H_5 相似,故这两类钾通道可能有相同的基本孔道结构。由于没有 S_4 样结构,其电压门控机制可能与 M2 上带负电荷的氨基酸残基有关。

(三)化学门控离子通道

化学门控离子通道(chemically-gated ion channels)又称配体门控通道(ligand gated channels)。这一类通道的门控行为主要受其相应配体的控制,配体是包括神经递质、激素等各种激动剂和阻滞剂在内的多种化学因素。离子通道的活化依赖于配体与受体的结合,解离后则离子通道迅速失活。尽管配体结合位点和离子通道选择性的不同,化学门控离子通道由结构同源性的亚基组成了受体超家族。由五聚体的亚基构成中央有穿膜结构的离子通道,不同亚基异构体离子通道对不同配体的亲和力和敏感度不同。由于配体门控离子通道专一性、电生理特性、药理反应和特殊的解剖分布不同,使它们成为药物包括麻醉药物作用的特殊靶位。受体结构的差异表现出药理作用的多样性,典型的例子包括:神经肌肉接头处肌松药对 nAch 受体的阻断;巴比妥类和苯二氮桌类对 GABAa 受体作用和苯环己哌啶及其衍生物对 NMDA 受体的作用。

化学门控离子通道种类很多,主要有钙激活钾通道、ATP 敏感钾通道和各种神经递质门控离子通道等。

1. 钙激活钾通道

钙激活钾通道门控行为受细胞内钙离子浓度和(或)膜电位的控制,可分为高电导、中电导和低电导 3 个亚型,其功能主要是参与超极化后电位的形成。钙激活非特异性离子通道对细胞内钙增加敏感,开放时间长,但通道对 K^+ 和 Na^+ 的选择性在两者之间无差别(见表 5-3)。

表 5-3 钙激活钾通道分类

	高电导钙激活钾通道	中电导钙激活钾通道	低电导钙激活钾通道	钙激活非特异离子通道
通道命名	BK_{Ca}	IK_{Ca}	SK_{Ca}	$K_{K/Na(Ca)}$
电流	$I_{BK(Ca)}$	$I_{IK(Ca)}$	$I_{SK(Ca)}$	$I_{K/Na(Ca)}$
电导	$100\sim200$ pS	$20\sim85$ pS	$2\sim20$ pS	
门控调节	受细胞内钙浓度和膜电位控制	主要受细胞内钙浓度控制	仅受细胞内钙浓度控制	对细胞内钙增加敏感
阻滞剂	TEA、Ba^{2+}、奎宁、筒箭毒碱、北非蝎毒素、震颤毒素-A、大豆皂甙、iberatoxin、noxiustoxin、NS1619	环己噻卓酯、三氟拉嗪、氟派啶醇、charybdoxin、TEA	蜜蜂神经毒素、筒箭毒碱、leiurotoxin1、	4-AP、奎宁
功能与定位	与神经元成簇放电有关,是调节血管平滑肌张力的主要离子通道之一	参与红细胞体积的调节	参与骨骼肌、肝、GH3 细胞后超级化的形成	

2. ATP 敏感钾通道(K_{ATP})

该通道受细胞内 ATP 抑制,当缺氧、能量耗竭及细胞内 ATP 浓度降低时可解除这种抑制,引起通道开放。一些通道呈弱电压依赖,显示内向整流或对胞内/胞外 pH 敏感,通道电导在 $5\sim90$ pS 之间,可被克罗卡林(cromakalim)、二氮嗪(diazoxide)、阿普卡林(aprikalim)及吡那地尔(pinacidil)等钾通道开放剂打开,被格列本脲(glibenclamide)、甲苯磺丁脲(tolbutamide)、酚妥拉明(phentolamine)、4-AP、Ba^{2+} 和利多卡因(lidocaine)等药物或阻滞剂阻滞。该通道分布于肌肉和胰岛细胞,对缺血性心肌有保护作用,还参与胰岛 B 细胞静息电位的形成。

3. 神经递质门控离子通道

此类通道也称为离子通道型受体,其结构中有与神经递质特异性结合的位点,神经递质与结合位点结合后引起通道开放。神经递质门控离子通道主要包括乙酰胆碱门控离子通道、GABA 门控离子通道和谷氨酸门控离子通道 3 大类(见表 5-4)。

表 5-4 神经递质门控离子通道分类

	乙酰胆碱门控离子通道	GABA 门控离子通道		谷氨酸门控离子通道	
		$GABA_A$	$GABA_C$	NMDA	非 NMDA
通道电导	30 pS	$27\sim30$ pS	7.9 pS	50 pS	$2\sim10$ pS
离子通透	Na^+ 流增多	Cl^- 内流增多	Cl^- 内流缓慢而持久	除对 Na^+、K^+ 有一定通透性外,对 Ca^{2+} 高通透性	Na^+、K^+ 通透增多
膜电位	去极化	超极化	超极化	去极化	去极化
阻滞剂	银环蛇毒素、筒箭毒碱等	荷包牡丹碱、印防己毒素等	3-APPA、3-APMPA	静息电位时被 Mg^{2+} 阻滞,D-AP5、D-AP7 等	CNQX、DNQX、NBQX 等
功能及定位	在神经肌接头等部位,主要介导突触处快速信号传导	在小脑颗粒细胞等多个脑区存在,引起突触后(或突触前)抑制	在脊椎动物视网膜双极和水平细胞上存在,参与视觉信息的传递和调控	主要介导 Ca^{2+} 跨膜转运,使 Ca^{2+}、Na^+ 内流,K^+ 外流,引起慢兴奋性突触后电位	主要介导 Na^+、K^+ 跨膜转运,引起快速膜电位去极化,产生快兴奋性突触后电位

（四）机械门控离子通道

机械门控离子通道（mechanically gated ion channels）是由机械牵拉激活的离子通道，主要见于触觉和听觉感受器，如声波传入内耳后，引起内耳毛细胞顶端纤毛发生弯曲或偏斜，从而使毛细胞顶端机械门控通道开放，阳离子内流产生听觉的感受电位。脊椎动物平滑肌、骨骼肌和内皮细胞中还存在由牵张激活或失活的机械活化钙通道（MOC_S），其具体机制尚不十分清楚。

（五）其他门控离子通道

除上述离子通道外，尚发现具有其他门控特性的离子通道存在，如细胞容积敏感的钾通道（K_{vol}）在细胞肿胀时通道开放；Na^+激活钾通道对电压、细胞内 ATP 浓度及细胞内钙均不敏感，只有细胞内 Na^+ 浓度升高到 20 mmol/L 以上时开放；存在于多种肌细胞的静息活化钙通道，在没有电压、化学或机械刺激时，参与静息钙内流，调制静息时细胞内钙浓度。

二、离子通道的生理功能

离子通道生理功能随通道状态、种类、分布和门控机制不同而不同。以下就几个主要方面进行介绍。

（一）细胞生物电现象的基础

离子通道介导的易化扩散是形成神经、肌肉和腺体等可兴奋细胞静息膜电位的主要方式。细胞膜两侧各种离子的不均匀分布及膜在静息状态由非门控离子通道介导的细胞内 K^+ 外流达到膜两侧 K^+ 电化学平衡电位，即静息电位（resting potential）。在静息电位的基础上，引起动作电位上升支的过程是 Na^+ 或 Ca^{2+} 经电压门控离子通道易化扩散的结果，而动作电位下降支则与 K^+ 经电压门控离子通道易化扩散有关。可见细胞生物电现象的形成都是以离子通道的启闭为基础的。细胞兴奋性高低、兴奋传导速度也与钠通道所处状态、钠通道密度和静息电位水平有关。因此，经离子通道介导的跨膜转运是产生细胞静息电位和动作电位的基础，也是细胞完成各种功能的前提。

（二）介导兴奋-收缩耦联和兴奋-分泌耦联

肌肉和腺体这些可兴奋细胞发挥生理功能时，首先是细胞产生动作电位（兴奋），随后出现肌肉收缩或腺体分泌的反应。在兴奋与收缩、兴奋与分泌之间存在兴奋-收缩耦联和兴奋-分泌耦联。钙离子通道开放导致 Ca^{2+} 内流是耦联的关键环节。哺乳动物生理状态下，细胞内 Ca^{2+} 浓度大约为 0.1 $\mu mol/L$，在细胞兴奋时，钙通道开放导致大量 Ca^{2+} 内流可使细胞内 Ca^{2+} 浓度升高 10～100 倍，并进一步触发各种生理效应，如肌肉收缩（包括心肌、骨骼肌、血管平滑肌以及支气管、胃肠道、泌尿道和子宫平滑肌的收缩等）和腺体分泌（包括胰腺、唾液腺、胃黏膜肾上腺髓质及脑垂体等）。同时细胞内 Ca^{2+} 升高还可导致钙激活离子通道的启闭及蛋白激酶（如蛋白激酶 C，PKC）的激活及调控基因表达等过程。

（三）参与细胞跨膜信号转导过程

在细胞间信息传导过程中,电压门控离子通道和化学门控离子通道都发挥重要作用。

在神经-肌肉接头的信号转导中,除神经末梢释放递质需电压门控钙通道参与外,递质乙酰胆碱作用于终板膜上乙酰胆碱受体(化学门控性通道),引起通道开放,Na^+内流使终板膜去极化产生终板电位,继而终板电位总和、电紧张扩布至邻近肌膜部位,引起电压门控钠通道开放产生动作电位,完成神经肌接头的电-化学-电的信号转导过程。

中枢神经系统的突触传递过程虽与神经-肌接头的基本过程一致,但其突触前和突触后过程都更为复杂和多样化。虽然一个神经元不仅可接受多个神经元兴奋或抑制的传入,而且其传出又可与多个神经元形成突触联系;神经递质与调质的种类也可达 8～9 种之多,加之递质共存、递质受体类型和亚型的不同及突触可塑性等因素,使中枢突触传递极为复杂,但是究其根本仍属于电-化学-电的信号转导过程。不同电压门控离子通道和化学门控通道参与这一过程,使得突触前膜或后膜发生去极化或超极化,进而影响突触后神经元功能状态。参与突触传递的离子通道有电压门控钙通道、钾通道、钠通道和各种配体门控离子通道(如 N_2 型乙酰胆碱门控阳离子通道、NMDA 受体阳离子通道、非 NMDA 受体阳离子通道和 5 - HT_3 受体离子通道等)。一般由对 Na^+ 和 K^+ 都通透的 NMDA 和非 NMDA 受体离子通道开放引起突触后膜去极化,形成兴奋性突触后电位(excitatory postsynaptic potential,EPSP);由对 Cl^- 和 K^+ 通透的甘氨酸和 $GABA_A$ 受体离子通道开放引起突触后膜超极化,形成抑制性突触后电位(inhibitory postsynaptic potential,IPSP)。EPSP 或 IPSP 进一步影响突触后神经元的功能状态导致中枢的兴奋或抑制过程。

（四）维持细胞正常形态和功能完整性

细胞正常结构和形态的完整性是实现其基本功能的基础,而细胞正常结构和形态的完整性有赖于细胞所处环境的渗透压和水的跨膜转运。细胞正常体积的维持与细胞膜上离子通道和 Na^+-$2Cl^-$-K^+、Na^+-Cl^- 同向转运体和 Na^+-H^+、H^+-K^+ 和 Cl^--HCO_3^- 反向转运体的活动有关。当细胞肿胀时,钾离子通道被激活,K^+ 外流增多、Cl^- 外流增多,参与这一过程的有 2 型氯通道(CIC - 2)、体积调节的阴离子通道(VRAC)及囊性纤维跨膜电导调节体(CFTR)等。现已证明细胞骨架对 VRAC 通道有门控作用,钙通道呈电压依赖性失活,具有外向整流特性,不受细胞内钙的影响,当 VRAC 开放时,除允许 Cl^- 通过外,也允许少量 Na^+ 及谷氨酸、甘氨酸等有机溶质通过。细胞内 ATP、cAMP 可激活该通道,而 Mg^{2+} 和花生四烯酸及代谢产物则抑制该通道。在某些病理情况下,由于 ATP 耗竭或 Mg^{2+} 增加均可抑制 VRAC,影响细胞正常形态及功能完整性。

第二节　离子通道与药物作用

药物一般是影响细胞某些结构或功能而发挥作用的,药物作用可涉及受体、酶、离子通道、核酸、基因和免疫系统等生命代谢活动的多个环节。从药物作用机制角度看,上述环节均可作为药物作用的靶点,而离子通道作为药物作用的靶点之一起到了重要的作用。从药物发挥作用的途径上来看,药物可直接作用于离子通道,改变通道的构型和门控特性;也可作为第一信使经跨膜信号转导影响细胞内第二信使的生成,进而调节离子通道的状态或基因表达。故离子通道是药物作用机制的重要环节。

一、药物作用于离子通道的机制

药物对离子通道的作用机制分为直接作用和间接作用两个方面。

药物的直接作用主要通过影响离子通道的基本特性,调节通道激活、干扰通道失活以及阻塞通道孔道等方式,使通道功能发生障碍。例如,电压门控离子通道的 S_4 跨膜片段起电压感受器作用,它决定了通道的激活过程。如果药物干扰了 S_4 的滑动或伸展,则会导致通道激活电压的漂移,进而影响通道的门控特性。在通道失活机制上,钠通道和钾通道不同。钠通道的失活与 α 亚单位 III、IV 结构域之间的细胞内连接肽链(h 闸门)密切相关,当钠通道 α 亚单位结构域 III 中 S_6 与结构域 IV 中 S_1 的连接肽链中的疏水序列(异亮氨酸-苯丙氨酸-甲硫氨酸)构成的失活球摆动到孔道口时,苯丙氨酸与孔道内口结合位点结合使通道失活。如果药物可与失活球竞争结合位点,则会影响钠通道的失活过程。钾通道失活过程随失活机制不同可分为两类,即失活速度快的 N 型失活与恢复速度慢的 C 型失活,前者无电压依赖性,后者可由通道开放状态或快失活转变而来。药物影响到钾通道的失活过程,则会使细胞膜电位或动作电位时程发生变化,发挥其对细胞功能的调节作用。阻塞孔道也是药物直接作用的一种形式。凡是能进入开放通道并与孔道一定部位结合的阳离子都有可能与通透的离子竞争相同的位点,引起通道的快速阻断。由于其只有在通道开放时才能发挥作用,因此具有一定的电压依赖性,属于通道开放的阻滞剂,其效应可以是部分或完全阻断。

药物对离子通道的间接作用主要指药物不直接作用于离子通道,而作用于远离通道门控区域的其他位点,或通过第二信使系统的调制来发挥作用。如药物可结合在钙激活钾通道的 C 末端,影响该通道的门控和通透性。

二、麻醉药物作用的离子通道机制

(一)局部麻醉药作用的离子通道机制

局部麻醉药(local anesthetics)是一类能可逆地阻滞神经冲动发生和传导,在意识清醒的条件下使有关神经支配部位出现暂时性感觉丧失的药物。

局麻药在低浓度时即可阻断感觉神经冲动的发生和传导,较高浓度时对神经系统的任何部分和各种类型的神经纤维,如外周神经、中枢神经、自主神经和运动神经的钠通道都有阻断作用。使神经纤维的兴奋阈值升高、动作电位 0 期上升降低、传导速度减慢、不应期延长、动作电位幅度降低,最后完全丧失产生动作电位的能力,从而丧失兴奋性和传导性。此时神经细胞膜仍保持正常的静息跨膜电位,但对任何刺激不再引起去极化作用。局麻药先引起痛、温觉消失,后引起触、压觉消失。对神经元作用顺序是中枢抑制性神经元-中枢兴奋性神经元-自主神经-运动神经。

局麻药作用与阻断神经细胞膜钠通道有关。研究发现局麻药主要是封闭钠通道的内口,且可能与内口处的特殊受体结合,引起钠通道蛋白质构象变化,增加钠通道的失活闸门(h 闸门)关闭的几率,阻滞 Na^+ 内流。这一学说主要依据下列事实:① 当细胞外高 Na^+ 时可减弱局麻药作用,低 Na^+ 时则增进局麻药作用。② 细胞外 Ca^{2+} 浓度增高能减弱局麻药作用。已知局麻药能抑制细胞外 Ca^{2+} 与细胞膜上磷脂酰丝氨酸的结合,抑制越甚,麻醉效应越强。由于钠通道开放受 Ca^{2+} 制约,欲使钠通道开放必须使 Ca^{2+} 从该处移开,故推测局麻药与 Ca^{2+} 竞争闸门处地位,以控制或阻滞 Na^+ 通过。③ 局麻药必须穿透细胞膜,在其内侧封闭钠通道,才能起作用。离体实验中,解离的局麻药阳离子作用于神经细胞膜外侧并不能抑制其传导功能,但将药物注入细胞内侧,很快产生传导阻滞作用。因而认为局麻药受体位于钠通道的内侧端。④ 局麻药对 Na^+ 内流的阻断作用,具有使用依赖性(use-dependence)或频率依赖性,即在静息状态下局麻药作用较弱,增加电流刺激频率则局麻药作用加强。提示局麻药分子在神经活动时(m 闸门开放时)更容易达到受体部位。局麻药使钠通道的失活曲线向负电位方向移动,因此是钠通道的失活促进剂。由于这类药物与 h 闸门关闭的通道结合更为牢固,因而改变了激活和失活结构的平衡,使钠通道维持在失活状态。

局麻药对神经细胞膜电位的影响,与其对钠通道的抑制程度密切相关,这种抑制程度又呈浓度依赖性。研究表明,小剂量的利多卡因 0.2m mol/L 可以降低神经细胞膜去极化时 Na^+ 内流的速度,而临床用量 40m mol/L 的利多卡因则完全抑制 Na^+ 内流。此时,神经细胞即使受到强大的刺激,也不产生 Na^+ 内流和动作电位。

局麻药分子在体液中存在两种形式,未解离的碱基和解离的阳离子,两者在阻滞神经传导功能的过程中都是必要的。碱基具有脂溶性,能穿透神经鞘膜或神经膜进入细胞内,碱基浓度越高,穿透膜的能力越强。细胞内的 pH 较低。在细胞内部分碱基变成解离的阳离子。只有阳离子才能与膜内的受体相结合使钠通道关闭,阻滞 Na^+ 内流,从而阻滞神经传导功能。

（二）全麻药作用的离子通道机制

自 20 世纪 80 年代以来,人们逐渐认识到全麻药作用的分子靶点很可能是一系列离子通道。由于 $GABA_A$-R 广泛分布于中枢神经系统,具有重要的生理作用,且对很多临床剂量的全麻药敏感,故被认为是全麻药作用的重要分子靶点。一些全麻药也可作用于其他的离子通道,如 NMDA 受体通道、乙酰胆碱受体通道和电压门控钠离子通道。

1. 配体门控离子通道

全麻药在临床有效浓度下作用大多表现为配体门控离子通道的正性或负性异构调质。全麻药对配体门控离子通道主要作用靶点可能是 $GABA_A$ 受体。但在临床浓度下还有一些麻醉药并不作用于此受体,如气体麻醉剂 N_2O、氙气和氯胺酮等。NMDA 受体和乙酰胆碱受体可能也参与了全麻药作用机制。

(1) $GABA_A$ 门控离子通道

γ-氨基丁酸是脑内主要的抑制性神经递质,约占脑内递质含量的40%。其合成过程属于三羧酸循环的 GABA 旁路(GABAshunt)。GABA 受体分为 3 型,其中 $GABA_A$-R 和 $GABA_C$-R 是属于配体门控离子通道,激活后 Cl^- 通道开放产生抑制性突触后电位(IPSP)。$GABA_A$-R 广泛分布于中枢神经系统,具有重要的生理作用,且对很多临床剂量的全麻药敏感,故目前认为与全麻药作用关系密切的是 $GABA_A$-R,它实际上是 GABA-R、Cl^- 通道以及苯二氮䓬受体(BZ-R)的复合物。$GABA_A$-R 由 5 个亚基组成,主要是 $\alpha_1\beta_2\gamma_2$,肽链的第二跨膜区构成离子通道的内壁。该受体上有 GABA 结合位点、巴比妥结合位点、BZ 结合位点、神经甾体结合位点,还有受体阻断剂印防己毒素的结合位点。

大多数吸入麻醉药包括所有挥发性吸入麻醉药如:异氟醚、七氟醚、地氟醚、和安氟醚和氟烷可增强 $GABA_A$-R 作用。这些麻醉药增加离子通道开放、增强突触内和突触外受体的抑制作用。

挥发性全麻药可能通过以下方式对 $GABA_A$-R 发挥作用:

① 作用于突触后的 $GABA_A$-R

用 11C 标记的 BZ 结合位点特异性氟马西尼静脉注射给健康志愿者后用 PET 扫描,发现每个监测区的分布容积比例较对照组显著增加,且 1.5MAC 的异氟醚较 1.0MAC 的异氟醚组的分布容积显著增加,提示挥发性全麻药增加受体和配体结合且有剂量依赖性。

② 作用于神经递质转运体

临床剂量的异氟醚和氟烷显著抑制 COS 细胞(一种用于转基因的包装细胞)和突触体的 GABA、DA、谷氨酸的重摄取并且呈浓度依赖性,提示不同的神经递质的突触前摄取系统可能也是挥发性全麻药的分子靶位。

③ 延长 $GABA_A$-R 的失活时间

Hapfelmeier 等研究发现在人胚胎肾细胞(HEK293)上表达的重组体 $\alpha_1\beta_2\gamma_2$ 型 $GABA_A$-R,用短速脉冲发生器刺激细胞以模拟 $GABA_A$-R 介导的抑制性突触后电流(IPSCs),实验中发现临床剂量的异氟醚可减少由 GABA 激发的电流反应的幅度但同时延长了该反应衰减的时间,其机制是由于异氟醚减慢了从 $GABA_A$-R 上解离的速率。实验提示尽管异氟醚减少了 $GABA_A$-R 的 IPSCs 幅度,但延长了受体失活的时间并减慢了从受体上解离的速率,因而最终效应是增强 $GABA_A-R$ 的抑制性作用。

④ 作用于中间神经元上的 $GABA_A-R$、增强一种作用

中间神经元在中枢神经系统的作用主要是调节下一级神经元的兴奋或抑制。少量的中间神经元可通过神经网络控制大量的神经元细胞。因此全麻药对中间神经元的调节作用在麻醉维持中意义重大。用全细胞膜片钳技术记录 $GABA_A-R$ 介导的 IPSCs 发现:氟烷、安氟醚、异氟醚、七氟醚均不同程度地延长 IPSCs 的衰减时间,自发的 IPSCs 的频率可被上述药物增加 2～3 倍,这样,中间神经元的整个负电荷转移就被挥发性全麻药增强了。提示中间神经元环路被全麻药抑制可能是药物特异性作用的方式。

大多数静脉麻醉药包括丙泊酚和依托咪酯可选择性调节 $GABA_A-R$,增强 GABA 对通道的门控作用。一些静脉麻醉药在高浓度下可直接使 $GABA_A-R$ 通道开放,而无需 GABA 的参与。

应用细胞外记录技术和膜片钳技术研究发现临床有效浓度的丙泊酚可以正性调节体外培养的海马神经元上 $GABA_A-R$ 的 Cl^- 通道开放。且研究发现丙泊酚能增强该受体激动机哌叮-4-硫酸的作用,表明丙泊酚易化了配体的门控的作用。丙泊酚具体作用位点被认为与苯环上的脂肪族取代基和羟基的相对位置有关,此两者是激活 $GABA_A-R$ 产生内向氯离子电流的关键,而且即使在缺乏 GABA 的情况下,丙泊酚照样激活 $GABA_A-R$。此作用可能与镇静催眠效应相关。

依托咪酯、巴比妥类等全麻药均通过增强 $GABA_A-R$ 的抑制性作用而产生麻醉作用,作用位点主要是受体上的特异性结合位点如巴比妥的结合位点。

虽然大多数全麻药大都通过不同方式作用于 $GABA_A-R$,但是非卤族类吸入麻醉药如氧化亚氮、氙气以及静脉麻醉药氯胺酮主要通过抑制 NMDA 受体通道起作用,而对 $GABA_A-R$ 几乎没有作用。

(2) NMDA 受体通道

谷氨酸是脑内主要兴奋性神经递质,其受体存在多种亚型。根据对激动剂敏感性不同可分为 5 种亚型,即 NMDA、KA、AMPA、L-AP4 和 ACPD。前 3 者为配体门控离子通道。

生理上,NMDA 受体通道属于阳离子通道,受体上有谷氨酸、Mg^{2+}、Zn^{2+}、H^+ 以及非竞争拮抗剂的作用位点,激活开放时,Na^+、Ca^{2+} 内流及 K^+ 外流增加,其中 Ca^{2+} 增加改变较 K^+ 高 7～10 倍。此种对 Ca^{2+} 的特殊高通透性是 NMDA 受体通道与 KA、AMPA 和乙酰胆碱通道的显著不同点。此外,NMDA 受体不仅参与快速的兴奋性突触传递、神经递质释放、神经细胞膜离子通道活动调节及突触长时程增强和抑制等生理活动,也参与调节某些慢突触传导过程,且与 GABA 受体、5-羟色胺受体、肾上腺素能 α_2、κ 和 μ 阿片受体及多巴胺受体等有复杂的相互作用,与学习、记忆、睡眠、疼痛生理、脊髓镇痛及全身麻醉机理有关。因此 NMDA 受体通道在谷氨酸受体中最受关注。

全麻药对 NMDA 受体通道可产生直接或间接的作用。氯胺酮使 NMDA 受体通道的非竞争性拮抗剂，其作用特点具有应用依赖性和电压依赖性，单通道研究发现，氯胺酮可直接与孔道内一位点结合，使开放的 NMDA 受体通道发生阻滞、降低通道开放频率及减少平均开放时间，此作用位点可能和 Mg^{2+} 作用位点重叠。此外，在电极外周加入 50 mmol 氯胺酮也可降低通道的开放频率，提示氯胺酮还可作用于通道外的其他结构，对 NMDA 受体通道产生作用。

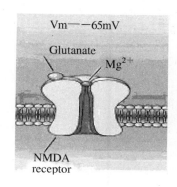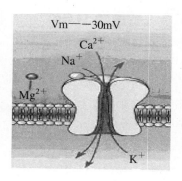

图 5－2　NMDA 受体通道示意图

非卤族吸入麻醉药如氧化亚氮和氙气对 NMDA 受体通道的作用属非竞争性抑制，两者对 NMDA 受体的抑制作用比其他谷氨酸受体强，笑气可抑制 31％的 NMDA 受体。

丙泊酚可选择性抑制 NMDA 受体通道。Sanna 等在爪蟾卵母细胞发现丙泊酚可抑制 NMDA 诱发的反应。进一步研究发现丙泊酚对 NMDA 引起的全细胞电流产生一种可逆的、剂量依赖性抑制，最大抑制率达 67％，主要通过降低通道开放频率，而并不影响通道的平均开放时间和单通道电导性，认为此作用与丙泊酚产生麻醉、遗忘和抗痉挛作用有关。临床浓度的丙泊酚对 NMDA 受体通道仅有轻微的抑制作用。

目前研究结果显示，除丙泊酚外，氟烷、乙醚、氯仿、安氟醚、异氟醚、甲氧氟烷及乙醇等都对 NMDA 受体通道产生影响，推测其作用方式可能不是直接阻滞通道而是通过立体变构调节通道闸门，影响受体通道激活机制及谷氨酸结合部位，产生 NMDA 介导的兴奋性传导抑制。迄今为止除已知氯胺酮可直接于通道内位点结合起作用外，其他吸入麻醉药和静脉麻醉药的作用位点尚未明确，仅知其不同于已知的谷氨酸、甘氨酸和通道阻滞剂的结合位点。

（3）乙酰胆碱受体通道

神经元型乙酰胆碱受体（nnAchR）是一种门控的阳离子通道，在中枢神经系统分布广泛。不同的神经元型乙酰胆碱受体亚型参与学习记忆、抗伤害、尼古丁成瘾机制，也可通过突触前机制调节其他递质释放。近来研究发现，许多全麻药和神经元型乙酰胆碱受体的亲和力较高，在低于临床剂量时就可对神经元型乙酰胆碱受体产生抑制作用。因此认为抑制该受体从而抑制中枢的突触传递可能是全麻药发挥效应的机制之一。

目前已克隆出哺乳动物中枢神经系统内的神经元型乙酰胆碱受体亚单位有 10 种,它们为 $\alpha_2 \sim \alpha_7$、α_9、$\beta_2 \sim \beta_4$。中枢 nnAchR 也由 5 个亚单位组成,由于中枢没有 γ 和 δ 亚单位,仅由 α 和 β 亚单位构成。每个亚单位均由 4 个跨膜疏水结构域(M1、M2、M3、M4)和细胞外含亲水结构域的 N 端及 C 端组成。N 端区域结合神经递质,细胞内高度变化的亲水区域有多个磷酸化位点。5 个亚单位的 M2 跨膜区都位于内侧,构成离子通道的内衬面。由于 M2 螺旋上含有较多的酸性氨基酸残基,使通道形成负性电位,吸引正性离子,所以 nnAchR 通道是一阳离子选择性通道。

脊椎动物脑内含量最丰富的 nnAchR 是 $\alpha_4\beta_2$ 亚型(2 个 α_4 和 3 个 β_2 组成),其特征是对 Ca^{2+} 的通透性大于对 Na^+ 的通透性,且该通道在不引起动作电位(即激活钠通道)的情况下即可对 Ca^{2+} 开放。其他亚型还有 $\alpha_4\beta_4$(2 个 α_4 和 3 个 β_4 组成)、$\alpha_3\beta_2$(2 个 α_3 和 3 个 β_2 组成)、$\alpha_3\beta_4$(2 个 α_3 和 3 个 β_4 组成)等,以及 3 种(α_3、α_5、β_4)或 4 种(α_3、α_5、β_2、β_4)亚单位构成的更为复杂的亚型。

乙酰胆碱受体作为一变构蛋白,它与配体的结合可随受体结构的改变而有所不同。乙酰胆碱受体的构象至少有 3 种:静息态、激活态和失敏态,失敏态的构象还可以有多种。静息态的通道关闭,离子不通透。激动剂的作用能打开通道,使受体转为激活态。激活态的通道开放,阳离子通过,此时受体对激动剂的亲和力较低。失敏态的通道关闭,激动剂也不能使通道开放,但受体对激动剂的亲和力较高。非竞争性受体阻滞剂(美加明、毒扁豆碱、氯丙嗪、MK801、挥发性吸入麻醉药等)和构成离子通道的 M2 跨膜区域结合,具有"应用-依赖性"(use dependent)特点,激动剂存在有利于这类阻滞剂与受体的结合。非竞争性受体阻滞剂也能加速受体转变为脱敏状态,从而抑制受体功能。α_7 或 α_8 构成的同源性受体亚型对钠、钙离子的通透常数比值 $PCa^{2+}/PNa^+ > 15$,仅能被 α-银环蛇毒素阻断;而由 $\alpha_2 \sim \alpha_6$ 和 $\beta_2 \sim \beta_4$ 构成的异源性受体亚型,其 PCa^{2+}/PNa^+ 在 0.5 和 2.5 之间,不被 α-银环蛇毒素阻断。α_7 受体具有失活快和脱敏持续时间长的特点,使得对其功能的研究较为困难。

许多研究表明低于麻醉剂量的氟烷和异氟醚等吸入全麻药能抑制胆碱受体的功能。Yamashita 等利用全细胞及单通道膜片钳记录技术,在表达有 $\alpha_4\beta_2$ nnAchR 的人胚胎肾细胞上,发现氟烷、异氟醚、七氟醚在相当于 0.5MAC 或稍低的剂量时都能剂量依赖地抑制乙酰胆碱诱导的电流。异氟烷能够降低通道的开放时间、"爆发持续期"(burst duration)、开放概率,延长通道的关闭时间。nnAchR 对吸入全麻药的高敏感性使它可能在几个麻醉阶段的机制中发挥重要作用。Flood 等在表达神经型 $\alpha_4\beta_2$ 或 α_7 烟碱受体的爪蟾卵母细胞上用电压钳技术研究发现,异氟烷和丙泊酚能剂量依赖地抑制由乙酰胆碱激活的 $\alpha_4\beta_2$ 的跨膜电流,这种抑制和乙酰胆碱之间存在竞争关系,但对 α_7 受体无抑制作用。尽管中枢神经系统 nnAchR 的生理作用还很不明确,但即使低于麻醉剂量,其对全麻药的特别敏感性——尤其是吸入全麻药,表明他们可能调控全麻的一些效应。在亚麻醉剂量下,挥发性麻醉药可抑制学习和记忆,削弱认知功能,产生倦睡等作用,而脑内的 nnAchR 参与了认知(学习和记忆)、警觉、抗伤害感受等生物功能,因此认为,抑制中枢神经系统中特定的 nnAchR 的亚单位,加强 $GABA_A$ 及甘氨酸受体的功能,可能是全麻药的作用机制之一。

静脉麻醉药氯胺酮在低于临床麻醉剂量下就可以明显抑制 nnAchR 功能,对于不同的受体亚型有不同的抑制效果。在爪蟾卵母细胞上表达人类 nnAchR 各种亚型,采用电压钳技术发现:含 β_4 的受体亚型比含 β_2 的受体亚型对氯胺酮更为敏感,这与挥发性麻醉药和气体麻醉药正好相反,提示它们有不同的作用机制和部位。氯胺酮可通过抑制 NMDA 受体的功能减少乙酰胆碱的释放从而使得烟碱受体活动状态降低。Flood 等用膜片钳技术在表达 $\alpha_4\beta_4$ 神经元型烟碱碱受体的爪蛙卵母细胞研究发现氯胺酮是 nnAchR 的有力的抑制剂,能浓度依赖地抑制 $\alpha_4\beta_4$ 的电流,并且这种抑制具有应用依赖性的特点:在激动剂使通道开放的时候,拮抗作用更明显。其对 $\alpha_4\beta_4$ 的抑制作用强于硫喷妥钠。Furuya 等用全细胞电压钳记录方法在大鼠的嗜铬细胞瘤细胞 PC12 研究发现,在膜电压为 $-60mV$ 时氯胺酮和丙泊酚可逆地剂量依赖性地抑制烟碱诱导的内向电流,但对三磷酸腺苷诱导的电流无影响。在有激动剂存在时这两种麻醉药都能加速电流的衰减,对稳态电流比对电峰流表现出更强的抑制作用。IC_{50} 氯胺酮($2.8\pm0.6\ \mu mol\cdot L^{-1}$)稍低于临床相关剂量,丙泊酚($5.4\pm0.6\ \mu mol\cdot L^{-1}$)则高于临床剂量。这种抑制作用可能是通过阻塞开放的通道或加快通道的脱敏。

并非所有的全身麻醉药物都抑制 nnAchR 的功能,动物实验常用的麻醉药乌拉坦和乙醇则能够激动 $\alpha_4\beta_2$ 受体,产生内向激活电流。同时有研究显示,具有遗忘作用的非制动剂(F6:1,2-dichlorohexafluorocyclobutane,F8:2,3-dichlorooctafluorobutane)也能抑制神经节和中枢型 nnAchR。提示 nnAchR 可能与全麻药的催眠遗忘效应相关性更大。

全麻药可能通过减低 nnAchR 对激动剂的敏感性、直接阻滞离子通道或增加乙酰胆碱与 nn-AchR 亲和性结合而促使通道失敏感等方式发挥作用。全麻药对 nn-AchR 通道的抑制表现为单通道的平均开放时间缩短及通道电流减小。室温下缩短通道开放时间 50% 所需全麻药浓度分别为:安氟醚 0.22%,异氟醚 0.25%,氟烷 0.30%,甲氧氟烷0.075%,氧化亚氮 80%,甲乙炔巴比妥 $30\ \mu mol/L$ 及依托咪酯 $23\ \mu mol/L$。上述数据低于临床麻醉所需浓度。Scheller 等研究显示,临床浓度安氟醚可减小 nnAchR 通道电流及电流衰减时间常数。此外,在全麻药作用下 nnAchR 通道活动的振幅及开放频率等也发生改变。如乙醚使通道的振幅减小,噪音增加;异氟醚诱发通道闪动样短暂关闭及瞬间暴发开放;丙泊酚则使通道出现孤立的短暂开放。

作用位点的研究显示,全麻药可直接与 nnAchR 通道蛋白结合,使通道受干扰和堵塞通道孔;也可通过变构形成无功能的通道结构。同时全麻药的结合位点可单个也可多个,并依受体通道的状态不同(静息态或开放态)而有所差别。例如,巴比妥在静息或开放通道上的结合可以是同一位点;长链醇类可作用在开放态受体的一个或多个位点上;短链醇似乎不与受体结合,而是非特异性增强激动机与受体的亲和性,使受体失敏感。研究显示吸入麻醉药在 nnAchR 通道的 4 个跨膜去存在多个结合位点,不同吸入麻醉药结合位点有所不同。目前明确的是异氟醚在 nn-AchR 通道上的作用位点是 β_2 亚基第二跨膜区(TM2)的253 位氨基酸残基缬氨酸和 β_4 亚基上的 255 位氨基酸残基苯丙氨酸。这两个区突变后nnAchR对异氟醚的敏感性下降。

在中枢及外周神经系统的大部分区域,全麻药能抑制突触的传递,调控神经系统的功能状态。目前大多数研究都证实了挥发性吸入麻醉药及静脉全麻药物(硫喷妥钠和氯胺酮等),在临床麻醉剂量下的低浓度范围内就可以直接抑制 nnAchR 的功能,而 nnAchR 在中枢神经系统的基本作用是调控突触传递,因此认为抑制该受体从而抑制中枢的突触传递可能是全麻药发挥效应的机制之一。

2. 电压门控钠通道

电压门控钠通道广泛分布于可兴奋性细胞中,是细胞动作电位产生的结构基础。钠电流可引起细胞的去极化,产生和传导兴奋,故在离子通道中首先被认为可能是全麻药作用的分子靶点。

全麻药对中枢神经系统钠通道的影响早期主要以枪乌贼巨大轴突为模型。在高于临床应用浓度时,吸入全麻药可改变钠通道的门控和电导,通过抑制钠通道减慢轴突传导、提高动作电位阈值及减慢动作电位上升的速度。但在临床应用浓度时全麻药对钠通道的影响很小,轴突传导几乎不受影响。Berg-JohosonJ 等发现,吸入麻醉药对脑神经元的轴突传导比对枪乌贼巨大轴突的冲动传导抑制作用强。由于钠通道在功能和药理作用上不仅存在种族差异,而且在同一动物的不同组织甚至在中枢神经和周围神经系统之间也有差别,故不能排除钠通道不是全麻药作用靶点的可能性。随着技术手段的改进,新进研究证明:临床应用浓度的挥发性全麻药对中枢神经系统(CNS)电压门控钠通道有显著的抑制作用。

应用平面双脂质层膜技术可控制局部脂质环境,因此可将麻醉药对蛋白质通道的作用和膜脂质的作用区分开来,应用此技术的结果显示,硫喷妥钠和丙泊酚可延长钠通道的关闭时间、抑制钠通道的电导并可使通道的稳态激活曲线的斜率减少,即延缓了动作电位发生速率。

鼠皮层的突触体实验表明:临床应用浓度的氟烷和丙泊酚可竞争性地抑制箭毒蛙毒素(batrachotoxin,BTX)与钠通道位点 2 的结合,使突触前膜 Na^+ 内流减少,而且可抑制藜芦碱诱发的谷氨酸释放。同时发现,丙泊酚对钠通道的位点 1 和位点 5 无抑制作用,因此推测丙泊酚是通过作用于钠通道的失活过程而发挥作用的。

将鼠脑电压门控 IIa 钠通道克隆后转染至中国仓鼠卵母细胞的实验发现:在全细胞膜

片钳记录形式下,临床应用浓度的各种吸入麻醉药可抑制钠通道的钠电流,使稳态失活曲线向超极化移位,并推测吸入麻醉药对钠通道阻断的使用依赖性是药物优先作用于通道失活关闭状态的结果。

吸入麻醉药抑制钠电流的确切机制至少有二:①非电位依赖性抑制静息或开放的钠通道;②使失活的钠通道向超极化转移,导致电位依赖性抑制。麻醉药对钠通道有显著的应用依赖性阻断,说明其优先与失活的钠通道相互作用。

Maciver 等研究证实挥发性吸入麻醉药抑制突触前膜钠通道可减少兴奋性氨基酸的释放。Patnakumari 等研究发现具有麻醉作用的环丁烷显著抑制钠通道介导的谷氨酸释放和钙内流增加,对背根神经元钠通道电流的抑制强度和机制与传统吸入麻醉药相似。

由于中枢神经系统的复杂性、神经细胞膜离子通道的多样性以及吸入麻醉药作用的广泛性,目前试图用一种机制来解释全麻药的作用机制是不可能的。在可能存在的多种药物特异位点中,要证明中枢神经系统钠通道确实是其中的主要靶点还要做许多工作,因为目前的全麻药都无特异性作用位点。只有发现了选择性作用于中枢神经系统钠通道亚单位的药物,将其作用位点的突变基因转移到动物体内,在体实验证明此类动物耐药时,才能肯定钠通道是其作用的真正靶点。

（周雅春　李士通）

参考文献

1 杨宝峰.离子通道药理学.北京:人民卫生出版社,2005:8～43,133～134.

2 段世明.麻醉药理学.北京:人民卫生出版社,2000:107～117.

3 Hemmings HC Jr, Akabas MH, Gddstein PA, et al. Emerging molecular mechanisms of general anesthetic action. Trends Pharmacol sci,2005,26(10):503～510.

4 Li GD, Chang CS, Olsen RW. Anesthetic sites on GABAA receptors. International Congress Series:2005:61～66.

5 顾虎.全麻药与离子通道.国外医学:麻醉学与复苏分册,2002:324～326.

6 招伟贤,王英伟.离子通道水平的全麻机理研究.国外医学:麻醉学与复苏分册,1999:206～209.

7 刘丽萍,王刚.全麻药物与配体门控离子通道作用的分子机制.国外医学:麻醉学与复苏分册,2004:288～291.

8 Tassonyi E, Charpantier E, Muller D, et al. The role of nicotinic acetylcholine receptors in the mechanisms of anesthesia. Brain Res Bull,2002,57(2):133～150.

9 巩春智.全麻药的作用机制与神经元型烟碱受体的关系.徐州医学院学报,2007:268～274.

10 Franks NP, Lieb WR. An anesthetic-sensitive superfamily of neurotransmitter-gated ion channels. Journal of Clinical Anesthesia,1996 May ,8(3 suppl):3s～7s

11 许绍芬.神经生物学.2版.上海:上海医科大学出版社,1999:23～34,139～140,213～216.

第6章　药物的生物转化原理

药物和所有外来活性物质一样,进入人体后将经历消化、吸收、灭活和从体内排出的过程。由于细胞膜的双磷脂结构,能大量吸收进入体内的药物多数是极性低的脂溶性药物,其在体内发生化学结构的改变,并转化为极性高的水溶性代谢物而利于排出体外,此种结构改变称为转化或生物转化(biotransformation)。生物转化与排泄统称为消除。

第一节　生物转化过程

大部分生物转化反应发生在药物吸收入循环过程中或在肾脏排泄过程中,也有少部分发生在肠道或肠壁上。总体而言,这些反应可分为两个时相:Ⅰ相和Ⅱ相。

Ⅰ相包括氧化、还原、水解,使得母体分子中引入或暴露一些功能基团($-OH$,$-NH_2$,$-SH$),从而改变其活性或灭活为极性增加的代谢产物。Ⅰ相反应后产物若有足够强的极性,则可通过肾脏排泄。大部分产物不能很快排泄,需进入下一相反应。上述具有功能基团的产物与内源性物质如葡糖醛酸、硫酸、乙酸或一个氨基酸结合成一种新的高极性共轭化合物,这种结合过程就是Ⅱ相。大部分药物需经过上述两个时相,也有一些药物母体自身含有功能基团可直接结合为共轭化合物。例如,异烟肼中的酰肼在Ⅱ相可形成 N-乙酰基共轭化合物,此化合物可在Ⅰ相水解为异烟肼酸(图6-1)。因此Ⅱ相反应有可能先于Ⅰ相发生。

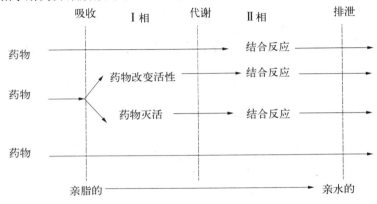

图 6-1 药物处置中的Ⅰ相和Ⅱ相反应

第二节 药物生物转化的必要性

一小部分药物在体内的灭活主要靠肾脏排泄,它们多为小分子物质或在生理 pH 下可完全离子化的极性分子。但药理学上有活性的有机分子一般为亲脂性的或在正常 pH 下不能或仅部分电离的。这些分子常与血浆蛋白结合,不易从肾小球滤过。但那些可被滤过的疏水分子经肾小球滤过后,由于肾小管膜的亲脂性可将其重吸收,从而使得那些只能经肾灭活的药物作用时间延长。

在体内另外一种灭活或改变生物活性的途径便是生物转化,它可将亲脂的外源物质转化为具有极性的更易排泄的分子,因此代谢在脂溶性药物的灭活中起着重要的作用。例如,亲脂的巴比妥类药物如苯巴比妥若不被代谢转化为水溶性的物质,其半衰期将明显延长。另外如亲脂性物质 DDT(二氯二苯氯乙烷)由于存在于脂肪内被保护而不被器官代谢,可持续在体内起作用数年。

代谢后的物质大多比母体的药学活性弱或甚至无活性。但也有一些生物转化产物比母体活性或毒性更强,包括细胞毒性、致突变性、致畸性以及致癌性。值得注意的是,内源性物质如类固醇激素、胆固醇以及胆酸的合成与外源物质的代谢一样,都需要一些酶催化途径的参加。同时这些催化反应也参加了一些内源性代谢产物如胆红素的合成和排泄。

第三节 生物转化反应的部位

尽管每个器官都有一定的代谢药物的能力,但肝脏是最主要的药物代谢器官。其他器官还包括胃肠道、肺、皮肤以及肾脏。大多数药物(如异丙肾上腺素、哌替啶、喷他佐辛、吗啡)口服后经小肠吸收,经肝门系统运输至肝脏进行代谢,此过程可称为首过效应。另一些口服药物(如氯硝西泮,氯丙嗪)大部分则在肠道代谢。因此广义的首过效应应包括肠道代谢。由于首过效应明显减低了口服药物的生物活性,因此其他给药途径可更易达到有效的血药浓度。下消化道含有大量肠道微生物,也可进行生物转化反应。另外,药物可通过胃酸(如青霉素)、消化酶(如胰岛素)或肠壁上的酶(如儿茶酚胺)代谢。

有些药物转化反应为自发的、非催化的化学反应,但大部分药物的转化仍需特殊的细胞酶催化才能发生。在亚细胞水平,这些酶多位于内质网、线粒体、胞质溶胶、溶酶体内或甚至核膜和细胞膜上。

第四节　微粒体氧化酶系统与 I 相反应

一、微粒体氧化酶

（一）微粒体氧化酶氧化过程

大多数药物代谢酶位于肝脏或其他组织中内质网的亲脂膜上。当细胞经过匀浆或分馏分离后，这些薄层膜将重新合成囊泡样结构——微粒体。它保留了内质网膜的大多数形态和功能特性，如表层是否有核蛋白体镶嵌的特性。有核蛋白体的微粒体主要与蛋白合成有关，无核蛋白体镶嵌者富含氧化药物的酶，它们可分为两类，即专一酶和非专一酶，前者有胆碱酯酶、单胺氧化酶，分别转化乙酰胆碱和单胺类药物，后者主要包括肝细胞微粒体的混合功能氧化酶系统（hepatic microsomal mixed function oxidase system，MFOs）。这些酶的活性需有还原剂（NADPH）和分子氧的参与，一般反应中，每还原一个底物分子需消耗一个氧分子，其中一个氧原子出现在产物中，另一个用于合成水。

在此氧化还原过程中，两种微粒体酶起着重要的作用。其中一种为黄素蛋白类，即还原型辅酶 II -细胞色素 P_{450} 还原酶（NADPH-cytochrome P_{450} reductase），1mol 该酶含有 1mol 黄素单核苷酸（FMN）和 1mol 黄素腺嘌呤（FAD）。细胞色素 C 可作为电子受体，因此该酶可认为是 NADPH -细胞色素 C 还原酶。另一种为血红蛋白类，称细胞色素 P_{450}，为末端氧化酶。事实上微粒体膜上含有许多不同的该种血红素蛋白，且其种类随着外源性化学药物的给予而增加。细胞色素 P_{450} 名称的起源来自于血红素蛋白的光谱特性，在其还原（亚铁）状态时可与 CO 结合为复合物，最大光吸收波长在 450 nm。与肝脏中其他还原酶相比，细胞色素 P_{450} 相对最丰富，导致了细胞色素 P_{450} 亚铁血红蛋白还原过程成为肝脏药物氧化过程中的限速步骤。

微粒体药物氧化作用需有细胞色素 P_{450}、细胞色素 P_{450} 还原酶、NADPH 以及分子氧的参与。简易的氧化过程循环图可见图 6 - 2。简单来说，氧化的（Fe^{3+}）细胞色素 P_{450} 与药物底物结合为一个二元复合物（步骤①）。NADPH 贡献一个电子给黄素蛋白还原酶，使其还原已氧化的上述二元复合物（步骤②）。另一个从 NADPH 获得电子的黄素蛋白还原酶同时还原分子氧，从而形成活性氧——细胞色素 P_{450}——底物三元复合物（步骤③）。此复合物将活性氧传递给药物底物，最终形成氧化物（步骤④）。活性氧强效的氧化能力使其可氧化大量底物，这种酶复合物对底物识别的特异性是极低的。在该系列反应中，底物（药物或化学物质）惟一共同的结构特征就是脂质溶解度高。该催化过程的总反应可表示为：

$$RH_2 + NADPH_2 + O_2 \longrightarrow RHOH + H_2O + NADP$$

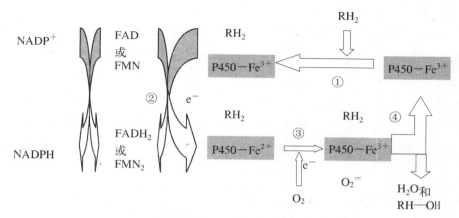

图 6－2　细胞色素 P_{450} 在药物氧化过程中的作用图
（$RH2$ 为母体药物，$RH—OH$ 为氧化产物，e^- 为电子）

（二）与麻醉药代谢相关的 P_{450} 亚型

在体内细胞色素 P_{450} 酶可分为 P_{450} Ⅰ类、Ⅱ类、Ⅲ类三大家族。Ⅰ类家族与临床常用麻醉药物代谢关系不大。在Ⅱ类与Ⅲ类家族中，以 CYP2D6、CYP2E1 和 CYP3A4 与麻醉药代谢关系密切。CYP2D6 的一个突出特点是遗传多态性，其典型底物为可待因、曲马多、卡托普利、美托洛尔等等。CYP2E1 在人和哺乳动物的肝脏中表达个体差异较小。该酶主要参与乙醇、丙酮、氯仿等小分子的代谢。临床常用的卤族类挥发性麻醉药虽大部分以原体排出体外，但也有部分经 CYP2E1 催化代谢，其中最典型的是氟烷。后者在体内约有12％～20％的代谢率。根据不同的氧分压，CYP2E1 通过两条途径代谢氟烷：在氧充足的条件下，氟烷由 CYP2E1 催化降解为稳定的终产物三氟乙酰乙酸（TFAA）；如氧分压下降，氟烷还原代谢显著，与 CYP2E1 结合后被一个单电子还原，释放出溴离子。即形成 CF_3CHCL 自由基，能与磷脂脂肪链共价结合，也可结合到脂双键的碳原子上使邻近碳原子活化，从而激活脂过氧化反应，破坏肝细胞膜结构，最终使肝细胞死亡，这是目前氟烷肝毒性机制中的"代谢激活学说"。有研究用 CYP2E1 特异性抑制剂证实异氟醚主要通过 CYP2E1 分解，七氟醚在体内的生物转化率较安氟醚和异氟醚低，地氟醚则几乎不通过 P_{450} 催化而主要以原型排出体外。CYP3A4 在肝脏中含量较高，它主要通过 C - 或 N - 脱烃和 C - 羟化反应来代谢药物。该酶底物覆盖面极广，如地西泮、咪达唑仑、芬太尼、阿芬太尼、胺碘酮、奎尼丁、硝苯吡啶、丙咪嗪以及免疫抑制剂环孢霉素 A 等。

二、酶诱导

具有酶诱导作用的药物底物虽然化学性质迥异，但大多都有一个共同的特征，即当重复给药时，可引起细胞色素 P_{450} 合成增加或减少其降解从而"诱导"其功能。酶诱导后直接导致了药物代谢加快，从而使得该药及其他联合用药的药理学性能下降。然而若代谢后产物活性异常,酶诱导则会加剧产物所介导的组织毒性。

不同底物可诱导不同亚型的细胞色素P_{450}酶,不同亚型间不仅分子量不同,而且底物特异性以及免疫化学、光谱特性也表现不同。最常见的两种亚型有 CYP2B1(细胞色素P_{450}2B1,旧称P_{450}b)和 CYP1A1(细胞色素P_{450}1A1,细胞色素 $P_1$450,或 P448),前者可被苯巴比妥诱导,后者可通过多环芳香烃类(原型为苯[a]二萘和 3-甲基胆蒽)诱导。另外,糖皮质激素、大环内酯类抗生素、抗惊厥药以及一些类固醇还可诱发一种 CYP3A 亚型,在人肝脏中多见。异烟肼或酒精还可诱导另一种亚型为 CYP2E1,它可氧化酒精以及活化致癌的亚硝胺。其他亚型如 CYP4A,可被调节血脂药物诱导。

环境污染也可诱导细胞色素P_{450}酶的活化。例如,烟草、炭烧烤食物以及其他有机热解产物中均含有多环芳香烃,可诱导 CYP1A1 酶从而加速人体或实验动物中药物代谢速率。其他还有一些环境化学物质如聚氯联二苯(绝缘材料以及塑料工业中常见)、二噁英(TCDD)也可诱导特异的细胞色素P_{450}。

P_{450}合成增加前提是蛋白合成通路中 mRNA 转录以及翻译增强。有研究证实一种细胞浆受体(AhR)与多环芳香烃的识别有关,关于药物-受体复合物如何易位至细胞核以及基因调节元件如何被激活的相关理论也已有研究。类固醇-维甲酸-甲状腺素受体家族中的一种孕烷 X 受体(PXR)被认为可能参与了多种化学物质诱导的 CYP3A 的激活,它多存在于肝脏和肠黏膜上。另一种受体,结构性激活受体(CAR)认为与苯巴比妥类诱导的酶激活有关。

当P_{450}酶降解减少时,其作用也可增强,如醋竹桃霉素诱导的 CYP3A 酶激活就是该原理。

三、酶的抑制

一些药物也可抑制P_{450}酶的活化。咪唑类药物如西咪替丁和酮康唑与细胞色素P_{450}中的Fe^{2+}离子紧密结合,从而有效地抑制内源性物质(如睾酮)的代谢,同时竞争抑制其他联合用药的代谢。大环内酯类抗生素与普罗地芬(SKF-525-A)都通过 CYP3A 代谢,而后者可与亚铁紧密结合,不可逆地抑制上述酶的活化,从而影响前者的代谢。很多药物代谢产生的中间产物可与P_{450}中的亚铁血红素或载体蛋白结合,甚至导致其裂解或变性,从而不可逆的抑制P_{450}酶的作用。如氯霉素被P_{450}代谢后,其产物可通过烷基化作用反而使得P_{450}灭活。已知的作用于血红素或蛋白而灭活P_{450}的药物包括:类固醇药物乙炔雌二醇,炔诺酮,安体舒通;麻醉药物氟乙烯醚;巴比妥类药物阿洛巴比妥;镇痛镇静药物烯丙基异丙基-乙酰脲,二乙基戊烯及乙氯戊烯炔醇;二硫化碳溶剂;丙基硫氧嘧啶。另外,巴比妥类药物丙烯戊巴比妥钠可通过烷基化 CYP2B1 酶中的血红素或者蛋白基团使其灭活。

四、人肝脏P$_{450}$酶

在人肝脏标本中,通过免疫印迹方法以及特异性标记物将P$_{450}$分为许多亚型,有CYP1A2,2A6,2C9,2C19,2D6,2E1,3A4,3A5,4A11 和 4A7。其中,CYP1A2,2A6,2C9,2C19,2D6,2E1 为主要的亚型,分别占人类总P$_{450}$中的 12%,4%,20%,4%,6% 和 28%。同时它们也是重要的催化药物及外源性代谢物的酶。值得注意的是单个 CYP3A4 与 60% 以上临床处方药的肝脏代谢相关。在体外,具体药物在肝脏代谢所涉及的P$_{450}$亚型可通过特异的功能标记物、选择性P$_{450}$抑制剂或特异的P$_{450}$抗体等方法鉴定。体内试验中,可利用相对选择性的非侵袭性标记物来判断,如通过注射P$_{450}$特异的底物探针,利用呼吸试验或尿液检测一些特异性产物来诊断P$_{450}$亚型。

第五节 Ⅱ相反应

含有功能结构的药物或Ⅰ相代谢产物可与内源性物质耦联或结合形成复合物,一般来说这些复合物通常是没有活性的极性基团,易于排泄。结合过程需有高能量的中介物以及特殊的转移酶参加。这些酶多位于微粒体或胞质溶胶中,它可催化一个激活的内源性物质(如 UDP 衍生出的葡糖醛酸)与药物结合,或催化一个激活的药物(如 S - CoA 衍生出的苯甲酸)与内源性物质结合。由于这些内源性物质都来源于食物摄取,因此营养在调节药物结合反应中起着重要的作用。

药物的结合作用曾经认为是药物的最终灭活反应,因此被称为"真正的解毒"反应。然而随着科学的不断进步,这种认知越来越不被认同。有研究证实一些结合反应产生的一些活性产物反而表现有肝毒性(非甾体类抗炎药的葡萄糖苷化,异烟肼的 N-乙酰化)。

越来越多的证据认为药物的代谢并不总是解毒或排泄的过程,一些复合物转化后的活性中间物反而对多个脏器产生毒性。当母体复合物体内水平较低,体内其他协同底物(谷胱甘肽、葡萄糖醛酸、硫酸盐)产生的解毒过程占主要作用时,其毒性作用可表现不明显。但当体内上述协同底物耗竭后,致毒作用占主导将导致器官毒性甚至癌的发生。此种毒性反应的例子不胜枚举,对乙酰氨基酚诱发的肝毒性就是一个典型。这种药物在治疗剂量(成人 1.2 g/d)以下时是相当安全的。它常被葡萄糖苷化或与硫酸盐结合,产生的代谢物约占总排泄物的 95%。另一种则与细胞色素P$_{450}$依赖的谷胱甘肽结合,结合物为剩余的5%。当对乙酰氨基酚摄入剂量远远超过治疗有效量时,糖脂化及硫酸盐通路完全饱和,细胞色素P$_{450}$途径起主要作用。然而,一段时间后肝脏谷胱甘肽的排除速率快于再生速率,直接导致了毒性的中间产物的蓄积。当细胞内亲核基团如谷胱甘肽缺乏时,上述中间产物(一般认为是 N-羟基化产物或 N-乙酰苯基亚胺基醌)便与细胞内大分子如蛋白反应产生肝毒性。

由于对乙酰氨基酚活性代谢产物的亲电子性能以及它的化学、毒理学特征,引发了有效的解毒剂——半胱胺和 N-乙酰半胱氨酸的发现。当对乙酰氨基酚过量后 8~16 小时内给予 N-乙酰半胱氨酸,可避免机体突发的肝毒性或肝坏死。

其他如非那西丁的肾毒性以及黄曲霉素的肝毒性都可用上述机制来解释。

第六节　药物代谢与临床相关性

为达到有效的血药浓度以及组织浓度,不同患者中给药剂量和给药频率也是不一样的,因为不同个体药物分布以及代谢、排泄速率都不相同。这些差异可由遗传和非遗传因素决定,非基因因素包括年龄、性别、肝脏大小、肝功能、生理节律、体温以及营养和环境因素等。下面我们将讨论临床与药物代谢相关的重要因素。

一、个体差异

药物代谢速率的个体差异由药物本身性能决定。因此,在同种人群中,相同稳态血浆浓度下,一种药物代谢个体间差异可达 30 倍,而另一种药物差异可能只有 2 倍。

（一）遗传因素

遗传因素通过影响机体内代谢酶的水平,一定程度地引起个体代谢水平差异。例如,琥珀酰胆碱在拟胆碱酯酶基因缺乏的个体中代谢是正常个体的 1/2。类似的代谢差异也可见于异烟肼的乙酰化以及华法林的羟基化。异烟肼及类似胺中的慢速乙酰化器缺乏主要与合成酶减少有关,为常染色体隐性遗传,其表型在美国人群中的比例是 50%,较欧洲人高,但较亚洲人要低。

有 3 种药物的代谢差异相关的遗传因素相对典型,已可在一定程度上阐述药物个体差异可能的机制。第一种就是 CYP2D6 依赖的表型多态性,3%~10% 白人由于无效的等位基因而成为慢代谢者,在日本人和中国人中占 1%,它也是一种常染色体隐性遗传。受累个体,CYP2D6 依赖的胍喹啶或其他药物的氧化受到损害。具体的分子机制可能是细胞色素 P_{450} 表达错误,导致无酶催化的药物代谢。最近,有研究发现与药物快速代谢相关的多态基因型,可能由于 2D6 等位基因上 13 个基因的差异造成。这种表型多存在于衣索比亚人和沙特阿拉伯人中,约占 1/3 人群为显型。在这种表型的人群中,为达到治疗水平的血药浓度,2D6 的底物药物(如去甲替林)的给药剂量需增加 2 倍或甚至 3 倍。相反,若给予可待因(另外一种 2D6 底物),其代谢为吗啡的速率较正常者快,吗啡的不良反应如剧烈腹痛常较正常人群多见,具有重要的临床意义。

第二种遗传药物多态性为 CYP2C19 催化的遗传多态性,例如有抗惊厥药物美芬妥英的立体选择性羟基化受损,这种多态性亦通过常染色体隐形遗传,在高加索人和日本人中比例分别为 $3‰\sim5‰$ 和 $18‰\sim23‰$。在正常人群中,(S)-美芬妥英在葡糖苷化和经肾排泄之前,可在苯环的第四个位置被 CYP2C19 羟基化,而(R)-美芬妥英则被 N-去甲基化为苯乙基内酰脲。代谢缺陷的个体,由于缺乏将(S)-美芬妥英羟基化的能力,因此右旋和左旋对映体都被转化为苯乙基内酰脲排泄。这种差异的分子基础主要是 CYP2C19 基因外显子第五位点上单个碱基对的突变(G→A),由此导致剪接位点变性,转录成应答错误的 mRNA 读码框,最终翻译为缩短了的无功能蛋白。但应注意的是在上述基因改变降低了药物的安全性。例如,美芬妥英的低代谢将导致其在正常剂量下镇静、共济失调等不良反应增加。

第三种遗传多态性主要见于 CYP2C9 代谢的药物。该酶有两种氨基酸突变所致的变异体:CYP2C9 * 2 等位基因编码的 Arg144Cys 突变,表现为 P_{450} 还原酶的功能障碍;CYP2C9 * 3 编码具有 Ile359Leu 突变的酶,导致对多个底物的亲和力降低。结果,具有 CYP2C9 * 3 表型的个体对于抗凝药物华法林的耐受性降低,华法林的清除率仅为正常人群的 10%。因此该类人群应用华法林的不良反应(如出血)明显增加,其他经 CYP2C9 代谢的药物如苯妥英钠、氯沙坦、甲苯磺丁脲以及一些 NSAIDs 药物应用的不良反应也随之增加。

其他药物代谢的遗传多态性也有所研究,有研究分析了多个家庭血统,研究茶碱代谢个体差异,显示了该药代谢存在遗传多态性并可具有隐性遗传特性。同时氨基比林(解热镇痛药)、羧甲半胱氨酸等药物代谢都具有遗传多态性。

尽管药物氧化作用的遗传多态性多由于特定细胞色素 P_{450} 酶的变异,但也可发生于其他位点。如三甲胺氧化作用的遗传多态性,大多因黄素单加氧酶代谢差异导致,因此非 P_{450} 依赖的氧化酶的遗传变异也参与了遗传多态性的机制。肌松药物的代谢动力学也受到遗传因素影响,琥珀酰胆碱和美维松均需要体内的假性胆碱酯酶代谢消除,如果表达假性胆碱酯酶的基因发生突变(杂合,单个等位基因)会导致假性胆碱酯酶蛋白 70 位氨基酸由天冬氨酸变为甘氨酸,那么琥珀酰胆碱和美维松的作用时间较正常延长 $6\sim13$ 倍,如果基因是纯合(双等位基因),那么珀酰胆碱和美维松的作用时间为正常的 60 倍,从而严重影响肌松药的效果。

（二）饮食和环境因素

饮食和环境因素也与药物代谢的个体差异相关。炭烤食物和十字花科蔬菜(白菜、甘蓝、花椰菜、芥菜、萝卜等)可诱导 CYP1A 酶的活化,而葡萄柚汁则抑制 CYP3A 对其他合并用药的代谢。吸烟者较非吸烟者对某些药物的代谢要快,主要由于其对特定酶的诱导。接触灭虫剂的工人代谢特定药物的速度加快。对于治疗指数窄的药物,这些差异将导致其有效剂量和安全剂量难以评定。

（三）年龄和性别

小儿或老年人药物的治疗的效应和毒性敏感性较成人增加,这种年龄相关性可能与药物的吸收、分布或排泄过程都有关,哺乳动物青春前期以及衰老期药物代谢速率明显降低,可能与药物代谢酶活性降低有关,也可能与内源性协同因子有效性降低有关。在人体也有相似作用,但尚缺乏有力证据。

性别对药物代谢差异的影响仅在大鼠中有所研究,成年雄鼠对药物代谢的速率较成熟雌鼠或青春前期雄鼠快,这可能与雄性激素差异有关。也有一些临床研究认为人体对特定药物(酒精、普萘洛尔、地西泮、雌激素和水杨酸类)的代谢也有类似性别差异。

二、药物间的相互作用

有些底物由于亲脂性相对较高,不仅可选择性地与特定酶结合,也可非选择性地与内质网膜上的脂质结合。因此,这些底物可诱导微粒体酶活化,同时可竞争性抑制其他兴奋性药物的代谢。

可诱导酶活化的药物包括不同镇静催眠药、镇静剂、抗惊厥药和杀虫剂。服用上述药物的患者,需要更大剂量华法林才可维持足够长的凝血酶原时间。另一方面,患者若突然停用上述药物,华法林的代谢将明显减少,血药浓度增高导致出血等不良反应明显增加。另外,抗精神病药物或镇静药物与避孕药联用、镇静药与抗惊厥药联用、酒精与降糖药联用均可出现类似的相互作用。

值得注意的是药物诱导酶活化后,不仅可增加其他药物的代谢也可增加自身代谢。因此,持续应用某些药物导致其自身代谢明显增强,作用减低即出现药代动力学上所称的药物耐受。

相反,同时联用两种或两种以上的药物将导致其中代谢相对较慢的药物排泄受碍,从而其作用时间延长。药物竞争性抑制或药物介导的不可逆酶灭活都将导致所用药物血浆浓度增加,在治疗窗较窄情况下不良反应增加。例如,别嘌醇通过竞争性抑制黄嘌呤氧化酶,从而增加硫嘌呤的作用,延长其作用时间。因而,为避免硫嘌呤所引发的骨髓不良反应,与别嘌呤合用时应适当减少其用药剂量。类似地,胃溃疡治疗药物西咪替丁可增强抗凝药或镇静药的药理学作用。单次给予西咪替丁可使甲氨二氮草的代谢减少 63%,但其停药后 48 h 内该作用可完全逆转。若药物(如过量的司可巴比妥或双乙基戊烯)不可逆地将代谢酶灭活,其联合用药或自身的代谢将明显受损。

三、药物与内源性复合物间的相互作用

多种药物在 II 相结合反应时需有内源性底物的辅助才能灭活,包括谷胱甘肽、葡萄糖醛酸和硫酸盐。在此情况下,不同药物有可能竞争相同的内源性底物,快速反应的药物很快耗尽内源性化合物后,导致慢速反应的药物灭活减慢。若后者量效曲线较陡峭或治疗窗较窄,其药理学作用或毒副作用都将增强。

四、影响药物代谢的疾病

损害肝脏结构或功能的某些急性或慢性疾病都可显著地影响一些经肝脏代谢的药物生物转化。这些疾病包括脂肪肝、酒精肝、活动或慢性的酒精性肝硬化、血色素沉着症、慢性活动性肝炎、胆汁性肝硬变及急性病毒性或药物性肝炎。随着疾病严重程度不同,将不同程度地影响肝脏药物代谢酶,尤其是微粒体氧化酶,从而显著地影响药物排泄。例如,在肝炎患者中,使用与正常人相同剂量地西泮,将导致其半衰期延长,作用增强,有可能导致昏迷等不良反应发生。

药物的代谢是血流依赖时,心血管疾病由于进入肝脏血流减少,药物的吸收减少。对有非常高的转化速率(摄取率>0.7)的药物,肝脏血流是其清除速度的决定因素(表6-1)。肺疾病也可影响药物的代谢,如慢性肺功能不全患者,普鲁卡因和普鲁卡因胺的水解作用受限;肺癌患者,安替比林的半衰期延长。重金属中毒或卟啉病可使得代谢酶活性下降或形成减少,导致药物代谢减慢。例如,人体铅中毒可引起安替比林的半衰期延长。

表 6-1　血流依赖的肝脏代谢药物

烯丙洛尔	利多卡因
阿米替林	哌替啶
氯甲噻唑	吗啡
去甲丙咪嗪	喷他佐辛
丙咪嗪	丙氧酚
异烟肼	拉贝洛尔
维拉帕米	普萘洛尔

内分泌功能不全对药物代谢的影响在实验动物模型中已有相当研究,但在人体的报道还较罕见。甲状腺功能不全可能与某些药物或内源性复合物的代谢改变有关。甲状腺功能减退可延长地高辛、甲巯咪唑、普拉洛尔等的半衰期,而甲状腺功能亢进症则有相反作用。一些临床研究认为糖尿病对药物代谢无明显影响,而在雄性大鼠中应用致糖尿病的药物如链唑霉素,会导致一些药物代谢受限。此作用可被注射胰岛素而逆转,尽管胰岛素对肝脏代谢无直接作用。当垂体、肾上腺皮质或性腺功能失常时,大鼠肝脏代谢药物功能也将损害。根据上述实验可推测内分泌功能受损在人体中也可能有类似作用,但至今无足够证据。

近年来,随着细胞分离技术以及分子生物学技术的进步,对药物生物转化相关的酶的研究已经进入了分子阶段。深刻了解药物生物转化过程,研究药物药理毒理学作用以及相关基因调控机制,对麻醉工作中科学评价药物、合理应用药物、避免药物间不良反应、提高临床医疗质量有显著的帮助。

(徐建国　朱娟)

参考文献

1 Correia MA. Drug Biotransformation. In：Basic and Clinical Parmacology. McGraw-Hill,2001:51～63.

2 Correia MA,Ortiz de Montellano P:Inhibitors of cytochrome P$_{450}$ and possibilities for their therapeutic application. In：Frontiers in Biotransformation,vol8. Ruckpaul K. Taylor&Francis,1993:74～146.

3 Guengerich FP：Role of cytochrome P$_{450}$ enzymes in drug-drug interactions. Adv Pharmacol,1997, 43:7～35.

4 Ortiz de Montellano PR,Correia MA:Inhibition of cytochrome P$_{450}$ enzymes. In:Cytochrome P$_{450}$: Structure,Mechanism and Biochemistry,2nd ed. Plenum Press,1995:273～314.

5 Palmer SN,Giesecke NM,Body SC,et al. Pharmacogenetics of anesthetic and analgesic agents. Anesthesiology,2005,102(3):663～671.

第7章 药物基因学

药物基因学是一门新兴的交叉学科。随着现代药学的发展,传统的医药理论正在面临着一场根本性的革命,即从目前传统的药物生产和应用,主要依据患者群共性的思路,走向根据不同的人群,甚至不同家族或个体的遗传特征来设计与应用,这就是医药的个体化或家族化。而药物基因学能够解决医药个体化正是由于任何两个人之间没有完全相同的基因信息,即便是同卵双生的双胞胎。

第一节 药物基因学的概念和意义

早在20世纪50年代,人们就发现临床上年龄、体重、身体状态、肝肾功能等基本相似的患者,应用相同剂量药物后可出现不同的血药浓度;而相同的血药浓度在不同患者体内药效也不同。人类的这种药物反应差异取决于遗传因素与非遗传因素(患者性别、年龄、内脏功能和疾病性质等),其中前者占主导地位(估计在药物代谢与药效变异中有20%~95%是由遗传因素决定的)。由于编码药物代谢酶、转运蛋白或药物靶蛋白(受体)的基因存在遗传多态性,并对药物代谢和处置等产生明显的影响,因此药物总的药理作用是由多基因控制的。随着人类基因组研究的迅猛发展,大批人类基因相继被发现,同时获得大量信息,开辟了药物遗传学研究的新领域——药物基因学(Pharmacogenomics)。

它应用基因学的信息和研究方法,通过分析DNA的遗传变异,监测基因表达谱,从而阐明药物反应差异在遗传学层面的本质。它是一门研究影响药物吸收、分布、代谢、排泄、作用等个体差异的基因特性,即决定药物行为和敏感性的全部基因的新学科。在这一新兴领域内,主要阐明药物代谢,药物转运和药物靶分子的基因多态性与药物不良反应之间的关系。药物基因学也是研究基因变异导致不同患者对药物的不同反应,并在此基础上研制及寻找新的药物或新的用药方法。有关麻醉药和镇痛药的药物基因学研究目前也取得了一定进展。

第二节 药物基因学的研究内容

药物基因学的主要研究包括:基因多态性(药物代谢酶、药物转运蛋白、药物作用靶点的基因多态性);药物在基因水平的效应;基因对药物作用的影响,特别是基因突变对药物吸收、代谢、药效与安全性的影响;基因突变对等位基因多态性与药物反应多态性之间的内在联系;基因治疗,即根据已知的蛋白质结构与功能,针对性地合成药物(如小分子化合物)和抑制与疾病有关的蛋白质;以及如何对个体药物的反应进行预测及提高药物的特异性等。

一、药物代谢酶的基因多态性

人类存在着 30 多个药物代谢酶家族,几乎每个酶家族都存在遗传变异性,因此同一种药物对具有不同遗传型的个体可能产生不同的效应。有的人比较敏感,药效就明显增强,甚至容易发生毒副作用;也有的人不敏感,则耐药性较强,且药效不佳。药物代谢酶的遗传多态性在不同民族可能存在巨大的差异,其中许多变异型基因产物(酶)的功能发生变化,影响了药代动力学,导致异常的药物反应。

大约在 40 年前就已经发现一种药物代谢反应障碍性疾病——琥珀酰胆碱敏感。琥珀酰胆碱是肌肉松弛剂,静脉滴注后在体内很快被丁酰胆碱酯酶水解而失效,但在 1/3 500 的白种人中具有非典型丁酰胆碱酯酶,它的活性低,不能及时降解琥珀酰胆碱,导致药物长时间作用于神经肌肉接头,引起肌肉麻痹和甚至是窒息。几乎在同一时期又有报道一种抗结核药——异烟肼 N-乙酰化代谢异常,致灭活缓慢,影响治疗效果。上述这些例证都是由于遗传基因发生变异,引起蛋白质(酶)异常,从而导致药物代谢(生物转化)改变所致。

细胞色素 P-450 酶系是催化药物代谢反应的最重要酶系,在药物代谢中具有重要的作用。例如编码细胞色素P_{450} 2D6 的基因(CYP2D6)存在遗传多态性。并因此对抗高血压药异喹胍(debrisoquin)和抗心律失常药金雀花碱(sparteine)的氧化代谢产生很大的影响。CYP2D6 存在两种表型:强代谢型(EM)和弱代谢型(PM)。在弱代谢型个体 CYP2D6 酶活性低,在使用上述药物时,不能被迅速氧化,过量用药将导致中毒。弱代谢型为常染色体隐性遗传。这种遗传多态性存在种族差异,大约 5%~10%白人为弱代谢型,在黄种人中弱代谢型频率较低(约为 1%)。目前已鉴定出 75 种 CYP2D6 等位基因,包括 SNP、单个碱基突变、缺失、RNA 剪切改变等。细胞色素P_{450} 2C9 介导华法令的羟化代谢,它也存在遗传多态性,其中 CYP2C9*2 和 CYP2C9*3 等位基因酶与野生型个体相比,对华法令的内源性清除率(Vmax/Km)分别要降低 5 和 25 倍,在美国籍非洲人中发现的 CYP2C9*5 酶,对 S 华法林 7-羟化作用中内源性清除率比野生型降低 31 倍。CYP2C9*1/*11 个体与野生型相比对华法令的维持剂量减少 33%。

　　硫嘌呤类药物（巯基嘌呤和咪唑硫嘌呤）是嘌呤抗代谢物，临床上用作免疫抑制剂和治疗恶性肿瘤如急性淋巴母细胞性白血病。硫嘌呤的代谢由硫嘌呤 S-甲基转移酶（thiopurine S-methyhransferase，TPMT）催化 S-甲基化反应。在白种人中根据红细胞中 TPMT 的活性水平可分为 3 种类型：大约 90% 的人具有 TPMT^H/TPMT^H 纯合子酶，活性最强；0.3% 的人具有 TPMT^L/TPMT^L 纯合子酶，活性低或无活性；10% 的人具有 TPMT^H/TPMT^L 杂合子酶，有中等活性。TPMT 酶活性水平为常染色体共显性遗传。在 TPMT 酶活性低或无活性的患者接受常规剂量的嘌呤之后，极大地增高活性代谢物（6-硫代鸟嘌呤）浓度，同时增加致命危险、药物诱导的骨髓抑制。在临床上可以根据患者药物遗传特点，实施合理用药。如对遗传性 TPMT 活性低的患者，减少硫嘌呤药量，避免发生药物毒性反应。相反对 TPMT 活性高的患者给予较大剂量才能收到疗效。TPMT 基因由 10 个外显子组成，最常见的 TPMT 低活性变异型为 TPMT*3A，与野生型 TPMT（高活性）不同，发生两个点突变：G460（Ala154Thr）和 A719G（Tyr240Cys）。这些变异型 TPMT 迅速被降解，TPMT 活性低。这种变异型的频率在白种人约为 4%，在亚洲人较罕见。

二、药物转运蛋白的基因多态性

　　细胞膜上的转运蛋白在调控药物吸收、分布和排泄中起重要作用。ATP 结合家族中的一个成员 P-糖蛋白是一种膜转运蛋白，它是由人类 ABCB1 基因（也称多药耐药基因 MDRI）编码。P-糖蛋白首先在肿瘤细胞中被发现，是使肿瘤细胞对抗癌药物产生多耐药现象的原因。P-糖蛋白在许多组织中表达，能将生物异源物质和代谢物排至尿、胆汁和小肠腔中。它的主要作用机制是，依赖能量从细胞中外排一些物质，包括胆红素、某些抗癌化疗药物、强心苷、免疫抑制剂、糖皮质激素、人免疫缺陷病毒（HIV）I 型蛋白抑制剂等。P-糖蛋白转运的药物不能通过血脑屏障，可限制毒物进入脑内。吗啡对 P-糖蛋白基因敲除小鼠的镇痛作用要比野生型小鼠强，所以 P-糖蛋白可能限制了吗啡进入中枢。

　　MDRI 基因位于染色体 7q21。编码产物是 170 kDa 磷酸化和糖基化的蛋白质-P-糖蛋白。在人类 MDRI 基因已发现多种突变，其中两个单核苷酸多态性改变了药物的分布，从而影响药物作用。一个是位于 26 外显子中的一个同义单核苷酸多态性（single nucleotide polymorphisms，SNP）（不改变氨基酸编码的单个核苷酸多态性），3435C/T 编码的氨基酸不发生改变。白种人中其纯合 TT 型发生频率为 28.6%，纯合突变型（TT）个体，P-糖蛋白在十二指肠内的表达比纯合野生型（CC）人群约低一半，转运底物的能力明显降低，药物在血液中的浓度显著增高，药效增强。口服 P-糖蛋白的作用底物地高辛以后，药物在纯合突变型个体的血浆中保持较高的药物浓度，药效增强。

　　还有一种非同义的 SNP（可引起一个氨基酸改变），即外显子 21 中的 2677G/T，导致编码的氨基酸改变 Ala893Ser(893 位上的丙氨酸变为丝氨酸),引起糖蛋白的功能变化,它与同义的 SNP3435C/T,紧密连锁,这 2 个单个核苷酸多态现象遇在一起,3435C/T 多态现象是否具功能上的重要性,或者仅与引起外显子 21 多态性有关,仍不清楚。总之,2677G/T 多态性 SNP 在体外能增强 P-糖蛋白的转运作用,而且进一步研究表明,其他转运因子在内源性物质转运方面也起到重要的作用。

三、药物作用靶点的基因多态性

大多数药物主要是通过与特异的靶蛋白作用来实现其药理作用,主要靶点包括受体、酶或蛋白,主要的机制是影响细胞信号转导、细胞周期控制以及影响其他细胞事件。分子生物学研究表明,许多药物靶点的基因编码具有多态性。药物靶蛋白的遗传多态性对于药物作用有明显的影响。目前已发现 25 种以上药物靶蛋白的遗传变异型影响了药物效应。

现以人 β_2 肾上腺受体的遗传多态性为例说明其对药物反应的影响。人 β_2 肾上腺受体由 ADRB2 基因编码,该基因定位于 5q31~32,长度约 1.2 kb,基因结构中无内含子,共表达 413 个氨基酸,ADRB2 基因存在 13 个 SNP,其中 3 个 SNP 多态性影响了 β_2 受体的功能:Arg16Gly,Gln27Glu,Thr164Ile。前两种 SNP 比较常见,等位基因的频率约为 0.4~0.6。Arg16Gly 是 ADRB2 基因的第 46 碱基点突变 A-G(46A/G)导致受体蛋白第 16 位氨基酸发生 Arg16Gly,即精基酸置换甘氨酸。Arg16Gly 在人群中发生频率较高。研究表明人体持续给予 β_2 受体激动剂可引起 β_2 受体表达下调,结果导致对该类药物的不敏感。野生型 Arg16 纯合子细胞 β_2 受体激动剂所致受体表达下调,但不会引起受体向下游传导信号的障碍。在长期暴露于 β_2 受体激动剂后,具有 Gly16 的个体因 β_2 受体表达下调明显而容易对药物产生耐受。

Gln27Glu 是 ADRB2 基因在第 79 位碱基的 C-G(79C/G),引起 β_2 受体蛋白第 27 位氨基酸由 Gin 置换成 Glu,这一多态性在人群中也很普遍。与 Arg16Gly 相比,Gin27Glu 的功能改变刚好相反,Glu27 突变型受体阻止 β_2 受体表达下调。Glu27 受体能减弱支气管收缩药物对支气管的作用。例如具有 Glu27 受体的哮喘患者对甲基胆碱所诱发的支气管收缩作用减弱,同样对 β_2 受体激动剂(如异丙肾上腺素)具有较低的血管反应性。在一项同时检测 Arg16Gly 及 Gln27Glu 多态性与重度心衰预后关系的研究中,发现 Gly16 纯合子的生存率显著低于其他基因型个体的生存率,而 Glu27 纯合子患者的生存率则较高,这可能与 Gly16 增加,Glu27 降低血管反应性有一定关系。所以 β_2 受体的遗传多态性可能是影响心血管疾病的发病程度、药物疗效与预后的重要遗传因素之一。

Thr164Ile 是 ADRB2 基因在第 491 位碱基 C-T(491C/T),导致受体蛋白 164 位氨基酸 Thr-Ile。这种突变在人群体发生率较低,突变等位基因的频率大约为 2.5%,纯合子极为罕见。体外细胞重组表达研究 Thr164Ile 不影响激动剂所致的受体下调,但使 β_2 受体与一些激动剂的外亲和性下降,影响受体与腺苷酸环化酶的偶联,其临床意义还不清楚。

第三节　药物基因学的应用

药物基因学可为药物发现与开发提供良机;为发现和分析遗传差异提供新的方法;同时可为发现临床上具有潜在效应和毒性化合物。检测与疾病相关的遗传多态性,对药物个体化和经济治疗和为个体寻找有新的靶点药物开辟了广阔的前景。药物基因学将在药学领域研究中,特别是在药物作用机制,药物代谢,提高药物疗效及药物开发方面发挥重要作用,并将从根本上改变药物临床治疗模式和药物开发方式。

一、在新药开发中的应用

利用药物基因学根据不同的药物效应对基因进行分类,有可能大大加速新药的开发过程。

（一）药物基因学可以直接加速新药的发现

由于利用药物基因学可大规模发现新一代遗传标记物（单碱基多态性）,并将其迅速应用于群体,可使流行病遗传学大大推进多基因遗传病与常见病发生机制的基础研究。其研究成果,为制药工业提供新靶点。

（二）可以增加开发新药的成功率

一般传统的筛选方法成功率约在 50%,批准上市时间在 10 年左右。而利用药物基因学筛选的成功率高得多,需要的时间也短。这是因为对于每一个药物,大约有 10%～40% 对人无效,对百分之几或更多的人有不良反应,而利用药物基因学的理论可以事先预见结果或筛选试验人群,因而其成功率就高。

（三）利用药物基因学可重新估价未通过药检的新药和减少参试人群数量

设计临床试验时可以筛选代表性人群,甚至可以改变临床试验模式。在临床试验前可以利用靶基因筛选的新的化学实体,筛选出最好的化合物。在进入临床时,可选出该基因型患者进行临床观察。对已上市的,但因其不良反应而较少应用的药物,可用药物基因学来鉴别无不良反应的基因型患者,明确使用范围。

总之,药物基因学使药物开发过程,从基因-受体-药物有更可靠的依据,即从各种受体超基因家族中分离得到第一代基因,对 DNA 序列在基因水平进行分离,从而为药物设计提供新的生物学基础。它在研究应用中建立的新方法,可以借鉴或用于药物筛选的过程,并创造新的活性药物和后选药物的评价体系,提高药物的筛选率和成功率。

二、在合理用药中的应用

合理用药的核心是个体化给药,而不是用统一的模式给药。目前主要的方法是测定药物血药浓度,用药动学原理计算出药动学参数,从而来设计个体化给药方案。这对于血药浓度与药效相统一的药物是可行的,临床上常出现的是,两患者诊断相同,同一药物治疗,血药浓度相同,但疗效却大相径庭。而研究基因突变与药效关系的药物基因学可以解决此类问题。

基因多态性决定了患者对药物不同反应,因此根据患者的基因组特征优化给药方案,实现药物个体化治疗,并可同时减少药物治疗的费用和风险,降低患者的治疗成本。利用药物基因学的基因差异,设计出有针对性,并且有效到百分之百药物。

药物基因学的快速发展使得根据患者特有的药物的代谢、清除、反应的遗传能力来选择药物和决定其应用药剂量成为可能。今后传统的治疗的模式将会改变,实现个体化治疗。

三、在慢性疼痛基因治疗中的应用

慢性疼痛,特别是顽固性疼痛、癌痛等难治性是严重影响患者健康的一组综合征,由于其发病机制仍不清楚,缺乏特异性的治疗方案。目前临床常用的药物治疗主要通过疼痛传导通路中的受体-配体作用机制,虽然能够获得一定的治疗效果,但是容易发生耐受或成瘾等不良反应,严重限制了药物的长期治疗效果。随着药物基因学和疼痛学研究的发展,基因治疗,作为主要针对肿瘤和遗传性疾病的治疗方法,目前也被引用于疼痛的治疗,可为慢性疼痛的治疗提供一种新的治疗方法。其针对体细胞遗传物质改变导致的蛋白表达异常所引发的疾病,具有特异性的治疗效果。

在已有的疼痛基因治疗方案中,主要是模拟受体配体药物治疗系统作用方式,通过特定的外源性载体导入特定的目的基因,上调抗痛蛋白分子的表达或抑制致痛蛋白分子的表达,从而改变疼痛信号转导通路中受体或配体的质或量,以及改变神经元细胞可塑性,达到控制疼痛的目的。与传统的治疗方案相比,基因治疗具有效果明确,操作简单,持续时间长等优点,但是也存在着治疗系统制备困难,载体安全性和基因转导效率低下,表达难以调控等缺点。

(一)载体

早期基因治疗载体包括病毒载体如疱疹病毒、腺病毒、腺相关病毒等,但它们在神经毒性、免疫源性、致畸性方面都存在重大安全隐患。新型载体包括腺病毒载体(如空壳腺病毒)、腺相关病毒、慢病毒(HSV2)等不仅能够长期表达目的基因,而且大量动物实验未发现有明显的安全性问题。而随着干细胞培养技术的发展,新型的细胞载体的研发和生产也逐渐成熟。尤其随着纳米技术的发展,使纳米载体也成为可能。

就腺病毒载体而言,它属于双链 DNA 病毒,优点是能感染分裂和非分裂细胞,高滴度制备容易,对人体的毒害作用轻微。缺点是免疫源性强,目的基因表达时间短。新型非增殖型腺病毒主要针对病毒本身复制基因以及病毒表面外壳蛋白的改造,以降低病毒蛋白的表达,延长基因表达时间,减少免疫反应程度,如剔除全部病毒基因组而只保留病毒包装所需基因的空壳(gutless)载体,可以明显降低腺病毒的免疫源性,使转基因表达长达一年左右,虽然目前该种病毒的包装生产技术仍未取得突破,但是,随着生产技术的提高,该病毒将很快成为慢性疼痛治疗理想载体。另外,利用整合病毒如 AAV 和逆转录病毒的相关元件与腺病毒基因组重组构建的嵌合病毒,有效整合人体染色体,保证目的基因的长期表达。而其他型的腺病毒(如 11 型或 35 型腺病毒)或动物源性的腺病毒载体也正在研究中。

（二）目的基因

理论上各种疼痛相关分子的编码基因或反义基因都可以作为目的基因使用,但是,从早期的阿片肽基因、interleukin 基因、反义核苷酸、神经生长因子,到近年来出现 RNA 干扰基因、神经营养因子基因、人工融合阿片肽基因等新类别,比较明确的进行临床前期研究的只有神经营养因子基因 GDNF,而且并不是针对慢性疼痛的治疗,因此,慢性疼痛的目的基因选取需要考虑基因药物的效能,最具开发前景的是以下两类目的基因。

1. 阿片肽基因

已发现的阿片肽家族中脑啡肽、β 内啡肽和内吗啡肽的编码基因或人工融合基因,已经被用于基因治疗的动物实验。尽管目前仍然缺乏相关临床试验的依据,但是从阿片类药物的治疗效果推断,阿片肽基因治疗必然是疼痛治疗的优先选择。相对于脑啡肽的药理效能,β 内啡肽对 μ 阿片受体的亲和力更高,因此,镇痛效果更佳。但是 β 内啡肽的表达需要特殊的翻译后加工酶,因此,直接转染天然的编码基因 POMC 基因可能有一定的表达,但是镇痛效果仍需要更多的研究证实,BeutlerAS 研发的 prepro-β-endorphin 融合基因可以促进非神经内分泌细胞表达 β-endorphin,多个实验证实通过脊髓椎管内注射该基因治疗系统可以有效抑制神经痛痛觉过敏或超敏,由于这种方法类似于椎管内阿片类药物注射,所以更为接近临床实际,具有很好的开发前景。

2. GDNF 基因

GDNF 对神经元有营养及修复功能,其在退变性神经元病中则表达降低,提示损伤使神经元对 GDNF 的需求增加,因此,通过基因治疗方式可以减轻神经元的损伤。特别是对于多巴胺能神经元的损伤具有较好的效果,其次对于脊髓损伤和感觉、运动神经元疾病都具有一定的治疗效果。采用重组逆转录病毒携带 GDNF 基因通过上脊髓内注射,发现其对神经结扎模型大鼠神经痛具有部分逆转作用。而目前研究最多的是 AAV(属于微小病毒科)携带的 GDNF 基因治疗帕金森病已经取得临床实验成功。

（三）靶向性和表达调控

新型的基因调控开关的应用,使原来单纯由载体本身携带启动子控制基因表达,转变为通过外源性开关诱导药物的合理使用,控制基因药物的合理浓度,达到临床需要的治疗效果。目前已经发明的几种基因开关包括四环素类调控系统、脱皮激素类诱导系统、FK506调控系统、纳巴霉素诱导系统、RU486诱导系统。其中四环素类调控系统目前在神经系统基因治疗研究中应用相对广泛,包括 tet-on 和 tet-off 系统,它的诱导剂包括四环素或强力霉素。但是,基因开关目前存在一个明显的缺陷就是诱导剂不良反应大,诱导效率低下,将来能否应用于临床镇痛研究还需要更多的研究。其次,通过对控制目的基因表达的启动子的改造或目的神经元特异表达载体系统,从而提高目的基因表达的靶向性,在局部神经元内获得高表达,避免载体系统的非特异性感染导致的可能并发症。而针对调控元件的改造可以更为特异性的在某些细胞类型内控制表达,也具有避免非特异性感染导致的并发症。此外,与传统治疗方法的联合应用,可以有效增强治疗效果,延长镇痛时效,同时减少各自的不良反应。如脑源性神经营养因子基因治疗可以较少吗啡的用量,同时减缓吗啡耐受的发生。

目前疼痛基因治疗停留于动物试验阶段,但是某些基因治疗系统已成功应用于类风湿性关节炎和神经系统疾病的临床个案报道,预示着疼痛基因治疗将成为现实。2007 年腺相关病毒介导的 GAD 基因治疗帕金森病已获临床成功,标志着疼痛基因治疗在不久就将进入的临床试验阶段。

第四节 药物基因学的新进展

一、生物芯片技术在药物基因组学中的应用

生物芯片(Biochip)主要包括基因芯片(Gene-chip)和肽芯片(Peptidechip),是将大量不同种类的探针分子高密度地排布于支持物上,然后与标记分子进行杂交,通过检测标记分子杂交信号的强度及分布,对靶分子的序列和数量进行分析,从而达到一次实验检测多项指标的目的。生物芯片是近年来高新技术领域中极具时代特征的重大进展,它可以对基因、配体、抗原等生物活性物质进行高通量的快速检测和分析,在基因测序、突变检测、病原诊断等方面有着巨大的应用价值。

如何分离和鉴定药物的有效成分是目前中药产业和西药开发遇到的重大问题,基因芯片技术是解决这一障碍的有效手段,它能够进行大规模筛选,且通用性强,并能从基因水平解释药物的作用机制,即可以利用基因芯片分析用药前后机体的不同组织、器官基因表达的差异。如果再以 mRNA 构建 eDNA 的表达文库,并用 eDNA 表达文库得到的肽库制作肽芯片,则可以从众多的药物成分中筛选到有效成分。利用 RNA、单链 DNA 有很大的柔性,能形成复杂的空间结构,更有利于与靶分子相结合的特性,可将核酸库中的 RNA 或单链 DNA 固定在芯片上,然后与靶蛋白杂交,形成 RNA -蛋白质或 DNA -蛋白质复合物,从

而筛选特异的药物蛋白或核酸。由此看来,芯片技术和 RNA 库的结合在药物筛选中将得到广泛应用。芯片用于大规模的药物筛选研究可以省略大量的动物试验,缩短药物筛选所用时间,从而节省新药开发经费,并且可对由于不良反应而遭放弃的药物进行重新评价,选取适用的患者群,实现个性化治疗。生物芯片技术使药物筛选、靶基因鉴别的速度提高,成本降低。基因芯片药物筛选技术工作目前刚刚起步,国外很多制药公司正开始建立表达谱数据库,从而为药物筛选提供各种靶基因及分析手段。这一技术具有很大的潜在应用价值。

二、生物信息学在药物基因组学中的应用

生物信息学对基因组范围内的数据信息处理、开发和利用起着至关重要的作用。生物信息学可以定义为采用数学的方法,通过计算机对生物学实验数据的采集、处理、储存、分类、分析和阐明,获得有关生物信息学的一门学科。它包含了数学、计算机学和生物学的工具和技术,其目的是理解不同生物实验数据的生物学意义并用以指导实验。在人类基因组中,估计有 300 万～1000 万个单核苷酸多态性(SNPs)。对于如此巨大的数目,用生物信息学手段和计算机学自动识别方法相结合,并充分利用 DNA 信息数据库,能够简便、有效、价廉地发掘出具有应用价值的 SNPs。

生物信息学对基因表达组织定位作出了重要贡献。基因组研究的启动提供了大量可作为研究目标的药物潜在作用靶标,基因表达组织定位是靶标确立中十分重要的一个方面,生物信息学对基因表达组织定位的贡献是能对源于不同文库的表达序列标签进行计数,发现那些只限于在某些特定的组织中大量表达的基因。了解基因在何时何处表达,对认识基因的功能将有非常重要的意义。目前,制药工业已将基因组学作为发现药物靶点的重要工具之一,可以更好地在靶点发现的早期阶段进行位点的筛选和确定,以便在药物开发过程中更早、更快地找到更佳的药物作用靶点,减少研发时间和所需临床试验病例的数量,同时有助于对靶的定性和功能等特性的理解,以便利用靶点进行研究。

第五节　麻醉镇痛药的药物基因学

一、神经肌肉阻滞剂

琥珀胆碱和美维库铵的代谢主要由血浆假性胆碱酯酶(即丁酰基胆碱酯酶)水解,因而其药效与遗传因素有关。丁酰基胆碱酯酶基因变异可使药物的肌松作用时间具有显著的个体差异。正常情况下,静脉注射琥珀胆碱 1.0～1.5mg/kg 后,肌肉功能完全恢复的时间是 5～10 min。但是,如果丁酰基胆碱酯酶 Asp70Gly 多态性杂合子(单个等位基因)表达,

会导致血浆丁酰胆碱酯酶活性降低,这类患者在注入琥珀胆碱后神经肌肉功能恢复要延长 3～8 倍,而丁酰基胆碱酯酶 Asp70Gly 多态性的纯合子(双:等位基因)表达,则使肌肉功能的恢复延长更多,可比正常等位基因个体恢复时间延长 60 倍。同样,美维库铵也可出现这种情况。所以,在使用琥珀胆碱和美维库铵后,有些患者肌力迟迟不能恢复而需长时间的机械通气或辅助呼吸,可能是因为这类患者携带了异常的丁酰基胆碱酯酶等位基因-6。所以,预先检测患者的丁酰基胆碱酯酶基因型,可以避免使用这些药物或谨慎地对待这些患者,可以减少上述的呼吸恢复时间意外延长的发生。

二、苯二氮䓬类药

许多苯二氮䓬类药被肝脏细胞色素P_{450}酶代谢生成多极性的代谢产物,由胆汁或尿中排泄。地西泮在细胞色素P_{450}酶 CYP2C19G681AA 等位基因多态性纯合子个体的半衰期是正常等位基因(G)纯合子个体的 4 倍,可能是因为前者显著降低了 CYP2C19 的代谢活性。A 等位基因杂合子个体,体内地西泮的半衰期介于两者之间。这些基因变异在临床上表现为:注入地西泮后,患者长时间处于镇静及无意识状态。与地西泮相比,咪达唑仑的临床反应与遗传因素的关系一般。虽然 CYP3A4 和 CYP3A5 基因多态性研究表明,咪唑达仑的清除率减少与之有关,但是这些多态性的临床意义不大。

三、吸入麻醉药

氟烷、甲氧氟烷、安氟醚、异氟醚、七氟醚的代谢主要在肝脏,由 CYP2E1 催化。其中,甲氧氟烷的去氟代谢还有 CYP1A2、2C9/10 和 2D6 参与。这些麻醉药大部分以原形从肺呼出,小部分经去氟代谢从肾排泄。去氟代谢生成的无机氟化合物在血中浓度过高时会引起亚临床肾中毒,甚至肾功能衰竭。氟烷和安氟醚的去氟代谢可以生成有机氟化合物并能与肝蛋白结合引起特异性肝坏死。氟烷诱导的肝炎是由于氟烷 CYP2E1 酶代谢物触发的免疫反应所致。氟烷诱导的肝炎发生率大约是 1/10 000。虽然家族发病的趋势表明具有遗传性,但是其遗传机制还不十分清楚。

吸入麻醉剂的遗传药理学研究主要集中在寻找这些药物不良反应的遗传因素,如恶性高热综合征(malignant hyperthermia,MH),它可被吸入麻醉剂或静脉注射琥珀酰胆碱所触发,是一种骨骼肌高代谢失调综合征,体温可高达 43℃ 甚或更高。儿童中 MHS 易感者的发生率大约 1/15 000、成人中约为 1/50 000,但是 MSH 的发生不仅限于易感人群,所以 MHS 实际的发病率可能更高。儿童的发病率比成人更高,这表明 MHS 是一种复杂的遗传性疾病。MHS 的遗传药理学研究已经发现了 RYR1 基因变异和 MSH 的关系,大约 50% 的病例涉及该基因的突变。RYR1 基因表达骨骼肌肌浆网膜上的电压门控钙离子通道的主要部分,此部分是促使钙离子释放引起骨骼肌收缩的关键结构,至今已发现超过 50 个不同的 RYR1 基因突变位点,它的变异是临床发生恶性高热的根本原因。RYR1 基因突变在不同的地区和人种之间有很大差异。对北美的可疑人群进行基因筛查时,找到 7 个突变,但其发生频率与西欧国家有着显著的差异。目前的研究认为 RYR1 的突变主要位于 N-末端(35 – 614氨基酸残基)及中央区(2163 – 2458 氨基酸残基),只有少数位于 C -末端,如14477T(Thr4862Ile)。Thierry 等用离体收缩试验(in vitroc ontracture test IVCT)研究不同的基因型和表型的相互关系时发现:R614C 和 V2168M 相对于 G2434 和 R2458C 收缩作用更强,提示不同部位的氨基酸残基对钙通道开闭的作用大小是不同的,若能确定发生MH 有关键作用的突变位点,对于搞清卤族全麻药和去极化肌松药如何影响钙通道的开闭十分重要,从而为更精确的筛选可疑个体,并从根本上治疗 MH 提供帮助。

Seizer 等报告了 1 例患儿,在相隔不长的时间内接受两次氧化亚氮麻醉后,出现了致命的神经性变性。尸检诊断为 5,10 -甲基四氢叶酸还原酶缺乏,这是一种叶酸代谢缺陷的遗传性疾病,与 5,10 -甲基四氢叶酸还原酶基因的一个复杂的联合突变(包括 2 个与 5,10 -甲基四氢叶酸还原酶活性有关的普通突变 C677T 和 A1298C)有关。氧化亚氮可使维生素 B_{12} 的钴原子可逆性氧化,故可抑制维生素 B_{12} 依赖性酶蛋氨酸合成酶的活性。蛋氨酸合成酶催化 5 -甲基四氢叶酸和同型半胱氨酸再次甲基化生成四氢叶酸和蛋氨酸,而其活性形式S -腺苷甲硫氨酸,是许多生物化学反应的甲基化底物(包括髓鞘的形成、神经递质的甲基化及组织的快速增生扩散、DNA 合成)。该病例中,由复杂的还原酶基因突变,引起 5 -甲基四氢叶酸合成受限,所以氧化亚氮使蛋氨酸合成酶部分或完全失活后,导致脑内蛋氨酸极度缺乏,直至死亡。该病例提示,遗传因素可以改变麻醉的结局。

研究发现除氯胺酮及氙气外大部分全麻药的作用与 $GABA_A$ 受体有关,因此编码此受体的基因突变将显著影响全麻药的作用。离体研究发现从 $GABA_A$ 受体的 α_1 亚单位的 S270和 β_2 亚单位的 N265 突变,会改变氟烷及异氟醚对受体通道氯离子电流的作用。两位点突变影响受体的机制不同,α_1 亚单位在 270 位点的突变跟残基侧链大小有关,侧链小的残基如丙氨酸和丝氨酸,可以增强氟烷及异氟醚对通道电流的强化作用;反之侧链大的残基如色氨酸则可以完全消除氟烷及异氟醚对电流的强化作用。而 β_2 亚单位突变对受体功能的影响则与突变数量相关,若其 N265 与相邻的残基同时突变(I264W 和 T266W),则会显著提高氟烷及异氟醚对通道电流的强化作用。因此认为 S270 和 N265 对维持 $GABA_A$ 受体的空间结构十分重要,突变的结果可能导致构型的改变。β 亚单位 N265S 的突变会引起受体对静脉全麻药戊巴比妥、依托咪酯及丙泊酚的反应改变,也认为此残基可能是控制受体构型改变的关键位点。

四、阿片类镇痛药

阿片类镇痛药的药效和体内血药浓度存在明显的个体差异。如吗啡多次给药后机体对吗啡产生耐受性,而需不断地增加药物剂量才能产生相应的镇痛作用。对吗啡药代动力学的研究发现,一次给予同剂量的吗啡后,体内的吗啡及其主要代谢物,如吗啡-3-葡萄糖醛酸结合物、吗啡-6-葡萄糖醛酸结合物和去甲基吗啡的浓度均存在明显的个体差异,并由此产生相应的不同镇痛效应和不良反应,证明吗啡镇痛作用的差异与个体对吗啡的代谢能力有关,尤其与代谢物吗啡-6-葡萄糖醛酸结合物的多寡有关。

临床常用阿片类镇痛药的主要作用位点是 μ 阿片受体(MOR)。阿片受体是与 Gi 蛋白偶联的受体,其细胞内途径是通过兴奋 Gi,抑制腺苷酸环化酶,使 cAMP 合成减少。目前已知 MOR 基因有多个突变位点,与镇痛相关的有 N40D、R260H、R265H 和 S268P。最早报道的突变是 S268P(T802C),使受体产生脱敏及 G 蛋白藕联信号减弱,导致吗啡和 β-内啡肽的作用强度大大下降,不过此突变频率比较低(<1%)。而 A118G(N40D)突变则是最常见的,临床资料显示带有 G118 等位基因的患者阿片类的镇痛作用明显下降。也有研究发现 G118 等位基因的携带者在 M6G 所致的困倦、呼吸抑制等不良反应也较 A118 等位基因的携带者轻。然而,最近一项针对健康志愿者的实验结果显示:突变只降低阿片药物的镇痛作用,但不减轻其困倦、呼吸抑制、恶心、呕吐等不良反应。故 MOR 基因 G118 突变降低阿片类药物的镇痛作用已形成共识,但对其是否减轻阿片药物的不良反应仍存争论。

有些 MOR 基因的变异与药瘾形成有关,在华人海洛因成瘾者中发现 C17T 联同 A118G、C691G 变异的频率比非药瘾者要高。在印度的海洛因成瘾者中也发现 A118G 的频率明显比对照组高。

术后镇痛所需阿片类镇痛药存在明显的个体差异,这种现象潜在的分子机制还未阐明,但是,研究表明许多基因和环境因素参与了疼痛的感知。除受体的功能外,更重要的是受体数量的差异。另外,一些代谢酶的多态性可以改变阿片类镇痛药的代谢。例如,尿嘧啶核苷二磷酸糖基转移酶是吗啡代谢为 3,6-葡萄糖醛酸化合物的酶,C161T 和 C802T 纯合子脲嘧啶核苷二磷酸糖基转移酶基因多态性个体的吗啡的代谢能力,强于杂合子或野生型个体。

阿片类镇痛药代谢的另一重要酶是肝脏的细胞色素 P_{450} 氧化酶中的 P_{450} 2D6(CYP2D6)。CYP2D6 参与了目前 25% 临床用药的药物代谢。可待因广泛用于癌症镇痛和顽固性咳嗽,其镇痛作用机制是可待因在体内转化为活性代谢物吗啡。CYP2D6 基因型在个体间高度变异,不仅是因为存在许多不同的功能和非功能的基因多态性,而且由于"基因复制"导致一些个体 CYP2D6 产量高于正常水平野生型 CYP2D6 * 1 等位基因。可待因快速转化为吗啡的患者至少有一个野生型 CYP2D6 等位基因,即 CYP2D6 * 1。人体可待因的 0-去甲基化代谢的多态性,具有强代谢者和弱代谢者两种不同的表型。利用分子生物学技术已基本阐明了两种代谢型存在的遗传变异。

除可待因之外,CYP2D6 基因型也与其他阿片类镇痛药的反应有关。在 33 例死亡的曲马多使用者的尸检中发现，功能性 CYP2D6 等位基因表达的数量和曲马多转化为 O-N-去甲基曲马多的代谢率紧密相关，表明曲马多代谢受 CYP2D6 多态性的影响。另一研究表明，接受腹部手术的 CYP2D6*1 等位基因个体，其术后曲马多的用量增加了 2 倍，其原因是曲马多代谢增加。CYP2D6 基因型也与美沙酮的代谢有关，但其程度与曲马多不同，因为功能性 CYP2D6 等位基因的许多个体其代谢美沙酮较弱，这与美沙酮代谢还依赖于另一细胞色素酶，特别是 CYP3A4 有关。CYP3A4 已被证明在许多阿片类镇痛药代谢中起重要作用，包括芬太尼、阿芬太尼、舒芬太尼，而且 CYP3A4 个体女性药物代谢比男性快 40%，这可以解释为何在全凭静脉麻醉的恢复期女性患者的苏醒比男性快 3 倍。

药物基因组学作为一门新兴的交叉学科，它不仅引导药物开发的新方向，还对整个药物设计、生产的方式带来根本性的变革和革命性的冲击，针对人群疗效达到百分之百药物的出现，将是世界制药业的崭新一页。就麻醉学科而言，基因的多态性与麻醉药物相互关系的研究并不是要求我们在麻醉前对所有患者进行基因筛查，这既不现实也没必要。但它给了我们一些新的思路，在临床工作过程中遇到一些对药物反应特殊的病例，可以尝试着分析其相关基因有无异常，从根本上找出原因。对恶性高热的研究就是一个典型的例子。并且如能对一些可疑人群作基因筛查，则可以避免部分恶性并发症的发生，从而提高麻醉的安全性和质量。今后，随着分子生物学技术的不断发展及其在麻醉基础和临床研究中广泛的应用，对麻醉药物的药代、药动学与遗传变异关系认识的不断深入，必定有助于麻醉学的发展。

（罗　艳　于布为）

参考文献

1　March R. Pharmacogenomics：the genomics of drug response. Yeast,2000,17(1):16~21.

2　Brockmöller J. Pharmacogenomics:science fiction come true. Int J Clin Pharmacol Ther,1999,37(7):317~318.

3　秦意基. 基因工程药物. 医药导报,2001,20(3):147~148.

4　陈怀永,李青山. 药物基因学. 生命的化学,2000,20(3):130~132.

5　Ferrari P. Pharmacogenomics:a new approache to individnal therapy of hypertension. Curr Opin Nephrol Hypertens,1998,7(2):217~222.

6　Marshall A. Genset-Abbott deal heralds pharmacogenomic era. Nat Biotechnology. 1997 sep,15(9)1829~30.

7　Evans WE, Relling MV. Pharmacogenomics:Translating functional genomic into rational therapeutics. Science,1999,286(5439):487~491.

8　申景平,张淑萍. 新世纪新药业. 国外科技动态,1999,355(2):12~13.

9　Destenaves B, Thomas F. New advances in pharmacogenomics. Curr Opin Chem Biol,2000,4(4):

440~444.

10　Bailery DS, Bondar A. Furness LM, et al. Pharmacogenomics-it's not just pharmacogenomics. Curr Opin Biotechnol, 1998, 9(6):595~601.

11　周萍. 药物基因组学～药物开发的未来. 国外科技动态, 1999, 355(2):31~35.

12　Kao SL. Chong SS, Lee CG. The role of single nucleotide polymorphisms(SNPS) in understanding complex disorders and Pharmacogenomics. Ann Acad Med Singapore, 2000, 29(3):376~382.

13　张迎辉. 药物基因组学及其应用. 国外医学:药学分册, 2002, 29(1):18~24.

14　张骁. 束梅英. 药物基因组学应用及市场前景. 中国药房, 2001, 12(5):1200~1202.

15　陶国荣,于布为. 基因多态性和麻醉. 国外医学:麻醉与复苏分册, 2005, 26(6):361~365.

16　张志勇,潘小鸥,陈兵,等. 药物基因组与药物开发口. 华西医药, 2000, 15(3):381.

17　余传隆. 生物科学在医药应用前景. 生命科学进展. 武汉:中国医药科技出版社. 1993, 355.

18　Diasio RB, Johnson MR. The role of pharmacogenetics and pharmacogenomics in cancer chemotherapy with 5-flnorouracil. Pharmacology, 2000, 61(3):199~203.

19　Persing BF, Cheek DJ. Pharmacogenomics. Nurs Clin North Am, 2000, 35(4):975~980.

20　Bhagat K, Nhachi CF. Pharmacogenomics:today, tomorrow and beyond. Cent Afr J Med, 1999, 45(12):335~337.

21　王亚平,邹定全,江兴华,等. 麻醉药及镇痛药的药物基因组学. 中华麻醉学杂志, 2006, 8:764~766.

第 8 章　麻醉药物经济学

随着人类社会对医疗保健需求的日益增加,卫生保健方面的费用在 GDP 中的比重越来越高,卫生部门在整个国民经济中占用的资源也越来越多。从 20 世纪 60 年代开始,为了对有限资源的配置做出选择,体现分配的公平,卫生经济学逐渐发展起来,成为主流经济学的一个重要应用分支。卫生经济学的发展为临床防治措施科学化提供了依据,使医院医疗服务的标准由安全、高效转变为安全、高效、经济。

药品费用是医疗费用的重要组成部分,在整个医疗费用中占有相当大的比例;因此,以卫生经济学为基础又发展起一门新兴的边缘学科-药物经济学。药物经济学应用经济学的原理、方法和分析技术,结合流行病学、决策学、生物统计学等学科的研究成果,全方位地评价临床药物治疗方案、其他治疗方案以及不同医疗或社会服务项目的成本和所产生的效益、效果及效用,考察某种治疗方案或一项医疗卫生政策的社会效应和经济效应,并以此指导临床医生制定出包括合理用药在内的合理治疗方案,充分利用有限的卫生资源,防止浪费。药物经济学的服务对象包括医疗保健体系的所有参与者:政府管理部门、医疗提供单位、医疗保险公司、医生以及患者。

近年来,科技的进步使麻醉学科在技术、设备、药物等各个方面都获得了长足的发展。与此同时,麻醉的成本在整个住院成本中所占有的比例也越来越大。在 20 世纪 90 年代,麻醉经济学这一概念被提出,并逐渐在世界范围内推广和流行。麻醉经济学是卫生经济学在麻醉学领域的一个分支,它运用卫生经济学和药物经济学的原理和方法,对不同药物治疗方案和麻醉技术之间的成本与效果进行比较,使麻醉达到最好的价值效应。虽然麻醉经济学的诞生时间不长,但因为是建立在体系严谨、方法科学、结合实际的卫生经济学基础上,起点较高,因此,在国际上已得到长足地发展,并日益受到青睐。在我国,由于卫生经济学和药物经济学的起步较晚、从业人员较少、评价体系落后等因素,麻醉经济学的实际应用与发达国家相比还有很大差距。

高质量的医疗服务需要医生了解医疗行为的经济学结果,维持高质量的医疗服务的同时减少资源消耗,以较低的成本获得相同的结局,或者以相同或较高的成本获得更好的结局。虽然有关卫生经济学的文献越来越多,但由于大多数医生都不习惯评估这些经济学结果,很多医生仍不能正确理解和评论这些文献。进行以及阅读这些经济分析的麻醉科医师必须熟悉有关卫生经济学的各种概念和分析方法,不了解这些基本原则,就不能很好地理解和鉴别越来越多的与医学经济学分析有关的文献。

第一节 成本和效益

成本和效益是卫生经济学的两个基本概念,理解成本和效益是进行医学经济学分析所必需的。

一、成本

成本是指社会在实施某一治疗方案的整个过程中所消耗的全部财力、物质和人力资源。成本评估是对所有卫生保健措施进行经济学评估的最主要部分。卫生经济学的主要分析方法都建立在成本分析(cost analysis,CA)的基础上,所有的研究都要进行成本的计算,常用分析方法均以货币金额(钱数)作为成本指标。成本分析只评估投入或成本、不涉及产出或结果,虽然没有明显的治疗学意义,但能为成本控制和资源优化配置提供参考依据。成本值的范围和大小将直接影响卫生经济学的研究结果,从而影响人们作出正确的选择。因此,如何准确测定治疗方案的成本是卫生经济学研究的一个关键问题。

(一)不同类型的成本

有关成本的第一个主要问题是不同类型的成本,包括固定成本、可变成本、总成本、边际成本和平均成本等。在经济研究中明确说明成本的类型很重要。

1. 固定成本与可变成本在提供医疗服务时,所消耗资源的成本既有固定成分又有可变成分。固定成本在短时期内并不随着生产水平的变化而改变。例如,即使入院患者数减少10%,医院建筑和麻醉设备的抵押(成本)也不会改变。可变成本则随着生产水平成比例地变化。例如,当住院患者数增加10%时,医疗供给的成本也会增加约10%。总成本就是固定成本与可变成本之和。例如,如果一台麻醉机的分期付款时间为5年,则每年应用这台机器进行全身麻醉的固定成本等于需要支付的款额;而可变成本包括机器的维护和供应成本,再加上挥发性麻醉药和新鲜气体的成本,这些都取决于机器的使用时间。假设每年的支付额为¥10 000,可变成本为¥10/小时,则全年进行全身麻醉的总成本可由下列公式计算:

$$总成本 = ¥10\ 000 + ¥10/小时 × 小时数$$

虽然总成本通常很重要,但固定成本和可变成本在某些情况下也是适当的测定指标。经济分析的作者应该确定所测定和报道的成本类型,这是最重要的一点。

2. 总成本与边际成本及平均成本与总成本相比,边际成本或平均成本是从另外一个角度来看待成本。医疗服务的边际成本是治疗多一个或少一个患者所增加或减少的成本,平均成本则是总成本除以接受治疗的患者总数。这几种成本的单位都相同(例如¥/每例患者),可能会造成混乱。边际成本和平均成本一般不相等。根据上述公式,边际成本就是总成本曲线的斜率,即¥10/小时;而平均成本则为总成本除以总小时数,即¥10+¥10 000/小时数。

（二）折扣

折扣是与成本有关的第二个重要问题,这是所有金融分析的基础。只要不用支付一笔很大的利息费用,多数人面临即时付款与滞后付款时会选择后者。这个道理也同样适用于医疗开支。但是在通常情况下,医疗开支的研究者对未来开支的关注要比当前开支少一些。研究者是通过折扣率来减少未来医疗开支的,折扣率也就是当个人并不介意即时付款还是滞后付款时的利息率。如果你并不在乎是今天花¥5 000还是一年后延期付款¥5 250买一台监护仪,那么折扣率约为5%。

看起来,研究者对未来的医疗保险支出打折是有道理的。但这一做法却引发了一个有趣的问题:研究者是否也应该对未来的医疗效益打折呢？这就等于是在问:未来的一年生命的价值是否要比当前一年生命的价值小？对这一问题的回答非常重要,因为有许多医疗措施都需要我们今天投资以便在将来享受健康效益。如果我们对未来的生命价值打折,那么许多医疗措施(特别是一些预防措施)或许就显得与开支不相称了。

对许多人来讲,这一问题的答案是非常明显的:生命就是生命,不管人活在现在还是将来。因此,如果要对未来的生命打折,未免显得有些荒唐可笑。然而,很明显的答案也许就是错误的。支持对未来生命打折的论点主要依据两个听起来非常有道理的假设。第一个假设是:总有一些人会接受不必要的医疗服务。第二个假设是:如果我们把今天的钱做投资,可能会收到高于通货膨胀率的效益。如果这些假设成立,那么我们就可以把当前花在医疗保险上的钱转移到投资上去。通过投资得到成倍增长的资金,将来就可以在医疗保险上投入更多的资金,为未来节省出更多的生命年限。

如果我们确实相信未来的生命和当前的生命价值相同,那么我们应该做的惟一合理的事情就是严格限制当前的医疗保健开支。尽管这样做会减少许多生命年限,但是通过节约资金并把它投入到未来的医疗开支中,我们甚至可以节省出更多的生命年限。但这未免显得有些可笑。没有人会严肃地提出建议,让大量的人在今天死去,而仅仅是因为我们节约出的钱能够在未来挽救更多的生命。我们不得不得出这样的结论:未来的生命价值没有当前的生命价值高。

所有的研究者都认为有必要对未来的生命打折。但是关于如何准确使用折扣率的问题却有许多不同意见。实践结果表明:折扣率的细微差异将会对成本效果与效益的分析结果产生很大影响。设想我们正在对一种癌症预防措施进行评估,而这一方案可以在今后的20年内节省出1 000年的生命年限,如果我们用2%的折扣率的话,那么这未来1 000年的生命只相当于当前668年的生命。但是如果我们把折扣率增加到6%的话,它们就只相当于当前290年的生命。那么对外公布的这项预防性医疗措施的成本效果将会下降一半多。因此,对折扣率的选择将会影响到一项医疗方案能否得到资金援助。大多数研究人员使用的折扣率约为5%,这一折扣率恰好与医疗支出的折扣率相当。

（三）从不同观点看待的成本是不同的

这是有关成本的第三个主要问题,每个进行医疗经济分析的作者都应仔细考虑并明确其分析的观点,在研究中也要保持一致,这一点很重要。卫生保健成本分析的常用观点可来自于社会、付费方(健康保险公司或其他支付者)、卫生保健提供者、患者或诸方的结合。每一个观点都有其价值,但一般来说提供者或社会的观点最适合。美国公共卫生服务委员会推荐医疗、保健方面的成本-效果分析都应该包括从社会观点进行的分析。社会观点是最普遍的,但也是最难的,对一些特殊问题可能并不是最好的。例如,如果问题涉及手术患者应用止吐药的成本,则研究成本的最好观点是提供者。

社会成本是社会的所有不同组成部分的净成本,包括患者丧失的生产力以及给予和接受医疗服务的费用。这是最广泛的观点,对于卫生政策的制定可能最好的。但是,列举和确定所有的社会成本也是非常困难的。

提供者(例如医院或医生)的成本是提供服务的真实成本,不论收费如何。如果要研究提供卫生保健的成本则适宜用提供者的观点,但是很少有医疗机构愿意确定其真实经济成本,而且真实成本也很难确定。计算这种成本时常需要工业管理学和动作与时间(time and motion)研究。理解和控制成本的最好办法是理解和控制产生成本的活动,正确地应用工时-动作研究会很有帮助。但工时-动作研究昂贵,需要研究中的每个成员积极努力和参与。

一种替代详细的工时-动作研究的方法是计算某些综合工作指标,例如成本-收费比率,可把医院的收费转换成医院的成本。这个比率描述的是粗线条而非细节,但与进行详细的工时-动作研究相比,估计这个数值可能更容易。事实上,对于许多医疗经济学研究来说,成本-收费比率可能是估计生产成本的惟一可用办法。从这一观点来说,一个重要的概念是收费不必须等于成本。虽然为一个患者的付费可能代表了保险公司或付费者的成本,但并不代表提供服务的真实成本。确定一个机构所提供服务的真实成本是很复杂的,可能多于或少于该服务的收费,很少有收费与成本相同。一个简单的例子可以说明这个重要问题。例如一袋1L乳酸林格氏液的采购成本是¥5,而对患者的收费是¥20,那么给患者应用一袋液体的成本是多少呢?因为医院必须储存和处理这些静脉输液,护士(或麻醉医师)必须准备好应用这些液体,医院的真实成本肯定要高于购入成本。

应用转换因子(成本-收费比率)把医院收费转换成假定的成本,用收费来代替成本的理论基础是假设所有服务的成本-收费比率都是恒定的。但事实并非如此,医院用一个部门的超额收入来补贴其他部门的收费不足或新设备的投资(成本转移)是很常见的。Macario 等测定了进行 4 种常见手术(椎间盘切除术,阑尾切除术,前列腺切除术,腹腔镜胆囊切除术)的住院患者所有服务的平均成本-收费比率为 0.42,其中外科住院处、放射科、血库、病房和实验室的成本-收费比率明显高于麻醉科(0.29)。所以,与其他科室相比,用收费来代替成本的研究会高估麻醉消耗的资源。

(四)计算哪些成本

与成本有关的最后一个问题是应该计算哪些成本,成本的最重要特征是其难以准确测定。因此,所有经济学研究都有必要明确确定研究中计算和排除了哪些成本。

从患者的观点来看,总成本包括医疗性直接成本、现金支付的非医疗性直接成本(例如,转运至治疗地点、家属住宿等费用)、患者及照顾患者的家属的工资损失造成的间接成本。

从整个社会的角度来看,治疗每例患者的总成本包括直接成本、间接成本和隐性成本。直接成本是指用于预防、诊断、治疗疾病所花的全部费用或资源的消耗,包括疾病的医疗成本(医生的时间、工资、医院、药物和其他保健成本)和患者的差旅费、伙食费、营养食品费及其他。间接成本是指由于伤病或死亡所造成的费用,包括休学、休工、丧失劳动能力、过早死亡所造成的工资损失。医生、会计师、卫生保健经济学家对间接成本的计算是不同的。虽然有些麻醉科医师把处理不良反应以及延迟恢复的成本归于间接成本,会计师把所有固定成本(例如,住院、维修、折旧等)计算入间接成本,但卫生保健经济学家通常还是把这些算成直接成本。隐性成本是那些无法用金钱确切表示的和与生活质量相关的成本,一般是指因疾病引起的疼痛,精神上的痛苦、紧张和不安,生活与行动的某些不便或因诊断治疗过程中带来的担忧、痛苦等。

(五)成本的测算

1. 直接成本的测算　直接成本包括两部分:一是患者的差旅费、伙食费、营养食品费及其他费用,可以用直接消耗量计算;二是疾病的医疗成本,这部分计算比较复杂。测算对象包括项目科室(直接为患者服务的科室,包括业务科室和检验科和放射科等辅助科室)和非项目科室(间接为患者服务的科室,如行政和后勤科室)。各科室成本包括劳务费、公务费、业务费、药品和低值易耗品及卫生材料费、固定资产折旧及大修理基金提成,其中还要将非项目科室成本向项目科室和向项目进行分摊。各科室医疗成本进一步分摊核算到所提供的服务项目上,就成为各种服务项目的单项成本。药物治疗的直接成本不限于药物的购入成本,还包括药物储存、药物浪费、应用药物的设备(例如静脉内套件、注射器)、处理药物引起的不良反应等成本。

2. 间接成本的测算　间接成本的测算目前国内外一般多采用人力资本法(human

capital approach)。人力资本法认为人的价值由个体对社会的未来贡献所决定。基于这一基本思想,在实际操作过程中,可用居民的年平均收入来计算。例如,假如居民的年平均收入为7 200元,1年按360天计算,则居民的日收入为20元。患者因病住院而1个月不能上班,则其间接成本为30×20＝600元。

3. 隐性成本的测算　隐性成本的计算比较复杂和困难。国际上多用意愿支付法来获得此成本,一般用问卷调查的形式来获得个体对健康改善价值的数值,例如"每年您愿意支付1 000元来治疗高血压吗"等问题。

（六）麻醉的成本

每例手术中的麻醉都涉及对药物、技术和监测的多种选择,而不同选择的成本差别很大。麻醉的成本就是这些组成的总和,包括药物和一次性物品的费用,设备的资金和经常性开支(维修和保养等),以及麻醉科医师、麻醉科助理人员和恢复室工作人员的工资。

1. 药物的价格是最常见的争议焦点,有关这方面的信息也很容易获得。值得注意的是,在评估药品和技术的成本时不应只计算其单项成本,而且成批购买时能获得的折扣也要考虑进去。例如,静脉用药的成本不但包括单次剂量的价格,还包括药物准备和应用所需用品(针和注射器等)的费用;硬膜外阻滞的成本还应包括局麻药、穿刺针、导管和无菌盘的费用。

2. 麻醉设备(例如,麻醉机、呼吸机和监护仪)的购买和维护费用昂贵,占科室预算的很大一部分,但不可能把这些费用准确地分配到每例手术中。有研究认为,每例手术中设备成本的合适比例约为药品和一次性用品费用的30%。

3. 麻醉科医师和护士的工资如果是按时薪来计算,则这部分的成本取决于每例患者在麻醉准备室、手术间、恢复室的停留时间,这些时间又受所采用的麻醉技术和药物的影响。如果是固定工资,则一般与时间无关,仅在麻醉时间的减少使同一手术间能做更多手术、或恢复时间的缩短使需要雇佣的恢复室人员减少时具有经济效益。

二、效益

效益是指某种药物或医疗措施的疗效和结果等。有关成本的大多数叙述也适用于效益。效益也必须从社会、提供者、患者或付费者的观点来看待。一项医疗经济学研究的自然受益者或者是社会,或者是患者。对于卫生保健政策研究来说,要确定的效益通常是整个社会获得的效益。社会效益难以完全、准确地测定。对于典型的医学研究来说,患者的效益是研究焦点。事实上,患者的效益也是社会效益的一部分。对于与麻醉有关的效益来说,患者的效益是惟一能真正确定的效益。

效益的类型也必须确定,包括直接医疗性、直接非医疗性、间接或隐性效益。未来的效益必须要折扣成当前的价值。

不是所有疾病或所有医疗措施的临床终点都具有可比性,麻醉措施所获得的效益可能与外科或内科措施的效益不同。

第二节 经济分析的方法

确定成本是所有医疗经济研究的一个重点。而如何看待效益则决定着经济研究的类型。根据不同分析方法所测量的结果不同,可将经济分析分为 4 种:成本-效果分析(cost effectiveness analysis,CEA),成本-效益分析(cost benefit analysis,CBA),成本-效用分析(cost utility analysis,CUA)和最小成本分析(cost minimization analysis,CMA)。无论采取何种方法,卫生经济学总是把提供的药品或服务的成本与所获得的结果加以衡量对照,从而选出最佳治疗方案。

一、成本-效果分析

成本-效果分析(CEA)是发展较为完善的经济学分析方法之一,当前在我国应用得较为普遍。这种综合经济评价形式以某一特定的临床治疗目的(例如血压降低的 mmHg 数、抢救患者数、症状缓解率、疾病治愈率或延长的生命年等)而不是货币单位作为衡量治疗结果的指标,并据此计算和比较其成本与效果的比率或增加每单位健康效果(例如每降低 1 mmHg 血压、每减少 1 例术后并发症)所需的成本。它把成本和效果有机地结合起来,在考虑治疗效果的同时考虑了治疗的成本,但又不是单纯选择成本最低的治疗方案。其目的在于平衡成本和效果,在两者之间寻找一个最佳结合点,即选择达到某一治疗效果时所需费用最低的治疗方案,或用"增加的成本/增加的效果"来优选出每增加一个单位效果花费最低的方案,以此作为最佳方案。

CEA 的首要条件就是成本和效果两者都要考虑,只比较成本、不考虑效果的差别是没有意义的;而只考虑效果、不顾消耗的成本同样是不可取的。成本效果需要的不是简单的降低成本,而是费用最合理,把"合理"和"经济"融为一体。成本效果最佳的治疗方案不必是实现特定治疗目标费用最小的,即使费用增加也可证明是合理的。CEA 虽然受到其效果单位的限制,不能进行不同临床效果之间的比较,但其结果易于为临床医务人员和公众接受,是卫生经济学研究的常用手段。

但必须注意,成本-效果分析不能用于比较会产生不良健康后果的治疗方案。

进行成本-效果分析时需要对成本的计算范围和方法作合理规定,治疗方案的成本一般指它的直接成本。评价健康效果有两类指标,即单一健康指标与复合健康指标。单一健康指标涉及到治疗方案的两个方面,即积极的健康效果(药物疗效)和消极的健康效果(药物毒性);质量调整生命年是复合指标中最有用的指标之一。成本-效果分析的比值通常采用两种表示方法：① 成本与效果比值法：成本与效果比值，即每产生一个效果所需的成本；② 额外成本与额外效果比值法：是指如果给予一额外成本，是否能产生额外效果。

CEA 用于比较两种或多种治疗方案。所有的 CEA 都必须清楚说明比较哪两种措施。一旦确定了两种治疗方案的成本，两种治疗的结局也转化成为共同单位，则每种治疗方案的比率可形成，并用于判定哪种治疗在一定资源消耗下能提供最大效益。典型的比率可为元/改善 1 疼痛评分、元/减少 1 例术后呕吐等。

成本效果（cost-effective）一词曾被广泛误用。成本效益不等同于节约成本（cost saving）。CEA 用于研究怎样合理花钱进行治疗，而不仅仅是治疗效果。因为一项治疗有效并不意味着其就有效益。所以，该词汇不应仅限于描述选择省钱的治疗，尽管这些治疗的积极效果与其他方案相同甚至更好。

虽然 CEA 已成为临床经济学研究的重要工具，但不是所有研究者都对这种技术满意。反对者认为 CEA 得出的固定而理性的结果对于临床医生做出诊断和治疗决定没有太大帮助。CEA 曾以许多不同方式被应用，造成了一些混乱。Russell 等认为，CEA 难以遵循，结果也常常不易理解；即使相同治疗措施的研究也可能获得迥异的成本-效果比率，以致有人怀疑应用 CEA 能得到几乎任何结论。有鉴于此，美国公共卫生局在 1993 年召集了卫生和医疗成本效果小组，对 CEA 的标准化提出了许多建议。

CEA 在比较新的治疗方法和已确立的旧方法时最有效。如果一种新的止吐药（例如，昂丹司琼）的成本-效果研究发现每例避免呕吐的患者要花费￥50，医生就只能对应用这种药是否合适作主观判断。而如果对比研究发现用另一种较便宜、效果较差的止吐药防止呕吐每例患者要花费￥50 以上，则强烈支持新药。这种方法称为边际 CEA。

麻醉领域中的 CEA 主要依赖于有关并发症发生率及其处理成本的资料的可靠性。某种药物的有效性和安全性的最可靠数据来自上市前严格控制的 Ⅲ 期临床试验。这些试验所获得的数据常用来评估一种新药的经济学效应。但是，药物应用的经济学问题应该基于回答药物效果（实际临床应用时发生什么）而非功效（在理想情况下发生什么）方面的问题。

曾有建议门诊患者的麻醉应用丙泊酚有成本效益，因为恢复更快、PONV 减少、和/或判断"适于离院"的时间较短。但这些研究的作者并未计算浪费的丙泊酚和输注设备等成本以及吸入麻醉时应用低流量新鲜气体所能减少的成本。Marais 等通过计算机模拟恢复室的患者流动，认为应用丙泊酚比硫贲妥钠-异氟烷可减少 25% 护理成本。但这些比较都是理论上而非实际的节省（即降低手术室/麻醉后恢复室的用工）。确定应用丙泊酚能真正节省成本还需权威性研究，不仅仅限于证实丙泊酚在手术室/麻醉后恢复室的早期恢复，还必须说明其应用可缩短真正出院的时间，减少护士和辅助人员的雇佣，或在同一手术间内多完成至少一例手术。

二、成本-效益分析

成本-效益分析(CBA)是一种成本和结果均以货币单位进行测量和评估,并对钱数得失净值或成本与效益的比值进行计算和比较的经济学分析方法。其中,成本是某一治疗方案或干预措施所耗费的全部资源的价值,包括治疗的直接成本(例如,就诊费、检查费、药费和病床费等)和疾病所派生的间接成本(例如,陪护费、误工费等);效益是用货币金额表示某一方案成功后所产生的最大愿望或预期结果的价值(例如,治疗使患者早日康复所节省的费用、恢复工作所创造的财富等),即以钱数来衡量治疗的结果。可见,CBA 可以比较成本和效益的相对高低(两者之差或比率),治疗是否有价值取决于所生效益是否超过所耗成本,当效益大于成本时则可认为该方案可行。与 CEA 不同的是,CBA 的结果以货币的形式表现出来,不仅具有直观易懂的优点,还具有普遍性;既可以比较不同药物对同一疾病的治疗效益,还可以在不同疾病的治疗措施之间进行比较,甚至疾病治疗与其他公共投资项目(例如公共教育投资)作比较,适用于全面的卫生投资决策。CBA 在其他公共决策中也普遍应用,是公共金融学的主要研究手段之一,其结果以项目的净社会效益表示,比成本-效用分析更符合经济学原则。

CBA 用一定的方法将要选择的不同治疗方案的结果(即效益)换算成通用的货币值,具体比较时可直接以效益(B)与成本(C)的差值或比值进行。效益与成本的差值(B-C)越大,说明该治疗方案的效益越大,很容易作出比较和选择。效益与成本的比值(B/C)进行比较可能出现三种情况,(1) B/C>1 时,说明该方案的效益超过成本,且比值越大则效益越大,这是理想的结果,具有明显的社会经济效益,为最佳治疗方案;(2) B/C=1 时,说明效益与成本相等;(3) 如果 B/C<1,说明效益低于成本,此方案在经济学上没有价值。CBA 适用于能以货币单位来描述的情况,但有些效益在具体应用过程中很难转换成金额或不宜用金额表示,例如某方案能减轻患者的痛苦,因痛苦是无法用金额表示的,故不宜用此方法来评价。实际上,CBA 可被看作一种投入-产出分析,主要是研究一个治疗方案所产生的效益是否会超过完成此方案的成本,或哪个治疗方案将产生最大的效益。

有两种方法可以用来确定卫生保健措施效益的货币价值。一种是人力资本法,该方法认为人力与资本设备一样,在未来几年内的一系列生产活动会带来经济收入,可根据健康措施对这种收入的潜在作用来测定其效益。但是这种方法忽视了无直接经济收入的人群(例如,家庭主妇、退休人员、失业者),也未考虑受益者的观点(与其效益相比,经济条件富裕者可能认为一种药物的成本可以接受,而失业者可能不这么认为)。另一种比较易于接受的方法是建立在效用理论基础上的意愿支付法(willingness to pay,WTP),即调查适当的意愿支付值作为生命、健康的货币价值。意愿支付法可以测量健康改善(包括病情改善和精神痛苦减轻)所带来的价值,目前在理论上比较成熟,但由于人们的生活水平、对健康的看法、既往的经历以及知识层次等方面的影响,实际应用受到很大的限制。

Roizen 等对在所有手术间配备二氧化碳分析仪和脉搏氧饱和度仪的成本与减少动脉血气测定所获得的效益进行了比较。结果发现,血气测定减少了 44%,所节约的成本超过了新技术的成本。该研究的观点明显是来自卫生保健机构而非来自社会,因为未考虑早期发现麻醉相关的不良事件(例如,气道梗阻、回路脱落、意外食管内插管、单肺通气等)所带来的效益(挽救生命、减少并发症)。事实上,一些较少见的并发症(例如,心脏停搏、脑损害、死亡)需要的样本例数约为两百万。没有这样的资料就难以证实脉搏氧饱和度仪的经济学效益。该研究也未考虑处理监护仪"假阳性"报警的额外成本。

CEA 与 CBA 的不同可通过下述例子来说明。两种可供选择的治疗方案的成本分别是 2 万(A)和 1 万(B)。应用治疗 A 的患者预期寿命是 4.5 年,治疗 B 为 3.5 年。两种治疗方法的生活质量调整权重分别为 0.8(A)和 0.9(B),即治疗 A 获得的 QALY 为 $3.6(4.5 \times 0.8)$ 年,治疗 B 为 $3.15(3.5 \times 0.9)$ 年。根据这些信息进行 CEA:治疗 A 比 B 多花费了 1 万,多获得了 1 年生存期(或 0.45QALYs),则治疗 A 与 B 相比,成本-效果比率为 1 万/生存年(或 2.2 万/QALY),即每增加一年预期寿命(或 QALY),治疗 A 比 B 多花费 1 万(或 2.2 万)。如果进行 CBA,则必须把 QALYs 转换成等值货币,这是一项很困难的操作,需要一系列价值判断。进行转换时,可以调查患者为了某种结局的支付意愿,或者应用患者的工资或收入来衡量价值。但是在转换过程中有很多影响因素,不是所有进行转换的人都会获得相同的价值。为了说明问题,假设治疗 A 的效益价值 4 千,B 价值 2 千,则成本-效益比率为 5(〈2 万-1 万〉/〈4 千-2 千〉),因此治疗 A 的效益值得其成本。

CBA 的优点在于,它可以对不同治疗方案间的效益和成本的比值进行直接比较,为在两种或多种方案中选择最佳者提供科学依据。然而,许多中、短期临床效果变化(例如,患病率、死亡率、残疾状态)难以用货币单位衡量,有关长期效果的数据资料很少或者很不全面;而且 CBA 要求给予生命或健康以一定的客观货币价值,经济学家以外的临床医务人员和一般公众很难接受以货币单位衡量生命和健康的价值。所以,CBA 在卫生经济学以及药物经济学研究中的应用远远少于 CEA。

CBA 的另一个主要问题是难以用货币价值衡量一种药物的理想治疗作用和有害不良反应,所以常假设避免一种不良反应的价值与获得理想效果的价值相同。例如,在比较昂丹司琼、氟哌利多、甲氧氯普胺的药物经济学研究中,作者推荐应用氟哌利多预防术后恶心、呕吐。但是,门诊手术中预防性应用氟哌利多引起的焦虑、不安及延迟(出院后)不良反应的货币价值并未确定。麻醉相关事件的不良反应发生率及处理成本方面缺乏可靠的数据,这是限制 CBA 在麻醉经济学研究中应用的另一因素。

三、成本-效用分析

成本-效用分析(CUA)旨在评估和比较改进生命质量所需费用的相对大小,或增加质量调整生命年(quality adjusted life years，QALY)所需费用的多少，以此描述人们在改进健康上每花费一定成本所获得的最大满意程度。CUA 是 CEA 的发展，与后者有许多相似之处：两者均用货币来衡量成本，都采用临床指标作为衡量最终结果的参数。所不同的是，CEA 中的结果是一种单纯的生物指标(例如，延长寿命的时间、增加的体重、降低的血压数等)；CUA 中的结果却注意到患者对生活质量的要求和满意度，常用单位是 QALY 而非健康结果变化。

QALY 是一个复合指数，测定的是通过某种医疗措施所获得的额外生命年限，并用这些年中的生活质量来调整这个年限。QALY 用健康满意的生命年数来衡量患者的实际生命年数；在 CUA 中，健康状况好的一年生命要优于健康状况差的一年生命，某些健康状况甚至被认为比死亡还差。在以 QALY 为效益的研究中，每种可能的健康状况都被赋予各种权重，从 1(完全健康)到 0(等于死亡)，清晰地反映了受众对生活质量(而非仅仅对生命)的偏好。例如，重度心绞痛权重为 0.5(即一组患者认为伴有严重心绞痛的 1 年生命仅相当于完全健康状态下的半年生命)，中度心绞痛为 0.7，轻度心绞痛为 0.9，高血压治疗的不良反应为 0.98。每种健康状态的持续时间乘以其权重后的总和即为 QALYs(即 AQLYs＝生命质量×生存时间)。QALY 概念的重要性在下列研究中可见一斑。Barry 等研究了患前列腺癌的 70 岁男性，比较立即行经尿道前列腺切除术与密切观察待机的预期结局。结果发现立即手术使预期寿命减少了 1.01 个月，但在用生活质量调整后，手术却增加了 2.94 个质量调整生命月。

CUA 的指标是与健康相关的生活质量，生活质量指标的确定将直接影响治疗后的效用值。CUA 采用统一的生活质量指标，可以进行不同疾病诊疗措施间的比较，是近年来受到推崇的卫生经济学研究方法。然而，由于生活质量指标是不同健康状态按一定比例的组合，而不同疾病影响生活质量的不同方面，所以对于指标中具体健康状态的选择及其占生活质量指标的比例大小争论较大。一方面，通用生活质量指标适用于不同疾病间的比较，在卫生决策中不可缺少。另一方面，通用生活质量指标不能反映疾病的特殊性，而疾病特有的生活质量指标更适合该疾病的不同治疗措施之间的比较，其结果比通用生活质量指标更可靠。对于影响人民健康的主要疾病(例如糖尿病、冠心病、肿瘤等)，疾病的特定指标具有一定参考价值。通用以及专用生活质量指标的制订需要临床、公共卫生、药物经济学等各方面专家的参与，特别需要具有卫生决策经验的研究者和卫生政策制定者参与。

大多数 QALY 的研究都涉及一些慢性疾病，例如类风湿性关节炎、囊性纤维化、癌症和需要透析的慢性肾功能衰竭等。虽然关于麻醉相关并发症(例如，牙齿损伤、中心静脉置管后的栓塞现象、中枢或外周神经阻滞后的瘫痪)引起生活质量改变方面的数据很少，但慢性疾病研究中应用的方法也适合于术后情况。Rosser 评分是最早也是最广泛应用的测定生活质量的方法之一，可以用来获得手术后生活质量方面的数据。如果相同的手术应用了不同的麻醉技术,则 Rosser 评分可比较这些技术对术后早期生活质量的影响,进而比较每种麻醉技术获得 1 年 QALY 的成本。

(四)最小成本分析

最小成本分析(CMA)是 CBA 的特例,是指当两种或多种医疗干预方案的临床效果完全相同时,从中选出成本最低者的分析方法。CMA 的前提是效果一致,必须首先证明两个或多个治疗方案的结果(包括结局和相关不良反应)没有显著性差异,然后通过分析找出成本最小者。由于 CMA 要求临床治疗效果完全相同,所以应用范围较为局限。

CMA 是麻醉学文献中最常见的研究类型之一。例如,如果两种药物在防止术后恶心、呕吐方面的效果相同,而且两种药物的不良反应也相似,则确定应该使用哪种药物的最佳分析方法就是 CMA;此时,首选药物是最便宜者。在应用 CMA 作为分析工具的一篇文献中,Todd 等研究了择期神经外科手术的三种麻醉方案,患者分别接受下列麻醉方法中的一种:(1)以丙泊酚诱导,丙泊酚和芬太尼维持,(2)以硫贲妥钠诱导,异氟烷和氧化亚氮维持,(3)以硫喷妥钠诱导,芬太尼、氧化亚氮和小剂量异氟烷维持。结论是 3 种麻醉方案的短期结局没有区别;而 3 种方案的药物成本不同,方案(1)、(2)、(3)依次降低。但是,该研究不恰当地把住院收费称为住院成本。住院成本是短期结局的变量之一。

成本最小化的另一个典型例子是比较单次剂量瓶与多次剂量瓶的成本。从多次剂量瓶中抽取一单位剂量的获得价格要低于单次剂量瓶。例如,从 $250\mu g$ 包装的舒芬太尼(价格￥300)中抽取 $50\mu g$ 的平均价格(￥60)低于 $50\mu g$ 包装的价格(￥100)。因此,如果额外的抽取药物工作并不需要增加人员的话,把多次剂量包装的某些贵重药物(例如昂丹司琼、舒芬太尼等)分成更多的单位剂量可以明显节约成本,特别是在患者为儿童时。应用多次剂量瓶的缺点包括抽取单位剂量所需的人员和设备成本、可能的药物浪费、抽药过程中可能的血液和细菌污染等。所以在临床麻醉工作中,多个患者应用同一注射器中的药物可能造成的交叉感染会抵消节约药物所获得的收益。其他的成本最小化措施还包括应用低流量新鲜气体以减少挥发性麻醉药的用量,应用较便宜的诱导药(硫喷妥钠等)、阿片类药(吗啡、芬太尼等)、肌松药(右旋筒箭毒碱、潘库溴铵等)。但在计算总成本时,很多作者容易忽略与药物浪费和处理不良反应(例如,清醒延迟导致的麻醉后恢复室滞留时间延长、长效肌松药引起的阻滞时间延长、潘库溴铵引起的心动过速可能导致的心肌缺血、箭毒诱发组胺释放引起的低血压)有关的成本。

在应用 CMA 时,除了考虑药物的获得成本外,也要考虑人员的成本,否则达不到理想的成本节约。例如,一项阿片类镇痛药应用的动作与时间研究表明,虽然吗啡控释片的获得成本较高,但由于配药人员、护理和辅助成本的显著降低,总成本要低于等效的口服或持续皮下输注吗啡的成本。

根据"优先选择的卫生保健措施是单位货币价值可产生更多效益者"的原则,当结局没有差异时应选用最便宜的麻醉药物和技术。但这些建议都是基于"所有医生应用同一种技术会产生相同结局"的假设,而事实上不同医生之间的差异很大。所以,对于某个麻醉医生来说,应用最熟悉的技术可能会获得最好的结局。在患者没有明确选择或者结局或成本没有区别时,两位麻醉医生根据他们以前的经验选择不同的技术是合理的。

小结:Jolicoeur 等总结了 10 个步骤来保证一项完整的经济学分析得以实施:① 确立研究的观点;② 明确研究的问题;③ 确立治疗方案和结果;④ 确立结果的概率;⑤ 卫生保健和非卫生保健资源的区分和货币价值的确定;⑥ 确定效果的单位;⑦ 选择恰当的分析方法;⑧ 决策分析;⑨ 进行成本兑现或敏感性或增量成本分析;⑩ 得出结论。

所有医学经济学研究的作者都必须首先决定其分析中采用哪种观点(社会、患者、支付者、提供者)。这种观点在整个分析中都要保持一致,对读者也应清楚易见。其次,作者必须决定分析中计算了哪些成本和效益(直接医疗的、直接非医疗的、间接的、无形的);未来的成本和效益在与当前成本和效益整合之前必须适当加以折扣。确定成本在所有医学经济学研究中都很常见。准确计算成本是很困难的。经济分析的作者必须证明包含了正确的成本,日常成本也已被正确地分配到各种成本中。效益也难以准确测定,尤其难以估价。如果被研究的治疗具有相同的效益,则适宜应用 CMA,目的是使成本最小化。如果效益被测定并转换成共同单位,则可用 CEA 来比较两种治疗方案。如果效益被测定并转换成货币单位,则可应用 CBA。把效益转换成货币单位或多或少具有主观性,争议一般较大。

在临床中应用何种方法进行经济学评价的指导原则是:比较获得一个效果或结果而花费最少的方案时用 CEA 最合适,而 CBA 可用于比较结果根本不同的方案;当评价单个方案,或当资金有限和财政分配决策必须在与不相关结果的方案中制定时,CBA 通常是最合适的,而 CEA 只应用于多个方案;CBA 是评价临床药学服务的一种特别有用的方法。例如对采用血药浓度监测,单剂量给药系统进行 CBA,评价一个服务成本是否被该服务带来的节约(效益)所抵消。

虽然有关卫生保健的经济学研究越来越多,但质量参差不齐。常见的方法学问题是对成本的说明不当,或者把成本最小化研究误解成 CEA 或 CBA。其他问题包括:未明确研究的观点、用医院收费代替成本、分析回顾性数据、样本数不足以发现罕见但威胁生命的并发症、不能保证各组的一致性。麻醉医生可能对两方面的经济学评估感兴趣:① 比较有、无麻醉医师在场时进行的诊断和治疗,② 比较全麻、区域麻醉和镇静下的局部麻醉(监护麻醉,monitored anesthetic care,MAC)。遗憾的是,许多有关这些题目的研究中都没有涉及上述问题。

麻醉科医师和所有其他专科医生一样,需要仔细检查其临床工作,在不影响患者的治疗和安全的前提下减少过多的成本和浪费。麻醉所用药物的成本仅占卫生保健总成本的一小部分,透明度很高,管理者容易审查。虽然每例患者节约的成本可能很少,但因为病例数多,所以总的节省会很可观。在一项减少 PACU 成本的研究中,Dexter 等发现麻醉科医生对麻醉药物的选择几乎不会影响 PACU 的成本。合理安排患者进入 PACU 的时间以减少护理人员的需求高峰能节省更多成本。通过这些简单的措施来改善手术室的效率而不是迫使麻醉医生根据获取成本来选择药物应用，能更好地降低医院的成本。即使在国有医疗服务单位，工资也是成本的最大组成部分，手术延迟 30 min 的成本可能会超过输注 2 h 丙泊酚。因此，更合理地安排病例、更有效地处置 PACU 内的患者以优化周转率、减少麻醉和手术用品的浪费，要比减少麻醉相关药物的成本能节省更多资源。

但是，麻醉科医生在不影响患者治疗质量的同时积极参与减少医疗成本仍很重要，优质服务与理财决策并不互相排斥。所有麻醉医生都能实施的遏制成本的简单、有效措施包括应用吸入麻醉药时采用低流量新鲜气体、仅在需要时才打开无菌包和药物安瓿等。对常规应用的麻醉药物的选择不但要根据其有效性和不良反应，还要考虑经济因素。对新药进行仔细的药物经济学评估很重要，包括评价进行不同类型手术的所有相关成本和效益；这些评估还应包括患者的选择。过分强调药物的获得成本可能会因其较高的成本而导致新药的全面禁用，医生就不会根据其临床经验和特定患者的需要进行个体化治疗。不同医疗机构和个人在临床实践及其相关成本和结局方面的差异也会影响对一种药物或技术的可接受性和经济学评估的结论。

（张熙哲　吴新民）

参考文献

1　Watcha MF, White PF. Economics of Anesthetic Practice. Anesthesiology, 1997 May, 86(5):1170～96.

2　Sperry RJ. Principles of Economic Analysis. Anesthesiology, 1997 May, 86(5):1197～205.

3　Kendell J, Wildsmith JA, Gray IG. Costing anaesthetic practice. An economic comparison of regional and general anaesthesia for varicose vein and inguinal hernia surgery. Anaesthesia, 2000 Nov, 55(11):1106～13.

4　Macario A, Vitez TS, Dunn B, et al. Where are the costs in perioperative care? Analysis of hospital costs and charges for inpatient surgical care. Anesthesiology, 1995 Dec, 83(6): 1138～44.

5　Russell LB, Gold MR, Seigel JE, et al. The role of cost-effectiveness analysis in health and medicine. Panel on cost. Sffecticeness in Heaclth and Medicine JAMA, 1996 Oct, 276(14):1172～7.

6　Todd MM, Warner DS, Sokoll MD, et al. A prospective, comparative trial of three anesthetics for elective supratentorial craniotomy. Anesthesiology, 1993 June, 78(6):1005～1020.

7　Detsky AS, Naglie IG. A clinician's guide to cost-effectiveness analysis. Ann Intern Med, 1990 Jul, 113(2):147～154.

8　Robinson R. Cost-utility analysis. BMJ, 1993 Oct, 307(6908):859～862.

9　Jolicoeur LM, Jones-Grizzle AJ, Boyer JG. Guidelines for performing a pharmaco-economic analysis. Am J Hosp Pharm, 1992 Jul, 49(7):1741～1747.

10　Roizen MF, Schreider B, Austin W, et al. Pulse oximetry, capnography and blood gas measurements: Reducing cost and improving the quality of care with technology. J Clin Monit, 1993 Sep, 9(4):237～240.

第 9 章　影响药物效应的因素

相同剂量的某一药物,在不同患者并不能产生相同的血药浓度;相同的血药浓度在不同患者也不能产生相同的药物效应,产生这种现象的原因是有很多因素影响药物效应的产生。例如,由于遗传或其他原因(如年龄、疾病等),有的患者对某些药物特别敏感,有的患者则能耐受较大剂量,甚至有人对某些药物可以产生特殊反应。这种因人而异的生物学变异反应称为个体差异,产生个体差异的原因可以存在于药物产生效应的任何一个环节,包括药物剂型、药代学、药效学及临床病理等许多因素。如果不了解这些因素,不结合患者具体情况,不考虑如何加以调整,就难以达到最大疗效和最小不良反应的治疗目的,因此研究用药的个体化才能达到良好的效果。影响药物效应的主要因素分为药物因素、机体状态和环境条件三个方面。

第一节　药物方面的因素

一、药物剂型对药效的影响

同一药物的不同剂型可因其吸收速率和分布的范围不同,影响药物起效时间、作用强度和维持时间等,从而适用于不同给药途径。

水溶液的吸收较油剂或混悬液快;口服给药时溶液剂型吸收最快,散剂次之,片剂和胶囊等须先崩解,故吸收较慢。利用无药理活性的基质或包衣阻止药物迅速溶出以达到比较稳定而持久的疗效的制剂为缓释制剂,口服缓释片剂或胶囊每日一次可维持有效血药浓度一天。而恒速吸收的制剂为控释制剂,它可以控制药物按零级动力学恒速释放,例如硝酸甘油贴皮剂每日贴一次。一般说来,吸收快的剂型血药浓度的峰值较高,单位时间内排出也较多,故维持时间较短。而吸收太慢,则血药峰浓度可能较低而影响疗效。不同给药途径药物的吸收速度依次排列为:静脉注射＞吸入＞肌肉注射＞皮下注射＞口服＞经肛门＞贴皮。因此,同一药物的不同制剂达到相同血药浓度的剂量也不尽相同,应用时亦应注意区分选择。

例如,不同制剂硝酸甘油的生物当量(即不同制剂达到相同血药浓度的剂量比值)为静脉注射 $5\sim10\mu g$,舌下含化 $0.2\sim0.4mg$,口服 $2.5\sim5mg$,贴皮 $10mg$,剂量差别很大。

二、用药间隔对药效的影响

单次给药,药物作用的量效关系比较容易掌握,但连续给药还须考虑两次给药之间的间隔时间。通常按照在一定时间内给药总剂量不变的原则,两次给药间隔时间长则每次的用药量就较大,而血药浓度的波动也较大,这时应注意峰浓度是否可能超过最低中毒浓度,谷浓度是否可能低于最低治疗浓度等问题。为了减小血药浓度的波动可以缩短给药间隔时间,这时则必须适当减少每次用药量,以免蓄积中毒(图9-1)。临床麻醉中,镇痛剂芬太尼、舒芬太尼以及中长效肌肉松弛药适宜用单次间断注射,其血药浓度的变化类似于图9-1,可能导致镇痛、肌松过量或不足。

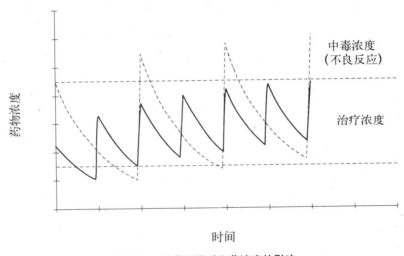

图 9-1 给药间隔对血药浓度的影响

按照在一定时间内给药总剂量不变的原则,图中细实线对应的单次给药方法血药浓度基本能维持在治疗浓度范围内。而给药间隔时间和剂量加倍时,药物峰浓度(虚线)高于治疗浓度(中毒或产生不良反应),谷浓度低于最低治疗浓度。

静脉持续输注给药时血药浓度的波动最小,但药液浓度和输注速度必须经计算后予以控制。对安全性较大的药物,在首剂时可给以适当的"负荷剂量"(bolus dose),以便缩短到达血药稳态浓度的时间。在全身麻醉时,常采用单次静脉用药进行全麻诱导,继之以连续用药维持全麻。

三、联合用药及药物相互作用对药效的影响

临床麻醉至少是两种或两种以上药物联合应用,除了达到多种治疗目的(镇静、镇痛、遗忘、肌肉松弛等)外,主要是利用药物间的协同作用以增加疗效或利用拮抗作用以减少不

良反应。不恰当的联合用药往往由于药物间相互作用而使疗效降低或出现意外的毒性反应。联合用药时应注意以下几点：

1. 配伍禁忌

药物在体外配伍直接发生物理性的或化学性的相互作用而影响药物疗效或毒性反应称为配伍禁忌。在静脉滴注时尤其应该注意药物之间的配伍禁忌问题。

2. 影响药物动力学的相互作用

一般情况下，同时使用的多种药物，相互间可能通过下列几个方面影响机体对药物的处置过程。① 吸收：促进胃排空的药能加速药物吸收，抑制胃排空药如抗 M 胆碱药能延缓药物吸收。四环素、Fe^{2+}、Ca^{2+} 等因络合而互相影响吸收；② 血浆蛋白结合：对于那些与血浆蛋白结合率高、分布容积小、安全范围窄，以及消除半衰期较长的药物，它们极易受其他药物置换而与血浆蛋白结合导致作用加强，如香豆素类抗凝药及口服降血糖药易受阿司匹林等解热止痛药置换而分别产生出血及低血糖反应。③ 肝脏生物转化：肝药酶诱导药如苯巴比妥、利福平、苯妥英钠及烟酒等都可以增加在肝转化药物的消除而使药效减弱。常用静脉麻醉药和吸入麻醉药也具有肝酶诱导作用。肝药酶抑制药如异烟肼、氯霉素、西咪替丁等能减慢在肝转化药物的消除而使药效加强。④ 肾排泄：利用离子交换原理，碱化尿液可加速酸性药物自肾排泄，减慢碱性药物自肾排泄。反之，酸化尿液可加速碱性药物排泄，减慢酸性药物排泄。如：水杨酸盐竞争性抑制甲氨蝶呤自肾小管排泄而增加后者的毒性反应。

虽然药代学相互作用的机制尚有待进一步阐明，但临床对静脉麻醉药异丙酚和阿片类药物药代学的相互影响已经有了较深入的研究和发现。

（1）阿片类药物对异丙酚药代学的影响：芬太尼、阿芬太尼可增加异丙酚的中央室容积和清除率。阿芬太尼维持 40 μg/L 时，丙泊酚血浆浓度增加 20%。用芬太尼预处理的实验动物，丙泊酚肺吸收率从 60% 降低到 20%。

（2）丙泊酚对阿片类药代学的影响：丙泊酚对阿芬太尼药代学的影响主要是降低机体对阿芬太尼的清除率（包括清除率 Cl_1、快速分布清除率 Cl_2 和缓慢分布清除率 Cl_3）。同时伍用异丙酚时，阿芬太尼和舒芬太尼的血浆浓度增加。

（3）丙泊酚-阿片类药物药代学相互作用可能影响患者麻醉后恢复。例如，临床输注阿芬太尼达稳态浓度后输注 6～240 min，丙泊酚可使阿芬太尼的时量相关性半衰期延长 10%～15%。

丙泊酚-阿片类药代学相互作用可能与下列因素有关：① 丙泊酚对降低平均动脉压和全身血管阻力；② 围术期应激反应、体温升高等导致心率加快，或者使用β受体阻滞剂、阿片类药物等减慢心率，导致心排血量、肝血流的变化并进而影响丙泊酚的代谢消除。

其他影响阿片类药代学的镇静剂包括右美托咪定、咪达唑仑等，后两者对阿芬太尼的代谢也有抑制作用。

3. 影响药效学的相互作用

（1）受体水平的协同与拮抗　如许多抗组胺药、酚噻嗪类、三环抗抑郁药类都有抗 M 胆碱作用，如与阿托品合用可能引起精神错乱，记忆紊乱等。β-受体阻断药与肾上腺素合用可能导致高血压危象。

（2）干扰神经递质的转运　如三环类抗抑郁药抑制儿茶酚胺再摄取，可增加肾上腺素及其拟似药如酪胺等的升压效应，而抑制可乐定及甲基多巴的中枢降压作用。

（3）药物效应相互作用的表现　药物相互作用在药物效应方面的表现为相加、协同和拮抗作用。在临床麻醉中，常利用药物相互作用的效应表现来减少麻醉药物用量，使麻醉更平稳，并减少不良反应。静脉麻醉药与吸入麻醉药、镇痛药以及不同静脉麻醉药之间主要表现为协同作用；而吸入麻醉药之间则表现为相加作用（这点尚有争论）。

第二节　机体方面的因素

影响药物效应的因素不只限于药物自身，患者机体方面的因素，如年龄、性别、生理或心理疾病、遗传因素等也应该充分考虑。

一、年龄

不同年龄的患者对药物的反应可能有较大的差异。因为在机体生长发育或衰老的不同阶段，机体的各项生理功能和对药物的处置能力都可能有所不同，从而影响药物的作用。儿童及老年人尤其值得注意。

小儿的体力与智力都处于迅速发育阶段，生理功能存在年龄依赖性的发展变化，自身调节功能尚未充分发育，对药物的反应比较敏感，用药时应予以充分考虑。小儿与药物效应相关的生理学特点包括：① 胃肠道吸收功能的特点是多种药物口服吸收明显比成人少；② 肌群小，皮下脂肪少，肌肉注射易引起周围血管收缩而影响吸收。相反，小儿特别是新生儿，皮肤角化层薄，药物易穿透吸收，局部用药也易致中毒。③ 血浆蛋白结合能力较低，游离药物浓度高于成人，故血药浓度相同时药物对小儿的作用大于成人。④ 年龄越小血脑屏障功能越不完善，药物越易进入中枢神经系统，因而对吗啡、可待因等特别敏感而易引起中毒。⑤ 肝肾功能发育未成熟，某些代谢酶活性不足，肾血流量、肾小球滤过率和肾小管分泌功能较低，药物代谢和清除较慢。例如，新生儿用氯霉素后因不能形成葡萄糖醛酸酯排泄而可致"灰婴综合征"，氨基糖苷类抗生素也易发生中毒。

一般定义年龄≥65 岁为老年人，老年人与药物效应相关的生理学特点包括：① 血浆蛋白量较低、体液较少、脂肪较多，药物血浆蛋白结合率低，水溶性药物分布容积较小而脂溶性药物分布容积较大。② 随年龄增长肝肾功能衰退,药物清除率下降,表现为药物血浆半衰期不同程度延长。③ 药效学方面,老人对许多药物反应特别敏感,如中枢神经药物易致精神错乱,心血管药易致血压下降及心律失常,非甾体抗炎药易致胃肠出血,抗 M 胆碱药易致尿潴留、大便秘结及青光眼发作等。

老年人的对麻醉药的敏感性增加,例如麻醉诱导时,吸入麻醉药 MAC 以及静脉麻醉药的剂量均减少,这一方面与年龄相关的药代学改变有关,此外,一些麻醉药可能也表现出与年龄相关的药效学方面的改变。年龄对常用静脉麻醉药的影响简要描述如下。

1. 丙泊酚

药代学方面,按公斤体重计算,小儿的清除率和稳态分布容积大于成年人,更大于老年人,老年人药代学变化主要表现为清除率的下降。药效学方面,随年龄增加,对丙泊酚的敏感性增加,50%患者意识消失的血浆浓度显著下降。

2. 依托咪酯

由于心血管抑制轻、血流动力学影响较小,依托咪酯常用于老年和危重病患者。随年龄增加,依托咪酯的用量减少。但是年龄对依托咪酯用量的影响似乎与药效学无关,而更多与年龄相关的药代学变化有关,已有的研究表明,年龄对依托咪酯药代学的影响主要表现为起始分布容积减小,但对稳态分布容积无影响。

3. 苯二氮䓬类

大部分苯二氮䓬类药物通过肝脏氧化和结合而代谢,例如地西泮和咪达唑仑通过氧化作用代谢。年龄和肝脏疾病是影响苯二氮䓬类代谢的主要因素。在老年患者,苯二氮䓬类容易过量且用药后易发生认知功能障碍。此外,地西泮等代谢产物亦具有活性,可增强或延长母体药物的效应,老年患者使用这些药物风险增加。代谢方面,老年人地西泮的清除率下降,可比常人的 20～24 h 延长 4 倍,咪达唑仑和劳拉西泮的清除率也下降,但程度较低。药效学方面,前述药物主要表现为老年人心血管和呼吸抑制明显增加。

应该注意的是,生理功能衰退的迟早快慢存在巨大个体差异,实际年龄与生理年龄并不一致。用药剂量的决定并没有绝对的年龄划分界线。老年人用药一般为成人剂量的3/4,如用成人剂量则可能常常发生药物过量。但也有相反情况,老年人对某些药物的反应较成人为弱。例如,老年人 β 肾上腺素受体的密度和对配体的亲和力有所降低,故对 β 受体激动药的作用反应较青年、成年人为弱。因此,应该根据不同药物及患者的情况具体分析,慎重选择药物和决定其剂量。

二、性别

女性一般体重较男性为轻,肌肉较男性为少,用药量相同时药物的作用可能有强弱之别。女性体内脂肪所占比例较男性为大,脂溶性药物的分布也会有所不同。妇女月经期不宜服用峻泻药和抗凝药以免盆腔充血月经增多。妊娠第一期胎儿器官发育期内应严格禁用反应停(海豹畸形婴儿)已知的致畸药物如锂盐、酒精、华法林、苯妥英钠及性激素等。妊娠晚期及哺乳期间还应考虑药物通过胎盘及乳汁对胎儿及婴儿发育的影响,因为胎盘及乳腺对药物都没有屏障作用。孕妇本身对药物的反应也有其特殊情况需要注意,如抗癫痫药物产前宜适当增量,产前还应禁用阿司匹林及影响子宫肌肉收缩的药物。

已有的研究表明,吸入麻醉药中地氟醚、七氟醚、氟烷、乙醚、甲氧氟烷和氙气 MAC(50％的患者对手术刺激无体动反应)性别之间无差异。但在高加索人(白人)的研究中,Goto 的研究认为,女性氙气麻醉时的 MAC 明显低于男性。研究结果的差异性是否与种族有关尚待确定。长期服用孕酮、怀孕早期和产后早期氟烷、异氟醚、安氟醚的 MAC 降低;但性别并不影响异氟醚、七氟醚等吸入麻醉药的清醒 MAC(MAC_{awake})。

静脉麻醉药中,男性患者应用氯胺酮后语言学习能力显著低于女性,产生的遗忘作用也强于女性。使用"Diprifusor"丙泊酚靶控输注系统,男性患者意识消失的 CP_{50}(50％患者意识消失的靶控浓度,2.14 μg/mL)显著低于女性(2.55 μg/mL);丙泊酚麻醉时,女性患者清醒更快。但这种差异性可能更多与性别药代学差异有关,女性患者停止丙泊酚输注后,血浆浓度下降更快,而丙泊酚药效学的性别差异性也不容忽视。此外,非去极化肌松剂亦存在显著的性别相关的药代学差异,例如,静脉注射维库溴铵后,男性患者产生的血浆浓度较低,这可能与男性患者维库溴铵分布容积较大有关。一项研究发现,使用硫喷妥钠麻醉者恶梦的发生率高于异丙酚,而手术期间梦境的出现更多发生于瘦弱的女性患者。使用硫喷妥钠麻醉诱导后,女性患者收缩压和舒张压更低,而气管插管后,男性患者血压升高的持续时程更长。

三、营养状态

营养不良者体重轻,脂肪组织少,血浆蛋白含量低,同样会影响药物的分布和与血浆蛋白的结合力,使药物血浓度及血中游离药物浓度升高。并且严重营养不良者肝药酶含量也会减少,肝代谢药物的功能欠佳,药物灭活能力较差,因而药物可能显示更强的作用。另一方面,严重营养不良者全身状况不佳,应激功能、免疫功能、代偿调节功能均可降低,又可能影响药物疗效的发挥,导致不良反应增多。因此,在治疗营养不良患者的同时,除应考虑剂量适当外,还应注意给予补充营养,改善全身状况,以求提高疗效。

肥胖对麻醉药物药代学、药效学的研究较多。例如,硫喷妥钠麻醉时,肥胖患者由于脂肪组织增加,药物在体内的分布增加,导致终末消除半衰期延长、机体分布清除率减少;使用阿片类药时,肥胖患者更易导致呼吸抑制,而且瑞芬太尼等阿片类药物能更快产生耐受性,麻醉期间应考虑这些因素对药效学的影响,术后采用非甾体类镇痛药、氯胺酮、α_2-肾上腺素能受体激动剂镇痛可能是更好的选择;肥胖患者手术后采用新斯的明拮抗维库溴铵的肌松效应,TOF 恢复到 0.9 的时间显著延长;但是,地氟醚、七氟醚的药代学(洗入和洗出曲线)、美维松的药效学、基于"理想体重"(非实际体重)给予罗库溴铵时,肥胖患者于常人无异。常用静脉麻醉药丙泊酚的药代学肥胖者与常人亦无差异,基于正常人药代学的靶控输注系统能准确肥胖患者的异丙酚血药浓度。

四、遗传异常

药物在体内发挥作用时,与药效和药物代谢动力学有关的许多大分子物质,包括药物作用的受体,药物体内转运过程中涉及的多种蛋白质,以及药物代谢酶等,都与遗传密切相关。目前,特异体质药物反应多数已从遗传异常表型获得解释,并已形成了一门独立的药理学分支-遗传药理学。遗传异常主要表现在对药物体内转化的异常,可分为快代谢型及慢代谢型。前者使药物快速灭活,后者使药物灭活较缓慢,从而影响药物血浆浓度及效应的强弱。这种异常只有在受到药物激发时出现异常,不属于遗传性疾病的范畴。

五、心理因素

目前研究已经证实,心理因素可以干扰药物的作用效应。安慰剂是一种不具有药理活性的剂型(如含乳糖或淀粉的片剂或含盐水的注射剂),它可以通过心理因素对头痛、心绞痛、术后痛、神经官能症等取得 30%～50% 的疗效,目前机制还不清楚。安慰剂对心理因素控制的自主神经系统功能影响较大,如血压、心率、胃分泌、呕吐、性功能等。安慰剂在新药临床研究的双盲对照中极其重要,可用以排除假阳性疗效或假阳性不良反应。它对任何患者都可能取得阳性效果,因此不能单用安慰剂作出真病或假病(心理病)的鉴别诊断。并且医生的任何医疗活动,包括一言一行等服务态度都可能发挥安慰剂的作用,要充分利用这一效应,在评价药物的疗效时,也应尽量排除患者心理因素的干扰。对于情绪不佳的患者尤应多加注意,氯丙嗪、利血平、肾上腺皮质激素及一些中枢抑制性药物在抑郁患者可能引发悲观厌世倾向,用药时应慎重考虑。

六、疾病情况

不同疾病状况会在影响药物的吸收、分布和代谢等多方面影响药物的作用效应。

1. 疾病对药物体内过程的影响

胃溃疡、抑郁症、创伤或术后患者胃排空时间往往延长,延缓了口服药的吸收,而甲状腺功能亢进,焦虑不安者胃排空时间缩短,但同时伴有肠蠕动加速,从而在两个方面影响着药物的吸收。心功能不全或休克等疾病时口服与肌肉或皮下注射药物,其吸收同样会减慢,降低药物疗效,但在经过治疗后血循环障碍一旦纠正,蓄积在给药部位的药物又会大量吸收,有时可能会发生中毒症状。

各种原因引起低蛋白血症时,血中游离药物增多会影响药物作用的强度,也影响药物的分布和消除;慢性肾功能衰竭时能产生"结合抑制因子",从而减少药物与血浆蛋白的结合产生影响,在此类情况时均应适当减少药物用量。血浆或体液 pH 改变可能影响药物的解离程度,从而影响药物的分布。中枢神经系统有炎症时常能减弱血脑屏障功能,这对促进抗感染药物进入中枢可能有利,但也可能增强某些药物的中枢毒性。

肝细胞受损时某些肝药酶减少,使在肝灭活的药物作用加强;肝病时常有血浆蛋白减少,更加重了这一影响。因此,在慢性肝病及肝硬化患者应用主要由肝灭活的药物时必须减量慎用,甚至禁用,图 9-2 示持续输注及停止输注罗库溴铵后血浆浓度的变化,可见肝功能障碍者,输注期间形成较高的血浆浓度,而停止输注后,血浆浓度下降缓慢。急性肺部疾患所致之低氧血症,也可以减弱肝药酶的氧化代谢功能。休克和心衰时肝血流量减少或减慢,也能减弱肝对药物的灭活。对于这类患者应用肝灭活的药物时也须酌减用量。一些慢性病如哮喘等所致的慢性低氧血症可以代偿性地增强肝药酶活性,所产生的影响与上述相反。肝药酶活性对药物作用的影响还有另一方面:有些药物必须先经肝药酶催化的反应转变为活性型式才能发挥作用。例如,可的松必须在肝先转化为氢化可的松,才能发挥作用,所以在上述肝药酶功能较低的情况下,可的松的作用则会减弱。

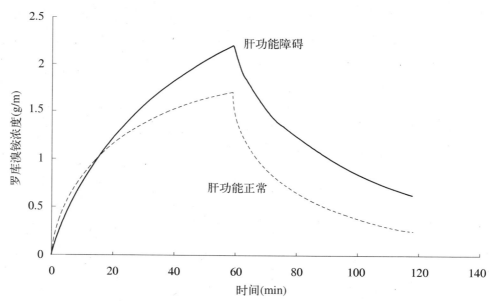

图 9-2 持续输注及停药后罗库溴铵血浆浓度变化

罗库溴铵的药代动力学参数分别来自 Szenohradszkay 等和 Wierda 等的研究,持续输注时间为 1h,输注速度 $0.01mg \cdot kg^{-1} \cdot min^{-1}$,罗库溴铵的量效关系参数分别为 $EC_{50}=0.823 \mu g/ml$,斜率 $\gamma=4.79$,该图为模拟结果,未考虑临床量效关系。

对于经胆管排泄的药物,肝功能失常、心衰或休克时引起的肝血流减少,及肺病所致的肝缺氧等都会减少此类药物的排泄。药物的肝肾排泄有相互代偿的现象。例如,速尿本来主要经肾排泄,但肾功能障碍时则胆汁排泄增多,因此当患者肝肾功能均不正常时尤应适当减少有关药物的剂量。肝肾功能失常分别影响在肝的转化及自肾的排泄,所以可适当延长给药间隔及(或)减少剂量。神经功能抑制时,如巴比妥类中毒时能耐受较大剂量中枢兴奋药而不致惊厥,惊厥时却能耐受较大剂量苯巴比妥。

肾血流减少或肾小球功能损伤可使药物的滤过减少,影响肾小管的重吸收和主动排泌功能。因此,肾功能不全时往往蓄积了许多内源性酸性物质,干扰弱酸类药物的肾小管排泌。此时主要经肾消除的药物,如氨基苷类,头孢唑啉等的半衰期延长,应用时必须减量,肾疾病病情严重者应禁用此类药物。酸碱平衡失调时可以导致尿 pH 改变,影响某些药物的肾小管重吸收,从而使这些药物的排出增多或减少。严重的肾疾患如肾病综合征时肾小球膜受损,结合型的药物也能通过。低蛋白血症时游离药物比例增多,也能使药物滤过排泄增多。这些影响在用药时都须考虑。

2. 疾病影响机体对药物反应性

某些病可以影响某些受体的数目(密度)和亲和力的改变,从而影响药物的作用。例如,哮喘病患者支气管平滑肌上的 β 受体数目减少,且与腺苷酸环化酶的偶联有缺陷,而 α 受体的功能相对明显导致支气管收缩。故单应用 β 受体激动药往往效果不佳,加用 α 受体拮抗药则可有明显良效。糖皮质激素可以恢复 β 受体-腺苷酸环化酶-腺苷酸环化酶依赖性蛋白激酶系统功能。近年已经发现单用大剂量 β 受体激动药不仅本身疗效不佳,而且其还能拮抗内源性糖皮质激素的上述调节功能,对哮喘病患者严重不利,因而主张将糖皮质激素列为治疗哮喘的一线药物,而尽量不用大剂量 β 受体激动药。此外,高血压病和肝硬化患者 β 受体也有下调现象。败血症休克时糖皮质激素受体也较正常减少,因此必须应用大剂量糖皮质激素才易见疗效。如机体在酸中毒状态下,对各种升压药的反应性降低等。

疾病时机体整体调节功能状态与正常人也会有一定差异,影响药物的作用效应。例如,解热镇痛药能使发热者体温下降,而对正常体温影响甚小。强心苷对正常心脏和慢性心功能不全的心脏都有加强心收缩力的作用,但此药对两种情况的最终药效却不一样:对正常心脏,心输出量并不增加,而心肌耗氧量因心肌收缩加强而增多;但对于功能不全的心脏则在增加心收缩力的同时并增加回心血量,从而显著增加心输出量,因为此时的心脏心室肌张力增高,耗氧量较正常时大大提高,强心苷改善心功能后心脏回缩,室壁肌张力减少,可使心肌耗氧量显著降低,其幅度往往超过因心缩加强而增加的耗氧量,所以总的结果是增强心缩力,而不增加甚至降低心肌耗氧量。

疾病所致机体的某些病变有时可以成为增强药物不良反应的因素。例如,结核病患者使用糖皮质激素时,有结核感染扩散的危险;有溃疡病时应用非甾体类抗炎药,或应用拮抗儿茶酚胺类药,可以加重溃疡病变。

七、机体对药物反应的变化(详细内容参考第二章)

第三节　环境条件方面的因素

一、给药途径

不同途径给药时药物吸收的程度和吸收的速度均不同,体内过程也可能不同,从而影响药物作用的质和量。例如,硫酸镁口服时吸收甚少,只起导泻作用;注射给药则有抗惊厥作用。药物口服吸收后,相当一部分药物首先在肝脏被代谢而灭活,称为首过效应;舌下给药则不经肝而直接进入血循环,无首过效应;药物吸收速率能影响血药浓度的高低和其升高的快慢,后者又间接影响药物的分布和消除,因此,吸收速率可以影响药物作用的强度和维持时间。

二、时间药理学因素

时间生物学认为,从单细胞生物到人类的生理功能活动、生长繁殖等均具有时间节律性(也称生物周期),有昼夜节律,周节律,月节律,年节律等。受此类生物节律的影响,药物作用也存在节律性现象。时间药理学就是研究药物作用的时间节律问题的一门药理学分支。目前研究得最多的是昼夜节律。

研究表明机体在不同时辰处置药物的能力可有不同。例如,患者口服消炎痛在上午7点服药则血药浓度峰值较高,比一昼夜其他各时间点服药时峰浓度平均值高20%,达峰时间也较短;而晚上7点服药,峰浓度则比24 h平均值低约20%。二价铁制剂则正相反,晚上7点服药时吸收率较上午7点服药吸收率高约一倍。

机体对药物作用的敏感性也有时辰节律,例如去甲肾上腺素的升压反应曲线在3 h为谷,6～9 h为峰。12 h又为谷,21 h又上升为峰,以后渐下降。因此,降血压药的用量早晨应较中午为多。但另一方面,清晨时因血容量最低,因而血压也较低,故半衰期长的降血压药如胍乙啶在清晨时可能作用更强,甚至可引起体位性低血压。激素类药物的作用与内源性激素的生理节律关系更密切。例如内源性糖皮质激素的分泌有昼夜节律,血浓度在午夜后最低,以后逐渐升高,到上午6～8时达到最高,以后又渐降,直至午夜后达最低点。另一方面,下丘脑和腺垂体对血中靶腺激素的负反馈抑制作用的敏感性也有节律性变化:生理条件下,皮质醇血浓度高时下丘脑和腺垂体对其负反馈抑制的敏感性低,反之则负反馈抑制的敏感性高。因此,在用糖皮质激素作替代疗法时早晨多应用全日剂量的2/3,下午用全日剂量的1/3。而在必须长程使用糖皮质激素治疗时,则采用早晨一次给药,或隔日早晨给药一次的疗法(隔日疗法),可以减轻对下丘脑-腺垂体-肾上腺皮质激素系统的负反馈抑制所引起的不良反应后果。有的药物的毒性还有年节律现象,例如,对氧磷(E600)的毒性在 6 月份最大,9 月份最小。时间节律对药物毒性的影响目前尚未发现有统一的规律性。但根据现有时间药理学资料可知,如能依据药物作用的时间节律来制订用药方案,则既可提高疗效减少毒副作用,还可能节约药物。

三、吸烟、嗜酒与环境污染问题

吸烟能诱导药物代谢酶,加速某些药物的代谢消除,因而吸烟者对这些药物有较高的耐受能力,所以在新药临床试验或药代动力学研究时须挑选不吸烟者作受试者。此外,吸烟者肺巨噬细胞功能降低,这可能影响患者麻醉手术后的免疫功能。吸烟者麻醉苏醒期咳嗽的发生率增加,如维持较高浓度的吸入麻醉药,咳嗽的风险降低;临床应用低浓度异丙酚时,吸烟者催眠效应降低。甚至有因为注射异丙酚疼痛触发气管痉挛的报道;吸烟增加了麻醉手术期间非去极化肌松剂维库溴铵和罗库溴铵的用量,这种剂量增加效应多发生在受体水平,但吸烟者两者药代学的影响(代谢增加)不能排除。有趣的是,有研究认为用丙泊酚和芬太尼麻醉诱导,继以异氟醚和氧化亚氮维持麻醉时,吸烟者手术后恶心和呕吐的发生率显著低于不吸烟者。而且,是否吸烟也不影响慢性疼痛患者早期治疗的效果。

嗜酒者用药时也须考虑乙醇本身的药理作用和乙醇对药代动力学的影响。例如,乙醇有中枢抑制、血管舒张等作用,大量饮酒还可使血钾降低,血糖降低,在应用相关药物时须加注意。另外,乙醇还可因影响药酶干扰药物作用,即急性大量饮酒时抑制,慢性嗜酒者诱导药物代谢酶。此外,环境空气污染中的含铅微粒、有机溶剂等也能影响药物作用。当然,这一类物质可因接触的时间剂量以及方式等而导致其影响有所不同,故不可一概而论,但在一些情况下用药时也应适当予以充分考虑。

(宋小星 张马忠 彭章龙)

参考文献

1 Lichtenbelt BJ, Mertens M, Vuyk J. Strategies to optimise propofol-opioid anaesthesia. Clin Pharmacokinet,2004,43:577~593.

2 吴滨,江伟.影响麻醉药物起效的影响.国外医学:麻醉学与复苏分册,2004,4:10~14.

3 Vuyk J. Pharmacokinetic and pharmacodynamic interactions between opioids and propofol. J Clin Anesth,1997,9(6 suppl.):23~63.

4 俞青,张马忠,王祥瑞,等.苯巴比妥钠和东莨菪碱作为术前用药对靶控输注异丙酚 CP_{50} 的影响.临床麻醉学杂志,2006,22:499~501.

5 Schüttler J,Ihmsen H. Population pharmacokinetics of propofol:a multicenter study. Anesthesiology, 2000,92:727~738.

6　Eilers H，Niemann CU. Clinically important drug interactions with intravenous anaesthetics in older patients. Drug Aging，2003，20：969～980.

7　黄咏磊，周仁龙，张马忠，等. 罗库溴铵相关药代学和药效学参数的测定. 临床麻醉学杂志，2006，22：904～906.

8　Warner DO. Tobacco dependence in surgical patients. Current opinion in anaesthesiology，2007，20（3）：279～283.

第 *10* 章 药物依赖性

由于人们普遍对药物的"成瘾性"感到恐惧,在一定程度上影响了药物的合理使用,以及对疾病的有效控制。以往人们把药物依赖性分为习惯性(habituation)和成瘾性(addiction)。习惯性指连续应用某药,停药后患者发生主观不适感觉,渴望再次用药。成瘾性则指停药后出现严重的生理机能紊乱,即戒断综合征(abstinence syndrome),或称为撤药综合征(withdrawal syndrome)。由于习惯性和成瘾性二词的使用经常出现混乱,加上被滥用的药物种类越来越多,所以需要确定一个共同的术语,现在已不再使用"成瘾性",替代的是"药物依赖性"(drug dependence)。WHO对"药物依赖性"的定义是"在生理以及行为上不同程度地将使用活性药物作为日常首要之事,其特点是渴求获得以及使用这些药物,并有长期寻求这些药物的行为。药物依赖性可能会造成生物肌体上、精神上、社会上、以及它们相互之间的一些不良后果。"简而言之,药物依赖性是反复用药引起的机体对该药心理和(或)生理的依赖状态,表现出渴望继续用药的行为和其他反应,以追求精神满足和避免不适。

第一节 药物耐受性与依赖性

药物耐受性(tolerance)是指当反复使用某种药物时,机体对该药物的反应性减弱,药学效价降低;为达到与原来相等的反应和药效,就必须逐步增加用药剂量,这种叠加和递增剂量以维持药效作用的现象,称药物耐受性。药物产生依赖性的过程中多数伴有耐受性,但产生耐受性的药物不一定引起依赖性。

药物依赖性又分为躯体依赖性和精神依赖性两大类。躯体依赖性(physical dependence)亦称生理依赖性(physiological dependence)或身体依赖性,它不等于"成瘾性";而精神依赖性(psychic dependence)亦称心理依赖性(psychological dependence),才是人们常说的"成瘾性"。两者的主要区别在于躯体依赖性可产生明显的戒断症状而精神依赖性则没有。多数有依赖性特征的药物(如阿片类、镇静催眠药等)兼有精神依赖性和躯体依赖性,个别毒品如麦角二乙胺(lysergide,LSD,一种致幻剂)只有精神依赖性而无躯体依赖性。

躯体依赖性是由于中枢神经系统对长期使用依赖性药物所产生的一种适应状态,机体必须在足量药物的维持下,才能保持正常状态,一旦中断或减量用药后,机体即出现严重的生理机能紊乱(即戒断综合征),甚至可能危及生命。这类患者通常非常痛苦,难以忍受机体反应,可能有自残、自杀行为,因惧怕戒断症状而继续用药。本质上,这是一种反跳现象,表现出与原来作用相反的反应。例如吗啡降低肠蠕动,产生便秘;在吗啡断药期间,胃肠运动加快,腹泻、呕吐。镇静催眠药提高惊厥发作的阈值,起到镇静、催眠作用,中断用药后出现活动增加,兴奋不安,颤抖或惊厥。苯丙胺类具有减轻疲劳、抑制食欲和提高情绪等作用,戒断反应表现出精力疲乏,食欲过多,情绪低落。在现有的几类依赖性药物中,包括烟、酒,虽然大多具有身体依赖性特征,但仍以阿片类镇痛药、镇静催眠药和抗焦虑药及酒的身体依赖性较为突出,其他类型如中枢兴奋药、大麻和烟等的身体依赖性较弱,戒断反应不典型。

精神依赖性俗称"心瘾",指药物可使人产生一种愉快、满意的感觉,并在精神上驱使人们具有一种继续用药的欲望,以获得满足感。停药后,不出现躯体戒断症状。但由于精神的欣快感,给人留下的记忆和渴求非常强烈,致使精神依赖性非常顽固,难以消除,是戒毒者复吸的主要原因,也是当前治疗的难点。成瘾者因非医疗目的而强制性地反复使用药物,而不顾药物的有害作用。成瘾者可能会有躯体依赖性或耐受性。

躯体依赖性和精神依赖性在癌症疼痛治疗中是相互独立出现的。癌症疼痛患者因止痛治疗的需要,对阿片类药物产生的躯体依赖性,不影响继续合理使用止痛药。临床上,癌症患者需要长期用阿片类止痛药,或需要增加用药剂量的重要原因是癌症止痛治疗的需要,而并非"成瘾"所致。

第二节 药物依赖性潜力的实验评估

由于药物的致依赖性潜力极其在人群中的滥用倾向,可引起诸多的公共卫生和社会问题。因此我国卫生部药品审批办法规定,对阿片受体激动剂、麻醉性镇痛药与解热镇痛药等的临床试验,不但要评价它的主要药效和不良反应,还需要评价它的药物依赖性。评价药物依赖性潜力可分为两类:身体依赖性潜力的评价和精神依赖性潜力的评价。

一、身体依赖性潜力的评估

目前国际上测定身体依赖性潜力的基本方法就是反复给药一段时间,观察是否发生耐受性以及停药后的戒断症状。具体的实验室方法如下:

（一）自然戒断试验（spontaneous or natural withdrawal test ）

对实验对象（大、小鼠和猴）连续一段时间的给药,开始逐渐增加剂量,增至一定剂量后停止递增,剂量稳定一段时间后,突然中断给药,定量观察记录所出现的戒断症状。它属于慢性实验,有多种给药途径可供选择,如注射（皮下,肌肉,腹腔和静脉）,灌胃,埋藏药品片剂或含药分子筛,并可采用掺食法和饮水法给药。其戒断症状发作慢,持续时间长,故对症状的程度进行定量有一定困难。

（二）催促戒断试验（precipitation or withdrawal test）

催促戒断试验是阿片类药物对动物连续给药一定时间后,突然给予阿片受体拮抗剂,动物在短时间内出现与自然戒断试验相似,但程度较为强烈的戒断反应。其持续时间短,易于定量观察。目前成为评价阿片类药物身体依赖性潜力的一种常规实验方法。它的关键问题是选择的阿片受体拮抗剂要有高度专一性,使用的剂量也对催促戒断反应起重大作用。

（三）替代试验（substitution test）

给予动物一定量的标准药（如吗啡）一段时间,待其产生身体依赖性后,停用标准药,替之以受试药物,观察动物是否出现戒断症状。如果受试药物替用后动物不出现戒断症状,表明这两类药物产生类似的身体依赖性。这种试验亦称交叉身体依赖性试验（cross physical dependence test）或单次剂量抑制试验（single dose suppression test）。但试验可能出现假阳性和假阴性。因为戒断症状是复杂多样的,有自主神经功能方面、身体运动、行为和主观感觉等方面的特征。有些症状仅在某种动物出现,另一些症状则在几种动物中出现。而且有些非同类药物（如可乐宁）也有可能抑制标准药的戒断症状,所以有必要鉴别替代药物抑制戒断症状的机制。

无论是自然戒断还是催促戒断,研究对象都会出现一系列程度不同的征候或症状。但不是所有的戒断征候或症状都在一个受试对象上出现。对某些征候的选择及其重要性顺序的排列,取决于不同的动物和不同的实验。所以在进行身体依赖性实验时,应该考虑几种衡量指标,如每种征候出现的时间、频率和严重程度。

二、精神依赖性潜力的评估

精神依赖性是机体对药物内在感知的综合体现,是精神心理方面的感受,如用药后的满足感、欣快感,很难用一种适宜的动物模型来评价。但随着行为药理学的发展,人们根据条件反射的基本原理和对药物强化作用与报偿系统关系的认识,逐步建立了一些评价精神依赖性潜力的实验方法。目前较为成熟且应用较广的实验方法主要有 3 种：自身给药法（self administration，SA）、药物辨别法（drug discrimination，DD）和条件性位置偏爱法（conditioned place preference，DPP）。

（一）自身给药法

自身给药实验是模拟人的觅药行为、反映药物强化能力的行为药理学实验方法。动物在麻醉状态下，行静脉插管，并与计算机控制的自身给药系统相连，训练动物完成压杆动作，通过计算机控制系统，将受试药品注入体内，若药物具有强化能力，则经过一段时间的训练（10d左右），动物会形成自身给药行为，压杆次数的多少和压杆频率反映了它追求用药的程度。通过分析动物形成自身给药行为的潜伏期，压杆比率等特点并与标准药物比较，以判断受试药物强化能力的大小。由于此方法类似于人的自身给药行为，因此在评价药物精神依赖性潜力方面具有很高的可信度。但由于此实验需要进行颈静脉插管，所以对静脉导管的维护具有一定困难。另外，参数的影响，如剂量单位和时间作用过程等，除非经过一定的技术处理外，不然实验很难对滥用倾向提供更多量的估计。

（二）药物辨别法

被滥用的药物具有辨别刺激特性，如滥用多种药品的人可以清楚地区别不同药物，以及药物的不同剂量。药物辨别实验即利用药物的辨别刺激特性，训练动物区别药物与盐水、不同药物或药物的不同剂量。先形成稳定的辨别行为，然后利用药物的不同剂量或其他药物去替代，依据辨别行为的改变来分析比较药物的辨别刺激特性。如利用电击回避型双杆式辨别实验箱，对大鼠进行启动训练、辨别训练，形成稳定的辨别能力和相应的压杆行为。由于此实验对动物进行了严格的辨别训练，所以一般模型比较稳定，敏感性也比较高，可以进行剂量关系比较，从而定量地说明药物精神依赖性潜力的强度。结果可靠，适用于大部分中枢作用药物的精神依赖性评价。但实验周期较长，一般需要数月时间。

（三）条件性位置偏爱法

条件性位置偏爱实验是利用类似穿梭箱式的装置，将药物与不同颜色、不同质地的箱子相关，若药物具有依赖特性，受训动物会渐渐喜欢呆在伴药侧，由此比较药物偏爱效应的强弱，也可以给予其他药物，分析偏爱效应的机制。由于此实验周期短，简便易行，可广泛应用于药物精神依赖性的预测和评价。但其在行为观察方面需要花费较多的时间，也很难定量地进行剂量比较，而且由于是条件性反应，可能的影响因素也比较多。

通常在评价药物的精神依赖性潜力时，先做位置偏爱实验，待有阳性结果后，再开展药物辨别和自身给药实验，最后综合分析，最终以自身给药实验的结果为主。

第三节　阿片类药物依赖及治疗

阿片类药物滥用是指非医疗目的，持续性或间断性使用大剂量阿片类药物。如果是医疗上的需要，无论期限长短或者有无不良反应（包括产生药物依赖性），都不属于滥用麻醉药物的范畴。而医源性成瘾（又称假"成瘾性"）则是由于不合理的医疗目的用药，导致患者产生精神依赖性。常表现为癌症患者的疼痛得不到有效治疗,导致行为改变,其与特发性阿片类药物精神依赖(成瘾)时的行为改变相似,是疼痛得不到有效治疗导致的直接后果。对阿片类药物产生耐受性,临床表现为随着用阿片类止痛药时间的延长,对药物的作用与不良反应产生耐受,并且可能在一定程度上增加阿片类药物的用药剂量。对药物耐受性在癌痛治疗中普遍存在,不影响癌痛患者继续使用阿片类止痛药。

阿片类药物"成瘾性"的发生率与药物剂型、给药途径及给药方式有关。因此医疗中应积极推行"口服给药、按时给药、按阶梯给药、用药个体化"的癌症患者止痛治疗原则,在保证杜绝流弊的情况下,最大限度地满足癌症疼痛患者的临床需求和合理使用,不断提高癌症疼痛患者的生活质量。

一、阿片类药物的历史

(一)阿片的历史

阿片又称鸦片、雅片、乌烟、大土、阿芙蓉。早在公元前 1500 年的埃及"草纸文"中记载的 700 多种药物中就有"阿片"的记载。本品系罂粟科植物罂粟的未成熟蒴果,经割破果皮而流出的乳汁样液干燥而得。"阿片"为译音名称,来自希腊文"mekoniium"亦"阿片汁"。1805 年由阿片中提出的生物碱"吗啡",morphine 的希腊原文有"梦神"之意。在有史记载之前,人们对阿片类的精神作用已有了解,但首次确切提到罂粟汁的资料见于公元前 3 世纪 Theaphrastus 的著作中。阿片的应用,是由阿拉伯的医师们开始的,并由阿拉伯商人将它介绍到东方,最初主要用于治疗痢疾。阿片在欧洲得到广泛应用,应归功于 Paracelsus,但因其毒性而受到限制。到了 16 世纪中叶,大家都知道应用阿片的精神作用。Sydenham 在 1680 年写道:"在万能的上帝欣然赐予人类解除痛苦的医药中,没有任何一种药物象阿片那样万能和有效。"在 18 世纪,吸食阿片开始在东方流行。在欧洲,由于阿片比较容易得到,也曾导致某种程度的滥用。

阿片传入中国,约在公元 7 世纪。由波斯地区运来,称为"底野迦"。唐朝《新修本草》第十五卷记载"底野迦,辛苦平无毒,主百痨、中恶、客忤、邪气、心腹积聚……"。但当时应用的人还很少。宋代《开宝本草》曾有"罂子粟"的记载。李时珍在《本草纲目》中对罂粟植物有详尽的描述,说明"其壳入药甚多",并称"阿芙蓉前代罕闻,近方有用者……罂粟结青苞时,以大针刺其外面青皮,误损里面硬片,或三五处,次早津出,以竹刀刮之,收入瓷器阴干用之。"其用途为治疗泻痢、脱肛不止……到 16 世纪开始,北京市有"一粒金丹"出售,通治百病:止痛、止咳、止吐泻、治痢疾等,这"一粒金丹"即是阿片制剂。明代末年,吸食阿片已有发生。到了清代,此恶习,已在朝野发展。清乾隆年间,药物学家赵学敏在其《本草纲目拾遗》中,对其药效用途记载"主治胃病神速"六字,而对其吸食之害吸食方式、毒品来源均有详述,达 300 多字。其中对吸毒之描述如下:"多和烟吸之,谓可助精神,彻夜不寐。凡吸,必邀集多人,更番作食,铺席于炕,中燃一灯,以吸百余口至数百口。烟筒以竹为管,一小孔置雅片烟于葫芦首,烟止少许,吸之一口立尽,格格有声。饮食顿令倍进,须肥甘,不尔,胃肠不安。初服数月,犹可中止。迨服久,偶辍,则困备欲死,卒至破家丧身。凡吸者面黑肩耸,两眼流泪,肠脱不收而死。"可见在 18 世纪中叶时,阿片的滥用已很广泛,对健康和社会的危害也很严重。

（二）吗啡的出现

吗啡(morphium)是在 1803 年 Serturner 进行阿片所含成份分析研究中,发现的一种植物碱,当时命名为吗啡意思是取睡眠之神的含义。不久,到 1812 年,吗啡在英国已成为精制的商品出售于市。随后,1855 年苏格兰医生亚历山大伍德应用当时发明的皮下注射器分别试用注射过阿片酊和吗啡,其原意在于试验这些药品对神经的阻断作用。伍德的经验促发了人们对麻醉毒品取注射途径滥用的兴趣,随即逐渐兴起吗啡滥用的广泛流行,到 19 世纪初,波及当时世界上的许多地区。

（三）海洛因的合成

阿片类化合物海洛因的合成、开发是在麻醉性镇痛剂滥用历史过程中,开创了滥用的新纪元。海洛因化学名为二乙酰吗啡,是在 1874 年英国圣玛利医院中被一位名叫 C. R. 莱特医生发现的。当时,他在实验室以醋酸与无水吗啡相作用,产生了二乙酰吗啡。莱特将这个新的化合物送至伦敦奥文大学进行分析检测,结果被认定此化合物具有生物活性,可以抑制呼吸和降低血压。大约 20 年后,Strube(1897)著文称海洛因可以抑制肺痨患者的剧咳,使其安乐入眠,而且无任何不良反应。1 年后,即 1898 年,德国的拜耳药厂出售了海洛因的商品。随后,海洛因的滥用大大超越了医疗使用,所以 1922 年美国医学会投票通过决议:禁止海洛因入口到美国,并且禁止制造和销售。尽管后来海洛因在临床早已不复使用,但作为一种毒品,它在近一个世纪中,是人类的主要毒源,猖獗地流毒于全世界,称为人类健康的公敌,屡禁不止。至 20 世纪 60 年代,海洛因流行已遍及全球,无论发达国家或发展中国家概莫能外,形成一个滥用流行的高潮。

二、阿片类药物依赖性产生的机制

各药产生依赖性的机制各不相同,就阿片类药物而言,其依赖性的发生机制至今尚未完全阐明,下面介绍多数学者目前的看法。

内源性阿片样肽(endogenous opioid peptide,EOP)是机体内天然生成的具有阿片样活性的肽类物质,简称内阿片肽,包括甲啡肽、亮啡肽、强啡肽、β 内啡肽等 20 余种,内阿片肽与阿片受体系统与其他神经递质系统有着广泛、复杂的相互作用,不仅参与痛觉的调制,而且参与运动、行为、心血管、呼吸、消化、内分泌以及免疫功能等多种生理活动。生理情况下,阿片受体处于基础水平,在内阿片肽作用之下,仅部分受体被占领。给予外源性阿片类物质(吗啡、海洛因等)后,它们与尚未被占领的阿片受体结合,产生镇痛作用。内、外源性阿片样物质的共同作用,使受体得到过度刺激,根据生物负反馈原则,内阿片肽的生成和释放减少,故需增大阿片类药物剂量方能达到原有的效应,这就产生了耐受性。如果骤然中断药品,则顿时内、外源性阿片样物质均缺乏,阿片受体便无法通过阿片肽系统继续保持平衡,从中枢到外周各系统的正常运行秩序(去甲肾上腺素能系统,乙酰胆碱能系统,多巴胺系统,NMDA 系统,5-HT 系统,下丘脑-垂体-肾上腺轴系统,下丘脑-垂体-性腺轴系统,G 蛋白家族系统,包括 G 蛋白-cAMP 系统和 G 蛋白-cGMP 系统等)就被完全打乱,各种症状,尤以去甲肾上腺素能系统和胆碱能系统的功能紊乱更为明显,这就是戒断反应。

近年提出的复合学说(theory of complexity)从神经环路上解释了阿片类依赖性的机制。它认为形成依赖性是不同脑区对阿片药物适应后产生的综合效应。在不同的形成阶段有不同的神经化学参与其中,并出现不同的改变。

(一)中脑边缘多巴胺(DA)与奖赏系统

中脑边缘多巴胺系统是药物奖赏效应产生的神经解剖基础。目前认为,腹侧被盖区(VTA)-伏隔核(NAC)通路是阿片类药物产生奖赏效应的主要调控部位。所有天然的奖赏性刺激都是通过作用于脑内的奖赏系统,最终引起 NAC 区多巴胺释放量增加,产生奖赏效应。而阿片类药物能够直接或间接地通过多巴胺系统介导,产生奖赏效应,从而形成依赖性。

(二)阿片肽与多巴胺奖赏系统

目前认为阿片类药物主要通过两种机制影响 VTA-NAC 通路而发挥作用。一是阿片类药物直接与 VTA、NAC 区的多巴胺能神经元上的阿片受体作用,从而影响多巴胺能神经元的兴奋性。二是在 VTA 内有 GABA 能中间神经元,能抑制多巴胺能神经元释放多巴胺。该类神经元上有 μ 阿片受体,激动后可抑制 GABA 的释放,降低其对多巴胺能神经元的紧张性抑制,使释放到 NAC 区的多巴胺量增加,再作用于多巴胺受体,从而完成阿片的奖赏效应。

由于至今尚未发现阿片依赖与阿片受体数目及亲和力变化之间的规律性,阿片受体的调节尚不能完全解释阿片依赖产生的机制,因此又出现了受体后机制的研究。

阿片受体属于 G 蛋白偶联受体,通过 G 蛋白介导,作用于第二信使、蛋白激酶等,促使蛋白磷酸化,以及基因表达水平的改变,从而产生效应。越来越多的研究表明,长期给予阿片类药物可使 G 蛋白、cAMP 等第二信使和蛋白磷酸化系统发生变化。这些适应性改变均可能参与了阿片类依赖性的发生和发展。

蓝斑核(LC)是脑内主要的去甲肾上腺素核团,也是最重要的阿片类药物身体依赖性的调控部位。目前认为,LC 在阿片类药物身体依赖中的作用主要与 cAMP 途径有关。阿片类药物的急性作用,抑制 LC 的神经元放电,阿片受体与 Gi 蛋白结合,抑制腺苷酸环化酶

(AC)及 cAMP 依赖性蛋白激酶活性。而长期作用时,LC 神经元逐步对阿片产生耐受性,放电速率逐渐恢复到原有水平,cAMP 系统代偿性上调,G 蛋白亚基、AC 及 cAMP 依赖性蛋白激酶 A(PKA)含量升高。这种上调被认为是内源性阿片肽系统为了使信号转导维持在一定的水平,而产生的内在补偿反应,从而使阿片类药物与 G-AC-cAMP 系统形成稳定的依赖关系。一旦突然中断阿片的使用,此系统失去抑制而功能急剧加强,即出现戒断反应。

三、阿片类药物依赖的诊断标准

诊断主要参考世界卫生组织 ICD 系统诊断标准和美国精神病学 DSM 系统。附录如下。

(一)ICD 系统诊断标准

ICD 是世界卫生组织《国际疾病分类》(International Classification of Diseases,ICD)的诊断标准。至 1988 年 ICD 已修订至第十版(即"ICD-10"),简介如下。

1. ICD-10 对物质依赖的诊断标准(1988 年)(至少具备下述 3 条)

(1)对使用的物质(一种或者几种)具有强烈的渴求或难以抗拒的感受。

(2)对物质失去控制能力而不能减少或停止是用的明显症状。

(3)在停药后出现戒断症状,或具有为了避免身体戒断症状以及精神上的不适而使用某种物质的行为。

(4)对所使用的物质产生显著的耐受。

(5)由于物质使用而逐渐减少对其他方面的兴趣或爱好。

(6)由于使用某物质造成身体已有严重受损的情况下仍然持续使用。

2. ICD-10 对物质滥用的诊断标准由于物质使用而出现心理或者身体损害的明显症状或体征。

(二)DSM 系统

美国精神病学会编《精神疾病诊断与统计手册》(Diagnostic and Statistical Manual Disorders. DSM)是国际上公认的和普遍采用的精神疾病分类和诊断标准。现将 DSM 第四版(DSM-Ⅳ)有关精神活动物质依赖与滥用诊断原则介绍如下。

1. DSM-Ⅳ精神活动性物质依赖诊断原则(1933 年)(至少具备下述 3 条)

(1)出现耐药性。

(2)出现特征的戒断症状(阿片类戒断反应表现为停止或减少用药时出现下列症状或体征的至少 3 条:渴求使用阿片,恶心、呕吐,肌肉疼痛,流泪,流涕,瞳孔扩大,毛发竖起,出汗,腹泻,哈欠,发热,失眠,震颤)。

(3)经常使用同类物质以避免出现或缓解戒断症状。

（4）使用药物的量或时间超过本人意愿。

（5）多次戒毒治疗失败（多次"复吸"）。

（6）强烈的觅药行为，或使用很多时间使用该物质。

（7）反复使用某物质，并因此导致不能履行工作、学习和家庭职责。

（8）在身体已受到损害情况下仍反复使用某物质。

（9）由于使用某物质，不能参加或不得不放弃重要的社交、职业娱乐活动。

（10）由于反复使用某物质导致法律问题和人际关系纠纷。

（11）尽管了解使用某物质可以造成或加重身体损害，但仍强迫使用。

2. DSM-Ⅳ精神活动性物质依赖诊断原则（至少具备下述 1 条）

（1）由于反复使用某种物质导致法律问题和人际关系纠纷。

（2）由于使用某物质，不能参加或不得不放弃重要的社交、职业娱乐活动。

（3）在身体已受损害的情况下仍反复使用某物质。

（三）实验室检测

众所周知，由于种种原因，吸毒者往往回避或否认自己滥用毒品。此时，除了从症状和体征，或由第三者的举报材料认定外，多是从客观的血、尿或者其他体液中进行药物检测加以确认。不同种类的阿片物质在体内的代谢产物和代谢时间不尽相同，了解阿片在体内的代谢过程，有助于对检测结果进行综合分析、判断。

1. 吗啡　　由于阿片在体内主要是通过与葡萄糖醛酸结合形式代谢，因此可采用 TLC（薄层色谱法）和 HPLC（高效液相色谱法）检测尿样。首先需对尿样进行酸化或酶水解。阿片检测结果阳性时，提示如下情况：吗啡及其结合物单独存在。有两种可能，其一是使用过吗啡；其二是在 1～2 天前使用过海洛因。

2. 海洛因　　海洛因（二乙酰吗啡）使用后很快在体内代谢成单乙酰吗啡，并进一步代谢为吗啡。在摄入海洛因后数分钟，体内吗啡水平慢慢上升，可维持数小时。海洛因的尿排泄型与吗啡相似，约 7％以吗啡的形式，约 50％～60％以与葡萄糖醛酸结合的形式在尿中排泄掉。海洛因检测有时会出现纳洛酮催瘾实验阳性而体液检测阴性，这可能是由于受试者过于紧张、恐惧，导致心慌、烦躁，胸部潮红和微红等近似于戒断症状的假阳性结果，此种情况应判定为阴性。反之，纳洛酮催瘾试验前不久使用了大量的阿片类物质后，注射 0.4～0.8 mg 的纳洛酮不足以完全阻断阿片受体，则出现催瘾试验的假阴性结果。此时可加大纳洛酮用量（最大至 2.0 mg），有可能催促出戒断症状。但因注意追加注射的时间应在前一次注射 30 分钟后进行，并密切观察出现的戒断症状。

四、阿片类戒断症状的评价方法

临床上，应用许多量表评价阿片类戒断症状的强度，包括 Himmelsbach 戒断症状强度评分体系、阿片类戒断量表(opiate withdrawal scale,OWS)等。

(一) Himmelsbach 戒断症状强度评分体系(Himmelsbach's point system for measuring abstinence syndrome intensity)

由 Himmelsbach 于 20 世纪 40 年代提出,他将阿片类戒断症状的严重程度分为四级。虽然这种半定量分级对以前单纯的叙事性描述是一种改善,但还不能对戒断症状的程度进行精确的定量。因此,Himmelsbach 又建立了"戒断症状强度评分体系"。用该体系得出的结果曲线更加均匀、平滑,并有助于对资料进行统计分析和用图解方式进行描述。此体系的意义在于,不仅对药物的身体依赖性潜力进行定量评价,也适用于评价戒断症状的治疗效果,因此至今仍极为有用。现代,结合新的科技对瞳孔开大的程度采用了电脑扫描图像测量法,瞳孔每开大 0.1 mm 记为 1 分。另外还有基于力图将患者的主观感受用物理方式表示出来并进行测量的视觉模拟评分(visual analogue scale,VAS),以评价戒断时的难受程度。它是一条长 100 mm 的水平直线,左侧起点为不难受,右侧终点为痛苦难忍。允许患者按照自己的主观痛苦程度,在直线上标示适合的点。测量由左向右,至标记点的距离为难受强度。

(二) 阿片类戒断量表(opiate withdrawal scale,OWS)

OWS 共有 32 项观测指标:感到不适、呕吐、欣快、食欲下降、口干、胃痛、烦躁、畏光、头痛、眩晕、目眩、眼前发黑、手脚僵硬、肌肉抽搐、手颤、感到寒冷、脱离现实感(unreality)、鸡皮疙瘩、冷热潮红、出汗增加、流涕、排尿困难、排尿增多、心跳加快、疲倦、肌张力上升、疼痛、虚弱、哈欠、喷嚏、流泪、失眠。每项指标按强度分为四级,即:无(0),轻度(1),中度(2)和重度(3)。由受试者进行自评,结果用"单因素方法"分析。此量表的优点为可以区分戒断中和戒断后不同的指标,特别是对戒断症状表现较轻的成瘾者具有良好的辨别能力。

(三) 阿片类物质依赖性程度问卷(severity of opiate dependence questionnaire,SODQ)

该问卷包含 8 个部分,其中 5 个部分与戒断症状有关。它们是:① 阿片类物质的使用方式与使用量;② 戒断时的体征;③ 戒断时的症状;④ 使用阿片类物质后戒断症状的解除;⑤ 戒断后的复吸间隔。

其他的 3 个部分用于辅助说明 SODQ 的真实性,它们分别是:① 成瘾者的人口学特征及吸食毒品的历史;② 确认受试者戒断时主观感受的问题;③ 二个涉及戒断症状一些较难描述的症状及其药物耐受的问题。该问卷无需使用纳洛酮催促戒断症状,但涉及的问题较多,比较繁琐。

(四) 纳洛酮催促戒断症状评价量表(CINA)

纳洛酮催促戒断症状作用快、操作简单、既能区分成瘾者与非成瘾者,又能对成瘾者戒断症状的严重程度进行评价。其既可作为诊断工具,又可作为评价手段。由此在完善纳洛酮评价程序的基础上建立了"临床研究机构麻醉品评价(clinical institute narcotic assessment，CINA）"，并于 1991 年开始投入临床试用。

此量表共有 13 项内容，其中 10 项为戒断体征（客观表现）：恶心、呕吐，鸡皮疙瘩、出汗、不安、震颤、流泪、流涕、哈欠、心率和收缩血压；3 项为戒断症状（主观感觉）：腹痛、肌肉痛和冷热感。除心率和血压外，每项指标都有强度评价并以分值表示。对于心率和血压，分值的导出是用实测值除以 10，以便使所观察的各参数都尽可能限制在同一分值范围内。CINA 的记分方法是将给药后各时点（5、10 和 15 min）实测值与给药前基础值之差的总和作为每项参数的分值，13 项参数总分值表示观察个体的戒断强度。Peachey 等进一步研究 CINA 与美沙酮维持剂量的关系，并导出了两者之间的回归方程为：

$$美沙酮剂量＝4.36＋1.26\ CINA－0.01\ CINA^2$$

使 CINA 量表不仅用于测量和诊断身体依赖性的效度，而且用于指导治疗，以确定戒毒药物的个体用量。

三、治疗

（一）了解病史、正确诊断

了解滥用药物的种类和程度，有无多药滥用，有无伴发病等。阿片类依赖是一个包括认知、行为、生理综合征在内的症状群，患者不顾药物带来的不良后果而持续反复自身给药，产生耐受、戒断症状和强迫性用药。常有较长的病史、典型的用毒方式，如四肢静脉注射、鼻吸或抽吸，多有与药物相关的违法行为、药物过量及家庭、心理及职业方面的问题，也常并发内科疾病，如皮肤感染、肝炎、HIV 感染及呼吸道黏膜刺激征。体格检查经常发现沿静脉分布的穿刺及继发性静脉坏死的痕迹。即使近期未用阿片类药物，依赖者也会出现戒断症状，包括焦虑、失眠、流涕、流泪、恶心及呕吐。唾液及尿液毒检有助于诊断，但结果并不能排除或确定依赖存在，进一步的根据可使用纳洛酮催瘾诱导戒断反应试验。

（二）制订治疗方案

在上述基础上，针对所依赖的药物和患者的全面情况，制订治疗方案，使所依赖的药物逐渐减量至完全停服，或以其他药物替代。同时注意对症处理和综合治疗，减少患者痛苦，保证患者安全。

1. 美沙酮

美沙酮替代递减疗法是国际上治疗海洛因成瘾最常用，也是最成功、研究最深的治疗方法，同时也是最有争议的。其半衰期约 24 h，每日一次即可维持。因其起效缓慢的特点，既能有效治疗戒断症状，又避免了服药后可能出现的欣快感。住院一般可在 3 周内完成一个疗程，辅助钙拮抗剂尼莫地平可以改进疗效。快速递减的，可以在 5～10 天内完成，但若停药的速度过快，则有可能出现戒断症状，进而导致重新使用非法药物，陷入另一个滥用-复吸循环。对于美沙酮维持疗法一般需要 6 个月。门诊治疗完成疗程的比例约为 20%，而对于住院治疗可达到 70%～84%。辅助药物有安定类、非甾体类抗炎药、可乐定等。

2. 丁丙诺啡

是阿片部分激动剂，它能长期占据 μ 受体，避免戒断症状。可以采用替代递减疗法或联合可乐宁使用。根据它的半衰期常的特点，最近有人使用单次大剂量丁丙诺啡脱毒疗法：即单次给药 32 mg。

3. 可乐宁

是 $α_2$ 激动剂，主要通过抑制蓝斑放电，减轻戒断症状。剂量为 0.3～2 mg/d，需要观察血压。可乐宁可以减轻自主神经症状，不减轻药物渴求、失眠和肌肉疼痛。能完成治疗的比例约 50%。常用的辅助药有安定类（如奥沙西泮）、非甾体类抗炎药。同类药物有洛非西定、胍法辛。目前趋向于洛非西定代替可乐宁，因为前者的降压不良反应相对较轻。

4. 丁丙诺啡、纳曲酮、可乐宁联合脱毒疗法

第 0 天：常规阿片类药；

第 1～3 天：舌下含服丁丙诺啡，3 mg/d；

第 4 天：开始纳曲酮/可乐宁治疗，纳曲酮开始剂量 25 mg；

第 5 天：纳曲酮。约 80% 的患者可以完成疗程。

5. 可乐宁/纳曲酮-快速脱毒

第 0 天：患者常规使用海洛因或美沙酮；

第 1 天：9:00 am 口服可乐宁 0.2～0.4 mg，奥沙西泮 30～60 mg，10:00～11:00 am 口服纳曲酮 12.5 mg，每 4 h 口服可乐宁 0.1～0.2 mg 每天最多 1.2 mg，根据需要每 6 h 口服奥沙西泮 15～30 mg，患者留院观察到 5:00 pm。

第 2 天：9:00 am 口服可乐宁 0.1～0.2 mg（根据需要每 4 个小时再给药，每天总量按 0.2～0.4 mg 减少），奥沙西泮 15～30 mg（根据需要每 6 h 再次服药）。10:00 am 口服纳曲酮 50 mg，1 h 后可以离开医院。

以后 2～3 天，可乐宁按每 4 h 0.1～0.2 mg 口服；奥沙西泮每 6 h 15～30 mg 口服。辅助药物包括：非麻醉性镇痛药布洛芬、抗呕吐药奥丹西隆或丙氯拉嗪；继续每天口服纳曲酮 50 mg。

6. 麻醉辅助超速脱毒

使用麻醉辅助脱毒的原因有：寻求成瘾治疗的"魔弹"效果；对戒断的恐惧；先前戒断的体验；由于特殊情况需要缩短脱毒过程；无法接受其他脱毒疗法，如：美沙酮递减和维持疗法。治疗方案很多，基本情况如下：采用静脉纳洛酮，联合口服纳曲酮，或静脉纳美芬催促戒断症状；用可乐宁减轻戒断症状；用异丙酚麻醉，有时也根据需要联合挥发性气体麻醉；或联合静脉药，如：速眠安（常用氟马西尼逆转）。奥丹西隆预防呕吐；奥曲肽预防腹泻；有的联合纳曲酮维持复吸预防。麻醉辅助的超速脱毒还处于实验治疗阶段，目前还缺乏足够的临床研究。

大部分患者使用上述各种方法都可以成功地脱毒,但相应的复吸情况却令人失望。无论采用哪种脱毒治疗方式和药物,无论这种治疗的时间有多长,脱毒后 1～2 年内的复吸率都在 70%～90% 之间,有的地方甚至更高,几乎接近 100%。因此对进行临床脱毒的患者早期进行心理社会服务,可使保持率明显升高。

(三)心因治疗

在临床脱毒治疗解决躯体依赖性的同时,引入多种行为疗法,心因治疗,亦称之为康复治疗或后续照管(after care),对心理、行为异常进行早期干预,将有助于保持治疗效果,为回归社会做准备。不间断的药物滥用咨询服务及其他心理社会疗法提高了治疗程序的保持率及疗效;稳定的就业是临床疗效的有效指征和有效辅助手段。同时还需治疗并发的精神病性问题,因精神及人格障碍不仅仅是吸毒的并发症,也常常是吸毒及复发的主要原因。

(四)回归社会

这是治疗的最终目标,目的是彻底脱离所依赖的药物,恢复正常人的生活。其关键在于克服脱药后的心理渴求,防止复发。目前精神依赖性和复发的机制还不清楚,主要依靠心理医生、家庭和社会的帮助。要关心患者的感情、学习、生活和工作,使他们有心灵的寄托和事业的追求,避免无所事事和不良择友,脱离药物依赖的环境,树立彻底脱离药物的信心等等。

第四节　其他药物依赖

具有依赖特性的药物可分为 3 类:① 麻醉药品:阿片类、可卡因类及大麻等;② 精神药品:镇静催眠药、抗焦虑药、中枢兴奋药及致幻剂等;③ 其他:烟草、酒精及挥发性有机溶剂等。另外还有氯胺酮、羟丁酸钠和 N_2O 等均可产生依赖性。

本节简要介绍苯二氮卓类和氯胺酮的药物依赖性。

一、苯二氮䓬类(benzodiazepine,BDZ)

苯二氮䓬类药与传统的镇静催眠药巴比妥类比较,具有安全、高效、不良反应少、治疗作用广泛等特点。因此,已成为临床应用最广泛的药物之一。但大剂量、长期用药可产生耐受性和药物依赖性。如每日服地西泮 15 mg,3 个月可出现不适症状。而每天服 30 mg,停药后出现抽搐发作。服用剂量高的患者比低剂量患者更易出现戒断症状。用药频率与时程对药物依赖性的形成也起到重要作用。此外,用药者的人格特点、年龄、性别和用药所处的环境条件也是影响 BDZ 药物依赖性形成的因素。

人们开始应用 BDZ 只是出于治疗因紧张的生活等原因造成的失眠和焦虑,但一段时间后,随着用药量的增加,用药者为消除失眠或焦虑产生的痛苦,而出现了强烈的求药欲望和递增用药行为,精神上和身体上依赖于药物的维持,一旦断药将出现一系列戒断反应。这类药物的戒断反应主要特征是反跳性兴奋。一般多表现为焦虑、失眠、易激怒、震颤、肌肉抽搐、头痛、厌食与胃肠不适、精神错乱、知觉失常等。由于用药时间长短和用药剂量大小的不同及个体敏感性的差异,戒断症状也有轻重之分。轻度症状表现为焦虑、反射亢进、失眠、肌肉抽搐、不安、颤抖、出汗、体温轻度升高、厌食、恶心、呕吐等。多数患者的戒断症状在停药后12 h出现,第5 d左右最重,持续2周左右。重症戒断反应除包括上述轻度戒断症状外,还有抽搐发作、幻觉、高热谵妄、偏执狂妄想等精神病样症状。突然停药可在2～8 d内发生癫痫样发作或惊厥,严重者可导致心力衰竭而死亡。

因此临床上应严格掌握BDZ的适应证,分清疾病原因和类型,选择合适的中长效BDZ药物和合适的剂量,注意使用的时间限制,一般不应连续使用4～6星期。如需继续使用,应停药两星期后再重新使用。

二、氯胺酮

氯胺酮选择性的抑制丘脑的内侧核,阻滞脊髓至网状结构的上行传导,兴奋边缘系统,并对中枢神经和脊髓中的阿片受体有亲和力,能有选择地阻断痛觉传导。小剂量氯胺酮产生镇静和镇痛作用,大剂量氯胺酮产生麻醉作用。此外,它还有一定的兴奋、致幻和依赖性,滥用70～200 mg便会产生幻觉,出现温和而虚幻的错觉。

氯胺酮对人体的危害与使用剂量相关,剂量愈大,毒副作用愈显著,长期使用或过量使用会产生依赖性,一旦停药,将出现戒断症状,甚至会对脑部造成永久性损害。临床主要表现为梦幻、谵语、躁动、惊厥等症状。剂量越大,反应越明显。

(范颖晖 罗 艳 王新华)

参考文献

1 李倩,刘萍. 阿片类药物依赖性机制研究进展. 齐鲁药事,2006,125:548～550.

2 葛云,李密,郑继旺. 麻醉性镇痛药身体依赖性潜力的临床评价. 中国药物依赖性通报,1995,4(2):70～76.

3 陈军,郑继旺. 三种精神依赖性评价方法的比较及应用. 中国药理学通报,1996,12(3):235～238.

4 郑继旺. 药物依赖性的临床前研究. 中国药物依赖性通报,1996,5(3):133～136.

5 韦丰,宋森林,姜佐宁. 美国阿片依赖治疗的回顾. 中国药物滥用防治杂志,2000,25:11～16.

6 刘伟,陈建军,王晓霞. 苯二氮卓类药物依赖性与合理应用. 内蒙古医学杂志,2001,33(6):530～531.

7 韩济生. 神经科学原理. 北京:北京医科大学出版社,1999:1144～1149.

8 Leite Morris KA, Fukudome EY, Kaplan GB. Opiate-induced motor stimulations regulated by gamma-aminobutyric acid type B receptors found in the ventral tegmental area in mice. Neuroscience letters,

2002,317(3):119～122.

9　Beitner Johnson D, Nestler EJ. Morphine and cocaine exert common chronic actions on tyrosine hydroxylase in dopaminergie brain reward regions. Journal of Neurochemistry,1991,57(1):344～347.

10　Terwilliger RZ, Beitner Johnson D, Sevarino KA, et al. A general role for adaptations in G-proteins and the cyclic AMP system in mediating the chronic action of morphine and cocaine on neuronal function. Brain Research,1991,548:100～110.

11　Nestler EJ, Aghajanian GK. Molecular and cellular basis of addiction. Science,1997,278(5335): 58～63.

第**11**章　围手术期的药物相互作用

联合用药作为现代麻醉学中最为重要的一种用药方法，能够提高麻醉质量、保证患者的安全和降低医疗费用，但麻醉期间不良药物相互作用也会给患者带来潜在危害。深入了解各种药物在体内吸收、代谢、排泄过程，以及各种药物在体内的相互作用，对于保证麻醉用药安全是非常重要的。

第一节　药物相互作用的机制

药物相互作用（drug interaction，DI）是指某一种药物的作用由于其他药物或化学物质的存在而受到干扰，使该药的疗效发生变化，或产生药物不良反应。由于药物的相互影响可导致一种或两种药物的效应增强或减弱，毒性加大或减少。药物相互作用主要是指药物与药物之间的相互作用，同时也包括药物与烟、酒、食物之间的相互作用。欧洲医药评价署/专利药品委员会（EMEA/CPMP）颁布的《药物相互作用研究指导原则》对药物相互作用定义为：由于合并用药、饮食因素或社会习惯等引起了药物药代动力学和/或药效学的改变。

药物之间的相互作用是比较复杂的，其相互作用的基本机制主要有：药剂学相互作用、药效学相互作用和药代学相互作用。

一、药剂学相互作用

药剂学的相互作用是指药物合用时由于制剂不合理，发生直接的物理或化学反应，导致药性改变，即一般所称化学配伍禁忌或物理配伍禁忌。此种现象在两种情况下出现：① 向静脉输液瓶内加入一种或多种药物存在配伍禁忌；② 药物同容器的相互作用。

（一）药物间的酸碱度（pH 值）不同

过于酸性的药液与过于碱性的药液合用时就会发生沉淀反应。如碱性药物硫喷妥钠与酸性药物盐酸氯丙嗪混合会出现沉淀。

（二）药物的溶解度

由于过度稀释影响助溶剂或稳定剂而改变药物的溶解度，导致药物分解或析出沉淀。如氢化可的松注射液中含有 50％乙醇溶液，与其他水溶性注射剂混合时，乙醇被稀释，氢化可的松溶解度下降而发生沉淀。

（三）氧化或还原作用

亚硝酸盐或重金属离子可使氯丙嗪等多种药物发生氧化反应而失效。维生素 C 注射液最适 pH 为 5～6，在 pH 为 6 以上时易发生氧化，效价降低，不宜与氨茶碱、谷氨酸钠等合用。氨苄青霉素钠（pH 8.5～10）不宜与多巴胺、间羟胺注射液（pH 分别为 5 或 5 以下和 2.5～4.5 最稳定）配伍，否则使前者分解加快，后者氧化失效。

（四）血浆渗透压改变

输血时血液中不宜加入其他药物，特别要禁止右旋糖酐或其他血浆代用品相混合，因为后者可使血液中的红细胞聚集。另外，当血液与高张性的甘露醇相混合时，红细胞会发生皱缩，引起输血反应。

（五）塑料（聚氯乙烯）静脉输液容器、注射器、滤器及其他附加装置对药物有吸附作用。

如药物硝酸甘油、地西泮、胺碘酮、胰岛素、盐酸利多卡因等被聚氯乙烯输液器吸附后药效明显降低，体外循环设备可吸附芬太尼。

（六）其他

卤族麻醉药可以与钠石灰或呼吸回路中的二氧化碳吸收剂发生反应生成一氧化碳。一氧化氮（NO）是肺血管扩张剂用于治疗肺动脉高压症，但是 NO 与氧气接触会生成二氧化氮，可引起肺泡水肿和出血。

二、药代学相互作用

临床常见的 DI 主要表现在药代学相互作用，即药物在吸收、分布、代谢和排泄环节上的相互影响，其中代谢相互作用的 DI 约占全部 DI 的 40％。

（一）影响吸收的相互作用

除静脉注射外，药物必须经过吸收进入血液循环，才能到达相应的作用位点起作用。药物从胃肠道的吸收可能受不同机制的影响，包括 pH 值的改变、络合与螯合、胃肠动力的改变、主动转运过程的抑制、肠道菌群的改变等。

阿片类和抗胆碱能药物延缓胃肠排空作用，减少其他口服药物的吸收，而且术前应用阿片类会增加麻醉诱导阶段的误吸风险。

肌肉注射和皮下注射，注射部位血流增多药物吸收速度加快。血管收缩药或其他因素引起注射部位血流减少，会使药物吸收减慢。局麻药中加入血管收缩药，可以使药物吸收延缓，局部作用时间延长，而且全身毒性反应减少。

吸入性麻醉药的摄取主要受吸入全麻药的溶解度(血/气分配系数)、肺泡-混合静脉血气体分压差和心排血量的影响。心输出量低的患者,吸入性麻醉药呼吸末浓度增高,中枢效应增强。阿片类以及可以抑制肺有效通气的药物可降低吸入性麻醉药的摄取;而能增加分钟通气量、扩张支气管的药物可以增加吸入性麻醉药的摄取。

(二)影响分布的相互作用

影响分布的相互作用主要表现为相互竞争血浆蛋白结合部位,改变药物与受体结合部位离子型药物的比例,或者改变血流动力学影响其消除。

许多药物与血浆蛋白的结合是可逆的。当一种药物被另一种与血浆蛋白亲和力强的药物置换下来后,未结合或游离的药物浓度会暂时升高。由于药物的药理作用与游离型药物浓度相关,因此这种置换有可能导致临床严重的药物相互作用(表11-1),如保泰松对华法林的蛋白置换作用,使华法林的抗凝作用明显加强,发生凝血障碍;磺胺药物对口服降血糖药甲磺丁脲的蛋白置换作用,加强了后者药效,使患者出现低血糖。

表11-1　药物与血浆蛋白的置换关系

结合率高的药物	被置换的药物	结果
长效磺胺类 水杨酸类 保泰松	甲磺丁脲等酰脲类	血糖过低
香豆素类 水杨酸类 磺胺类 呋塞米	氨甲喋呤	氨甲喋呤毒性增强
保泰松 水杨酸类 安妥明 苯妥英钠	双香豆素 华法林等抗凝血药	导致凝血障碍
乙氨嘧啶	奎宁	奎宁的毒性增强
水杨酸类 保泰松 双香豆素	长效磺胺类	磺胺过敏反应增多

全麻药物可以引起血流动力学的明显改变,从而全身血流分布和组织灌注发生变化,进而影响药物的体内分布,对药物在肝脏、肾脏的代谢和排泄过程产生影响。普萘洛尔使肝血流量减少,清除率降低,并且会降低同时应用的利多卡因的清除率。

(三)相互作用影响药物的代谢　药物主要经微粒体酶系、非微粒体酶系和肠道菌丛酶系代谢。

1. 微粒体酶系

绝大多数药物在肠道和/或肝脏中经过细胞色素P_{450}(CYP酶系)代谢,CYP酶系被抑制或被诱导是导致代谢性DI的主要原因,其中酶抑制作用所致DI的临床意义远大于酶诱导作用,约占代谢性相互作用的 70%,酶诱导作用引起的 DI 约占 23%。现已经确定的细胞色素P_{450}家族为 18 个家族,主要是 CYP3A4、CYP1A2、CYP2C9、CYP2C19、CYP2D6 5 种,占 CYP 酶的 95%。约有 55% 的药物经 CYP3A4 代谢,20% 经 CYP2D6 代谢,15% 经 CYP2C9 和 CYP2C19 代谢。

有两种机制参与了细胞色素P_{450}介导的药物相互作用:诱导代谢和抑制代谢。

(1)酶诱导会使细胞色素P_{450}酶的合成增加,使所有通过这一途径清除的药物代谢加速。酶诱导剂可以使药物失效或改变药效。诱导的引发和持续过程取决于诱导剂的半衰期和细胞色素P_{450}酶的转换率。围术期中具有重要临床意义的P_{450}酶强诱导剂有利福平、苯巴比妥、苯妥英钠、卡马西平等。苯巴比妥与香豆素类抗凝剂合用时,由于苯巴比妥的肝酶诱导作用,使抗凝剂的作用减弱。酶促作用对麻醉药的代谢影响大,如利福平可引起致命性的异氟醚性肝炎;长期使用异烟肼的患者,异氟醚和安氟醚的代谢可产生高浓度的氟离子。

有些药物本身是由肝微粒体酶代谢,而反复应用过程中能诱导肝微粒体酶活性的增加,从而加速自身的代谢速率,导致药效减弱。这种现象称为自身诱导现象。能形成自身诱导现象的药物有:巴比妥类、保泰松、甲磺丁脲、丙磺舒、苯妥英等。吸烟也可有酶促作用。吸烟者对镇痛新的代谢比较快,也可使抗焦虑药地西泮的血药浓度和作用降低。

(2)酶抑制 肝脏P_{450}酶的活性能被某些药物抑制,从而使另一种药物的代谢减少,因而作用增强或延长。酶抑制作用的临床意义取决于药物血清浓度升高的水平,如果血药浓度尚在治疗范围内,此相互作用可能是有益的;相反,如果血药浓度达到毒性范围,就会变成不良相互作用。如果药物能很快完成重新分布和平衡,血药浓度增高持续的时间则很短,对患者没有明显影响。药物酶抑制作用的产生比酶促作用快,5 个半衰期后达到新的稳态浓度。可产生酶抑制的药物有抗生素类(如氯霉素、红霉素和异烟肼)、选择性的 5-羟色胺摄取抑制药(SSRI)、单胺氧化酶抑制药(MAOI)、钙拮抗药、H_2受体阻断药以及麻醉药如丙泊酚、哌替啶和吗啡等。如西咪替丁可抑制华法林、地西泮、苯妥英钠以及吗啡等药物的代谢。有文献报道当茶碱与 CYP1A2 抑制剂如西咪替丁、红霉素、氟伏沙明及某些喹酮类抗菌药合用时会产生毒性,应该避免西咪替丁与茶碱合用,可用其他不与茶碱发生相互作用的 H_2受体阻断药来替代。CYP2C 亚家族比较重要的底物是华法林、苯妥英和地西泮,其重要的抑制剂是胺碘酮等。抑制华法林能延长凝血酶原时间,增加出血的风险-特别是心血管患者同时使用胺碘酮和华法林时其凝血酶原时间显著延长。氟哌啶醇、西咪替丁和选择性 5-羟色胺再摄取抑制药(SSRIs)是 CYP2D6 的抑制剂。在 SSRIs 中,帕罗西汀是最强的 CYP2D6 抑制剂,其次是氟西汀和舍曲林。同时使用 SSRIs 和三环类抗抑郁药(tricyclic antidepressant,TCA),可引起 TCA 的毒性。掌握细胞色素P_{450}的底物、抑制剂和诱导剂的相关知识能预测临床可能出现的重要的药物相互作用(表 11-2)。

表 11 - 2　细胞色素P$_{450}$酶的底物、抑制剂和诱导剂

P$_{450}$同工酶	底物	抑制剂	诱导剂
CYP1A2	咖啡因、他克林、茶碱、R-华法林	西咪替丁、环丙沙星、伊诺沙星、红霉素、氟伏沙明、诺氟沙星	奥美拉唑、苯巴比妥、苯妥英、利福平、吸烟、多环芳烃
CYP2C9	塞来考昔、苯妥英、甲苯磺丁脲、托塞米、S-华法林、扎鲁司特	胺碘酮、氯霉素、西咪替丁、氟康唑、甲硝唑、奥美拉唑、利托那韦、磺胺甲唑/甲氧苄啶、扎鲁斯特	苯妥英、苯巴比妥、利福平
CYP2C19	地西泮、奥美拉唑、托吡酯	氟康唑、氟西汀、氟伏沙明、奥美拉唑、利托那韦、托吡酯	苯妥英、利福平
CYP2D6	抗心律失常药 氟卡尼、美西律、普罗帕酮 抗抑郁药 氟西汀、舍曲林、曲唑酮、文拉法辛、三环类抗抑郁药、阿米替林、氯米帕明、地昔帕明、丙米嗪、去甲替林 抗精神病药 氯丙嗪、氯氮平、氟奋乃静、氟哌啶醇、奋乃静、利培酮、硫利达嗪 β受体阻断药 美托洛尔、普萘洛尔、噻吗洛尔 麻醉性镇痛药 可待因、氢可酮、哌替啶、美沙酮、吗啡、羟考酮、曲马多	胺碘酮、西咪替丁、氟哌啶醇、帕罗西汀、氟西汀、舍曲林、酞普兰、氟伏沙明、奎尼丁、利托那韦、硫利达嗪	未发现
CYP3A4	镇静催眠药 咪哒唑仑、三唑仑、阿普唑仑 钙通道阻滞药 硝苯地平、尼莫地平、尼群地平、非洛地平 血脂调节药 洛伐他丁、辛伐他丁 免疫抑制药 环孢素、他克莫司 抗心律失常药 奎尼丁 抗组胺药 阿斯咪唑	克拉霉素、红霉素、罗红霉素、西咪替丁、环孢素、酮康唑、氟康唑、伊曲康唑、地尔硫卓、维拉帕米、非洛地平、硝苯地平、米贝拉地尔、氟西汀、氟伏沙明、利托那韦、沙奎那韦	利福平

2. 非微粒体酶系

（1）单胺氧化酶：广泛存在于线粒体，在肝、肾和脑最丰富，其功能为促进单胺类物质的灭活。单胺氧化酶抑制剂 MAOI 可以增加突触前神经递质的数量，主要用于治疗抑郁症。MAOI 相互作用分为两类：第一类，影响交感神经传递的药物。当应用间接性交感兴奋药如麻黄碱、去氧肾上腺素、苯丙胺等，单胺类药物代谢减少，作用增强，可使血管强烈收缩，发生严重头痛、高血压危象、心律失常等不良反应。第二类，中枢神

经系统抑制剂。应用 MAOI 的患者合用哌替啶后会出现兴奋、高热、血压升高和强直等反应。

（2）胆碱酯酶：琥珀胆碱在体内可以迅速被血浆中的假性胆碱酯酶水解，但是患者长期使用抗胆碱酯酶药物如新斯的明、加兰他敏、毒扁豆碱，也会抑制假性胆碱酯酶的活性，此时如联用琥珀胆碱，则其药效延长。酯类局麻药普鲁卡因、可卡因等与琥珀胆碱在体内均由胆碱酯酶水解代谢，如联用则可能相互竞争胆碱酯酶，使琥珀胆碱呼吸抑制作用加强。

（四）药物排泄的相互作用

药物以原形或代谢物通过肾脏、肝-胆系统、呼吸系统、皮肤汗腺等多种途径排出体外，其中肾脏是排泄药物的主要器官，干扰肾小管内尿液的酸碱度、主动转运系统和肾血流的药物可影响其他药物的排泄，从而改变治疗药物的浓度。

1. 改变尿液的 pH

药物通过改变机体局部或液体间隙的 pH 来影响另外一种药物的分布，称之为"离子障"。离子障是肾脏分泌药物发生改变的基础。酸性药物在酸性环境中解离度小，碱性药物在碱性环境中解离度小，大部分为非离子型，重吸收增加，尿中排泄量减少。如巴比妥类、保泰松、磺胺类药、香豆素类、对氨基水杨酸、链霉素等药物在碱性尿中排泄量增加，而吗啡、可待因、哌替啶、抗组胺药、氨茶碱、奎尼丁等药物在酸性尿中排泄量增加（表 11-3，11-4）。

2. 干扰药物从肾小管分泌

即改变肾小管主动分泌。从肾小管排泄的酸性药物和碱性药物各有专一特殊转运系统，药物之间发生相互竞争，使其中一种药物不能被分泌到肾小管腔，减少该药的排泄。例如，丙磺舒与青霉素合用，丙磺舒能通过竞争肾小管分泌增加青霉素的血浆浓度。双香豆素和保泰松都能抑制氯磺丙脲的排泄，后者在体内堆积，导致低血糖。

吸入麻醉药通过肺脏清除。对肺血流量和肺泡通气量有影响的药物，都会影响吸入麻醉药的经肺清除。

表 11-3　改变尿液 pH 的药物

酸化尿液	碱化尿液
氯化铵	抗酸药
盐酸精氨酸	碳酸钙
维生素 C	碳酸氢钠
阿司匹林	利尿药
盐酸赖氨酸	噻嗪类
二巯基丙醇	汞撒利
降糖灵	谷氨酸钠

表 11 - 4　改变尿液 pH 对药物排泄的影响

药物	排泄量	
	酸性尿	碱性尿
酸性药物(pH 1.0～7.5)	降低	增加
巴比妥类		
呋喃妥因		
保泰松		
磺胺类		
香豆素类		
对氨水杨酸		
水杨酸类		
萘啶酸		
链霉素		
碱性药(pH 7.5～10.5)	增加	降低
吗啡、可待因		
哌替啶		
抗组胺药		
美加明		
氨茶碱		
氯喹		
奎宁、奎尼丁		

三、药效学的相互作用

药效学方面的相互作用主要是指一种药物影响另一种药物与受体的作用,从而改变后者的药理效应,但对该药的血药浓度没有明显影响。这类型的相互作用出现不良反应的发生率很高,掌握其作用机制对围术期合理的联合用药具有重要意义。

(一)相加或协同作用

联合使用作用机制相同的药物通常会产生相加作用。合用的两种药物对同一部位或受体起作用,从而出现药效的相加作用。抗胆碱能药物(阿托品)与具有抗胆碱作用的其他药物(氯丙嗪和抗组织胺药)合用时可引起胆碱能神经功能低下的中毒症,表现为中毒性精神病及高温环境下易中暑等。有些抗生素如链霉素、新霉素、卡那霉素、多粘菌素 B 在术中与肌松药或硫酸镁联用时,由于这类抗生素可抑制神经肌肉接头的传递作用,使肌松作用增强,导致呼吸抑制或呼吸肌的功能恢复延迟;同时静注维拉帕米及 β 受体阻断药普萘洛尔,由于两药的药效学相互作用,可产生严重的心动过缓,尤其对于有心衰的患者。氨基甙类抗生素与利尿酸、呋塞米联用增加耳毒性等也都属于药效学之间相互作用的结果;吸入麻醉药之间或氧化亚氮和吸入麻醉药之间的相互作用表现为相加作用;联合使用两种铵基甾类非去极化肌松药会产生相加作用。

协同作用常发生于不同种类或作用机制不同但可以产生相同效应的药物之间。镇静催眠药与抗精神病药物合用,显著增强中枢抑制作用;吩噻嗪类药如氯丙嗪、异丙嗪有一定的降压作用,如与抗高血压药合用(包括 MAOI),不仅镇静作用增强,还能增强降压效应；作用机制不同的镇痛药之间可以产生协同作用如非甾体类镇痛药可以增强阿片类药物的镇痛效果；吸入麻醉药与非去极化肌松药之间；铵基甾类和苄异喹啉类非去极化肌松药如阿曲库胺和罗库溴铵之间会产生协同的肌肉松弛作用。

（二）拮抗作用

如吗啡受体拮抗药纳洛酮的化学结构与吗啡类似,与吗啡受体有较强的亲和力,用于吗啡类镇痛药过量时即发挥其拮抗作用,从而使吗啡类镇痛药的药效减少；新斯的明拮抗非去极化肌松药的作用、氟马西尼拮抗苯二氮卓类也是由于药物间竞争性拮抗的结果。

（三）敏感化现象

药效学方面的相互作用还表现在联用的药物可使组织或受体对另一种药物的敏感性发生改变。例如噻嗪类利尿药或利尿酸、呋塞米可以使血钾水平降低,从而使心脏对强心甙敏感化,出现强心甙的心脏毒性。应用利血平或胍乙啶后能导致肾上腺能受体发生类似于去神经的超敏现象,从而使具有直接作用的拟肾上腺药(去甲肾上腺素或肾上腺素)的升压作用增强；锂制剂与甲基多巴和氟哌啶醇合用,可引起严重的帕金森氏综合征和精神失常。

第二节　麻醉药的相互作用

一、吸入麻醉药的相互作用

目前所用吸入麻醉药,除氧化亚氮外,都属卤族类,根据药理特性不同分为 3 代：① 第一代 20 世纪 50 年代氟烷以其高效、MAC 低(0.76),不燃烧不爆炸,无呼吸道刺激和有剂量依赖的心血管和呼吸反应等优点而成为重要全身麻醉药。但氟烷的血气溶解度 2.4,导致吸入和排出过程长,加之药物转化率为 20%,有潜在肝毒性,在国外主要用于小儿麻醉。甲氧氟烷代谢率高达 40%,代谢产生无机氟离子可能有肾毒性,现已不使用；② 第二代安氟醚和异氟醚是当今使用最广的吸入麻醉药；③ 第三代七氟醚与地氟醚在血液中溶解度更低,摄入和排出更快,故诱导和苏醒更迅速。

（一）氧化亚氮

常与其他挥发性麻醉药的联合应用 N_2O 血气分配系数小,决定了其在体内能较快速地排出,患者在术后较快清醒。N_2O 的交感作用可以抵消吸入性麻醉药物对于心血管系统的抑制,从而保持术中患者动脉血压、心排血量的稳定,保证脏器组织的灌注。临床麻醉中将 60% 或 70% 的 N_2O(相当于 0.6 或 0.7 MAC)与其他吸入麻醉药联合应用,麻醉深度用两种麻醉药 MAC 之和来衡量。但是,在观察吸入不同浓度笑气(N_2O)和异氟醚达呼气末肺泡最低有效浓度（MAC）为 1.0 MAC 时的脑电功率谱的变化时发现,高浓度 N_2O 麻醉效能并不能达到早期所认为的麻醉深度（即 70%,60%,50%,40% N_2O 相当于 0.7,0.6,0.5,0.4 MAC）,在以 N_2O 为辅助性麻醉药时,应适当提高异氟醚的用量,以保证麻醉深度[7]。同样,在七异氟醚吸入诱导期间,患者自主呼吸 O_2 中加入 50%（体积分数）的 N_2O 不能加强此期间七异氟醚的麻醉效力[8]。唐永泉等的研究表明七异氟醚和 N_2O 具有线性相加关系,维持相同麻醉深度,N_2O 每增加 10%,可减少七异氟醚 0.12%,N_2O 作为七异氟醚的载体其药效强度小于按 MAC 值计算的药效强度。

（二）麻醉性镇痛药与吸入性麻醉药的相互作用

芬太尼使异氟醚 MAC 值降低 1/2 的血药浓度为 1.67 $\mu g/L$。静注芬太尼 1.5 $\mu g/kg$,可使地异氟醚 MAC 值下降 50%。在成年人芬太尼血药浓度为 1.0 $\mu g/L$、2.0 $\mu g/L$ 和 3.0 $\mu g/L$ 时,使七氟醚的 MAC 值从 2.0% 分别下降到 1.8%、1.3% 和 1.1%。舒芬太尼降低异氟醚 MAC 值 50% 的血药浓度为 0.145 $\mu g/L$[10]（表 11-5）。芬太尼能降低吸入性麻醉药的 MAC,但是当芬太尼达到一定血浆浓度后,即使芬太尼血药浓度进一步增加,其 MAC 下降幅度较小。但当使芬太尼浓度再增加 3 倍,其 MAC 下降最大至 65%~67% 后呈现平台,即出现封顶效应。

表 11-5 不同阿片类药物影响异氟醚 MAC 值效能的比较

药物	使异氟醚 MAC 下降 50% 时的血药浓度（$\mu g/mL$）	产生封顶效应时的血药浓度（$\mu g/mL$）	相对效应
芬太尼	1.67	5	1
舒芬太尼	0.14	0.5	12
阿芬太尼	28.8	400	1/16
瑞芬太尼	1.37	5	1.2

地氟醚的血气分配系数为 0.42,在各种吸入麻醉剂中为最小,手术切皮的 MAC 为 6%~7.25%,作用强度分别是异氟醚和七氟醚的 1/5 及 1/8,由于麻醉性能较弱,单独应用时不能完全抑制伤害性刺激引起的心血管反应,联合应用芬太尼能弥补地异氟醚麻醉性能弱的缺点,达到满意的效果,但应注意伍用较大剂量的芬太尼时对循环可能造成抑制,恢复时间延长。有研究表明地氟醚麻醉诱导过程中,气道刺激和心血管反应发生率高,预先使用芬太尼 2~6 $\mu g/kg$ 能减轻和防止地氟醚引起的气道刺激和心血管反应,并使地氟醚气管插管最低肺泡有效浓度（MAC_{EI}）剂量依赖性下降。

在 5~10 岁儿童,静注芬太尼 3 $\mu g/kg$ 和 6 $\mu g/kg$,20 min 后血药浓度分别 0.636 $\mu g/L$ 和 1.509 $\mu g/L$,使七异氟醚的切皮 MAC 值从 2.72% 下降至 1.033% 和 0.642%,分别降低 62.02% 和 76.39%。

（三）静脉麻醉药与吸入性麻醉药的相互作用

有研究显示维持 BIS 值为 45~50 时,持续输注靶浓度分别为 1 $\mu g/mL$ 或 2$\mu g/mL$ 的丙泊酚,异氟醚呼气末浓度由 0.76% 分别降至 0.43% 和 0.21%,降低幅度分别为 43.4% 和 72.3%。这与复合用 70% N_2O 可以使单用异氟醚的 MAC 值分别从 1.28%(年轻人)和 1.05%(老年人)降至 0.56% 和 0.37%,分别降低 56.3% 和 64.8% 的结果相当。有研究发现复合吸入 60% N_2O 时切皮的 EC_{50} 值从单独应用丙泊酚的 14.3 μg/mL 降至 3.85 μg/mL,表明 N_2O 能显著减少丙泊酚抑制切皮体动反应的需要量。吸入 1.5% 异氟醚可使猫肺对丙泊酚的摄取从 61.3% 降至 38.8%,提示二药合用,影响了丙泊酚的药代学。

二、静脉麻醉药的相互作用

阿片类和苯二氮卓类药物复合使用后在镇静效应上显示协同作用;丙泊酚和阿芬太尼在催眠效应上表现为相加作用,而丙泊酚和咪达唑仑之间则为协同作用;硫喷妥钠和利多卡因之间呈现协同作用。

(一)丙泊酚与阿片药的相互作用

与阿片类合用,丙泊酚对阿片类药物的代谢有抑制作用,由此增加阿片类药物的血药浓度,同时阿片类药物如阿芬太尼也通过减少丙泊酚的分布和清除而增加丙泊酚血药浓度,两者之间的药效学相互作用是协同作用。丙泊酚复合 40~80 ng/mL 阿芬太尼靶控输注(TCI)给药,阿芬太尼使丙泊酚血药浓度上升 20%,同时阿芬太尼血药浓度也升高。这可能由于丙泊酚给药后抑制了细胞色素 P_{450} 酶对阿芬太尼(同样对芬太尼和舒芬太尼)的氧化代谢。同样丙泊酚和瑞芬太尼 TCI 联合应用时,测得的血药浓度与设定的目标浓度相差很大。预测误差(PE):瑞芬太尼 22%,丙泊酚 49%,提示瑞芬太尼与丙泊酚在药代动力学水平可能有相互作用,互相影响分布和清除。麻醉诱导期间,芬太尼和阿芬太尼均有减少丙泊酚用量效应,血浆阿芬太尼浓度 250 μg/L 时可使睫毛反射和意识消失的丙泊酚需要量减少大约 50%。血浆芬太尼浓度从 0 增加到 0.6 μg/L,患者对切皮无体动反应的丙泊酚需要量从 16 μg/mL 降至 8 μg/mL。麻醉诱导复合阿芬太尼给药应减少丙泊酚剂量以避免显著的血流动力学抑制。研究也表明:血浆芬太尼浓度 1~3 μg/L 可使抑制喉镜刺激和气管插管反应的丙泊酚需要量降低 31%~34%。当目标丙泊酚浓度从 2 μg/mL 增加到 6 μg/mL 时,阿芬太尼的气管插管 EC_{50} 值从 232 μg/mL 降至 51 μg/mL。阿片类药物与丙泊酚间存在着明显的协同作用,临床上应用时应根据其相互作用的特点和具体情况,选择适合的种类和剂量。

(二)丙泊酚与利多卡因的相互作用

研究发现随着利多卡因血药浓度增高,患者意识消失时所需丙泊酚血药浓度明显下降,两者呈线性关系。利多卡因血药浓度 1.25~4.30 μg/mL 时可以明显增强丙泊酚镇静作用,利多卡因血药浓度在低于 7 μg/mL 情况下,其血药浓度越高丙泊酚催眠作用越强。因此利多卡因能够增强丙泊酚镇静催眠作用。通过比较芬太尼和利多卡因对丙泊酚静脉麻醉的作用发现:芬太尼、利多卡因对丙泊酚催眠剂量-反应曲线表现为相加作用,浓度-反应曲线表现为协同作用,此差异可能与药代动力学影响心输出量、改变药物分布容积有关,也可能芬太尼、利多卡因降低丙泊酚与蛋白结合,使游离丙泊酚浓度明显增高、丙泊酚麻醉作用增强有关。芬太尼、利多卡因能减少丙泊酚用量,抑制插管反应、切皮的血流动力学反应,以芬太尼作用明显。已经证实静脉应用利多卡因有较强的镇静作用,可预防气管插管和拔管时的心血管反应。联合麻醉诱导时,在一定浓度范围内,随着利多卡因血药浓度增高,患者意识消失时所需丙泊酚血药浓度明显下降,两者呈线性相关。近年来在对利多卡因脑保护作用机理的研究中发现,利多卡因通过阻断钠通道,抑制中枢神经动作电位的产生,阻断神经传导,从而起到中枢抑制和麻醉作用。高浓度利多卡因可完全阻断电压依赖性钠通道。另有研究发现,利多卡因可显著延长脑干听觉诱发电位的潜伏期,其延长值与剂量呈线性关系。复合应用利多卡因可以降低丙泊酚的有效靶浓度,但两药相互作用的机理不清楚。Rehberg 等的研究显示丙泊酚对中枢神经钠通道具有抑制作用,是产生麻醉作用的主要机制,这也可能是利多卡因与丙泊酚在全身麻醉中协同作用的主要机制,但需进一步研究证实。

(三)丙泊酚与氯胺酮的相互作用

国内通过点斜法测定的丙泊酚催眠、麻醉 ED_{50} 值分别为 1.15 和 1.89 mg/kg,氯胺酮为 0.40 和 0.72 mg/kg,复合组为 0.65/0.22 和 1.19/0.40 mg/kg,与国外研究结果丙泊酚 1.10,1.85 mg/kg,氯胺酮 0.39,0.66 mg/kg,复合组 0.63/0.21,1.05/0.35 mg/kg 十分接近。经等效线法分析丙泊酚、氯胺酮在麻醉和催眠作用上呈现相加,复合用药血液动力学稳定。

(四)地西泮与氯胺酮的相互作用

地西泮、氯胺酮静脉复合应用可延长氯胺酮作用时间,降低氯胺酮用量,减轻其不良反应,所以临床上多采用地西泮、氯胺酮静脉复合麻醉。Edward 比较了成人安定对氯胺酮药代动力学的影响,指出:安定能够减慢氯胺酮的代谢。学龄前儿童静脉滴注氯胺酮的药代动力学特点:分布半衰期短(0.15 ± 0.04 h),清除半衰期长(2.84 ± 0.44 h)。复合地西泮后使氯胺酮的消除半衰期明显延长(从 2.84 h~3.92 h),清除率明显下降(从 0.34 L/kg·h~0.26 L/kg·h)。地西泮可抑制肝脏对氯胺酮的羟基化作用,使氯胺酮的氧化、分解过程减慢,影响氯胺酮的代谢。地西泮、氯胺酮静脉复合麻醉虽可使氯胺酮在血中保持较高的浓度,增强麻醉效果,但也可使睡眠时间及呼吸抑制延长,所以术中、术后应加强对呼吸的监测和管理。复合咪达唑仑后使氯胺酮的清除半衰期延长的程度较地西泮低(3.26 h),清除率降低的程度也低(0.29 L/kg·h),由此可见,咪达唑仑对学龄前儿童氯胺酮药代动力学的影响较地西泮轻。

(五)丙泊酚与依托咪酯的相互作用

通过点斜法测定丙泊酚催眠 ED_{50} 值为 1.15 mg/kg,依托咪酯为 0.11 mg/kg,复合组

为 0.38/0.05 mg/kg。研究表明丙泊酚和依托咪酯复合后效果好,在催眠效应上表现为
协同关系,各自用药量均大幅度降低,对循环影响最小,通过减少各自用药量减少不良
反应。

（六）苯二氮卓类与阿片类药物的相互作用

两者合用药效复杂,具体见表 11-6。

表 11-6　苯二氮卓类(BZD)与阿片类药物(Opioids)作用比较

作用	BZD	Opioids	BZD+Opioids
镇痛	微弱	++	+++
镇静	+	微弱	++
麻醉效能	++	++	+++
抗伤害应急反应	+	++	+++
遗忘	++	—	++
抗焦虑	++	+	++
抗惊厥阈	上升	下降	上升
心血管抑制	微弱	—	+
呼吸抑制	微弱	++	+++

三、吸入麻醉药与肌肉松弛剂的相互作用

一方面吸入麻醉药有剂量依赖的增效肌松药作用,第二、三代含氟麻醉药的增强肌松
药作用强于 N_2O、阿片类或丙泊酚。另一方面不同肌松药受吸入麻醉药的影响程度也不
同。0 MAC 的七氟醚、安氟醚和异氟醚麻醉时(复合吸入 60% N_2O),静脉给 0.2 mg/kg 维
库溴铵肌松的维持时间分别为 47.18±9.69,45.22±7.64,46.11±5.86,40.12±8.90 min。
但 1.0 MAC 的安氟醚和七氟醚对 0.05 mg/kg 的维库溴铵临床药效的影响,发现维库溴铵
在肌松维持时间、维持剂量上的差异有显著性,分别是对照组的 1.9 倍,1.8 倍和 46.2%,
48.7%。安氟醚和七异氟醚能明显延长维库溴铵按的维持时间并减少其维持剂量,但对起
效时间和最大抑制程度无明显影响。在吸入异氟醚的情况下,罗库溴铵的 ED_{95}、ED_{50} 均明
显降低。吸入麻醉药对罗库溴铵的影响,依强弱顺序为安氟醚＞异氟醚＞七氟醚＞N_2O。
观察不同浓度异氟醚(0.6%,1.2%)对罗库溴铵肌松作用的影响发现:静注罗库溴铵
0.6 mg/kg后,对照组、吸入 0.6%异氟醚组和吸入 1.2%异氟醚组起效时间分别为 1.70±
0.20 min,0.90±0.10 min 和 0.80±0.10 min,吸入异氟醚组起效明显缩短;3 组恢复指数
分别为 7±4 min,27±11 min 和 42±12 min,吸入异氟醚组明显延长并且吸入 1.2%异氟醚
组较吸入 0.6%异氟醚组延长。此结果表明吸入 1.2%异氟醚能明显缩短罗库溴铵的起效
时间,延长其作用时间达两倍以上,临床联合用药时应注意减少用量。通过比较 0.65 MAC
的吸入麻醉药(即地氟醚 4.2%,异氟醚 0.75%或七氟醚 1.05%)N_2O-O_2 麻醉时罗库溴铵
的量效关系曲线与丙泊酚-芬太尼 TIVA 下的量效曲线,发现与 TIVA 组相比较地氟醚、

七氟醚和异氟醚强化罗库溴铵作用分别为 1.6、1.3 和 1.2 倍。

尽管结构上维库溴铵与罗库溴铵同属于甾类中时效肌松药,但其起效时间明显长于罗库溴铵,而作用时间和恢复时间与罗库溴铵差别不大。有研究显示吸入 3% 地异氟醚能明显缩短罗库溴铵和维库溴铵起效时间,延长罗库溴铵和维库溴铵的作用时间达 2 倍以上。

第三节　围术期常用药物的相互作用

一、抗高血压药物

为避免术中血压的剧烈波动,使用抗高血压药的患者一般不主张术前停药,但需要注意抗高血压药物与其他药物之间的相互作用,以避免对患者产生不利的影响。

（一）利尿剂

排钾利尿剂可以造成低血钾,加重洋地黄药物的毒性作用,延长非去极化肌肉松弛药的作用时间。

（二）β 受体阻滞剂

β 受体阻断药有利于维持围术期心肌氧供需的平衡,围术期突然停药可增加术中室性心律失常、心绞痛和心肌梗死的发生率,此类药物应当持续应用到手术的当天。高水溶性的 β 受体阻滞剂如索他洛尔、纳多洛尔、倍他洛尔、醋丁洛尔和阿替洛尔较少在肝脏代谢,大部分以原形通过肾脏排泄,故与其他药物的相互作用少;而脂溶性药物如普萘洛尔、拉贝洛尔、美托洛尔、噻吗洛尔和比索洛尔主要被 CYP2D6 代谢,当与 CYP2D6 抑制剂如胺碘酮、奎尼丁、硫利达嗪、氟哌啶醇合用时,会加强这类药物的不良反应比如明显的心动过缓、窦性停搏、低血压等,临床上应避免联合应用。苯海拉明、帕罗西汀,西咪替丁也可抑制 CYP2D6 酶,改变其药动学,使美托洛尔的代谢受到抑制,从而增加该药减慢心率、降低心肌收缩力等负性肌力的作用。如合用,美托洛尔应减量并监测有无毒性反应;对于需用 H_2 受体拮抗剂的患者,可替换为雷尼替丁。

与单胺氧化酶抑制剂合用可致极度低血压;可使非去极化肌松药的药效增强,作用时间延长;可减少利多卡因的肝脏清除,使其血药浓度提高,合用时注意监测,相应调整利多卡因的剂量。

艾司洛尔是极短效的 β_1 肾上腺受体阻滞剂,与地高辛合用可导致房室传导时间延长,并可使地高辛的血药浓度升高,合用时要注意监测心电图和地高辛的血药浓度。与儿茶酚胺耗竭剂如利血平等合用,可能导致低血压或严重的心动过缓;与吗啡合用时,会增加艾司洛尔的血药浓度和毒性反应,合用时应减慢输注速度。

（三）钙离子拮抗剂

二氢吡啶类药物(DHP)与β受体阻滞剂合用,可有效治疗心绞痛、高血压但可能导致严重的低血压和心动过缓,合用时应仔细监测心脏功能。二氢吡啶类药物既是 CYP3A4 的底物,也是其抑制剂。CYP3A4 抑制剂均可使其血药浓度增加,疗效加强,不良反应增多,因此不宜与酮康唑、伊曲康唑等咪唑类抗真菌药物、红霉素、克拉霉素、HIV 蛋白酶抑制药如利托那韦、沙奎那韦、西咪替丁等药同时应用;反之,利福平、苯妥英钠、苯巴比妥、乙醇等酶诱导剂,可使肝酶活性增强,使 DHP 的疗效降低。

地尔硫卓与抗心律失常药如胺碘酮、美西律有协同作用,联用后可进一步减慢窦性心率,加重房室传导阻滞(与奎尼丁合用时还可能增强奎尼丁毒性)。地尔硫卓本身还可阻碍二氢吡啶类钙通道阻滞剂如硝苯地平的代谢酶,使二氢吡啶类钙通道阻滞剂的血药浓度上升,因此同时使用时应观察临床症状,减少用量或停药。

维拉帕米不宜与β受体阻滞剂、奎尼丁、丙吡胺合用,使负性肌力、负性频率、负性传导作用相加,有导致停搏的危险。

与阿司匹林合用可进一步抑制二磷酸腺苷(ADP)诱发的血小板聚集,延长出血时间;与非甾体类抗炎药或口服抗凝药合用有增加消化道出血的危险,有出血倾向或准备手术的患者不宜合用。地尔硫卓、维拉帕米、尼卡地平还可增强肌肉松弛药如潘库溴铵、维库溴铵的作用,合用时注意减少用量。

硝苯地平、维拉帕米和地尔硫卓可还可增加地高辛、抗组胺药、西沙必利、他汀类、他克莫司以及茶碱的血药浓度。

吸入全麻药与地尔硫卓、维拉帕米合用可使心脏受到过度抑制。临床实践中,围手术期应用钙通道阻滞药的患者可以使用吸入麻醉方法。相比之下,异氟醚对钙通道阻滞药的增强作用比安氟醚轻,更易于使用。对于有心功能衰竭或传导阻滞的患者,在实施吸入麻醉时应避免使用维拉帕米或地尔硫卓。如果两药合用时出现严重的慢性心律失常,应立即停止吸入全麻药,必要时可使用小剂量的钙剂,以恢复正常的心肌传导功能。

（四）血管紧张素转换酶抑制类药(ACEI)

围手术期继续使用 ACEI 会增加全身麻醉诱导时严重低血压的发生率,其低血压的原因是由于左心室舒张功能降低,同时麻醉药造成前负荷降低所致。但是使用 ACEI 的患者后负荷降低,压力感受器的敏感性提高,死亡率降低。ACEI 使肾素-血管紧张素系统对血压的调节机制丧失,因此围手术期特别注意血容量的维持。对较严重低血压,应使用适量的血管收缩药。

与氯丙嗪合用,呈相互协同作用,可导致低血压;与利尿药合用,可增强降压作用;与保钾利尿药合用,可引起血钾过高,应注意监测;与布比卡因合用,由于对肾素-血管紧张素系统的抑制,可引起严重心动过缓和低血压。

（五）中枢类抗高血压药

1. 可乐定

中枢性 α_2 受体激动药，通过激活延脑突触后膜 α_2 肾上腺受体，使中枢交感神经冲动减少，周围血管阻力降低，心率减慢；同时激活周围血管 α_2 受体，使儿茶酚胺释放减少，降低血压，而且很少发生直立性低血压。交感神经传出作用降低，引起麻醉药需要量减少，即吸入麻醉药 MAC 降低，镇静药的使用量也减少。右美托咪啶效价比可乐定高 3 倍。作为术前用药有镇静、抗焦虑、抗呕吐，减轻插管所引起的血流动力学紊乱的作用；在局部麻醉中，可缩短局麻药的起效时间，延长作用时间；术中应用，减少麻醉药用量，维持术中血流动力学稳定；术后镇痛有良好的效果。可乐定与 β 受体阻滞剂合用后停药，可引起反跳性血压增高，应先停 β 受体阻滞剂再停用可乐定。三环类抗抑郁药可以减弱其降压作用，合用时应加量。

2. 甲基多巴

易进入中枢，其活性代谢产物 α 甲基去甲肾上腺素激动血管运动中枢突触后膜 α_2 受体，使中枢交感神经冲动减少，外周阻力下降而降压，可引起直立性低血压。与利血平合用可加重中枢抑制，不宜与其合用；与左旋多巴合用，可使中枢神经毒性作用增强；与单胺氧化酶抑制药（如帕吉林）合用可诱发中枢兴奋和血压升高，两者不宜合用。手术前不必停药，但与麻醉药合用须减少麻醉药的剂量，还可加强中枢神经抑制药的作用。

（六）直接血管扩张药

1. 硝酸甘油

与普萘洛尔合用有协同作用，并可抵消各自缺点，但是普萘洛尔可使冠脉流量减少，应注意有一定危险；拟交感胺类如去甲肾上腺素、肾上腺素、去氧肾上腺素、麻黄碱可降低其抗心绞痛效应；可加剧三环类抗抑郁药的降血压和抗胆碱效应；静脉滴注时合用肝素，可降低肝素的抗凝作用，合用时肝素的剂量应相应增加，停用时肝素剂量适当减少。

2. 硝普钠

为强有力的速效血管扩张药，直接扩张动、静脉平滑肌，使周围血管阻力减低，产生降压作用；还能减低心脏前后负荷，改善心排血量。与其他降压药（如甲基多巴或可乐定）合用可使血压急剧下降；与多巴酚丁胺或多巴胺合用，可使心排血量增多而肺毛细血管楔压降低；西地那非可加重其降压作用，避免合用。

（七）α 肾上腺素受体阻滞药

酚妥拉明：与多巴胺合用治疗伴有强烈血管收缩的休克患者，效果良好；抗高血压药（利血平、降压灵）、镇静催眠药（苯巴比妥、格鲁米特等）可加强其降压作用；与东莨菪碱合用可增强 α 受体阻断作用。呋塞米与酚妥拉明直接混合可发生沉淀反应。

乌拉地尔：具有外周和中枢双重降压作用。与 β 肾上腺素受体阻滞剂、钙离子拮抗剂等合用时,可以增强其降血压作用;β肾上腺素受体阻滞剂可使α肾上腺素受体阻滞剂的首剂低血压效应加重;乙醇可增强其降压作用。

二、强心甙类

包括地高辛、去乙酰毛花甙和毒毛花甙 K。强心甙类不良反应不仅与其剂量有关,而且与合并用药(如非保钾利尿剂)或患者的基础状况(如肾功能不全、缺血、低镁血症等)有关。奎尼丁、维拉帕米、普鲁卡因胺、胺碘酮、双异丙吡胺、普罗帕酮等与地高辛合用时,可使血清地高辛浓度增加,从而增加洋地黄中毒的发生率。与抗高血压药利血平和胍乙啶合用,可增强迷走神经活动、减慢心率和传导,引起严重的心动过缓及传导阻滞,还可诱发异位心律;低钾、低镁及酸碱平衡紊乱者可使心肌洋地黄的敏感性增加,易发生洋地黄中毒;肾上腺素、去甲肾上腺素、异丙肾上腺素与强心甙合用,易引起心律失常;琥珀胆碱能释放儿茶酚胺并引起组织缺氧,与强心甙类合用时易发生室性期前收缩;与普萘洛尔合用治疗快速性心房颤动时有协同作用,但可发生缓慢性心律失常,合用时普萘洛尔的剂量要小,同时注意观察治疗反应。与非强心甙类强心药(多巴胺、多巴酚丁胺、氨力农、米力农)合用治疗充血性心力衰竭有协同强心作用。

苯巴比妥可通过酶诱导作用加速强心甙的代谢速率,降低其血药浓度。动物实验发现,异氟醚、安氟醚、氯胺酮、芬太尼和氟哌利多可减少使用强心甙后心律失常的发生。通常情况下,清醒状态下能达到满意疗效的强心甙剂量,在麻醉后往往显得用量不足;麻醉状态下剂量适宜的强心甙在清醒后则呈现过量的表现。

三、非强心甙类

(一)氨力农、米力农

与血管紧张素转换酶抑制剂、硝酸酯类合用于心力衰竭患者有协同作用。可加强洋地黄的正性肌力作用,应用时不必停用洋地黄。与强效利尿剂合用,要注意水、电解质平衡。

(二)多巴酚丁胺

β受体阻滞剂可拮抗该药对β1受体的作用,导致α受体作用占优势,周围血管的阻力加大,应避免合用;与全麻药尤其是环丙烷或异氟醚等合用,可诱发室性心律失常。不能与碳酸氢钠等碱性溶液配伍。

四、抗心律失常药

(一)普鲁卡因胺

属Ia类抗心律失常药,与抗胆碱药合用,两者抗胆碱效应相加;与降压药合用,可增强降压作用;与西咪替丁、雷尼替丁、胺碘酮合用影响其清除率,合用时注意调整剂量。可使普鲁卡因胺血药浓度减低的因素有饮酒及可使肝脏清除增加的药物。

（二）美西律

治疗室性早搏常用的 Ib 类药物，与其他抗心律失常药如胺碘酮、奎尼丁、丙吡胺有协同作用，可用于单用一种药物无效的顽固性室性心律失常，但不宜与其他 Ib 类药物合用；利托那韦、西咪替丁、茶碱、可碱化尿液的药物能使其血药浓度升高，毒性增加；肝药酶诱导剂如苯妥英钠、苯巴比妥、利福平可加快其代谢，降低血药浓度。

（三）利多卡因

属于 Ib 类药物，溴苄胺可拮抗其负性肌力作用，两药合用增强抗心律失常作用；与普鲁卡因胺及普萘洛尔合用抗心律失常作用和毒性均增加；奎尼丁、美西律、丙吡胺、胺碘酮、美托洛尔可使其毒性增加，甚至引起窦性停搏；与苯妥英钠同时静注，可引起窦房停顿；与局麻药布比卡因合用，可增强麻醉效力，可被布比卡因从结合的蛋白中置换出来增加高铁血红蛋白血症的发生率；与肌松药、氨基苷类抗生素合用，能加强肌肉松弛作用；增强静脉全麻药丙泊酚的催眠效应；与异丙肾上腺素、多巴胺合用，可使肝血流量增加，使利多卡因清除率增高，减弱其抗心律失常的作用；与多非利特合用可增加心脏中毒反应如 QT 间期延长、尖端扭转型室性心律失常。

（四）普罗帕酮

属 Ic 抗心律失常药与其他抗心律失常药，如与奎尼丁、维拉帕米、普萘洛尔、胺碘酮等合用，可提高抗心律失常的疗效，但同时加重心脏不良反应；与地高辛、茶碱、华法林合用，可增加它们的血浓度，引起相应的不良反应；与地昔帕明（三环类抗抑郁药）合用，可使地昔帕明在治疗浓度时出现毒性反应；与利多卡因合用能增加该药中枢神经系统的不良反应如头晕、感觉异常等。

（五）胺碘酮

可增高奎尼丁、普鲁卡因胺、氟卡尼和苯妥英钠的血药浓度和对心脏的作用；与美西律合用可加重 QT 间期延长；与 β 受体阻滞剂或钙通道阻滞剂合用，可加重对窦房结、房室结和心肌收缩力的抑制；与酚噻嗪、三环类抗抑郁药合用，使 QT 间期进一步延长，增加心律失常的危险；MAOI 可使该药代谢降低；与排钾利尿药合用，可增加低血钾所致心律失常的危险；可增高洋地黄制剂的血药浓度，甚至达中毒水平。

五、去甲肾上腺素神经末梢阻断药

利血平可透过血-脑屏障，降低吸入麻醉药的 MAC 值；与胍乙啶合用或同时行椎管内麻醉者，血压下降较严重，可考虑分次使用小剂量的甲氧胺；与强心苷类同用，易引起心律失常、心动过缓；与普萘洛尔合用易产生心动过缓及心肌收缩力减弱；不宜与 MAOI 同用。使用肾上腺素、去甲肾上腺素、异丙肾上腺素等拟交感胺药可产生增敏现象，血压突升，而且可延长它们的作用时间；与麻黄碱合用，可使儿茶酚胺贮存耗竭，使拟肾上腺素类药物的作用受到抑制。

六、拟交感神经药

洋地黄类药物、卤族挥发性麻醉药和某些静脉麻醉药如硫喷妥钠、丙泊酚等可使心肌对拟交感胺类更敏感，有发生严重室性心律失常的危险；三环类抗抑郁药、胍乙啶、利血平和甲状腺激素可加强此类药对心血管的作用，导致心律失常、高血压或心动过速；单胺氧化酶抑制剂可增强其升压作用；可减弱口服降糖药和胰岛素的作用；应用 β 受体阻滞剂的患者在使用含有肾上腺素的局麻药时可发生严重的不良反应如肢端组织缺血坏死；肾上腺素与氯丙嗪合用可引起严重的低血压；禁与碱性药物配伍，也不可混入全血中滴注。

七、抗生素类

有几类抗生素其本身即具有骨骼肌松弛作用，它们与肌松药合用，容易导致后者的神经肌肉阻滞的时间明显延长，这些药物包括氨基苷类抗生素、克林霉素、多粘菌素。

（一）氨基甙类抗生素

链霉素、庆大霉素、卡那霉素与利尿药如呋塞米、甘露醇、其他氨基苷类抗生素或万古霉素合用可加重肾、耳毒性，不宜同用。

（二）大环内酯类药

红霉素可提高茶碱、地高辛的浓度而发生毒性反应；与麦角胺合用可致肢端坏死；与咪达唑仑合用可降低其清除率，增强其作用；与阿芬太尼合用，可抑制阿芬太尼的代谢，增强麻醉镇痛药的作用，延长其作用时间。有报道术前使用红霉素，术中用阿芬太尼后出现长时间的呼吸抑制。

八、免疫抑制剂

（一）糖皮质激素

在器官移植排斥反应的预防和治疗中有十分重要的作用，主要在肝脏代谢，并有一定的盐皮质激素样作用，即增加钠离子再吸收及钾、钙、磷的排泄。氯霉素和红霉素为肝药酶的抑制剂，可使糖皮质激素血药浓度升高，从而使治疗作用和毒副作用增强；糖皮质激素可使氨茶碱血药浓度升高；与两性霉素 B 和碳酸酐酶抑制剂合用，可致严重低血钾，应注意血钾和心脏功能变化；与非甾体抗炎药物合用，可增强抗炎作用，但可能加剧致溃疡作用。

（二）环孢素和 FK506

大环内酯类如红霉素、抗真菌药如酮康唑等肝药酶的抑制剂，可抑制细胞色素 P_{450} 的活性，阻断环孢素和 FK506 在肝脏中的代谢，使其血药浓度提高，药物毒性及感染发生率上升。与引起肾毒性的药物如氨基糖苷类、两性霉素 B、万古霉素合用，使环孢素 A（CsA）肾脏毒性增加。FK506 为强效药酶抑制药，可抑制环孢素、红霉素、交沙霉素、酮康唑、咪康唑、克霉唑、氟康唑、伊曲康唑、皮质激素等药物的代谢，使其药物血药浓度升高，相应毒副反应增加。诱导细胞色素P_{450}酶的药物如利福平、异烟肼等，可能增加 FK506 的代谢，降低其药物浓度，排斥反应发生率上升。

（三）西罗莫司

也称雷帕霉素，是三烯大环内醋类强效免疫抑制剂，具有抗淋巴细胞增殖、抗肿瘤、抗真菌等作用。与环孢素具有较好的协同作用，联合应用可以达到良好的疗效。西罗莫司与FK506 合用时存在拮抗作用，不宜合用。

九、平喘药

（一）β_2 受体激动剂

如特布他林等与其他肾上腺素受体激动剂、茶碱合用，可使疗效增加，但不良反应也加重；单胺氧化酶抑制剂、三环类抗抑郁药、抗组胺药可增加其不良反应；与琥珀酰胆碱合用，可增强琥珀胆碱的肌松作用；与 β 受体阻滞剂合用，能拮抗 β_2 受体激动剂作用，还可能使哮喘患者发生严重的支气管痉挛。

（二）氨茶碱

与某些抗菌素大环内酯类（如红霉素、罗红霉素）、喹诺酮类（如氧氟沙星、克林霉素、林可霉素）、西咪替丁、普罗帕酮等合用可使其血药浓度升高甚至引起毒性反应；与非选择性 β 受体阻滞剂合用，因药理作用相互拮抗，氨茶碱的支气管扩张作用受到抑制；苯巴比妥、卡马西平、利福平、异烟肼、呋塞米可降低氨茶碱的血药浓度；与异氟醚合用，易导致心律失常；与氯胺酮合用，可降低机体的惊厥阈值，促发惊厥。

十、抑制胃酸分泌药

（一）H_2 受体阻滞药

1. 西咪替丁　一种强效肝药酶抑制药。它可通过其咪唑环上的氮原子直接与细胞色素P_{450}酶血红素上的铁原子结合，实现对该生物酶功能的抑制，与阿片类药、苯二氮卓类药、利多卡因、苯巴比妥、三环类抗抑郁药和华法令、香豆素类抗凝药等可使其血药浓度升高，易发生毒性反应；可降低茶碱、氨茶碱的清除率，使其血药浓度升高；与氨基糖苷类有相似的神经阻断作用，与氨基糖苷类合用可能导致呼吸抑制。

2. 雷尼替丁　能与肝脏细胞色素P_{450}酶形成复合物，但其酶抑制作用则明显逊于西咪替丁。其他 H_2 受体阻滞药，如法莫替丁（famotidine）和尼扎替丁（nizatidine）等不抑制肝脏细胞色素P_{450}酶的活性，所以不影响苯妥英钠、华法林、地西泮等药物的代谢，也不影响普鲁卡因胺的分布。

（二）质子泵抑制药

奥美拉唑：奥美拉唑通过 CYP2C19 代谢，可以延长地西泮、华法林、苯妥英、硝苯地平等的清除；与地高辛合用，使地高辛的吸收增加，有加重地高辛中毒的危险。

十一、抗精神病药

（一）氯丙嗪

人工冬眠时，与哌替啶、异丙嗪配成冬眠合剂用于中毒性休克、高热和甲状腺危象的辅助治疗。与中枢神经抑制药、麻醉药、镇痛药等同用，可加强后者的作用；与普萘洛尔、美托洛尔同用，相互抑制对方的代谢，使血药浓度增加，可引起低血压和毒性增加；与奎尼丁、普鲁卡因胺同用，引起严重的心脏传导阻滞；与利血平同用，可使锥体外系症状或震颤麻痹症状加强；与肾上腺素合用会导致低血压和心动过速，因为氯丙嗪可翻转肾上腺素的升压作用。

（二）氟哌啶醇、氟哌利多

与麻醉药、镇痛药、催眠药合用，可相互增效；与抗震颤麻痹药如左旋多巴合用，可引起意识障碍、思维迟缓和术后血压的波动，不宜同用；与具有抗胆碱活性的药物如阿托品合用，可减少锥体外系反应；有报道与普萘洛尔合用会导致低血压；不宜与锂剂合用，易引起神经毒性。

十二、抗抑郁药

（一）单胺氧化酶抑制药（monoamine oxygenase inhibitor，MAOI）

最早用于治疗抑郁症的一类药物，其经典药物有苯乙肼（phenelzine）、异卡波肼（isocarboxazid）、超苯环丙胺（tranylcypromine）等，可通过与 MAO 的不可逆共价结合，抑制 MAO 的功能。此外，这类药物还能抑制肝微粒体酶等其他酶系统，并具有明显的肝脏毒性，可影响许多药物的代谢。一般情况下，停药 2 周后肝脏的单胺氧化酶才能通过缓慢的合成过程恢复原有的活性。选择性 5-HT 再摄取抑制剂（SSRI）：帕罗西汀、氟西汀、舍曲林等与 MAOT 联用常会引起 5-HT 综合征。抗高血压药如胍乙啶、利血平抑制去甲肾上腺素递质的释放，耗竭其贮存而产生降压作用，而 MAOI 减弱去甲肾上腺素的代谢灭活，因此合用 MAOI 可减少灭活，拮抗其降压作用。非直接作用的拟肾上腺素类药如麻黄碱合用，可导致高血压危象；与阿片类镇痛药物合用，MAOI 可通过抑制肝药酶系统，阻滞其代谢灭活，引起严重的低血压、呼吸抑制，特别应禁止与哌替啶、喷他佐辛和曲马多合用；与氟哌利多合用，可增加心脏的不良反应如 QT 间期延长、尖端扭转型室性心动过速等；由于 MAOI 对肝微粒体酶的抑制，可增强异氟醚麻醉时的肝脏毒性反应，而且还可提高心肌对肾上腺素的敏感性,故术中容易发生心律失常。

吗氯贝胺和司来吉兰能选择性和可逆性地抑制单胺氧化酶 A 或 B 型,不良反应减少,而且停药后单胺氧化酶的功能可很快恢复。

（二）三环类抗抑郁药

治疗抑郁症的经典药物包括丙咪嗪、氯丙咪嗪、多塞平和阿米替林等药物。由于具有明显的抗胆碱作用,与阿托品合用可出现阿托品中毒样的反应,围手术期需要服用三环类抗抑郁药的患者,应减少阿托品或东莨菪碱的用量,或选用无中枢性作用的抗胆碱药,如后马托品、溴化甲基东莨菪碱或格隆溴铵等作为术前用药。巴比妥类药增加三环类抗抑郁药的代谢,并增加中枢神经系统不良反应;普鲁卡因胺、奎尼丁有延长心肌传导作用,不宜合用;可增强拟肾上腺素类药物的升压作用,禁止合用;与氯胺酮、潘库溴铵等具有拟交感神经作用的药物合用也能发生升压反应和心脏毒性反应;可增强异氟醚和安氟醚的致心律失常效应;长期服用三环类抗抑郁药的患者宜采用异氟醚麻醉。

（三）四环类抗抑郁药

如马普替林,其抗胆碱能及心血管不良反应轻。选择性 5-羟色胺再摄取抑制剂（SSRI）如氟西汀（百忧解）、帕罗西汀（赛乐特）、舍曲林（左洛复）等,其作用机制是选择性抑制中枢神经突触前膜对 5-羟色胺的再摄取,增加突触间隙处的 5-羟色胺浓度,达到抗抑郁目的,对 NE 受体、M 胆碱受体和组胺 H_1 受体等无影响。SSRI 不宜与 MAOI 并用,以免发生 5 羟色胺综合征。SSRI 可抑制 P_{450} 酶,因而可增加一些药物的血药浓度,合并用药时应注意。

十三、中枢神经药

（一）中枢神经兴奋药

多沙普仑与咖啡因、哌甲酯、肾上腺素受体激动剂有协同作用,合用时注意惊厥、心律失常等不良反应;与单胺氧化酶抑制药、升压药合用可使升压效应更显著;与碳酸氢钠合用,使其血药浓度升高,毒性明显增强;在吸入全麻下,心肌对儿茶酚胺异常敏感,而多沙普仑促使儿茶酚胺释放增多,因此在停用异氟醚、安氟醚 10~20 min 后,才能使用多沙普仑。

（二）麻醉、镇痛类药

1. 硫喷妥钠

与肾上腺素类药物合用可使心脏对此类药的易感性增加,发生心律失常,这种不良反应可被吸入麻醉药所增强;可诱导肝药酶增加异氟醚代谢,引起无机氟的血药浓度增加;与噻嗪类利尿药、可乐定、甲基多巴、利血平、钙通道阻滞剂等降压药合用,可出现血压急剧下降,合用时均应减少剂量;与其他中枢神经抑制药合用,可引起中枢过度抑制,同时呼吸抑制、血压下降、苏醒延迟;增加三环类抗抑郁药的代谢,合用时可降低三环类抗抑郁药的浓度。

2. 氯胺酮

与氨茶碱合用可能会诱发抽搐与惊厥;与地西泮、咪达唑仑合用常可减少心血管反应及恢复期的精神症状;与抗高血压药、中枢神经抑制药合用,可引起血压急剧下降、呼吸抑制。与异氟醚等含卤吸入麻醉药合用时,氯胺酮的半衰期延长,易导致苏醒延迟。

3. 哌替啶

与巴比妥类、酚噻嗪类、三环类抗抑郁药、硝酸酯类合用可增强哌替啶的作用;可增强硫酸镁静脉给药后的中枢抑制作用尤其是呼吸抑制和低血压;与抗高血压药如胍乙啶、氢氯噻嗪类利尿药等合用,有发生直立性低血压的危险;与 MAOI 合用可发生严重的不良反应,如兴奋、高热、面部潮红、出汗、神志不清、呼吸抑制、高血压或低血压等;与西咪替丁合用可引起意识混乱、定向力障碍等。

(三) 镇静催眠药

1. 咪达唑仑

氨茶碱和氟马西尼能拮抗本药的作用,临床上有报道用氟马西尼和本药用于全身麻醉的术中唤醒实验;与红霉素或西咪替丁合用,本药的药效增强。

2. 苯巴比妥

本药为肝药酶诱导剂,与其他一些药物合用时,可使它们代谢加速,疗效降低;与磺胺类药合用,由于血浆蛋白结合处的置换,可增加该药的效用。

3. 丙泊酚

丙泊酚与咪达唑仑或硫喷妥钠合用时具有协同作用。有研究发现:0.2 mg/kg 咪达唑仑复合 2 mg/kg 异丙酚给药,咪达唑仑清除率减少了 37%,清除半衰期延长了 61%。咪达唑仑术前用药显著减少了丙泊酚维持麻醉的用药量并可导致术后恢复延迟。这种协同效应可能是丙泊酚与苯二氮䓬类或巴比妥类药共同作用于相关位点,通过易化 GABA 介导的神经传导抑制作用而产生。临床肌肉注射利多卡因或布比卡因能增强丙泊酚镇静作用,减少其用量。利多卡因血药浓度从 0.5 μg/L 增至 3 μg/L 时,患者意识消失时丙泊酚用量减少了 34.4%。利多卡因能增强丙泊酚镇静催眠作用,利多卡因血药浓度 1.25～4.3 μg/L 时,睫毛反射消失所需丙泊酚 ED_{50} 值明显降低约 42.1%。与琥珀胆碱合用可致心动过缓。

4. 依托咪酯

丙泊酚、依托咪酯复合后各自用药量均大幅度降低,对循环影响最小,不良反应减少。两药之间有协同作用,提示丙泊酚、依托咪酯可能分别作用 γ 氨基丁酸受体上不同的功能亚单位。与芬太尼合用增加恶心、呕吐的发生率,可在麻醉前给予东莨菪碱或阿托品预防误吸。中毒性休克、多发性创伤或肾上腺皮质功能低下者应给与适量肾上腺皮质激素。

如何减少药物相互作用,减少因相互作用引起的不良反应,确保患者的生命安全?临床麻醉医生不可能记住所有药物相互作用,但应具备一定的药物相互作用知识;应当详细了解所使用药物的药理学特性包括吸收、分布、代谢、排泄及常见的药物相互作用;围手术期使用的药物要根据患者的肝肾状况、既往使用药物情况等具体情况制定合理的用药方案;仔细观察病情变化,监测患者对治疗的反应,同时在临床工作中注意积累用药方面的经验,只有这样,才能尽量避免药物相互作用引起的严重不良反应,保证用药安全。

(王立新　王保国)

参考文献

1　黄绍农,曾邦雄.临床麻醉新理论和新技术.长沙:湖南科学技术出版社,2003:220~224.

2　张开镐.临床药理学讲座——掌握药物相互作用的机理实行合理的联合用药.中国乡村医药,1997,4(5):32~40.

3　临床麻醉学.王伟鹏,李立环,译.北京:人民卫生出版社,2004:1181~1195.

4　刘志军,傅得兴,孙春华.体内药物相互作用研究进展.药物不良反应杂志,2006,8(1):33~38.

5　刘俊杰,赵俊.现代麻醉学.北京:人民卫生出版社,1997:395~409.

6　刘昕.临床重要的药物相互作用.中国执业药师,2004,9:44~49.

7　胡晓,吴新民,孟美金.不同浓度笑气麻醉深度的观察.北京医科大学学报,1996,28:75~77.

8　胡晓.氧化亚氮对七异氟醚吸入麻醉诱导的影响.北京医科大学学报,2002,34:401~402.

9　唐永泉,盛卓人,王俊科.脑电双频谱指数用于七氟醚和氧化亚氮相互作用的临床研究.临床麻醉学杂志,1999,15(6):313~315.

10　韩文斌.MAC值的影响因素.国外医学:麻醉学与复苏分册,1999,20(1):45~47.

11　徐建设,古妙宁,刘高望.不同剂量芬太尼对地氟醚麻醉诱导的影响.第一军医大学学报,2001,21(7):525~527.

12　王世端,褚海辰,潘维敏,等.不同靶浓度丙泊酚对腹部手术患者异氟醚呼气末浓度的影响.中华麻醉学杂志,2005,24(10):729~732.

13　庄心良,曾因明,陈伯銮.现代麻醉学.3版.北京:人民卫生出版社,2003:731.

14　上官王宁.丙泊酚的药物相互作用.国外医学:麻醉学与复苏分册,2002,23(4):206~208.

15　陈鸿,王国林,潘宁玲.辐射分析法研究全麻诱导时丙泊酚与氯胺酮的相互作用.中华麻醉学杂志,2003,23(7):488~491.

16　李艳,周晓莉,王保国.神经外科手术丙泊酚利多卡因复合静脉麻醉的研究.首都医科大学学报,2005,26(2):211~215.

17　张兴安,吴群林,聂煌.芬太尼和利多卡因对丙泊酚静脉麻醉作用的比较.中华麻醉学杂志,2001,21(10):617~619.

18　王世端,袁莉,潘维敏.持续静注利多卡因对丙泊酚有效靶浓度的影响.山东医药,2005,45(18):46~47.

19　Rehberg B. Duch DS. Suppression of central nervous System channels by propofol. Anesthesiology, 1999,91(4):512~520.

20　Edward F, Stew En. Ketamine kinetics in unmedicated and diazepam-premedicated subjects. Clin

Pharmacnl Ther,1984,36:645.

21 赵平,那延立,聂连之. 安定对学龄前儿童静脉滴注氯胺酮药代动力学的影响. 中国医科大学学报,
    1998,27(4):410～412.

22 赵平,郭艳辉,孔娟. 咪唑安定对学龄前儿童静脉滴注氯胺酮药代动力学的影响. 中华麻醉学杂志,
    1999,19(6):380.

23 陈鸿,潘宁玲,崔旭蕾. 辐射分析法研究全身麻醉诱导丙泊酚、依托咪酯催眠相互作用. 临床麻醉学杂
    志,2005,21(7):445～447.

24 许幸,吴新民. 麻醉中药物的相互作用. 中国医院用药评价与分析,2001,1(1):44～45.

25 Saitoh Y,Toyooka H,Amaha K,et al. Recovery of post tetanic twilch and train-of-four responses after
    administration of vecuronium with different inhalation anesthetics and nenroleplanaesthesia. Br J
    Anaesth,1993,70:402.

26 王庚,张京范,范志毅. 安氟醚、七氟醚对维库溴铵肌松作用的影响. 临床麻醉学杂志,1997,17(6):
    342～344.

27 Agoston S. Interactions of volatile anaesthetics with rocuronium bromide in perspective. Eur J
    Anaesth,1994,9(Suppl):107～111.

28 孟丽薇. 地氟醚、异氟醚或七氟醚麻醉中罗库溴铵的神经阻滞作用. 国外医学:麻醉学与复苏分册,
    2000,21(3):187～188.

29 李军,张宏. 地氟醚对罗库溴铵和维库溴铵肌松作用的影响. 军医进修学院学报,2002,22(2):
    146～147.

30 张石革,陈瑞红,梁建华. 二氢吡啶咤类钙通道阻滞剂控制血压的临床评价. 中国医院用药评价与分
    析,2004,4(4):202～206.

31 刘治军,傅得兴,孙春华. 抗高血压药物相关的相互作用. 临床药物治疗杂志,2006,4(5):31～32.

32 王明德. 可乐定在麻醉中应用的进展. 国外医学:麻醉学与复苏分册,1997,18(5):278～280.

第12章 药物与中枢神经系统功能

中枢神经系统无疑是全麻药物重要的作用部位,全麻药物对中枢神经系统的作用是多方面的。突触是中枢神经系统信息传递的重要结构,全麻药物对突触传递过程具有广泛的影响。学习记忆是脑的高级功能,全麻药物对学习记忆功能的影响日益受到重视,本章节将简介全麻药物对学习记忆功能的影响及其可能的机制。此外,脑血流的充足供应是维持正常脑代谢的基础,全麻药物对脑血流、脑代谢、脑血容量、脑血管自动调节功能以及对二氧化碳敏感的影响也直接关系到中枢神经系统的功能,本章节也作一简介。

第一节 麻醉药物对突触传递的影响

突触是神经元间,神经元和效应细胞间相互联系和信息传递的特化结构和区域,在神经信息的处理中处于关键地位。全身麻醉状态的形成主要是由组成神经系统的神经元功能变化所致,主要体现在神经元的兴奋性以及神经元之间突触传递功能的改变。全身麻醉药物对突触传递功能的影响是其引起神经功能改变的主要原因,具体机制包括突触前机制(主要影响神经递质释放)和突触后机制(影响突触后离子通道受体功能)。

按照突触传递神经冲动的不同方式将突触分为化学突触和电突触。化学突触的信息传递形式是通过突触前膜分泌神经递质,作用于突触后相应受体,引起突触后膜产生电位变化。电突触的信息传递形式是通过相邻细胞间缝隙连接形成的电耦合,以电信号的形式直接传递信息。神经元之间的信息传递主要是通过化学突触进行的。因此,本节主要介绍全麻药物对化学突触的影响。

化学性突触由3部分组成:突触前膜、突触间隙和突触后膜。突触前膜是神经轴突末梢形成的突触前成分。突触后膜是与突触前膜相对的细胞膜,存在多种与神经递质结合的受体。突触间隙是突触前膜和后膜之间的部分。

化学性突触的传递首先需要动作电位顺着突触前神经轴突传递到突触前膜,使突触前膜去极化,随后打开电压门控钙通道,使钙离子进入突触前神经末梢;然后,突触前末梢的钙离子浓度升高触发神经递质释放,这个过程通过突触囊泡与突触前膜融合实现。释放到突触间隙的神经递质向突触后膜扩散,并且与突触后膜的受体结合;最后,突触后膜离子通道开放使膜通透性改变形成突触后电位。而突触间隙的神经递质则降解,或重摄取进入突触前末梢。

一、全麻药物对神经递质释放和重摄取的影响

全麻药物对突触传递的影响是通过突触前效应还是突触后效应所产生或两者皆有,目前尚未完全阐明。突触前神经递质释放的机制极为复杂,近年来才逐步有所深入认识。由于突触前神经末梢极小,很难使用电生理记录的方法研究突触前事件,直接测定中枢神经系统单个突触动作电位诱发的神经递质释放几乎不可能。人们多采用制备突触体的方法了解突触前末梢释放或重摄取神经递质的状况。突触体通过匀浆和梯度离心获得,是产生和维持离子梯度及合成、摄取、储存和释放神经递质的必要细胞结构,并且去除了胶质细胞和突触后神经元成分,可避免细胞间的相互作用及混淆药物对释放效应的影响。此外,脑片也被应用于全麻药物对神经递质释放影响的研究,其保持了相对完整的纤维投射,更为接近在体的状况。

全身麻醉药物对兴奋性递质谷氨酸释放的影响研究较多。在中枢神经系统,谷氨酸主要聚集在大脑皮质的神经末梢。多种动物及各个脑区的脑片和突触体研究显示,等效浓度的挥发性吸入麻醉药物对谷氨酸能神经末梢释放谷氨酸的抑制作用较静脉全麻药物强。通过突触体研究发现,吸入性全麻药物对谷氨酸释放的抑制作用更为明显,这说明突触前膜存在全麻药物作用的位点。但是,全麻药物对谷氨酸释放的抑制作用是否是通过神经末梢的钠通道或钙通道发挥作用仍存在争议,是否通过突触前的其他靶位仍不清楚。也有研究者认为,全麻药物导致谷氨酸释放减少可能是通过谷氨酸重摄取增加所致。而利用脑片进行研究的结果表明,异氟醚、安氟醚和巴比妥类药物均可以抑制高浓度 KCl 诱发的谷氨酸释放。此效应可能与麻醉作用的产生有关,而促进谷氨酸的释放则可能与某些全麻药物的致惊厥效应有关。

γ-氨基丁酸(GABA)是中枢神经系统重要的抑制性神经递质,大量文献报道了全麻药物对于 GABA 释放的影响。异氟醚(1.5%和3%)对 KCl 诱发的鼠皮质突触体内源性释放 GABA 和放射性标记的 GABA 均没有影响;但是低浓度异氟醚(0.5%)可以抑制 GABA 的释放,进一步研究表明,异氟醚的作用具有双向效应,即其可以抑制非钙依赖性的 GABA 释放,而增加钙依赖性的 GABA 释放。丙泊酚、依托咪酯、氯胺酮、恩氟烷等多种全麻药物对自发或诱发的 GABA 释放均没有影响。高浓度的巴比妥类药物可以抑制 KCl 或藜芦定诱发的 GABA 释放。静脉麻醉药物仅在超过临床浓度时可以抑制 GABA 的摄取。

全麻药物导致谷氨酸能末梢神经递质释放减少,也可能是其促进了谷氨酸重摄取的结果。异氟醚可以通过增加高亲和力谷氨酸的最大摄取速度而剂量依赖性的增加大鼠皮质突触体的谷氨酸重摄取。吸入全麻药物通过增强突触体内蛋白激酶 C 的活性而激活谷氨酸转运体的功能,这被认为是其可能的潜在机制。此外,氟烷和异氟醚可以增加胶质细胞对谷氨酸递质的再摄取。但是,临床相关浓度的异氟醚、氟烷、丙泊酚、硫喷妥钠或氯胺酮对谷氨酸的重摄取没有影响。利用同样的模型研究发现,高浓度的丙泊酚可以抑制谷氨酸再摄取和释放。全麻药物对中枢神经系统单胺类递质释放也有一些研究报道。氟烷可以抑制 KCl 诱发的鼠皮层突触体释放去甲肾上腺素,而苯巴比妥钠则可以抑制 KCl 或藜芦定诱发的去甲肾上腺素释放。挥发性吸入麻醉药物可以增强鼠纹状体多巴胺的自发释放,抑制低浓度 KCl 诱发的释放,但对高浓度 KCl 诱发的释放并没有影响。

全麻药物还可以抑制乙酰胆碱的释放。在体研究中,氟烷可以抑制兔脑表面和猫脑桥网状结构的乙酰胆碱释放,其抑制 KCl 诱发的鼠皮质乙酰胆碱释放的 IC_{50} 为 0.38%,氟烷抑制乙酰胆碱释放的机制可能是直接的,因为其不影响乙酰胆碱合成和胆碱重摄取。巴比妥类药物也可以抑制鼠中脑脑片中高浓度 KCl 孵育下乙酰胆碱的释放。

总之,神经递质的释放和重摄取过程包括了复杂的环节和机制,并且具有递质、脑区和药物作用的差异。突触前受体、与递质释放偶联的钙通道的差异,可能导致了现有实验结果的诸多差异和分歧。加之,研究方法的局限,不能在体研究突触前递质释放和重摄取的状况,各种实验结果均来自离体研究,因此应当客观地对待这些研究结果。

二、全麻药物的突触后膜受体的影响

中枢神经系统内,全麻药物的作用是多方面的。除了对突触前神经末梢递质释放和重摄取具有影响以外,全麻药物还对位于突触后膜的多种受体产生影响。其中,对于某些受体的影响被认为是全麻作用的可能机制。

(一) 全麻药物对于谷氨酸受体的影响

脑内最重要的兴奋性神经递质是谷氨酸,其受体即谷氨酸受体,是脑内主要的兴奋性受体,主要包括离子型和代谢型两类受体,代谢型受体的功能尚不清楚。离子型受体根据其对不同人工激动剂的反应分为 N-甲基-D-门冬氨酸(NMDA)受体、使君子酸(AMPA)受体和红藻氨酸(KA)受体,后两者又被称为非 NMDA 受体。

氯胺酮、乙醚主要抑制 NMDA 受体,氟烷对 AMPA 和 NMDA 受体的抑制作用几乎相同。全麻药物阻断离子型谷氨酸受体的详细机制目前仍不十分清楚。通过观察全麻药物对 NMDA 受体动力学的影响,发现戊巴比妥可以通过阻断通道的开放而达到抑制 NMDA 受体的作用,其机制主要是缩短通道开放的时程,但不改变离子通道开放时的电导和通道的离子选择性。低浓度异氟醚可以减少离子通道开放的频率,但是对通道的平均开放时间没有明显影响,高浓度的异氟醚可以使平均开放时间缩短。氟烷可以减少自发性的微小兴奋性突触后电流(mEPSC)和动作电位依赖型的兴奋性突触后电流(EPSC)。氯胺酮作为NMDA受体的非特异性拮抗剂,其阻断作用呈电压依赖性,且与给药方式有关。丙泊酚、依托咪酯等静脉麻醉药物对 NMDA 受体的影响相对较弱,只是在较高的浓度下才具有显著的影响,如:高浓度丙泊酚可以抑制 NMDA 受体的活性,而低浓度则轻微的减少 NMDA 诱发的电流。

全麻药物对谷氨酸受体的调制作用可能与其部分临床麻醉作用有关,特别是 NMDA 受体介导的钙离子内流在激发长时程增强(Long term potentiation,LTP)中发挥了重要作用,因此全麻药物对谷氨酸受体的作用,可能与其诱发的学习记忆功能障碍有关。全麻药物的一些不良反应,如术后梦幻、情绪障碍等,可能与谷氨酸受体阻断作用有关。

（二）全麻药物对 $GABA_A$ 受体的影响

$GABA_A$ 受体及其门控的 Cl^- 通道复合物是近年来研究的热点。$GABA_A$ 受体是多种全麻药物较为敏感的靶位。$GABA_A$ 受体是一个由 5 个亚基组成的膜蛋白复合物。除氯胺酮和氙气以外,临床相关浓度的全麻药物多可以和 $GABA_A$ 受体结合,并通过变构调节或直接激活作用而增强 GABA 能的突触传递。

目前常用的多种静脉麻醉药物均可以引起中枢神经系统抑制性突触传递过程的增强,其机制主要是通过作用于 $GABA_A$ 受体后,直接或间接影响氯离子内流。苯巴比妥、丙泊酚、地西泮等均可以剂量依赖性的抑制大鼠大脑皮层的自发放电,应用 $GABA_A$ 受体拮抗剂荷包牡丹碱可以使其抑制作用减少 90% 以上,提示这些药物主要是通过 $GABA_A$ 受体发挥作用。对于 $GABA_A$ 受体上由 GABA 诱发的 Cl^- 电流,静脉麻醉药物可以使其浓度反应曲线左移;但是由高浓度 GABA 诱发的最大反应不受影响。临床相关浓度的多数静脉麻醉药物均可以显著增强低浓度 GABA 作用于 $GABA_A$ 受体引发的 Cl^- 电流,浓度稍大即可以表现出类似 GABA 的激活作用,而苯二氮卓类药物则在浓度超过数个数量级以后才表现出直接激活作用。

各种静脉麻醉药物对 $GABA_A$ 受体的作用机制不同,丙泊酚主要减少动作电位的群串爆发率,而地西泮则是通过减少每次爆发的动作电位数量而减少放电频率。巴比妥类药物则使 $GABA_A$ 受体氯离子通道的平均开放时间延长,开放数量增加,并使其介导的抑制性突触后电流的持续时间延长。静脉麻醉药物中,氯胺酮是个特殊的药物,其主要作用于NMDA 受体,对 $GABA_A$ 受体没有影响。

对吸入麻醉药的研究显示,氟烷、安氟醚和异氟醚等吸入全麻药物均可以增强并延长GABA 诱导的 Cl^- 离子传导,对低浓度 GABA 诱发的抑制性突触后电位(IPSP)电流及其超极化作用有显著的增强作用。七氟醚也可以浓度依赖性的抑制大鼠海马 CA1 区的群峰电位(population spike),这种抑制作用可以为 $GABA_A$ 受体拮抗剂所阻断,证明 $GABA_A$ 受体在其中起了主要作用。吸入全麻药物增强抑制性突触传递的机制主要是通过变构调节而增强 GABA 亲和力所致，如：异氟醚增强 GABA 与受体的结合，并产生长时间的通道开放状态，延缓 GABA$_A$ 受体的失活。高浓度吸入麻醉药物也可以直接激活 GABA$_A$ 受体，使 Cl$^-$ 通道直接开放。氙气与氯胺酮类似，主要作用于 NMDA 受体，而对 GABA$_A$ 受体没有影响。

GABA$_A$ 受体的亚单位组成较为复杂，各种亚单位组成的 GABA$_A$ 受体也具有不同的生理功能。全麻药物对于 GABA$_A$ 受体也具有不同的影响。α 亚单位是组装 GABA$_A$ 受体不可缺少的成分。α 亚单位对许多全麻药物的作用似乎无直接影响，但是可以使苯二氮卓类、丙泊酚、依托咪酯、苯巴比妥以及吸入麻醉药等对 GABA 变构调节或对受体的直接激活作用呈现不同的差异。β 亚单位可能是许多全麻药物影响 GABA$_A$ 受体功能的重要区域。巴比妥类和依托咪酯可以直接激活同源重组的 β 亚单位受体，提示 β 亚单位上含有巴比妥类和依托咪酯的直接结合位点。β 亚单位各亚型在全麻药物对 GABA$_A$ 受体影响中的地位并不一致。β 亚单位的第 2 跨膜区段和第 3 跨膜区段的氨基酸序列的改变可特异性的影响依托咪酯、丙泊酚、吸入麻醉药的麻醉作用。γ 亚单位是有功能的 GABA$_A$ 受体复合物的必要成分。γ 亚单位是苯二氮卓类药物作用的重要靶位。而丙泊酚增强 GABA$_A$ 受体的激活作用似乎不依赖 γ 亚单位的存在。

总之，GABA$_A$ 受体在全麻过程中介导的重要作用已经被大量研究所证实，并且认识到在 GABA$_A$ 受体上存在多种全麻药物作用的靶位，进一步明确全麻药物在 GABA$_A$ 受体上的精确作用位点及其对全麻药物作用的影响是今后研究的方向。

（三）全麻药物对甘氨酸受体（GlyR）的影响

甘氨酸受体也是中枢神经系统重要的抑制性离子通道受体，属于配体门控离子通道超家族成员。天然 GlyR 是由 α 和 β 亚单位组成的五聚体结构，可以选择性通透 Cl$^-$ 并介导快突触反应。α 亚单位是 GlyR 的功能性亚单位，与受体的配体鉴别、激动剂效能和拮抗药结合等密切相关。β 亚单位组成的通道则不能诱发出甘氨酸电流，但当 α 和 β 亚单位共同表达时，甘氨酸诱发的全细胞电流大为增加，说明 β 亚单位也具有重要作用。GlyR 广泛分布于中枢神经系统，与士的宁结合的受体则主要在脊髓及脑干中有高水平表达。GlyR 和 GABA$_A$ 受体常共存于脊髓神经元中，与 GABA$_A$ 受体相似，全麻药物可以显著影响士的宁敏感的 GlyR 功能。氟烷和安氟醚可以使甘氨酸诱发电流的浓度反应曲线左移。丙泊酚可以使甘氨酸诱发的士的宁敏感电流幅度增强，而苯巴比妥则无明显影响。吸入麻醉药物可以增强在卵母细胞上表达的同源人 α1$_5$ 受体对甘氨酸的反应，在临床相关浓度，氙气可以使其反应增加约 50%，笑气也可以使甘氨酸反应增加约 75%，氟烷可以增强 200%，而异氟醚、安氟醚、七氟醚也可以不同程度的增强。这提示 GlyR 在全麻药物抑制脊髓伤害性刺激或制动作用中起到一定的作用。

（四）小结

全麻药物对于中枢神经系统突触传递的影响是多方面的，多数全麻药物对突触后信号传递具有增强或抑制作用。不同的全麻药物可以作用于不同的环节，如：除氯胺酮外的静脉麻醉药物主要作用于 $GABA_A$ 受体，而吸入全麻药物的作用更为广泛，包括对配体门控离子通道的影响，对电压门控离子通道的影响等。而增强 GABA 能突触、抑制谷氨酸能突触应该是全麻药物抑制突触传递的重要机制之一。

综上所述，突触是中枢神经系统信息传递的基本结构，全麻药物对突触传递具有调节作用。全麻药物可以抑制突触前神经末梢释放神经递质，少量研究认为全麻药物也可以影响神经递质重摄取环节。全麻药物对于突触后的受体具有重要作用，各种全麻药物作用的主要受体并不相同，其中抑制性的 $GABA_A$ 受体和兴奋性的 NMDA 受体占有重要地位。全麻药物是通过突触前环节，或突触后环节，还是突触前后两个环节发挥麻醉作用，仍没有定论，仍需要深入研究阐明。

第二节　全身麻醉药物对于学习记忆功能的影响

学习记忆是高级神经活动。学习主要是指人或动物通过神经系统接受外界环境信息而影响自身行为的过程，即获得外界知识的过程。学习是记忆的前提。记忆是将获得的知识储存和提取的神经活动过程，它是建立在感知和学习基础上的高级脑活动。学习和记忆关系密切，若不学习就不能获得信息，也就不存在记忆；若没有记忆，即获得的信息随时丢失，失去了学习的意义。因此，学习和记忆是既有区别，又不可分割的神经生理活动过程。尽管全身麻醉的作用机制至今尚未阐明，但是全麻药物对学习记忆功能的影响日益受到重视，并成为全身麻醉机制探索中的重要一环。本节介绍各种麻醉药物对于学习记忆功能的影响及其可能的机制。

一、静脉全麻药物

（一）丙泊酚

最初的报道认为丙泊酚仅具有顺行性遗忘作用，且可以被苯丙胺所减弱。改用较大剂量的丙泊酚（100 或 150 mg/kg）腹腔注射后，发现其可以产生逆行性遗忘，对于 3 h 以内的事件的遗忘作用较强，给予奈非西坦则可以减轻丙泊酚的遗忘作用。然而上述研究均是应用较大剂量丙泊酚的情况下获得的，当应用镇静和催眠剂量的丙泊酚后，干扰了大脑从外界获取信息的过程，因而表现为学习记忆能力受损。为了观察低于镇静剂量的丙泊酚是否仍然对学习记忆具有影响，而在实验前 15 min 应用 9 mg/kg 的丙泊酚给大鼠腹腔注射，结果发现其记忆能力仍受到损伤，说明小剂量的丙泊酚就可以影响新的信息转变为稳固记忆的过程。

γ-氨基丁酸(GABA)$_A$受体是丙泊酚作用的重要靶位,GABA$_A$受体可能同样在丙泊酚的遗忘作用中具有重要地位,但是目前还缺乏从在体研究的资料。此外,丙泊酚对于学习记忆的影响也可能是通过其对 5-羟色胺(5-HT)的影响而发挥作用。利用微透析技术发现,丙泊酚促进 5-HT 的释放。对大鼠进行逃避反射训练后应用丙泊酚,24 h 后其进入暗箱的潜伏期较对照组明显缩短,而在进行训练前应用 5-HT$_{1A}$受体阻断剂螺沙群可以完全拮抗丙泊酚的这一作用。

杏仁体是参与学习记忆活动的重要脑区,毁损基侧杏仁复合体后应用丙泊酚的大鼠与单纯毁损大鼠学习能力相似,假手术组大鼠需要增加学习次数;毁损组应用丙泊酚后其记忆能力与单纯毁损大鼠无差异,假手术组大鼠应用丙泊酚后记忆能力受损。这说明基侧杏仁复合体可能是丙泊酚产生遗忘作用的靶位。

(二)咪达唑仑

咪达唑仑的显著特点是具有顺行性遗忘作用,但是其造成顺行性遗忘的机制仍不清楚。微透析技术研究发现,应用咪达唑仑后细胞外液 5-HT 的浓度升高,高香草酸、5-羟吲哚乙酸的浓度也升高;同时发现学习记忆能力受损,而在训练前应用 5-HT$_{1A}$受体阻断剂螺沙群可拮抗咪达唑仑的这一作用,说明 5-HT 参与了咪达唑仑所致的学习记忆能力受损。

(三)氯胺酮

氯胺酮是 NMDA 受体的拮抗剂,具有明确的顺行性遗忘作用,但是对内隐记忆(implicit memory)没有影响。静脉给予氯胺酮会对陈述性记忆即外显记忆(explicit memory)和认知功能产生损害,并伴有精神分裂症状。研究发现,健康志愿者使用氯胺酮后会导致认知和注意力损害。氯胺酮可以干扰记忆的形成,但是不导致逆行性遗忘,说明其对于已储存的信息没有影响。

二、吸入全麻药物

异氟醚、氧化亚氮(N$_2$O)和七氟醚均是临床常用的吸入全身麻醉药物。利用巴普洛夫恐惧反射进行实验,结果发现异氟醚不能产生逆行性遗忘,而具有顺行性遗忘作用,它能够在条件反射建立的时候或者建立以后的几分钟内破坏记忆的形成。不同的脑区对不同内容的记忆是分工进行的,对于声音产生的恐惧反射需要杏仁体参与,而对于环境产生的恐惧反射需要杏仁体和海马共同参与。Dutton 等观察了异氟醚对于声音或环境导致恐惧条件反射建立的影响,结果发现异氟醚抑制环境造成恐惧反射的半数有效浓度(ED$_{50}$)为 0.25肺泡最低有效浓度(minimum alveolar concentration,MAC),抑制声音导致恐惧反射的ED$_{50}$为 0.47 MAC,这说明以海马为基础的学习记忆过程更容易受到异氟醚的影响。

对老年 Fischer344 鼠(18 月龄)实施异氟醚和 N$_2$O 复合全麻后第 1 和 3 周,让它们完成麻醉前已经学习过的空间辨认任务,结果发现需要花费更多的时间才可以完成,说明异氟醚与 N_2O 复合麻醉对于老年鼠记忆力的影响较为长久,可以达到麻醉后 3 周。而应用异氟醚与 N_2O 实施复合麻醉后 2 d 开始训练 Fischer344 鼠进行空间辨认的学习,持续 3 周,结果发现青、老年鼠均较对照需要花费更多的时间才能够完成学习任务,这说明异氟醚和 N_2O 全麻可以损伤不同年龄实验动物的学习能力。而在异氟醚麻醉后 2 周,对 Fischer344 鼠(18 月龄)进行 12 臂放射状迷宫实验,发现实施异氟醚麻醉的 Fischer344 鼠学习成绩明显较对照组差,是否复合应用 N_2O 麻醉不影响实验结果,这表明异氟醚对于学习记忆能力的损害在麻醉后的 2 周时仍然存在,提示术后认知功能障碍的发生与全麻药物有关。

非制动剂 1,2-dichlorohexafluorocyclobutane(2N)具有遗忘等作用,具有吸入全麻药物相似的性质,因此被作为工具药进行研究。2N 可以抑制学习记忆功能,但是它不干扰信息的编码过程,而主要影响最初的记忆痕迹转变为牢固记忆形式的过程,对于长期记忆的影响要大于短期记忆。2N 具有于异氟醚类似的特点,其抑制声音恐惧反射和环境恐惧反射的浓度不同,可能是代谢型谷氨酸受体(mGluR1 和 mGluR5)的活性受到抑制的结果。异氟醚可以拮抗 2N 对于学习记忆能力的损害,这可能是由于非制动剂不具有镇静作用,大鼠受到电刺激后产生焦虑,导致学习记忆功能受损,而异氟醚可以减轻焦虑,从而减轻了非制动剂导致的学习记忆功能损伤。

吸入全麻药物均具有较高的脂溶性,脂溶性与麻醉作用强度的相关关系特性被命名为 Meyer-Overton 法则,即为全麻机制的脂质学说,是早期解释全身麻醉药物作用原理的学说。令人惊诧的是,近期研究发现:N_2O、地氟醚、七氟醚、异氟醚和氟烷致使遗忘的效能遵循 Mayer-Overton 法则,这提示疏水性位点可能是吸入麻醉药的作用部位,并且与麻醉导致的遗忘作用有关。

三、全麻药物与突触可塑性

突触的可塑性是指突触在内外环境因素的影响下,传递效能发生适应性变化的能力,它是存在于多个脑区的一种普遍现象。其中长时程增强(LTP)和长时程抑制(LTD)最为重要,成为人们在突触水平研究信息处理机制的活跃领域,是目前较为公认的学习记忆的机制。

海马是研究较多的脑区之一,氟烷可以降低在海马脑片 CA1 区诱发出 LTP 的比率,而甲氧氟烷没有此作用。而应用异氟醚后,LTP 的诱发也被抑制,不能诱发出 LTD。利用在体细胞外记录技术,发现丙泊酚可以抑制 LTP 的形成,易化 LTD 的形成,这可能是其产生遗忘作用的神经生理基础。利用离体海马脑片进行研究,进一步明确了上述发现,还发现丙泊酚不仅抑制 NMDA 受体依赖性 LTP,而且对非 NMDA 受体依赖性 LTP 也具有一定的抑制作用。此外,丙泊酚对于发育大鼠海马脑片 LTD 具有易化作用。

GABA$_A$受体在全麻药物对于 LTP 的抑制、LTD 的易化中具有重要作用。利用离体海马脑片进行电生理研究发现,应用印防己毒素后,异氟醚不再对 LTP 的诱发产生影响。丙泊酚易化 LTD 形成的作用也是通过 GABA$_A$受体发挥作用的,当应用 SR95531 阻断 GABA$_A$受体后,丙泊酚易化 LTD 的作用被取消。不仅如此,GABA$_A$受体在咪达唑仑对于 LTP 的抑制中也发挥作用,应用荷包牡丹碱可以阻断咪达唑仑对 LTP 的抑制。

LTP 的形成包括诸多因素的参与,如:突触前膜谷氨酸释放,Ca^{2+}的参与以及逆行信使(counter-messenger)、多种蛋白激酶。全麻药物可以抑制 NMDA 受体的激活,对 Ca^{2+}也具有一定的影响,因而推测,全麻药物对于 LTP 的抑制不仅是通过 GABA$_A$受体发挥作用的,而且可能是通过多个环节发挥作用的。

四、全麻药物对于幼年动物学习记忆能力的影响

大鼠出生后两周内是突触快速形成的阶段,给出生 7 d 的幼鼠进行复合麻醉(异氟醚、N$_2$O 和咪达唑仑),待其长至足月时,进行离体电生理研究,发现其海马 CA1 区 LTP 较对照组被抑制;在不同时间进行学习记忆相关的行为学测试,发现学习记忆功能严重受损;同时还发现多个脑区有大量的神经元发生凋亡,引发凋亡的内源性和外源性途径均参与其中。给大鼠腹腔注射 γ-羟丁酸,连续 5 d,结果发现其学习记忆能力受损。氯胺酮也有类似作用,给出生 7 d 的新生鼠多次应用氯胺酮,可以导致其大量神经元发生变性;甚至单次应用氯胺酮(20、30、40 mg/kg)即可导致 Caspase-3 大量激活。进一步的研究发现,这一作用是通过上调 NMDA 受体 NR1 亚单位引发的,Akt-GSK3 通路参与了氯胺酮导致神经元凋亡的过程。但是这些结果是否能够外推到人类仍存在争议。应当对此进行深入研究,从而更加合理的应用全麻药物,避免全麻药物对婴幼儿学习记忆功能产生损伤。

五、其他研究结果

(一)全麻药物不影响学习记忆能力

与上述全麻药物损害学习记忆的报道不同,有一些报道未发现实验动物的学习记忆能力受到全麻药物的损伤。成年鼠(6 月龄)和老年鼠(30 月龄),学习 22 d,实施氟烷麻醉 60 min,24 h 后进行行为测试,持续 5 d,发现其空间记忆能力未受到损伤;然后再用硫喷妥钠(25 mg/kg)实施静脉全麻,24 h 后连续观察 4 d,仍未发现空间记忆能力受损。应用异氟醚对老年鼠(18～19 月龄)和青年鼠(3～4 月龄)实施一次全麻,其空间学习记忆能力并未受到损伤。针对戊巴比妥的研究也得出相似的结论。

(二)全麻药物可以促进学习记忆能力

然而,与上述诸多全麻药物损害学习记忆能力的报道相反,一些研究则报道了全麻药物促进学习记忆能力的实验现象,这些药物包括氟烷、安氟醚和异氟醚。

Hisao 等以 ddN 小鼠为研究对象,利用 8 臂放射状迷宫观察安氟醚对其学习记忆能力的影响。小鼠在每天训练后,实施安氟醚(0.5%、1% 或 2%)全麻 1 h,连续 4 d,结果显示 1% 或 2% 安氟醚麻醉的小鼠其错误率明显低于对照组,这说明安氟醚麻醉促进了记忆的巩固与强化。Culley 等研究发现:在全麻后的第 1 和 3 周青年鼠(6 月龄)的记忆能力有所提高。Butterfield 等观察了老年鼠(18～19 月龄)和青年鼠(3～4 月龄)进行多次异氟醚麻醉后的空间学习记忆的能力变化,发现其空间记忆能力也得到了增强。

是否因此就可以肯定全麻药物促进了学习记忆呢?答案应当是否定的。必须注意到,这些实验研究发现全麻药物对学习记忆能力的促进作用是较弱的,而更多的研究表明全麻药物对于学习记忆能力具有损坏作用。在临床实践中,除了全麻药物可以对学习记忆产生影响外,其他因素可以造成影响,如:术前用药、手术导致的应激反应、低氧血症和低血压等诸多因素也可以导致患者的学习记忆能力受损。这些因素的作用大大抵消了全麻药物对于学习记忆的促进作用,从而在整体上表现为学习记忆能力受到损害。

综上所述,人类对于学习记忆的了解仍然是很有限的,学习记忆具有复杂的过程,涉及广泛的神经回路,最终学习记忆的维持需要新的基因表达、新的蛋白质合成以及神经元功能形态的改变。全身麻醉药物对于学习记忆的影响涉及认知科学、神经药理学等诸多学科,目前的认识还不够深入。全麻药物抑制意识的麻醉级联理论为研究全麻药物对于学习记忆影响的机制提供了很好的思路。应当从行为学、电生理和影像学等多角度进行研究,深入认识其机制,指导临床应用,减少术后认知功能障碍的发生。

第三节 麻醉药物对脑血流和脑代谢的影响

正常成人的脑血容量约为 5 mL/100 g 脑组织,$PaCO_2$ 在 20～80 mmHg 范围内,每 1 mmHg 的 $PaCO_2$ 变化可引起 0.049 mL/100 g 脑血容量的改变。$PaCO_2$ 在 25～55 mmHg 时,正常成人的脑血容量可以发生 20 mL 的变化。

许多研究表明,麻醉药物对正常大脑的脑血流和脑血容量的影响成平行关系,只有个别例外。虽然麻醉药物对颅内静脉的影响没有临床意义,但是,脑血容量对脑循环静脉侧的影响不能忽视。头低位、压迫颈内静脉以及升高胸内压等使颅内静脉淤血,均可引起颅内压升高。此外,有些麻醉药物对脑脊液的产生和再吸收有一定的影响。一般来说,麻醉药物不影响血脑屏障的功能,但在异常情况下如血压急剧升高,脑缺血等破坏血脑屏障时,有些麻醉药物会加重此损害,并影响其渗透功能。本节主要介绍麻醉药物对脑血流、脑代谢、脑血容量、脑血管自动调节功能以及对二氧化碳敏感的影响。

一、吸入性麻醉药物

吸入性麻醉药物均扩张脑血管,使脑血流增加,脑血容量增加以及颅内压增加。增加脑血流的程度有赖于各个药物的内在血管扩张作用与继发性血流-代谢偶联的血管收缩作用间的平衡有关。

（一）氧化亚氮

尽管氧化亚氮对脑血流的量效反应仍然有争议，但60%～70%的氧化亚氮可以产生脑血管扩张和颅内压升高。氧化亚氮对脑代谢影响的争议较大，这与预先应用其他影响脑血流和脑代谢的药物以及种属差异有关。预先应用地西泮或硫喷妥钠可阻断与氧化亚氮有关的颅内压升高。动物实验表明，在没有预先用药情况下，氧化亚氮可以在5 min内增加脑血流150%，并且持续近1 h。脑血流增加主要在大脑皮层，而且氧的代谢率也增加150%。颅内压升高的患者吸入50%或以上浓度的氧化亚氮可以引起具有临床意义的颅内压升高。因此，对颅内顺应性减低的神经外科患者应用氧化亚氮会引起有临床意义的脑血管扩张，应当慎用。

50%～70%的氧化亚氮可以引起患者意识消失，并伴有脑电图的alpha节律消失和以theta波叠加的快波。浓度达80%时，在应用肌肉松弛药下患者的脑电图表现为4～6 Hz的慢波。

（二）氟烷

随着氟烷浓度升高，脑血流逐渐增加，直到发生全身性低血压使脑灌流压减低至脑血管自动调节阈值以下时为止。由于种属差异和实验条件的不同，很难精确获得氟烷的脑代谢量效曲线。动物实验表明1%的氟烷可以减少脑氧代谢率25%；2.3%～9%的高浓度时，每增加1%浓度可使脑氧代谢率降低15%，直到脑电图呈等电位。非常高的浓度时，脑的能量代谢发生可逆性的紊乱和乳酸酸中毒。4%～5%的氟烷可以引起脑电图等电位，在此之前，脑电图发生与浓度有关的改变。在亚麻醉状态，脑电图表现为12～18 Hz的正弦波；1 MAC时，为11～16 Hz波；此后每升高0.5 MAC，脑电波的频率减慢1～15 Hz。氟烷还引起脑诱发电位的改变，并与剂量有关。皮层的诱发电位对麻醉药物的反应比脑干更敏感。

（三）安氟醚和异氟醚

安氟醚和异氟醚对脑血流和脑代谢的影响与剂量有关，低浓度时其作用与氟烷相似；高浓度时，增加脑血流比氟烷明显。临床麻醉浓度下，异氟醚对脑氧代谢的抑制作用比氟烷强；1.5～2.0 MAC时脑氧代谢减少50%，脑电图也表现为等电位。继续提高浓度不会进一步抑制代谢。

安氟醚引发狗癫痫发作时，整个大脑的代谢和脑血流可增加40%～50%。3%安氟醚可使正常志愿者的脑氧代谢率降低50%；然而，引发癫痫发作后，脑代谢率又恢复到正常。虽然整个大脑的代谢没有明显的升高，但局部脑代谢可能会升高。因为癫痫发作可使脑代谢增加400%，因此对癫痫患者或阻塞性脑血管疾病的患者应用恩氟烷应当慎重，尤其应避免高浓度和低碳酸状态。

在吸入性麻醉药物中,只有安氟醚促进脑脊液分泌。动物实验表明,2%的安氟醚开始使脑脊液的分泌增加近50%,以后逐渐减少。虽然颅内压升高主要是脑血流和脑容量增加所致,与剂量相关的脑脊液增加也是加重颅内压升高的因素。

1.5~2.0 MAC 的安氟醚和异氟醚对脑电图的影响相似。但高浓度的安氟醚对大脑的刺激作用会引起棘波和听觉诱发电位的癫痫活动。高浓度的异氟醚也可引发脑电的棘波,但不引发癫痫活动。

（四）七氟醚

七氟烷具有内在性与剂量有关的脑血管扩张作用,但比等效剂量的氟烷,异氟醚和地氟醚作用轻微。动物实验表明七氟醚引起与剂量有关的颅内压升高,氧代谢率降低,而脑血流无明显改变。七氟烷可明显增加猫的颅内压,但对颅内顺应性正常狗的升高颅内压作用不明显。临床试验表明七氟醚系脑血管扩张剂,引起与剂量有关的脑血流增加。1.5%七氟醚对脑血流、颅内压、脑血管阻力以及脑氧代谢无明显影响,而1.5%~2.5%的七氟烷却明显降低脑血管阻力,但脑血流增加的程度尚不会引起颅内压升高,脑氧代谢仍无明显改变,脑血管对二氧化碳的反应性仍敏感。

（五）地氟醚

地氟醚的抑制代谢和扩张脑血管的作用,可以促进脑组织的氧供和缓解动脉阻塞引起的组织氧分压降低。

地氟醚具有较强的与剂量有关的扩张脑血管、增加脑血流和升高颅内压的作用。地氟醚引起与剂量有关的脑氧代谢率降低,其对全脑的脑血流-脑代谢偶联的影响与氟烷和异氟醚相似。地氟醚可以维持脑血管对二氧化碳反应的敏感性与异氟醚相似;抑制脑功能作用比其他吸入性麻醉药物强;对脑电图的影响也与异氟醚相似,可以在早期达到突发性抑制。地氟醚引起脑血管扩张,可能会导致敏感患者的颅内压升高;如能维持适当的麻醉深度和适当的过度换气,还可用于颅内顺应性降低的患者。无颅内病变患者快速吸入地氟烷浓度高于0.5 MAC时,可以损害脑血管的静态和动态自动调节功能。而吸入1.5 MAC或以上浓度的地氟醚时,却可保存脑血管的自动调节功能。单纯应用地氟醚诱导麻醉,可导致心率加快,血压升高和脑血流量增加,因此不宜用于颅内顺应性降低患者的麻醉诱导。1 MAC地氟醚抑制脑代谢与其他麻醉药物相似,而降低脑氧代谢比其他麻醉药物显著。脑代谢率的降低主要是麻醉药物引起脑活动的抑制,此外还与其抑制交感神经活性有关,因此,地氟醚也具有一定的脑保护作用。

二、静脉麻醉药物

（一）巴比妥类药物

巴比妥类药物产生与剂量相关的脑血流和脑代谢降低,并与中枢神经系统抑制相一致。随着麻醉状态的产生,脑血流和脑氧代谢约减少 30%。当大剂量的硫喷妥钠引起脑电图等电位时,脑血流和脑氧代谢可减少 50%;但再增加剂量不会使脑血流和脑氧代谢进一步降低。大脑对硫喷妥钠降低脑血流和脑代谢的作用可产生耐受性。动物实验表明,2 h 后给予第二次硫喷妥钠,其降低脑血流和脑代谢的作用只相当于第一次用药的一半。

在苯巴比妥深麻醉时,脑动脉的自动调节功能尚能维持在 60 mmHg。浅麻醉状态则自动调节功能完整。硫喷妥钠的脑血管收缩作用被用来降低患者的颅内压。硫喷妥钠诱导麻醉时,如能预防高碳酸血症,则可在脑灌流压升高状态下,降低颅内压。此外其他静脉麻醉药物具有类似的降低颅内压的作用,都适于颅内占位和颅压升高患者的麻醉诱导和维持。

临床所有的巴比妥类药物对脑电图的影响都与剂量有关,作用均相似,只是作用程度和作用时间不同。极大剂量的巴比妥类药物也可引起脑电图的等电位。

(二)阿片类药物

用 1 mg/kg 吗啡与 70% 的氧化亚氮麻醉时,人体仍可保持脑动脉自动调节功能的完整。3 mg/kg 吗啡与 70% 的氧化亚氮麻醉只引起轻微的脑血流减少和轻度脑代谢抑制。等效剂量的哌替啶和芬太尼复合 70% 的氧化亚氮麻醉也具有相似的作用。阿片类药物拮抗剂可以逆转阿片类药物引起的脑血流和脑代谢改变。

作为术前用药,阿片类药物对脑电图的影响轻微。大剂量的吗啡(1～2 mg/kg)或哌替啶(5～10 mg/kg)可中度降低 alpha 频率,同时增加节律。动物实验指出大剂量芬太尼可以诱发大鼠的癫痫活动,但临床上未证实大剂量芬太尼会诱发神经兴奋性活动。

(三)丙泊酚

丙泊酚对脑血流和脑代谢的影响与巴比妥类药物类似,用药后脑血流和脑代谢均减低。脑血管仍保持对二氧化碳的反应和脑血管的自动调节功能。丙泊酚具有抗惊厥和镇静作用。

(四)氟哌利多

动物实验表明将氟哌利多加入氧化亚氮麻醉后,狗的脑血流减少 40%,而氧代谢和脑代谢率没有明显改变。临床上,氟哌利多-芬太尼复合麻醉,患者的脑血流和脑代谢也没有明显的改变。氧化亚氮麻醉时,加入氟哌利多或芬太尼后,患者的颅内压有轻微的降低,而脑灌流压没有变化。对于神经外科的患者,氟哌利多或芬太尼降低颅内压的作用不如硫喷妥钠降显著。术前给予 2.5～7.5 mg 的氟哌利多对脑电图无影响。

(五)苯二氮䓬类药物

苯二氮䓬类药物抑制人类和动物的脑血流和脑代谢。脑外伤的患者给予地西泮后,脑血流和脑代谢同步降低。在 70% 氧化亚氮麻醉时,给予地西泮或咪达唑仑可使脑血流在氧代谢变化之前减少 45%。增加咪达唑仑的剂量可使脑血流和脑代谢同步降低。临床上,

0.15mg/kg 的咪达唑仑可使患者的脑血流降低 33%，并轻度增加脑血流对 $PaCO_2$ 改变的敏感性。一般来说，苯二氮䓬类药物可以安全地用于颅内压升高的患者，只要控制 $PaCO_2$ 不过度升高。

（六）氯胺酮

氯胺酮是静脉麻醉药物中惟一的能够兴奋脑功能的药物。氯胺酮麻醉可使脑血流增加 50%，氧代谢增加 20%，颅内压也相应升高。氯胺酮扩张脑血管的作用可能与其直接松弛血管平滑肌有关。氯胺酮麻醉时脑血管的自动调节功能尚完整，过度换气可以降低颅内压。氯胺酮的致幻和致抽搐作用引起相应的脑电图改变，增加脑电图的频率，并引发癫痫发作。因为氯胺酮兴奋边缘区和丘脑，脑深部电极可记录到癫痫脑电波。

（七）依托咪酯

依托咪酯可降低脑血流和脑代谢，对动脉压影响较小。对脑电图的影响与硫喷妥钠相似。

（尚　游　姚尚龙）

参考文献

1　曾因明，邓小明主译. 米勒麻醉学(第 6 版). 北京：北京大学医学出版社，2006：2173.

2　Campagna JA，Miller KW，Forman SA. Mechanisms of actions of inhaled anesthetics. N Engl J Med，2003，348(21)：2110～2124.

3　Mashour GA，Forman SA，Campagna JA. Mechanisms of general anesthesia：from molecules to mind. Best Pract Res Clin Anaesthesiol，2005，19(3)：349～364.

4　Alkire MT，Gorski LA. Relative amnesic potency of five inhalational anesthetics follows the Meyer-Overton rule. Anesthesiology，2004，101(2)：417～429.

5　曾因明，邓小明. 2007 麻醉学新进展. 北京：人民卫生出版社，2007：38.

6　Rudolph U，Antkowiak B. Molecular and neuronal substrates for general anaesthetics. Nat Rev Neurosci，2004，5(9)：709～720.

7　Loepke AW，Soriano SG. An assessment of the effects of general anesthetics on developing brain structure and neurocognitive function. Anesth Analg，2008，106：1681～1707.

8　庄心良，曾因明，陈伯銮. 现代麻醉学. 北京：人民卫生出版社，2004：21～39.

第 *13* 章　药物与自主神经功能

自主神经系统在维持机体的心血管系统、胃肠道和体温稳态中起重要作用。麻醉科医师实施临床麻醉的目的之一在于当手术创伤对机体产生刺激时，及时阻断伤害性刺激的传导，适当地抑制自主神经系统的过度应激反应，保证机体内环境的稳定。因此，麻醉科医师对于自主神经系统的解剖、生理功能以及各种药物对自主神经系统功能的影响应有全面、深入的了解。

第一节　自主神经系统的解剖

一、交感神经系统

交感神经系统由 4 种神经元构成：节前自主神经元，前运动神经元（premotor neuron）调节节前自主神经元的活动；传入神经元，传导外周受体的信号；连接传入信号和更高级中枢的中间神经元。交感前运动神经元位于延髓前腹侧外部、延髓前腹侧中部、尾缝核、脑桥和海马内室旁核，其中位于延髓前腹侧外部的交感前运动神经元在维持基础血压以及调节血压的时相性中起重要作用。交感前运动神经元的传出通路下行至第一胸椎到第二或第三腰椎脊髓侧角的灰质更换成交感节前神经元，位于脊髓前侧角的交感节前神经元发出的神经纤维以 3 种方式形成神经节：椎旁成对的交感神经链、各种不成对的远端神经丛和位于靶器官附近的神经节。交感神经节前纤维在脊髓前角离开脊髓，随脊神经干进入椎旁交感神经节，22 对交感神经节成对排列于脊柱两侧，各神经节间彼此交通形成交感神经链。节前纤维在交感神经节内再次更换成节后神经元，并发出交感节后纤维随脊神经直达相应的效应器官。

来自颈交感神经链 3 个神经节的交感神经分布到头颈部，调节血管张力、瞳孔大小、汗腺和唾液腺分泌以及毛发的运动。下颈部的交感神经节和第一胸椎交感神经节在脊髓两侧各融合成星状神经节。上胸部交感神经节的节后纤维分别形成心脏、食道和肺脏交感神经丛。不成对的椎前交感神经节在腹腔和盆腔椎体前形成腹腔、主动脉、肾动脉和肠系膜上、下交感神经节。腹腔神经节来自于胸 5～12 脊髓侧角，节后交感神经支配肝、脾、胃、肾、胰腺、小肠和近端结肠。肠系膜上交感神经节的节后交感神经支配远端结肠，肠系膜下交感神经节的节后纤维支配直肠、膀胱和生殖器官。

由于交感神经节大多位于脊柱两侧，紧靠脊髓，因此，交感神经的节前纤维均比较短，在离开脊髓侧角后很快就进入交感神经节，而交感神经的节后纤维在达到所支配的效应器官前，延伸的路径较长。另外，交感神经的节前纤维可以进入多个交感神经节，一个脊髓节段发出的交感神经节前纤维可以和 20 多个交感神经节形成突触连接，一个效应器官的细胞可以由上下不同节段脊髓发出的交感神经支配。机体被触发引起的交感反应并不能限定在某一个特定节段，而是交感神经系统兴奋泛化，引起剧烈的多器官交感反应。

二、副交感神经系统

副交感神经系统来自中枢神经系统的 3 个部分：中脑、延髓和脊髓的骶髓段。中脑动眼神经核发出第三对颅神经，支配虹膜平滑肌和睫状肌。延髓面神经核发出副交感神经到鼓室和颞上大神经，支配颌下腺和舌下腺。延髓的舌咽神经核发出舌咽神经支配黏液腺、唾液腺和泪腺。延髓中迷走神经核发出的迷走神经是最重要的副交感神经，承担四分之三副交感神经系统的任务，支配心脏、气管、支气管、肝、脾、肾脏和除了远端结肠外的所有胃肠道。脊髓第二至第四骶髓侧角发出的副交感神经形成盆腔神经，支配远端结肠、直肠和泌尿生殖器官。副交感神经的节前纤维较长，副交感神经节在效应器官附近或在效应器官内，其节后纤维极短。副交感神经节的此种解剖位置决定了副交感神经系统的作用更专一，所触发的副交感反应不如交感反应强烈。

三、肠道神经系统

肠道神经系统是自主神经系统的第三个分支，由相对独立支配胃肠道以及胰腺和胆囊的神经元组成。肠道神经元分为感觉神经元和运动神经元。感觉神经元感知小肠肠管的张力和肠内容物的化学特性；运动神经元调控小肠的功能，引起肠管收缩，肠道血管扩张，水和电解质经肠道的转运。运动神经元分为兴奋性和抑制性运动神经元。

特定的神经丛在肠神经系统中起着重要的作用。肠肌层神经丛位于小肠的环行肌和纵行肌之间，由小的神经节和神经纤维组成。黏膜下神经丛位于肠黏膜下由神经细胞体和神经纤维及胶质细胞组成，不含结缔组织和血管。神经节内的神经元含有囊泡，储存神经递质。整个肠道的环行肌层、胆管和肠黏膜中都分布有兴奋性和抑制性运动神经元，调节肠道、胆管和肠黏膜的运动。兴奋性运动神经元支配整个外层纵行肌，而抑制性运动神经元并不支配所有的外层纵行肌。

肠道神经系统和交感、副交感神经系统的一个最大差别是具有极大的局部自律性。乙酰胆碱是肠道神经系统的主要兴奋性触发剂,引起肠道肌肉收缩,激活肠道运动神经元,增强水和电解质的经肠道转运,刺激胃和肠道细胞的分泌。肠道运动神经元对小肠和大肠环行肌的作用被肠壁内一些局部反射所激活,肠管扩张激活去极化反射,引起近端肠管收缩,远端肠管松弛,形成肠蠕动。还有许多其他物质如 P 物质、多种阿片肽、血管肠肽和其他多种肽类激素均参与肠道功能的调节。

第二节　自主神经系统的生理

一、自主神经系统的递质

（一）神经递质的分类

所有交感、副交感神经的节前和副交感神经节后神经纤维,以及极少数交感神经的节后神经纤维(支配汗腺、肾上腺髓质和骨骼肌血管舒张的交感神经)释放的递质是乙酰胆碱,运动神经释放的亦是此递质,交感神经的节后神经纤维释放的递质为去甲肾上腺素。在中枢神经系统和肾脏,有的神经释放递质为多巴胺,某些肠道神经释放的递质是嘌呤,结肠中的肠道神经和中枢神经系统中的某些神经释放的递质是神经肽。通常将释放乙酰胆碱的神经称为胆碱能神经,释放去甲肾上腺素的神经称为肾上腺素能神经。

（二）乙酰胆碱的合成、储存、释放和失活

1. 合成

在神经细胞内,胆碱和乙酰辅酶 A 在胆碱乙酰转移酶的催化作用下,合成乙酰胆碱。神经细胞内并不能够合成胆碱,合成乙酰胆碱所需胆碱主要来自食物中的磷脂、肝脏合成的卵磷脂以及乙酰胆碱水解。大多数胆碱都来自肝脏,作为磷脂进行转运,并被高亲合力的 Na^+ 泵主动转运,通过神经膜进入神经细胞。与胆碱有高亲合力的 Na^+ 泵系统决定神经系统中乙酰胆碱的水平,血中胆碱的水平也影响乙酰胆碱的释放量。

2. 储存和释放

乙酰胆碱合成后,首先溶解在轴浆中,作为神经递质,在释放前必须储存在直径为 300 μm 的囊泡中,以浓缩的形式释放,从而产生神经兴奋传导。每个囊泡含有约 10 000 个乙酰胆碱分子,中枢胆碱能神经中乙酰胆碱囊泡要比运动神经中少。乙酰胆碱囊泡在神经体中合成,神经轴的微管将其转运到神经末梢。包绕囊泡的膜具有复杂的结构,在乙酰胆碱储存和释放中起重要的作用。

当神经冲动到达神经末梢时,引起钙离子跨膜内流,其进入神经末梢后,诱导突触囊泡在神经末梢的活动带特定的释放部位与神经细胞突触前膜融合,并将乙酰胆碱释放到突触裂隙。每个神经冲动诱导 100～300 个突触囊泡释放,引起 500 000 个离子通道开放,产生 50～100 mV 的突触后膜去极化电位。

3. 失活

在体内,经酶的催化作用乙酰胆碱被水解成为乙酸和胆碱。人体内有两种水解乙酰胆碱的酶,即乙酰胆碱酯酶和丁酰胆碱酯酶。乙酰胆碱酯酶又称为组织酯酶或真性胆碱酯酶,存在于所有胆碱能神经的突触裂隙,结合在细胞膜上,它的功能是水解胆碱能神经末梢释放的乙酰胆碱。乙酰胆碱酯酶在乙酰胆碱释放后数毫秒内将其水解,终止胆碱能神经的作用。乙酰胆碱酯酶同时存在于没有神经支配的组织中,例如红细胞内,它在这些组织中的作用并不清楚。丁酰胆碱酯酶又称为血浆胆碱酯酶或假性胆碱酯酶,它是可溶性酶,由肝脏合成,存在于血浆、肝、肾、小肠等组织内。

在两者中,乙酰胆碱酯酶最重要,不仅是因为其存在于所有胆碱能神经的突触裂隙中,水解神经末梢释放的乙酰胆碱,而且在它的效能最强。丁酰胆碱酯酶的生理功能并不清楚,但在分解某些胆碱能药物与酯性局麻药及某些肌肉松弛药中起重要的作用,而乙酰胆碱酯酶并不能破坏这些药物。

(三)去甲肾上腺素的合成、储存、释放、失活和代谢

1. 合成和储存

去甲肾上腺素由酪氨酸合成,酪氨酸由苯丙氨酸转化而成。交感神经系统兴奋时,酪氨酸的合成显著增加。循环内的酪氨酸被输送到节后交感神经,在神经胞体和轴突内经酪氨酸羟化酶作用转化成多巴,在多巴脱羧酶催化下形成多巴胺,多巴胺被转运到神经末梢的囊泡内,经多巴胺-β-羟化酶作用生成去甲肾上腺素。存在于胞内浆的酪氨酸羟化酶是去甲肾上腺素生物合成中的限速酶,它的活性取决于蝶啶协同因子和分子氧,分子氧的数量显著减少时,酪氨酸羟化酶活性受到抑制,去甲肾上腺素合成减少。去甲肾上腺素水平升高时可抑制酪氨酸羟化酶,而其水平下降时,能够激活酪氨酸羟化酶。

在肾上腺髓质和脑的极少部位,去甲肾上腺素经苯乙胺-N-甲基转移酶作用生成肾上腺素,在肾上腺髓质内 85％ 的去甲肾上腺素都转化成肾上腺素。肾上腺皮质合成的糖皮质醇通过肾上腺髓质时,能够激活苯乙醇胺-N-甲基转移酶,因此,应激时触发皮质醇释放,能增加肾上腺素的生成,增强应激反应。

所生成的去甲肾上腺素进入交感神经的囊泡中,囊泡内还含有钙离子、ATP、多巴胺-β-羟化酶和多种肽,去甲肾上腺素在囊泡内与 ATP-Mg^{2+} 结合成复合物,再与一种可溶性蛋白质结合成比较稳定的储存型去甲肾上腺素。囊泡有大小之分,大囊泡直径约 75～90 nm,主要位于神经轴胞浆内,具有合成去甲肾上腺素的能力,小囊泡直径约为 45～55 nm,附着于神经末梢,储存从胞质液中摄取的去甲肾上腺素。生理状态下,交感神经兴奋引起小囊泡释放去甲肾上腺素,应激状态下则大囊泡参与释放。每次交感神经末梢去极化释放约

1％储存型去甲肾上腺素,新合成或再摄取的去甲肾上腺素都很容易进入小囊泡,且首先被释放,约 10％储存型去甲肾上腺素始终存在于囊泡内。

2. 释放

去甲肾上腺素释放到突触裂隙存在有两种不同的机制,一种是从囊泡漏出,进入胞浆,再离开交感神经末梢到达突触裂隙,称为去甲肾上腺素的间接释放,麻黄素和溴苄胺等能够从囊泡中置换出去甲肾上腺素,或直接作用于囊泡内颗粒引起去甲肾上腺素的间接释放。另一个释放过程是通过胞吐机制完成,当神经冲动到达交感神经末梢,引起突触前膜去极化,使突触前膜活动带的电压-门控性钙通道开放,钙离子进入突触前膜,诱导含有去甲肾上腺素的囊泡接近突触前膜,触发囊泡与突触前膜融合,并形成裂孔,囊泡内所含有的去甲肾上腺素以胞裂外排方式释放到突触裂隙。一些特异、可溶性和膜结合的蛋白(N-乙基马来酰亚胺敏感因子、N-乙基马来酰亚胺敏感因子附着蛋白和三磷酸鸟苷结合蛋白)参与去甲肾上腺素的胞吐过程,血管紧张素Ⅱ、前列环素和组胺都能够增强去甲肾上腺素的这种胞吐释放机制,而乙酰胆碱和前列腺素E则起抑制作用。

3. 失活

释放的去甲肾上腺素通过交感神经末梢主动摄取,迅速地离开突触裂隙,这是释放后去甲肾上腺素终止其生理效应的主要机制。称为胺泵的特异性转运系统可逆浓度梯度将释放量的 75％～95％去甲肾上腺素摄入交感神经末梢内,继而摄入囊泡,钠离子在去甲肾上腺素转运进入交感神经细胞的过程中起着关键作用。而少量未能进入囊泡的去甲肾上腺素被线粒体外侧面所含的单胺氧化酶(MAO)代谢。进入循环的去甲肾上腺素可被非神经组织摄取。不同组织交感神经末梢摄取、合成去甲肾上腺素的速度差异很大,外周血管存在解剖屏障,释放的去甲肾上腺素几乎不被交感神经末梢再摄取,在支配外周血管的交感神经中,去甲肾上腺素的合成速度最快,而心脏去甲肾上腺素的再摄取速度最快。

去甲肾上腺素通过肺脏时,25％被肺脏摄取。主要是肺脏毛细血管和肺静脉的内皮细胞摄取去甲肾上腺素,肺血管内皮细胞主动摄取去甲肾上腺素以及其他的血管活性物质无疑对于左心具有重要的保护作用。肺动脉高压时,肺血管床增厚,内皮细胞功能改变,对去甲肾上腺素摄取减少。

4. 代谢

进入血液循环的去甲肾上腺素被组织摄取后经细胞内儿茶酚胺氧位甲基转移酶(COMT)和单胺氧化酶代谢。肾上腺髓质释放的肾上腺素同样被单胺氧化酶和 COMT 代谢,代谢终产物为香草扁桃酸(VMA),多巴胺的代谢产物主要是高香草酸。去甲肾上腺素和肾上腺素迅速被代谢和再摄取,因而其生物半寿期极短,小于 1 min,这样保证了它们生物学效应的精确性,同时决定了给予去甲肾上腺素或肾上腺素时,必须是持续静脉输注,另外,测量去甲肾上腺素和肾上腺素的代谢产物要比测量其本身更能准确地反映体内儿茶酚胺的水平。

（四）其他递质

近年来研究证实，自主神经对器官功能的调控，特别是对血管的作用并不是仅仅通过释放乙酰胆碱或去甲肾上腺素完成，三磷酸腺苷（ATP）、血管活性肠肽（VIP）、P 物质（PS）、5-羟色胺（5-HT）、神经肽 Y（NPY）和降钙素基因相关肽（CGRP）都参与自主神经对血管张力的调节。上述神经递质分别与乙酰胆碱或去甲肾上腺素在同一个神经中合成、储存和释放，释放后分别作用于相应的受体，以递质联合作用的形式影响靶器官的功能。对血管张力调控递质的最多联合是交感神经释放去甲肾上腺素、ATP 和 NPY。去甲肾上腺素作用于 α_1 肾上腺素能受体，引起血管收缩；ATP 作用于 P_2-嘌呤受体，通过电压依赖性钙通道，引起血管收缩；NPY 可以增强去甲肾上腺素的作用，同时可直接作用于脾、骨骼肌、脑和冠脉血管，引起相应血管的收缩。副交感神经释放乙酰胆碱和 VIP，乙酰胆碱和 VIP 分别储存于同一副交感神经的不同囊泡中，低频刺激时乙酰胆碱释放，高频刺激时 VIP 释放。这样多种神经递质的联合作用对于机体重要生理功能的精确调控是十分重要的。

二、自主神经系统的功能

机体中大多数器官都是双重神经系统支配，既有交感神经系统又有副交感神经系统，兴奋其中的一个系统对效应器官产生兴奋作用，兴奋另一个系统却产生抑制效应。通常对于一个器官的功能，仅有其中的一个自主神经系统起主要的调节作用（详见表 13-1），眼、心脏、支气管、胃肠道和泌尿生殖系统属于此类器官。而少数器官如某些血管、脾脏和竖毛肌仅有交感神经支配。自主神经系统的功能主要是调节心血管、呼吸和泌尿生殖系统及胃肠道的功能状态与代谢水平，特别是在维持心血管系统功能稳定和器官血流量方面，自主神经系统起着极其重要的作用。

表 13-1 特定器官功能调节的交感或副交感优势

效应器	优势作用
睫状肌	副交感神经
虹膜	副交感神经
窦房结	副交感神经
小动脉	交感神经
静脉	交感神经
支气管	交感神经
胃肠道	副交感神经
尿道	副交感神经
膀胱	副交感神经
唾液腺	副交感神经
汗腺	交感神经

（一）交感神经系统的功能

交感神经具有自发放电活动,维持着静息时的心排血量和器官局部血流量。压力反射是维持心血管稳态的重要生理机制。

压力反射的传入神经来自主动脉弓和颈动脉窦的压力感受器,颈动脉窦压力感受器传入神经进入舌咽神经,主动脉弓压力感受器的传入神经进入迷走神经,最后两者均终止于孤束核。孤束核一方面与疑核心脏运动神经元和迷走运动神经背核相连,另一方面与延髓中交感前运动神经元相连。

压力感受器是牵张受体,当血压迅速改变时被激活,血压降低将引起交感神经兴奋,副交感神经功能抑制,心率增快、心肌收缩力增强、外周血管收缩,使下降的血压回升;血压升高将加强副交感神经对心脏的抑制作用,同时交感神经对心脏和血管的作用减弱,使升高的血压下降。

应激反应时交感神经系统兴奋,使心率增快,心脏的传导加速,心肌收缩力增强,外周静脉收缩,回心血量增加,心输出量增加,血压升高;使皮肤、肠管、肝脏和肾脏的血管平滑肌收缩,血流集中于心脏和脑等重要生命器官;使呼吸中枢兴奋,支气管平滑肌收缩,支气管扩张,通气量增加;使眼睫状肌、胃肠道和泌尿生殖系统括约肌收缩,胃肠道和泌尿生殖系统的平滑肌松弛、功能降低,胃肠道的分泌活动减少;使肾素、抗利尿激素释放,肾上腺髓质分泌去甲肾上腺素和肾上腺增加;使肝脏和肌肉中的糖原水解,脂肪分解,提供更多的葡萄糖和脂肪酸,抑制胰岛细胞分泌胰岛素,胰高血糖素分泌增加,血糖升高,为细胞提供更多的能量,以利于机体兴奋和动员相应的器官应付应激状态。

（二）副交感神经系统的功能

副交感神经系统的作用主要是为机体保存能量储备和维持器官的生理功能,以及应激后机体的复原。

副交感神经系统兴奋能抑制交感神经释放去甲肾上腺素,同时副交感神经节后纤维释放乙酰胆碱,使窦房结细胞膜超极化,延缓阈电位恢复,影响另一个动作电位的产生,从而使心率减慢,减弱心房肌的收缩力;使房室结的传导速率减慢,增加房室结的有效不应期,可产生房室传导阻滞;使浦肯野纤维（purkinje）系统的自律性降低,增加心室肌纤颤的阈值;使血管内皮释放一氧化氮,引起血管扩张;使颈动脉窦和主动脉体的化学感受器兴奋;引起支气管、胃肠道和泌尿生殖系统平滑肌收缩,而胃肠道和泌尿生殖系统括约肌松弛,副交感神经过度兴奋时,可引起恶心、呕吐,肠痉挛和大小便失禁。使泪腺、气管、支气管腺体、唾液腺和消化腺分泌增加。

第三节　麻醉药对自主神经系统功能的影响

麻醉药对自主神经系统的作用主要是通过抑制交感神经系统和压力反射,从而影响心血管系统。

一、吸入麻醉药

氧化亚氮(nitrous oxide)可以轻度升高血压,对心肌无直接抑制作用,对心率、心排出量、血压、静脉压、周围血管阻力等均无影响。但在氟烷麻醉下,吸入氧化亚氮时出现平均动脉压、右房压、食管温度升高,全身血管阻力增加,瞳孔增大。另外,氧化亚氮可使肾血流量减少,认为氧化亚氮有 α-肾上腺素能作用。吸入 50%～70%氧化亚氮能够引起交感神经系统兴奋,使肾交感神经的活动增加 40%～50%。这样,氧化亚氮和其他对心血管有一定抑制作用的吸入麻醉药同时使用,就比较容易维持心血管系统功能稳定。

氟烷(halothane,fluothane)对循环系统有较强的抑制作用,主要表现在抑制心肌和扩张外周血管。由于交感和副交感神经中枢性抑制,削减了去甲肾上腺素对周围循环的作用,从而降低交感神经维持内环境稳定的有效作用,使氟烷对心血管的直接抑制得不到有效的代偿。由于压力感受器的敏感度改变,限制了交感肾上腺系统作出相应的反应。氟烷引起的心排出量减少,虽与其他麻醉药的程度相似,但因失去交感神经反应,血压下降表现得更为明显。氟烷还能增加心肌对肾上腺素、去甲肾上腺素的敏感性,给氟烷麻醉的大鼠静脉注射肾上腺素后可产生室性心动过速。但氟烷应用于人时,若 $PaCO_2$ 正常,并不出现室性心律失常;而 CO_2 蓄积的患者或存在内源性儿茶酚胺增加的其他因素时,则可出现室性心律失常。氟烷麻醉中低血压伴心动过缓时,宜慎用阿托品,因阿托品可使迷走神经张力完全消失,从而增加室性心律失常的发生率。

异氟醚(isoflurane)浓度为 1.5%～2.5%能直接抑制交感神经系统,但对减压反射几乎没有影响,因此,异氟醚直接抑制交感神经系统引起的低血压可通过减压反射兴奋交感神经系统,从而抵消其对交感神经系统的直接作用,表现为血压无显著改变,但心率可能增快。随着异氟醚浓度进一步增加,对交感神经的抑制亦增强,出现外周血管显著扩张,血压下降,心率增快。

安氟醚(enflurane)对交感神经系统和压力反射都有抑制作用,表现出外周血管扩张,血压下降,心率并没有明显增快。安氟醚能抑制心交感神经末梢释放去甲肾上腺素。安氟醚麻醉时心律稳定。心电图上虽可见到房室传导时间延长,但对心室内传导无影响。即使出现室性期前收缩,也往往持续时间短,改善通气即可消失。安氟醚不增加肾上腺素对心律反应的敏感性。吸入 1.25 MAC 安氟醚麻醉时,50%患者出现室性期前收缩的肾上腺素用量是 10.9 μg/kg,而在 1.25 MAC 氟烷麻醉下则是 2.1 μg/kg。

七氟醚(sevoflurane)低浓度时对交感神经系统没有显著影响,高浓度时产生明显的抑制效应,七氟烷的浓度高于 3%以上出现交感神经系统中枢抑制效应,浓度高于 4%以上产生显著的心交感与减压反射抑制。

地氟醚（desflurane）在麻醉诱导和迅速增加吸入浓度时，能够显著地增加交感神经系统的活性，这是由于地氟醚直接作用于中枢神经系统及对呼吸道刺激兴奋的结果。在地氟醚诱发的交感兴奋中迷走神经同样起重要的作用，动物实验显示，切除兔双侧迷走神经后，地氟醚就不再能够诱发交感兴奋。

吸入麻醉药对交感神经系统影响所引起的临床表现是不一样的，这主要涉及到对压力感受器和减压反射的作用，吸入麻醉药抑制交感神经系统，引起外周血管扩张，或对心肌有直接的抑制作用，血压下降，如果对压力反射没有明显的影响，低血压将通过压力反射激活交感神经系统，维持血压不致过低，但是如果吸入麻醉药同时还抑制压力反射，血压将显著降低。

二、静脉麻醉药

丙泊酚（propofol）（2.5 mg/kg）诱导时，减少交感神经传出冲动达34％，在其稳态输注0.1 mg/（kg·min）过程中，交感神经传出冲动减少37％。丙泊酚能够兴奋中枢迷走并抑制压力反射，因此和其他静脉麻醉药相比，丙泊酚更容易引起心动过缓，尽管动脉血压降低，但仍然出现心动过缓。有证据显示，丙泊酚能够直接抑制窦房结的功能和心脏传导系统，引起心动过缓。硫喷妥钠（4 mg/kg）诱导能显著减少交感神经活动达50％。氯胺酮引起交感神经兴奋，使心率增快、血压升高。麻醉剂量的乙咪酯对自主神经系统无明显影响，对心脏传导系统亦无抑制作用。

三、麻醉性镇痛药

麻醉性镇痛药，特别是在给予大剂量时，抑制交感神经系统，激活迷走神经的心脏运动纤维，引起心动过缓和一定程度的血压降低，有证据提示，麻醉性镇痛药兴奋中枢μ受体能够增强上述心率和血压的改变。麻醉性镇痛药中芬太尼不引起组胺释放，对心肌收缩力和外周血管阻力无明显影响。

四、肌肉松弛药

去极化肌松药琥珀胆碱，特别是其代谢产物琥珀酰胆碱能够兴奋心脏毒蕈碱样受体，引起心动过缓或心律不齐。非去极化肌松药潘库溴铵能够阻断心脏毒蕈碱样受体，抑制交感神经对去甲肾上腺素的再摄取，产生心动过速和血压升高。其他临床常用的非去极化肌松药对自主神经系统并无显著影响。

五、椎管内阻滞

局麻药注入蛛网膜下腔或硬膜外腔阻滞感觉神经的同时，产生交感神经阻滞，交感神经阻滞的范围比感觉神经阻滞范围宽2～6个节段。交感神经被阻滞后外周血管扩张,机体将依靠减压反射维持血压。如果心交感神经同时被阻滞,心率减慢,血压不易维持。

正常静息情况下,交感神经对肠道活动的抑制并不被激活。腹部手术时对肠道的触摸,将激活交感神经对肠道活动的抑制,导致术后肠麻痹。椎管内阻滞达到中胸部至腰部水平时,能够阻断交感神经对肠道的抑制,括约肌松弛,小肠收缩,肠蠕动存在,加上完全的肌肉松弛作用,为腹部手术提供了非常满意的条件。术后使用硬膜外患者自控镇痛(PCEA),亦有利于胃肠功能的恢复。

总之,麻醉药对自主神经系统的影响广泛且多样,所有的吸入麻醉药在高浓度时都抑制交感神经的活动和压力反射。在高浓度吸入时,麻醉患者的循环系统较为脆弱。另一方面,氧化亚氮、地氟醚、氯胺酮和潘库溴铵增加交感神经的活动,这对于患者可能是好事,也可能会产生相当的危险,主要取决于患者同时合并的疾病。某些麻醉药如丙泊酚和硫喷妥钠以及广泛的椎管内阻滞,能够抑制交感神经活性和压力反射,产生心动过缓和血压下降,可能引起严重的心血管抑制。

第四节　常用肾上腺素能受体激动药和阻滞药

一、肾上腺素能受体激动药

能够兴奋肾上腺素能受体药物的化学结构可分为两大类,即苯乙胺类和苯异丙胺类。苯乙胺类(如去甲肾上腺素、肾上腺素、异丙肾上腺素、多巴胺和多巴酚酊胺)的化学结构主要是苯乙胺,由于分子结构中都具有由苯环和带烷基侧链组成的苯乙胺结构,同时苯环上都有两个邻位(3和4位)羟基,即具有儿茶酚胺结构,故统称为儿茶酚胺或称为邻苯二酚胺。这类药物在不同剂量时,直接兴奋不同的肾上腺素能受体,从而增强交感神经系统的作用。苯异丙胺类药物,大多数也含有苯乙胺的结构,与前者所不同的主要在苯环、侧链的α、β碳位和末端的胺基上。属于此类的药物有麻黄碱、间羟胺等。这类药物的作用部分是对肾上腺素能受体的直接作用,部分是通过释放神经元中囊泡内储存的去甲肾上腺素来产生交感神经效应。因此,此类药物效应的大小可能与去甲肾上腺素储存量有关。若反复或长期给予此类药物,势必使去甲肾上腺素的储存量减少,以至于在临床上出现快速耐药现象。

（一）去甲肾上腺素

去甲肾上腺素(noradrenaline)是交感神经末梢释放的递质,正常肾上腺髓质分泌的量极少。输注外源性儿茶酚胺和机体释放内源性儿茶酚胺的生理效应有很大的差别,输注去甲肾上腺素通常是引起心动过缓,而应激时释放的去甲肾上腺素能引起心动过速。去甲肾上腺素既能兴奋α-肾上腺素能受体,也能兴奋β-肾上腺素能受体。它的半衰期较短,仅 2.5 min,因此应该持续静脉输注。输注剂量小于 2 μg/min(30 ng/〈kg·min〉),可能主要兴奋β₁-肾上腺素能受体,使心肌收缩力增强,心率加快,传导加速,但对心脏的兴奋作用较肾上腺素弱。输注速率大于 3 μg/min(50 ng/〈kg·min〉)时,主要兴奋α-肾上腺素能受体,引起皮肤、粘膜、骨骼肌、肝脏、肾脏和小肠血管收缩,使收缩压、舒张压以及平均动脉压升高,反射性心率减慢。静脉收缩后回流增加,心输出量通常无改变或者降低,由于舒张压升高,冠脉血流量、心肌氧耗量显著增加,肺血管阻力增大。去甲肾上腺素强效缩血管作用可以导致肾脏、肠管缺血和外周低灌注。同时给予小剂量去甲肾上腺素和低剂量的多巴胺可以有效地维持肾脏的灌注压和肾脏的功能。

各种危及生命的严重低血压状态,且对其他缩血管药物反应欠佳时,可改用去甲肾上腺素,以改善心肌供血,但剂量应该严格控制在 10～50 ng/(kg·min)。去甲肾上腺素强效缩血管作用可以导致肾脏、肠管缺血和外周低灌注,给予小剂量去甲肾上腺素同时伍用低剂量的多巴胺可以有效地维持肾脏的灌注压和功能。应该选用中心静脉给药。一旦药物漏出血管外,可用酚妥拉明 5～10 mg 溶于生理盐水 10～15 mL 进行局部浸润,或 0.25% 普鲁卡因 10～15 mL 局部封闭。

(二)肾上腺素

肾上腺素(adrenaline)是肾上腺髓质分泌的主要激素,它是去甲肾上腺素在肾上腺髓质嗜铬细胞中,经苯乙醇胺-N-甲基移位酶的催化,甲基化后形成的。肾上腺素能够兴奋所有的肾上腺素能受体(α₁、α₂、β₁和β₂),使β₁-肾上腺素能受体兴奋,引起心脏传导加快,心率增加、心肌收缩力增强和心肌兴奋性提高。使β₂-肾上腺素能受体兴奋,产生血管和支气管平滑肌松弛。使α₁-肾上腺素能受体兴奋,导致血管平滑肌收缩,血压升高。主动脉舒张压增加,能够增加冠状动脉血流量,增加心脏停搏患者的复苏成功率。对于肺血管具有双重作用,即小剂量时,引起肺血管扩张,大剂量时,导致肺血管收缩,甚至引起严重的肺水肿。肾上腺素增加糖原分解和糖原异生,抑制胰岛素释放,促进胰高血糖素分泌,减少外周组织对葡萄糖的摄取,使血糖升高。肾上腺素还能够激活脂肪组织的β-肾上腺素能受体,加速脂肪分解,使血中游离脂肪酸的水平增加,胆固醇、磷脂及低密度脂蛋白增多。肾上腺素并能提高机体代谢率,增加热量的产生。

肾上腺素可在心脏停搏、循环虚脱或过敏性休克时静脉注射,剂量为 1 mg 或 0.02 mg/kg,心脏复苏小剂量无效时,可给予大剂量肾上腺素(0.1～0.2 mg/kg),以显著改善冠脉灌注压和心脑血流量,紧急情况下可以将肾上腺素稀释至 10 mL 气管内注射。

肾上腺素 1～2 μg/min 主要是兴奋β₂-肾上腺素能受体,使血管和支气管平滑肌松弛;剂量为 2～10 μg/min(25～120 ng/〈kg·min〉)时,主要是兴奋β₁-肾上腺素能受体,使窦房结的传导加快,不应期缩短,心率增加,心肌收缩力增强;剂量超过 10 μg/min(120 ng/〈kg·min〉),

引起α-肾上腺素能受体显著兴奋,产生血管收缩。肾上腺素可通过直接兴奋α-肾上腺素能受体和间接刺激肾素释放导致肾脏血管强烈收缩,因此,它常常和"肾脏剂量"的多巴胺同时使用,以避免肾脏缺血。值得注意的是,按照上述剂量给予肾上腺素后,并不能够保证所有的患者都达到预期的血清水平,获得相应的临床效应,因此,必须根据不同患者的反应,及时调整给药的剂量,以达到最满意的"加压效果"。

皮下注射肾上腺素每 20 min 300 μg,最大到 900 μg,特别是在过敏反应时,可以缓解支气管痉挛。这是由于肾上腺素除了能够兴奋β$_2$-肾上腺素能受体,直接扩张支气管平滑肌外,还能够抑制抗原诱导的巨细胞释放导致支气管平滑肌痉挛的多种介质,并能够兴奋支气管黏膜血管的α$_1$-肾上腺素能受体,使之收缩,减轻黏膜、声门水肿,增加通气量,缓解哮喘的发作。

利用肾上腺素α-肾上腺素能受体兴奋缩血管效应,肾上腺素常常和局麻药同时用于局部浸润、神经阻滞和硬膜外腔阻滞,以减缓局麻药的血管摄取,延长局麻药的作用时间,减低局麻药血清峰值水平。

大剂量或快速静注肾上腺素可致血压骤然升高,引起脑出血或严重心律失常,甚至心室纤颤的可能。老年人应慎用,禁用于高血压病、器质性心脏病和甲状腺功能亢进等患者。氟烷使心肌对儿茶酚胺的敏感性增加,特别是在缺氧或高碳酸血症时给予肾上腺素,容易产生较严重的心律紊乱,氟烷麻醉时,不宜应用肾上腺素。

（三）多巴胺

多巴胺（dopamine）是体内合成去甲肾上腺素的前体,作为一种神经递质存在于外周肾上腺素能神经和中枢神经系统的某些部位,是黑质-纹状体通路的递质。多巴胺作用于α、β-肾上腺素能受体和多巴胺受体,还能够促进去甲肾上腺释放,因此,它对于自主神经系统具有直接和间接作用。它的最重要作用是通过作用于突触后膜多巴胺受体,增加肾脏和肠系膜血管床的血流量,并能够引起外周血管扩张。它迅速被单胺氧化酶和儿茶酚甲基移位酶代谢,其半衰期仅 1 min,因此,不需要给予负荷剂量,而必须持续静脉输注,输注剂量为 0.5～2 μg/(kg·min),兴奋 DA$_1$受体,使肾脏和肠系膜血管扩张;肾血流量、肾小球滤过率和钠的排除量增加。输注速率为 2～10 μg/(kg·min),兴奋β$_1$-肾上腺素能受体,使心肌收缩力增加,心输出量增加。输注速率大于 5 μg/(kg·min),能够刺激内源性去甲肾上腺素的释放,使心肌收缩力增加,心脏传导加快。10～20 μg/(kg·min)大剂量输注时,兴奋α、β$_1$-肾上腺素能受体,主要呈现出α$_1$-肾上腺素能受体缩血管效应,肾脏血流量减少。多巴胺适用于休克和低心排综合征的患者,但患者对多巴胺的反应差异较大,使用时必须监测患者器官和外周组织灌注情况,及时调整多巴胺的输注速度。

（四）多巴酚丁胺

多巴酚丁胺（dobutamine）是多巴胺的衍生物,兼有多巴胺和异丙肾上腺素结构的特点,由于不存在异丙肾上腺素侧链上的羟基,故明显减弱了引起心率增快及心律不齐的效应。多巴酚丁胺能够兴奋 β_1-肾上腺素能受体,对 α 和 β_2-肾上腺素能受体以及多巴胺受体无显著作用,且无促进去甲肾上腺素释放作用,故使心肌收缩力增强,对心率和心肌氧耗量影响较小,肺血管阻力可减少或无明显改变,可使肺动脉压下降。

多巴酚丁胺进入体内后在肝脏内迅速被代谢,或与葡萄糖醛酸结合而失活。它的半衰期为 2 min,故需连续静脉滴注,滴速为 $2\sim20$ μg/(kg·min)。适用于心源性休克患者,对心脏手术后低心排综合征的患者疗效较好。

(五)异丙肾上腺素

异丙肾上腺素(isoprenaline)为 β-肾上腺素能受体激动剂,但对 β_1 和 β_2-肾上腺素能受体无选择性,对 α-肾上腺素能受体几无作用。它对心脏具有正性变力性与变时性作用,使心率、心肌收缩力、心脏自律性增高,故心肌耗氧量也随之增加。它对心率和心搏量的影响远较肾上腺素显著。异丙肾上腺素对皮肤和黏膜血管无明确的作用,通过兴奋 β_2-肾上腺素能受体使骨骼肌血管扩张,对内脏血管有微弱的扩张作用,使周围血管总阻力下降,舒张压和平均动脉下降,收缩压可以保持不变或增加,收缩压的升高是继发于心排血量的增加。可使脑和冠脉血流量增加,冠脉血流量增加是由于此药对冠状血管除了直接扩张作用外,同时与其使心脏做功增加、局部使血管扩张的代谢产物浓度升高有关。

异丙肾上腺素能够兴奋 β_2-肾上腺素能受体,使支气管平滑肌松弛,同时能够抑制巨细胞释放炎性介质,从而有效地终止或缓解支气管平滑肌痉挛。但对支气管黏膜血管无收缩作用,特别是对 β_1 和 β_2-肾上腺素能受体的选择性较差,其心脏兴奋效应使某些支气管哮喘患者难以耐受,并有导致严重心律失常的危险。近年来高选择性 β_2-肾上腺素能受体激动剂的问世,已经不再使用异丙肾上腺素来治疗支气管哮喘。

异丙肾上腺素适用于 Ⅱ、Ⅲ 度房室传导阻滞,对阿托品治疗效果差的心动过缓和合并肺动脉高压的低心排血量综合征患者。心脏手术停止体外循环后,出现严重心动过缓时,给予 $5\sim10$ μg 异丙肾上腺素能够有效地提高心率。

异丙肾上腺素剂量稍大,即可引起心动过速,甚至心律不齐,显著增加心肌耗氧量,因此,给予异丙肾上腺素过程中必须遵循低浓度和低剂量的原则,最好使用微量注射泵控制给药($20\sim120$ ng/〈kg·min〉),并严密监测心率和心律的变化。快速型心律失常、甲状腺机能亢进和高血压病患者不宜使用异丙肾上腺素。

异丙肾上腺素进入体内后,主要在肝脏和其他组织中被儿茶酚甲基移位酶代谢,不被肾上腺素能神经摄取,其作用时间比肾上腺素略长。

(六)麻黄碱

麻黄碱(ephedrine)是从麻黄中提取的生物碱。临床使用的是人工合成的盐酸盐制品,化学性质稳定。麻黄碱既能直接作用于肾上腺素受体,又能促进肾上腺素能神经末梢释放去甲肾上腺素,对α和β-肾上腺素能受体均有激动作用,引起血压升高,心肌收缩力增强,心排血量增加,心率改变不甚明显,对心血管的作用仅为肾上腺素的十分之一,反复用药可出现快速耐受性。它对皮肤、黏膜和内脏血管的收缩作用比肾上腺素弱而持久,对支气管平滑肌的舒张作用较异丙肾上腺素弱。它能透过血脑屏障,具有较强的中枢兴奋作用。临床麻醉中主要用于纠正椎管内阻滞后的低血压,每次缓慢静注 $10\sim30$ mg,必要时可重复使用。全麻经鼻气管内插管前也常用麻黄碱注射液滴鼻,借以收缩鼻黏膜血管,减少插管过程中的出血。

（七）间羟胺

间羟胺(aramine,metaramine)系人工合成的苯异丙胺类药物。它除了直接作用于肾上腺素能受体外,还能够被肾上腺素能神经末梢摄取,并进入囊泡,通过置换机制使储存在囊泡内的去甲肾上腺素释放出来,产生效应。主要兴奋α-肾上腺素能受体,对β-肾上腺素能受体作用很弱,能够使外周血管收缩,血压升高,心率反射性减慢,静脉收缩后可使中心静脉压升高,心搏量增加,但心输出量通常不变。间羟胺主要作为去甲肾上腺素的替代品用于各种休克的早期,将 $10\sim20$ mg 的药物稀释到 100 mL 后静脉滴注。还可用于处理全麻过程中的低血压,每次静脉注射稀释后的药物 $50\sim100$ μg,必要时可重复给予。

（八）可乐定

可乐定(clodine)是 1962 年合成的,它的化学结构为二氯苯胺咪唑啉,1972 年证实了它具有中枢性降压作用而应用于临床,具有广泛的药理作用。

可乐定是选择性激动剂,其 $\alpha_2:\alpha_1$ 选择性为 200:1,它能够兴奋中枢孤束核突触后 α_2-肾上腺素能受体,抑制脊髓前侧角交感神经细胞发放冲动,兴奋外周交感神经末梢的突触前 α_2-肾上腺素能受体,抑制交感神经末梢释放去甲肾上腺素,并能够加强迷走神经心脏反射,从而导致外周阻力下降,血压降低,心率减慢,心排血量下降。

可乐定的降压作用取决于机体原有交感神经的紧张力,即对血压正常者几无降压作用,高血压患者则可降低血压。且压力感受器反射性血压调节并未受到影响,可避免出现体位性低血压。

可乐定具有较强的镇静、抗焦虑和镇痛作用,其机制尚不清楚。一般认为可乐定的镇痛作用系通过兴奋脊髓后角突触后 α_2-肾上腺素能受体,抑制脊髓中 P 物质、降钙素基因相关肽等致痛性神经递质的释放有关。其催眠效应可能与其兴奋蓝斑核 α_2-肾上腺素能受体,抑制去甲肾上腺素的释放有关。

可乐定还能抑制唾液、胃壁细胞、ACTH、胰岛素和β-内啡肽的分泌,促进生长激素的释放。可乐定还可以明显减少麻醉药用量,术前 90 min 口服可乐定 5 μg/kg,能够有效地减轻气管内插管的反应,可使异氟烷 MAC 降低 34.60%,芬太尼用量减少达 40%～74%。椎管内注小剂量可乐定(150 μg)具有显著镇痛作用,不抑制呼吸,可显著延长丁卡因和丁哌卡因的时效,与吗啡有协同镇痛作用。对严重神经痛、晚期癌痛、分娩痛止痛效果良好。另外,可乐定尚有降低眼压、缓解寒颤等作用。

口服可乐定可出现口干和便秘,口服和椎管内给药剂量过大时将引起心动过缓和低血压。可乐定脂溶性高,口服或肌注吸收快而完全,极易透过血脑屏障。此药50%在肝脏代谢为无活性产物,其余以原形随尿排出,有明显的蓄积现象。

二、肾上腺素能受体阻滞药

(一)酚妥拉明

酚妥拉明(苄胺唑啉 phentolamine,regitine)为咪唑啉的衍生物,α-肾上腺素能受体阻滞药。对α_1、α_2-肾上腺素能受体阻滞作用的选择性较低,对α_1-肾上腺素能受体的阻滞作用比对α_2-肾上腺素能受体的作用强3～5倍。

除阻滞血管平滑肌α_1-肾上腺素能受体外,尚有较强的直接舒张血管作用。酚妥拉明对阻力血管的作用大于容量血管,引起外周血管阻力下降,血压降低,肺动脉压下降。对心脏有兴奋作用,心肌收缩力增强,心率增快,心排血量增加。

静注后迅速起效,2 min 内药效即达高峰,该药经肾排泄极快,时效仅维持 5 min 左右,因此需要持续静脉给药。

酚妥拉明主要用于围术期高血压的控制,特别是适用于嗜铬细胞瘤手术探查及分离肿瘤时控制血压异常升高,可以将酚妥拉明 10～20 mg 稀释到 100 mL 持续静滴,必要时静脉推注 1～2 mg,常需与小剂量β-肾上腺素能受体阻滞药伍用,预防心动过速。局部浸润可避免肾上腺素能受体激动药外漏所引起的局部组织缺血或坏死。剂量过大或血容量严重不足时可发生严重低血压。

(二)哌唑嗪(prazosin)

哌唑嗪是喹啉类衍生物,对 α_1 肾上腺素能受体有高度亲和性,是节后 α_1 受体竞争性拮抗药。通过阻断小动脉和静脉 α_1 受体产生降低血压的作用。对 α_1 受体的多选择性作用可以解释,为什么这些药物与非选择性 α_1 受体阻断药(如酚妥拉明)相比很少产生反射性心率加快的原因。由于具有受体选择性,因此不影响去甲肾上腺素对自身释放的负反馈调节机制(通过突触前膜 α_1-受体)。相比之下,酚妥拉明可同时阻断突触前膜和突触后膜的受体,结果导致交感神经元反射性兴奋,使作用于 β 受体的递质释放增加,相应的心率也加快。

哌唑嗪除对突触后膜 α_1 受体有阻滞作用外,还通过对磷酸二酯酶的抑制作用而直接松弛血管平滑肌。此药对动脉和静脉均有扩张作用,可均衡地减轻衰竭心脏的前、后负荷,从而改善心功能。其作用基本类似硝普钠或同时口服肼苯哒嗪和硝酸酯的效应。在高血压患者中,快速或长期给予哌唑嗪可使总外周阻力下降,血压降低,而仅伴有轻微的代偿性心率加快。哌唑嗪亦可有效地控制嗜铬细胞瘤患者的术前高血压,当并用 β 受体阻断药时尤为有效。哌唑嗪口服后容易吸收，服药后 1～2 h 达到血浆高峰浓度，半衰期约 3～4 h。97％的药物与血浆蛋白结合。药物主要在肝脏代谢，肝病或肝血流降低的患者血中药物浓度可升高。

哌唑嗪目前仅有口服制剂，可用于术前原发性高血压或嗜铬细胞瘤术前的降压，亦可用于冠心病、高血压等原因引起的充血性心力衰竭。一般开始口服 0.5 mg，观察反应后每次给 1 mg，每日 3 次，逐渐增至 3～9 mg/d，即能取得疗效。个别患者每日需 15～20 mg。急性患者首剂口服 1 mg，观察反应后，按个体差异给 3～5 mg，每 4～6 h 一次，常可起到抢救作用。

常见的不良反应有体位性低血压、心悸、头痛、口干和视力模糊等。

（三）拉贝洛尔

拉贝洛尔又名柳胺苄心定（labetalol，ibidomide），是水杨酰胺衍生物。它能够竞争性阻滞 α_1 和 β-肾上腺素能受体，α_1：β 的阻滞效能比为 1：6，无 α_2-肾上腺素能受体的阻滞作用。对 α_1-肾上腺素能受体的阻滞作用为酚妥拉明的 1/10，对 β_1 和 β_2-肾上腺素能受体选择性不高，心脏 β_1-肾上腺素能受体阻滞效能仅为普萘洛尔的 1/4，对气管 β_2-肾上腺素能受体阻滞效能为普萘洛尔的 1/12，无内在拟交感活性，无膜稳定作用，能够减慢心率，减弱心肌收缩力，减少心排血量，使外周阻力与血压下降。

静脉注射后 1 min 出现作用，10 min 达峰值，半衰期约 4～5 h，主要在肝脏代谢失活。

拉贝洛尔主要用于治疗交感神经兴奋，特别是嗜铬细胞瘤和甲状腺功能亢进手术时的心动过速和高血压。给予拉贝洛尔时必须分次小量注入，并严密监测心率和血压的变化。每次静脉注射不应超过 2.5 mg，必要时 5 min 后重复给药。当患者血容量不足或静脉注射剂量过大时，心率减慢的同时，血压可能会显著下降，应及时补充循环血容量，可以静脉给予小剂量的去氧肾上腺素（25～100 μg），防止血压进一步下降，维持心率在适宜的水平。

（四）乌拉地尔

乌拉地尔（urapidil）商品名压宁定（ebrantil），是苯哌嗪取代的脲嘧啶衍生物，主要活性成分为盐酸哌胺甲脲啶。

乌拉地尔能够阻滞血管平滑肌 α_1-肾上腺素能受体，同时对交感神经末梢 α_2-肾上腺素能受体也有中度阻滞作用，还可通过血脑屏障，激活中枢 5-羟色胺-1A 受体，抑制延髓心血管中枢的交感反馈调节，引起外周血管扩张、阻力降低，血压下降，血压降低的同时，心率并不增快，每搏排血量和心排血量不变或略有增加。对肺血管的舒张作用大于体循环血管，可以降低肺动脉高压。

静脉注射后，分布半衰期为 35 min，消除半衰期为 2.7 h，血浆蛋白结合率为 80％，经肝脏代谢，10％～15％以原形随尿排出。

静脉给药主要用于控制围术期的高血压。乌拉地尔降压效能较为缓和，每次注射

25 mg,必要时可重复给药。麻醉诱导前静脉注射 0.6 mg/kg,拔管前给予 0.4 mg/kg,可明显减轻气管内插管和拔管时的心血管反应。乌拉地尔还可用于治疗充血性心力衰竭,先静脉注射 0.5 mg/kg 后,持续静滴 4 μg/(kg·min)。

（五）美托洛尔

美托洛尔(metoprolol)为选择性β1-肾上腺素能受体阻滞剂,对β2-肾上腺素能受体作用很弱,无内在拟交感活性和膜稳定作用,使静息时和运动时心率减慢,心肌收缩力减弱,心输出量下降,心肌耗氧量降低,血压略有下降。美托洛尔的脂溶性较高,血浆蛋白结合率12%,能通过血脑屏障,主要在肝脏中代谢失活。静脉注射该药的分布半衰期为 12 min,血浆清除率为 92.4 L/h,静脉给药后约 95% 的药物以原型或无活性的代谢产物随尿排除。麻醉中主要用于治疗心动过速,每次静脉注射 1～2 mg,必要时可重复注射,总剂量不超过10 mg。给予美托洛尔使心率减慢的同时,血压多无明显改变。近年来将美托洛尔与正性肌力性药物、利尿药和血管扩张药联合应用,治疗充血性心力衰竭,尤其是扩张性心肌病引起的心力衰竭。

（六）艾司洛尔

艾司洛尔(esmolol)是 80 年代合成的超短效、选择性、β1-肾上腺素能受体阻滞药。作用起效迅速,持续时间短,无内在拟交感活性及膜稳定作用,无α-肾上腺素能受体阻滞作用,心肌抑制作用轻微,能够降低窦房结自律性与房室结传导性,对心房、希氏束、浦肯野纤维系统及心肌收缩功能无直接作用。

艾司洛尔主要用于控制围术期的室上性心动过速,每次静注 0.25～0.5 mg/kg,必要时持续静脉输注 50～300 μg/(kg·min)。静脉麻醉诱导药注射完后,给予艾司洛尔0.25 mg/kg,可以明显减轻气管内插管的心血管反应。艾司洛尔剂量过大,特别是患者血容量不足时,可出现低血压。

艾司洛尔的血浆蛋白结合率为 55%。由红细胞内真性胆碱酯酶水解,体内代谢迅速而完全,仅不足 2% 以原形随尿排出,消除半衰期约 9 min。若给予负荷量 0.5 mg/kg 后,以50～300 μg/(kg·min)速度静脉滴注,在 5 min 内即达稳态血药浓度,停药后 10～20 min β1-肾上腺素能受体阻滞效应基本消失,停药后 30 min 在血浆中测不出该药。

第五节　常用的胆碱能药物

作用于胆碱能受体的药物称为胆碱能药物,胆碱能药物能够模拟、强化或抑制乙酰胆碱的作用,这类药物比乙酰胆碱的作用部位要少,比乙酰胆碱的作用更为专一,作用持续时间要长。此类药物的作用部位如下:作为受体协同剂兴奋胆碱能受体;作为受体拮抗剂抑制胆碱能受体,影响自主神经节;抑制乙酰胆碱的代谢,增强并延长乙酰胆碱的作用。

一、毒蕈碱样受体阻滞药

毒蕈碱样受体阻滞药与乙酰胆碱相似,阻滞内源性乙酰胆碱或外源性毒蕈碱样受体兴奋剂对毒蕈碱样受体的作用。

(一) 药理特性

天然的毒蕈碱样受体阻滞药是由茄科植物中提取的,阿托品(atropine)、东莨菪碱(scopolamine)和山莨菪碱(anisodamine)是由托品酸与托品醇或莨菪醇结合成的酯,天然的生物碱是具有左旋和右旋光学特性化合物的混合物,而起毒蕈碱样受体阻滞作用的均系左旋生物碱。天然毒蕈碱样受体阻滞药均是叔胺化合物,因此能透过血脑屏障,作用于中枢神经系统。合成的毒蕈碱样受体阻滞药格隆溴铵(胃长宁,glycopyrrolate)是苯乙醇酸取代托品酸的结合物,此药含有季铵基,口服吸收不好,无中枢神经系统作用,且不易通过胎盘。

毒蕈碱样受体阻滞药阻断毒蕈碱样受体后,可引起心率增快,对血压无明显影响;能够引起支气管平滑肌松弛,唾液腺、汗腺和呼吸道腺体抑制,呼吸道分泌物减少,瞳孔散大,眼内压增加,视力调节障碍,胃肠道平滑肌松弛。毒蕈碱样受体阻滞药进入中枢神经系统,特别是剂量较大时,产生明显的兴奋作用,引起烦躁不安,幻觉多语,谵妄等症状。不同的毒蕈碱样受体抑制药对不同器官的毒蕈碱样受体的阻滞强度和时效不同,东莨菪碱与阿托品相比,东莨菪碱抑制唾液分泌和对中枢神经系统的作用强,此药一般剂量产生中枢轻度抑制,有明显的镇静效果,加大剂量引起中枢兴奋症状,而对心脏、支气管平滑肌和胃肠道平滑肌的作用较之阿托品弱。格隆溴铵对毒蕈碱样受体的阻滞作用较强,而且阻滞作用时间较阿托品长 5~6 倍。

阿托品可经胃肠道和其他黏膜而吸收。口服时胃十二指肠是其主要吸收部位,但围术期阿托品口服吸收并不理想吸收率仅 10%~25%。阿托品主要在肝脏代谢,其血浆蛋白结合率为 50%,分布半衰期为 1.0 min,消除半衰期为 140 min,稳态分布容积大,50% 以原型排出体外,并可部分经肾小管主动分泌而排出,有 30% 的阿托品经酶分解成无活性托品醇和托品酸再由尿排出,微量原型经汗腺和乳汁排除。东莨菪碱的消除半衰期为 1.6~3.3 h,分布容积为 1.2~2.7 L/kg,在体内主要经肝脏代谢,以仅 1% 以原型经肾脏排除体外。

(二) 临床应用

1. 术前用药

大多数麻醉药和某些麻醉操作都能够抑制交感神经系统,使迷走反射增强,这类药作为术前用药的主要目的是防止迷走反射引起的心率减慢以及镇静与减少唾液腺和呼吸道腺体分泌。东莨菪碱对网状激活系统的抑制作用较阿托品强 100 倍,对大脑皮层的其他部位也有抑制,从而能够产生镇静和遗忘作用。东莨菪碱和阿托品及格隆溴铵相比,镇静作用最强且时效长,小剂量东莨菪碱(0.3~0.5 mg)肌注有明显的镇静作用,而同样剂量的阿托品对中枢作用很小,格隆溴铵无镇静作用。东莨菪碱抑制唾液腺分泌作用较阿托品强3倍,格隆溴铵抑制唾液腺分泌较阿托品强两倍多,且作用时效长。毒蕈碱样受体阻滞药使呼吸道分泌减少、全麻诱导时喉痉挛的发生率降低,通气易于维持,但是当患者呼吸道分泌物过多时,给予这类药物后将使分泌物粘稠反而不易咳出,并可能增加气道阻力,甚至阻塞气道。

2. 治疗反射性心动过缓

阿托品能够阻断心脏毒蕈碱样受体的作用,使心率增快,因此,阿托品常用来处理心动过缓,给予阿托品后心率增加的程度取决于用药前迷走神经的张力,阿托品使婴儿心率增快较儿童和成人明显。应该注意到,小剂量阿托品 0.1~0.2 mg 能兴奋延髓迷走中枢,有的患者可引起心率变慢,在这种情况下应该及时增加阿托品的剂量才可逆转心动过缓。东莨菪碱对心率的影响虽比阿托品小,但较格隆溴铵强。盐酸戊乙奎醚注射液(penehyclidine hydrochloride)为新型选择性抗胆碱药,药物毒性较小,能通过血脑屏障进入脑内,增加呼吸频率和呼吸流量。但由于其对 M2 受体无明显作用,故对心率无明显影响;对外周 N 受体也无明显拮抗作用。

3. 与胆碱酯酶抑制药联合应用

胆碱酯酶抑制药常规和毒蕈碱样受体阻滞药联合应用,以拮抗非去极化肌松药的残留肌松作用,这时应用毒蕈碱样受体阻滞药的目的是对抗胆碱酯酶抑制药引起的毒蕈碱样作用,确保神经肌肉传导功能恢复的同时不出现心动过缓等不良反应。

4. 其他用途

(1)扩张支气管 毒蕈碱样受体阻滞药对抗迷走神经兴奋引起的支气管平滑肌收缩,使支气管扩张,分泌物减少,气道阻力降低,使解剖死腔量和生理死腔量均增加。对支气管的扩张作用阿托品较东莨菪碱强,而与格隆溴铵近似。毒蕈碱样受体阻滞药降低气道阻力和增加死腔量与原来支气管平滑肌的张力有关,对哮喘和慢性阻塞性支气管炎患者其松弛作用更加明显。

(2)松弛胃肠道和输尿管平滑肌 阿托品降低胆管和输尿管平滑肌张力,可预防吗啡引起的平滑肌痉挛。在治疗肾绞痛时,阿托品常与吗啡合用,治疗剂量的阿托品使膀胱底部平滑肌松弛,而膀胱括约肌收缩,因此,可能引起尿潴留。阿托品术前用药并不影响胃液和胃酸的分泌,大剂量的阿托品才能抑制胃酸和胃液分泌。但给予大剂量后,不良反应太多,尤其自 H_2 受体拮抗剂应用于临床以来,如西咪替丁和雷咪替丁的抗胃酸作用好,且不良反应少,因此,现已不再用该类药来减少胃液和胃酸的分泌。

(3)扩瞳和眼肌调节麻痹

瞳孔括约肌及睫状肌均系第三对颅神经的胆碱能纤维所支配,阿托品局部应用可使瞳孔扩大和睫状肌麻痹,使调节麻痹。阿托品的扩瞳和调节麻痹作用时间较长,可持续 7~14 d。东莨菪碱的扩瞳和睫状肌麻痹作用较阿托品强和迅速,其眼部作用的消退也较阿托品快。格隆溴铵的眼部作用最弱。

（4）抗运动病

东莨菪碱能缓解运动所致的恶心和呕吐,药膜贴于耳后乳突部经皮肤以 5 μg/h 的速度缓慢吸收,可长达 72 h,维持长时间的抗恶心呕吐的血药浓度,并能减少口干、调节麻痹和镇静作用等全身不良反应。东莨菪碱可以用来预防情绪障碍和术后恶心、呕吐,但是可能会伴有眼睛、膀胱、皮肤和精神方面的不良反应。

（三）注意事项

毒蕈碱样受体阻滞剂的毒不良反应是其阻断了外周和中枢神经系统毒蕈碱样受体的结果,外周阻滞作用可以抑制腺体分泌,这对于依赖汗腺分泌调节体温的小儿,可能会导致危险的高体温。老年患者可能不能够耐受毒蕈碱样受体被阻滞后出现的心脏、眼睛和尿道的症状。

增加阿托品或东莨菪碱的剂量,可以引起明显的精神障碍,从思维紊乱到幻想、妄想、谵妄以及严重的精神症状,这些症状能够持续数周。

甲状腺机能亢进和心动过速及高热的患者,应避免使用阿托品,可替用东莨菪碱。青光眼及有眼压升高倾向的患者,禁用阿托品。如果一定要使用阿托品来处理心动过缓,必须同时眼睛局部给予胆碱能药物或胆碱酯酶抑制药。

二、胆碱酯酶抑制剂

（一）作用机制

胆碱酯酶抑制剂通过不同的机制产生胆碱酯酶抑制作用。

1. 可逆性抑制

依酚氯铵（edrophonium,tensilon）是季铵乙醇类化合物,分子结构中没有氨基甲酸酯基,与胆碱酯酶通过其正电荷的季铵基与胆碱酯酶的阴离子部分以弱静电结合方式结合,氢离子与酶的酯解部位进一步结合使彼此间的结合更为稳固,但此种结合并非化学性结合,乙酰胆碱可以较容易地与依酚氯铵竞争胆碱酯酶。不过依酚氯铵在和胆碱酯酶结合产生抑制后者的作用时,其本身并没有发生变化,因此,可重复和胆碱酯酶结合。依酚氯铵的起效时间迅速（<1 ms）,时效较短,它与胆碱酯酶结合后的解离速度不到 30 s,给予大剂量（0.5 mg/kg）后 10 min,其胆碱酯酶抑制作用减少到 45%,20 min 后为 15%。即使增加剂量,其胆碱酯酶抑制作用的时间亦无明显延长。

2. 形成氨甲酰酯

毒扁豆碱（eserine）、新斯的明（neostigmine）和吡啶斯的明（pyridostigmine）均能与胆碱

酯酶的酯解部位形成氨甲酰酯，使胆碱酯酶不能水解乙酰胆碱，从而产生对胆碱酯酶的可逆性抑制。胆碱酯酶的氨甲酰化过程较慢，65 s 时大约 50％的胆碱酯酶被氨甲酰化，胆碱酯酶完全被其抑制需要 8～10 min。当氨甲基甲酸酯从酶复合物分离后，胆碱酯酶才能恢复其功能。新斯的明也有突触前作用，可增加运动神经末梢乙酰胆碱的释放量，有学者证实，在新斯的明拮抗肌肉松弛药的神经肌肉传导阻滞作用中，它的突触前效应占其中的三分之一。

3. 不可逆性失活

有机磷剎虫药和神经毒气与胆碱酯酶的酯解部位结合成稳定而无活性且不能水解乙酰胆碱的复合物，要使胆碱酯酶恢复其功能需要数小时，甚至完全不能够恢复功能，要等到新酶合成。

（二）药理作用

新斯的明、依酚氯铵、吡啶斯的明均为季铵化合物，水溶性好而脂溶性差，不易透过血脑屏障，所以不致产生中枢神经系统症状。口服不易吸收，静注后分布迅速。这些季铵盐的分布容积较非去极化肌松药大，提示这些药可能在组织内储存。新斯的明、依酚氯铵、吡啶斯的明主要经肾脏排泄，三者经肾脏的排泄量分别为 50％、75％和 70％。新斯的明部分经肝脏代谢，其中代谢产物 3-羟苯甲基铵具有部分胆碱酯酶抑制作用，其抑制作用强度为新斯的明的 1/10。25％的吡啶斯的明在体内代谢，其在肝脏羟化生成 3-羟基-N-甲基吡啶，并迅速与葡萄糖醛酸结合而失去活性。30％的依酚氯铵在肝脏氧化并与葡萄糖醛酸结合后经肾脏排除。

毒扁豆碱是从毒扁豆中提取出来的叔铵化合物，结构与有机磷相似，能透过血脑屏障并能从胃肠道和黏膜迅速吸收，因此，较新斯的明和吡啶斯的明有更强的中枢神经系统作用和心血管作用，有较强的毒蕈碱样受体兴奋作用。毒扁豆碱的消除半衰期短，为 20～30 min，通常给药后 2 h 即被消除，在体内主要由胆碱酯酶分解破坏，经肾脏消除仅是一小部分。

临床应用中，以新斯的明 3.0 mg/kg，吡啶斯的明 15 mg/kg 和依酚氯铵 35 mg/kg 推算，起效时间以依酚氯铵最快，新斯的明次之，吡啶斯的明最慢。上述等效剂量的起效时间，依酚氯铵 0.8～2.0 min，新斯的明 7～11 min，吡啶斯的明 12～16 min。新斯的明的作用持续时间与依酚氯铵相仿约为 60 min，吡啶斯的明作用时间较长，为 90 min。

胆碱酯酶药抑制剂阻断胆碱酯酶分解乙酰胆碱，使乙酰胆碱在毒蕈碱样和烟碱样受体部位积聚而产生两者作用。作用于毒蕈碱样受体引起毒蕈碱样作用所需的乙酰胆碱浓度较作用于烟碱样受体所需的乙酰胆碱浓度低。主要的毒蕈碱样作用有心动过缓、胃液分泌增加、胃肠蠕动亢进，可引起恶心、呕吐，缩瞳、瞳孔调节麻痹、唾液腺分泌增加、支气管平滑肌收缩。主要的烟碱样作用有自主神经节和神经肌肉接头兴奋。由于治疗的目的不同，在不同场合,有一些是治疗需要的有益作用,而另一些则是治疗不需要的不良反应。

（三）临床应用

1. 拮抗非去极化肌松药作用

新斯的明、吡啶斯的明和依酚氯铵抑制胆碱酯酶,增加乙酰胆碱在神经肌肉结合部的浓度,从而有效地与非去极化肌松药竞争烟碱样受体,使神经肌肉兴奋的传递得以恢复。此外,胆碱酯酶抑制剂还有突触前作用,产生突触前膜逆向动作电位,重复激发兴奋运动神经末梢,释放乙酰胆碱。胆碱酯酶抑制剂对神经肌肉突触前和突触后的双重作用共同拮抗非去极化肌松药的作用。依酚氯铵的神经肌肉突触前作用最强,而吡啶斯的明的突触前作用最弱。毒扁豆碱因中枢神经作用和心血管作用强,所以不用于逆转非去极化肌松药的神经肌肉阻滞作用。

拮抗非去极化肌松药作用是依靠胆碱酯酶抑制后乙酰胆碱在神经肌肉结合部产生的烟碱样作用,而乙酰胆碱产生的毒蕈碱样作用是不需要的不良反应,因此,必须同时或先后使用毒蕈碱样受体抑制药(如阿托品或格隆溴铵),防止给予胆碱酯酶抑制剂拮抗非去极化肌松药作用时出现的心动过缓和唾液腺分泌过多等毒蕈碱样不良反应。

2. 诊断和治疗重症肌无力

胆碱酯酶抑制剂新斯的明和吡啶斯的明通过使神经肌肉结合部乙酰胆碱积聚,增加神经肌肉的传导,增强肌肉收缩的力量,如此为诊断和治疗重症肌无力的主要方法之一。可首次静注依酚氯铵 2 mg,如果症状无改变 1 min 后再静注 8 mg,根据肌无力症状是否改善可明确诊断是否患有重症肌无力。由于新斯的明的生物利用度低,作用维持时间较短,因此,主要给予吡啶斯的明治疗重症肌无力。胆碱酯酶抑制剂用量不足或用量过大均可出现肌无力症状,为鉴别此种情况,可每次间隔 1～2 min 静注依酚氯铵 1 mg,观察肌力有无改善,如果症状改善,提示胆碱酯酶抑制剂药量不足,如果病情进一步恶化,提示用药过量,出现乙酰胆碱危象。

3. 治疗青光眼

毒扁豆碱局部使用,用来缩瞳以利房水引流,降低眼内压。用长时效胆碱酯酶抑制剂作缩瞳剂如二氧磷酰硫胆碱和异丙氟磷均可降低青光眼眼内压,但应该在短效药应用无效时才被选用。

（阳红卫　郭曲练）

参考文献

1　郑方. 临床麻醉药理学. 北京:人民卫生出版社,2000:259～283.

2　刘俊杰,赵俊. 现代麻醉学. 2 版. 北京:人民卫生出版社,1997:267～274.

3　Lowenstein E. Sympathetic nervous system activation and hyperdynamic circulation associated with desflurane: not all isomers are created equal. Anesthesiology,1993,79(3):419～421.

4 Pac-Soo CK，Wang C，Ma D，et al. Vagally mediated sympathoexcitation and central depression by desflurane in rabbits. Br J Anaesth，2000 Jun，84(6)：777~82.

5 Fleisher LA，Frank SM，Shir Y，et al. Cardiac sympathovagal balance and peripheral sympathetic vasoconstriction：Epidural versus general anesthesia. Anesth Analg，1994，79(1)：165~171.

6 Maze M，Tranquilli W. Alpha-2 adrenoceptor agonists：defining the role in clinical anesthesia. Anesthesiology，1991，74(3)：581~605.

7 Taittonen MT，Kirvela OA，Aantaa R，et al. Effects of clonidine and dexmedetomidine premedication on perioperative oxygen consumption and haemodynamics state. Br J Anaesth ，1997，78(4)：400~406.

8 McCorry LK. Physiology of the autonomic nervous system. Am J Pharm Educ，2007 Aug 15，71(4)：78.

第*14*章 麻醉药与心血管功能

心血管系统的功能是通过血液循环完成物质运输,实现体液调节、维持内环境理化特性相对稳定。本章主要阐述与麻醉药和围术期用药有关的心血管生理功能,包括心肌收缩和舒张功能、心脏泵功能、动静脉血压、冠脉循环、肺循环和微循环及心血管功能调节。介绍评价药物对心血管功能影响的指标,并探讨有关药物对心血管功能的影响。

第一节　心血管生理功能

一、心肌细胞的电生理

心脏具有起搏细胞和特殊传导系统,能自动产生节律性兴奋。分析心肌生物电活动的规律对于理解心肌的生理特性、心肌收缩活动的规律具有重要意义。

心肌细胞可分为两大类:一类是普通的心肌细胞(又称工作细胞),包括心房肌和心室肌,有收缩性、兴奋性和传导性,但传导性较弱,是非自律细胞,没有自律性。另一类是组成特殊传导系统的、分化了的心肌细胞,主要包括 P 细胞和浦肯野细胞,是自律细胞,有自律性、兴奋性和传导性,但没有收缩性。

(一)心肌细胞的生物电现象

1. 工作细胞的跨膜电位及其形成机制

跨膜电位可分为静息电位和动作电位,心室肌细胞的静息电位约-90 mV。主要是静息时膜对 K^+ 通透性较高,K^+ 顺浓度梯度由膜内向膜外扩散所达到的平衡电位造成的。心室肌动作电位的复极过程持续时间长,动作电位升支和降支不对称。可分为五期(图 14 - 1A):① 除极(去极)过程　又称 0 期。在适宜的外来刺激作用下,膜内电位由静息状态下的-90 mV 迅速上升到$+30$ mV 左右,原有的极化状态消除并发生倒转,构成动作电位的升支。除极相仅占 $1\sim2$ ms,除极幅度达 120 mV。② 复极过程　除极达顶峰后,立即复极,整个复极过程缓慢,包括三个阶段。1 期复极(快速复极初期):在复极初期,膜内电位为

+30 mV 左右,占时约 10 ms。0 期和 1 期的膜电位变化速度都很快,常合称峰电位。2 期复极(平台期):1 期复极达 0 mV 后,膜内电位下降速度大为减慢,基本上停滞于 0 mV 左右,膜两侧呈等电位状态。此期持续约 100～150 ms,是心肌动作电位持续时间长的主要原因。3 期复极(快速复极末期):2 期复极过程末,复极速度加速,膜内电位由 0 mV 左右较快地下降到－90 mV,完成复极化过程,占时约 100～150 ms。④ 4 期(静息期):是膜复极完毕,膜电位恢复后的时期。在心室肌细胞或其他自律细胞,4 期内膜电位稳定于静息电位水平。

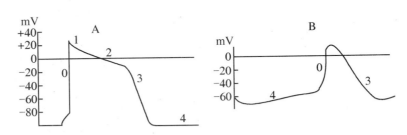

图 14－1　心肌细胞的生物电现象
A:心室肌细胞的动作电位;B:窦房结细胞的动作电位
注意:B 的扫描速度为 A 的一半

2. 形成机制

心室肌细胞静息电位和动作电位的形成机制见图 14－2A,去极过程是在外来刺激作用下,引起电压门控式 Na^+ 通道的部分开放和少量钠离子内流,造成膜部分去极化,当去极化达到阈电位水平(膜内－70 mV)时,膜上 Na^+ 通道开放概率明显增加,出现再生性 Na^+ 内流,Na^+ 顺浓度梯度和电位梯度由膜外快速地进入膜内,进一步使膜去极化,膜内电位向正电性转化。决定 0 期去极的 Na^+ 通道,其激活、开放、失活的速度都很快。从电生理特性上,将心室肌细胞(或具有同样特征的心肌细胞)称为快反应细胞。复极过程在 1 期时快钠通道已失活,同时有一过性外向离子流(I_{to})的激活,K^+ 是 I_{to} 的主要离子成分。在 2 期是同时存在的内向离子流(主要由 Ca^{2+} 及 Na^+ 负载)和外向离子流(K^+ 携带)处于平衡状态的结果。在平台早期,Ca^{2+} 内流和 K^+ 外流所负载的跨膜正电荷量相等,膜电位稳定于 0 电位水平;在平台晚期,Ca^{2+} 通道逐渐失活,而 K^+ 外流逐渐增加,使膜内电位逐渐下降。在 3 期时 Ca^{2+} 通道完全失活,外向 K^+ 流随时间而递增,其原因是 3 期的复极 K^+ 流是再生性的,K^+ 的外流使膜内电位向负电性转化,膜内电位越负,K^+ 外流越增高。这种正反馈过程,使膜的复极越来越快,直到复极化完成。4 期开始后,细胞膜的离子主动转运机能加强,排出内流的 Na^+ 和 Ca^{2+},摄回外流的 K^+,使细胞内外离子浓度梯度得以恢复。Na^+ 和 K^+ 的主动转运是依靠 $Na^+－K^+$ 泵来完成的。Ca^{2+} 的转运机制目前尚未清楚。

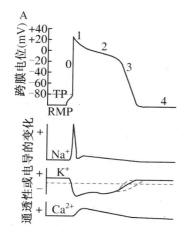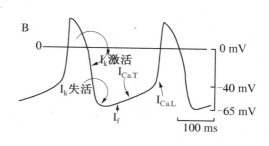

图 14 - 2　心肌细胞除极 1~4 期离子流动方向和电压化学梯度变化

A　心室肌细胞跨膜电位及其形成的离子机制：RMP，静息膜电位；TP，阈电位

B　窦房结动作电位和起搏电位的离子机制：动作电位的升支由 $I_{Ca.L}$ 构成，起搏电位有 I_k、I_f、和 $I_{Ca.T}$ 构成。I_k 在动作电位完全去极化后激活，I_k 通道的时间依从性失活引起 4 期 K^+ 外流的进行性衰减。在 4 期前半部分可能还有 I_f 的激活。在 4 期后半部分 $I_{Ca.T}$ 被激活，Ca^{2+} 内流。当 4 期自动去极化达阈电位时，$I_{Ca.L}$ 激活，形成动作电位的升支。（引自 Opie LM. The heart physiology, from cell to circulation, 1998）

（二）自律细胞的跨膜电位及其形成机制

在自律细胞，当动作电位 3 期复极未达到最大值（称最大复极电位）后，4 期的膜电位并不稳定于这一水平，而是开始自动除极，除极达阈电位后引起兴奋。4 期自动除极是自律细胞产生自动节律性兴奋的基础。不同类型的自律细胞，4 期自动除极的速度不同，构成净内向电流的离子流的方向和离子本质不完全相同。

1. 浦肯野细胞

是快反应自律细胞，其动作电位的形态与心室肌相似，产生的离子基础基本相同，但形成 4 期的离子基础则不同。浦肯野细胞 4 期自动除极主要是由随时间而逐渐增强的内向电流（I_f）所致，也有逐渐衰减的外向 K^+ 电流参与。这种 4 期内向电流，称为起搏电流，I_f 通道与快 Na^+ 通道不同。I_f 可被钙所阻断，而不被河豚毒（TTX）阻断。

2. 窦房结细胞的跨膜电位及其形成机制（图 14 - 2B）

当膜电位由最大复极电位自动除极达阈电位时，激活膜上钙通道，引起 Ca^{2+} 内流（$I_{ca.L}$），导致 0 期除极；随后，钙通道逐渐失活，Ca^{2+} 内流相应减少，膜便逐渐复极。由"慢"通道所控制的 Ca^{2+} 内流所引起的缓慢 0 期除极，是窦房结细胞动作电位的主要特征，亦称之慢反应细胞和慢反应电位。

窦房结细胞 4 期自动除极形成起搏电位，是由 I_k 衰减，I_f 内流和 $I_{ca.T}$ 构成。其中由于 I_k 通道的时间依从性逐渐失活所造成的 K^+ 外流的进行性衰减，是窦房结 4 期除极的最重要的离子基础。在 4 期前半部分可能还有 I_f 的激活。在 4 期后半部分 $I_{ca.T}$ 被激活，Ca^{2+} 内流。当 4 期自动除极化达阈电位时，$I_{ca.L}$ 激活，形成动作电位的升支。

（三）心肌的电生理特征

1. 心肌的兴奋性

兴奋性的周期性变化包括：① 有效不应期（ARP）（见图 14-3）：从除极开始到复极－60mV 这一期间内无论用多强的刺激，肌膜都不能产生传播性兴奋。这是由于钠通道完全失活或刚开始复活，没有恢复到备用状态的缘故。② 相对不应期：从 －60 mV 到－80 mV 由于膜电位仍低于静息电位，其 Na^+ 通道开放能力尚未恢复正常，要高于正常阈值的强刺激，方可引起传播性兴奋。③ 超常期：膜内电位由－80 mV 恢复到－90 mV 这段时期内，由于距阈电位的差值小于正常，故兴奋性高于正常。最后，膜电位恢复到正常静息水平，兴奋性也恢复正常。

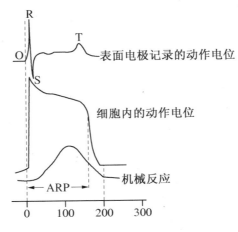

14-3　心室肌动作电位和机械收缩

2. 心肌的自律性

在各个自律组织中，窦房结自律性最高（约 100 次/min），浦肯野纤维网自律性最低（约每 25 次/min），房室交界（约 50 次/min）和房室束支的自律性介于两者之间。

3. 心肌的传导性和心脏内兴奋的传导

窦房结发出的兴奋，通过心房肌传到整个心房，尤其是沿着"优势传导通路"迅速传到房室交界区，然后经房室束和左、右束支传到浦肯野纤维网，引起心室肌兴奋。传导组织各部分的传导速度是不同的，浦肯野纤维传导速度最快，这对于保持心室肌的同步收缩十分重要。房室交界区传导速度最慢，兴奋在此延搁一段时间（称房-室延搁）才向心室传播，使心室在心房收缩完毕之后才开始收缩，不产生房室收缩重叠的现象。

二、心肌收缩功能

（一）心肌细胞的收缩功能

通过心肌收缩能力（即心肌不依赖前后负荷而改变其力学活动的一种内在特性）的改

变,从而影响心肌收缩的强度和速度,使心脏每搏量和每搏功相应发生改变的调节,称为等长调节。心肌收缩的基本过程是 Ca^{2+} 激活了肌凝蛋白分子头部与肌动蛋白相交部位之间的横桥。

（二）心动周期及压力和容量的关系

1. 心动周期

① Ⅰ期-充盈期　当肺静脉血从心房流入心室,心动周期就进入充盈期,Ⅰ期起始前心室内的含血量称为左室收缩末容量（LVESV）,至Ⅰ期末为左室舒张末容量（LVEDV）达 115 mL,增加了 70 mL,但左室压力仅上升了 0.67 kPa（5 mmHg）。心室的充盈程度取决于心室壁的顺应性或弹性。例如:体外循环后、主动脉瓣狭窄继发左室肥厚以及心肌梗死后,都能引起心室壁顺应性减退和心室僵硬,阻碍心房内血液被动流入心室。② Ⅱ期-等容收缩期　心脏开始收缩,左室内压力急剧上升而容量无改变。此时,二尖瓣已关闭,而主动脉瓣还未开放,所以心室容量保持不变。③ Ⅲ期-射血期　当室内压超过主动脉压时,主动脉瓣开启,血液迅速流入主动脉,心室容量急剧下降,直至室内压低于主动脉压,主动脉瓣关闭。射血期末左室血容量即为左室收缩末容量。每搏量（SV）＝LVEDV－LVESV,射血分数（EF）＝SV/LVEDV。④ Ⅳ期-等容舒张期　当室内压低于主动脉压,主动脉瓣关闭,心室开始舒张。Ⅳ期心室内压力急剧下降,容量无变化,当室内压低于主动脉压,二尖瓣开放进入下一个心动周期。左室舒张末容量代表左室前负荷。

压力-容量环可反映左室泵功能的情况（图 14－4）。图中有两条曲线:收缩压曲线和舒张压曲线。在舒张压曲线上左室容量达 150 mL 时舒张压才有明显增加。正常的左心室最大收缩压在 250～300 mmHg 之间。

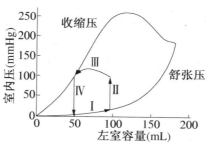

图 14－4　压力-容量环

二、心肌舒张功能

1. 心肌舒张功能定义

心室充盈是主动舒张相开始的一个主动过程,心脏的舒张功能与收缩功能同样重要,而且两者密切相关。

2. 影响心肌舒张功能的主要因素

（1）心肌舒张时的负荷

在心脏负荷大于心肌产生的力时，诱导心肌过早地伸长，但收缩早期给予预负荷，如收缩期左室流出道梗阻的肥厚性心肌病及高血压病，可延迟舒张。

（2）心肌收缩活动

已知 Ca^{2+} 在心肌的收缩过程中起主要作用。同样，Ca^{2+} 在舒张活动中也起主要作用。在收缩过程中，Ca^{2+} 进入细胞内，并释放到肌浆液，完成收缩，此时肌浆液 Ca^{2+} 高于细胞外，为了终止收缩活动，必须把肌浆液中的 Ca^{2+} 泵出细胞外，这是一个能量依赖的主动转运过程，依赖于心肌细胞膜上的 ATP 酶-钙泵，如 ATP 减少，可影响钙泵，并使舒张功能发生延迟。

（3）心肌舒张非均一性

这是一个重要的管理心肌舒张的生理因素。正常心肌的舒张取决于负荷和去收缩活动的相互依赖性和相互作用，如这一过程失去均一性，就会影响心肌的舒张功能。

3. 心脏病与心脏舒张功能

（1）舒张功能不全性心功能衰竭

普遍存在于多种心脏疾病中，如冠心病。由于冠状动脉病变使管腔狭窄，导致心肌缺血、缺氧和室壁运动障碍造成心肌细胞钙离子运转异常和舒张协调性破坏而影响心脏主动舒张与被动顺应性能，造成舒张、收缩功能的损害，舒张功能障碍出现可早于收缩功能障碍。动物实验和临床研究已发现，冠脉血管压力和容量的改变可能影响左心室的舒张功能。Watanabe 等将冠状静脉压从 0 mmHg 提高至 30 mmHg 时，左室壁厚度增加了 3％～4％，左心室舒张末压升高 6 mmHg，导致左心室僵硬度上升，从而证明冠状静脉血管压力和容量的改变，通过僵硬效应（erectil effect），影响左心室的舒张期僵硬度。

心力衰竭患者的运动耐量下降，不仅与左心室收缩功能有关，而且与异常的左心室舒张期充盈有关。Sumimoto 等应用仰卧位脚踏车测力法证明决定心肌梗死后心力衰竭患者运动耐量的重要因素是左心室舒张功能而非左心室收缩功能。Xie 等应用改良 Naughton 运动平板方案，显示左心功能不全的患者尽管左心室射血分数下降程度是一致的，有限制性充盈患者的运动时间明显比无限制性充盈患者的运动时间短。左心室舒张早期心肌运动速度阶差（MVGe）是目前评价左室舒张功能的一种新方法，因其不受心脏前负荷的影响，可作为客观反映左室舒张功能的一项有效指标。

（2）左心室壁运动异常

冠心病引起的心室壁局部异常活动表现为心肌收缩低下（hypokinesis），心肌收缩消失（akinesis）以及心肌收缩异常（diskinesis），甚至形成室壁瘤（aneurysm）。心肌壁出现活动异常能使前后负荷、收缩性和每搏量（SV）均降低，其严重程度与活动失常的范围和数量有关，常见于冠心病患者。

（3）瓣膜功能异常

任何4个瓣膜之一产生狭窄或关闭不全，或两者兼有均可导致瓣膜功能异常。房室瓣狭窄（如二尖瓣狭窄），由于前负荷减少，致使每搏量下降；半月瓣狭窄，使后负荷增加，每搏量减少。因此可以通过测定二尖瓣血流速度来评估左心室的舒张功能。瓣膜关闭不全时，由于心室每次收缩产生返流，即使前负荷、心肌收缩性以及室壁活动均无明显改变，但有效每搏量降低。

三、心排血量及其影响因素

心跳一次心室射出的血量，称每搏量（SV），每分钟射出的血量，称为每分钟心排血量（CO），CO＝SV×HR。由于心排血量与体表面积（BSA）有关，常采用心脏指数（CI）来表示，CI＝CO/BSA。

影响心排血量的因素包括：静脉回心血量、外周血管阻力、周围组织需氧量、血容量、体位、呼吸方式、心率和心肌收缩性等，决定因素主要为每搏量和心率。

（一）每搏量的调节

在心率恒定的情况下，搏出量的多少取决于心室肌收缩的强度和速度，心肌收缩愈强，速度愈快，射出的血量就愈多，反之亦然。

1. 心肌收缩的"全或无"现象

相邻的心肌收缩是由闰盘连接起来的，兴奋可从一个心肌细胞迅速传到另一个心肌细胞，引起心室的所有心肌细胞几乎同步收缩。因此，整个心室（或心房）可看成是一个机能合成体，从参与活动的肌细胞数目上看，心肌的收缩是"全或无"式的。

2. 影响每搏量的因素

（1）前负荷（preload）

通过心肌细胞本身初长度的变化而引起心肌收缩强度的改变，称为等长调节即Starling 机制。在完整无病变的心脏中，前负荷是指 LVEDV，取决于心室的充盈量。Starling 心功能曲线（图14－5）反映 LVEDV 和 CO 的关系。心室充盈量受静脉回流速度、

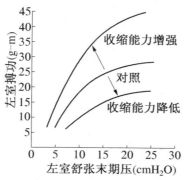

图 14－5　Starling 心功能曲线

心室舒张充盈期持续时间和心室射血剩余血量影响。输血、补液均能使静脉压升高而影响前负荷。肌肉运动、焦虑和低血压通过神经性调节都能增强静脉张力。拟交感类药和强心甙都能引起静脉收缩。交感神经节阻滞药、亚硝酸盐、交感神经抑制药以及能引起交感神经抑制的各项操作(如蛛网膜下腔和硬膜外阻滞等),均可导致静脉张力降低,使静脉容积增加。中心静脉与外周静脉压力差能引起静脉系统内血液回流入右心,于舒张期使右心室充盈,直至舒张末为右心室舒张末容积(RVEDV)。心率明显增加能使舒张期缩短,致使前负荷减少。心房同步收缩能明显增加左室前负荷。结性节律时,由于心房收缩消失,血压和 CO 可下降 10%～30%。

在正常情况下,心室的顺应性呈非线性(图 14-6),有许多因素可影响心室顺应性,如心室壁增厚强直能使顺应性降低。在缺血性心脏病或主动脉狭窄的患者,左心室的顺应性降低,左室内容量稍有增加,即引起左室充盈压明显升高,表明顺应性曲线左移(图 14-6)。主动脉瓣关闭不全或心内直视术患者使用心脏停搏液后,停止人工心肺机转流即刻,左室充盈量增加,但左室压力升高很小(顺应性增加),表明顺应性右移(图 14-6)。所以,当心肌顺应性异常时,左室压力不能准确反映 LVEDV。二尖瓣正常的患者在进行心脏手术时可通过左房压(LVP)来反映前负荷,同时也能较好地反映 LVEDP。临床上使用漂浮导管测肺小动脉楔压(PAWP),又称肺毛细血管楔压(PCWP),也能间接提示左房压的变化。左、右心室的前负荷和左、右心室功能曲线常不相等,其变化也不平行(图 14-7)。

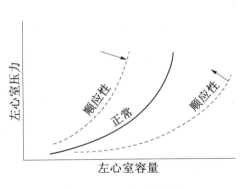

图 14-6　左心室顺应性

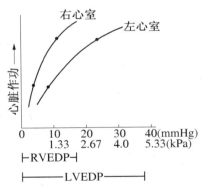

图 14-7　左、右心室功能曲线

(2) 后负荷(afterload)

后负荷是指左心室射血时心肌壁所面临的压力,在心率、心肌初长度和收缩功能不变的情况下,如动脉压增高,则等容收缩期延长而射血期缩短,同时心室肌缩短的程度和速度均减少,射血速度减慢,搏出量减少。另一方面,搏出量减少造成心室内余血量增加,通过等长调节,使搏出量恢复正常,此时,通过神经体液调节,加强心肌收缩能力,使心室舒张末期容积也恢复到原有水平。平均动脉压(MAP)－右房压(RAP)＝心排血量(CO)×总外周血管阻力(SVR),因此 MAP 不能代表后负荷,而 SVR 能较确切地反映后负荷。通过无创或有创的方法测量 CO、MAP 等可计算 SVR。SVR 正常值为 90～150 kPa·S·L^{-1}。右室的后负荷通常以肺血管阻力(PVR)来表示,PVR=(PAP−LAP)/CO,式中 PAP 为肺平均动脉压,LAP 为左房压,PVR 正常值为 5～15 kPa·S·L^{-1}。上述公式表明心排血量与后负荷呈反比,心功能不全的患者,当后负荷急剧升高时,均可导致 CO 明显下降,常见于麻醉期间心肌受抑制时。临床上出现 SVR 或 PVR 升高,可采用扩血管药降低后负荷以提高 CO,改善组织灌流和心功能。

(3)心肌收缩性(contratility)

心肌收缩的强弱直接影响心脏的每搏量,与心肌顺应性及前、后负荷有密切关系。改善心肌顺应性、增加前负荷及降低后负荷使每搏量增加。

(4)心率与心排血量

① 心率:在每分钟 40～180 次范围内,心率增快,心排血量增多。心率超过每分钟 180 次,则心室充盈时间明显缩短,充盈量减少,搏出量显著减少,心排血量亦开始下降;心率慢于每分钟 40 次,心舒张期过长,心室充盈早已接近限度,再延长心舒张时间也不能增加充盈量和搏出量,故心排血量也减少。心率受自主神经控制,交感神经活动增强时,心率增快,迷走神经活动增强时,心率减慢。一些体液因素和体温对心率也有影响,体温升高 1℃,每分钟心率可增加 12～18 次。② 心率变异性(heart rate variation HRV):心率作为循环功能的一个重要参数,其临床意义的重要性当然不容忽视,但在很多情况下仅根据离散的心率变化很难做出正确判断,于是人们从普通离散的心率快慢波动中找到了一种数学化的定量判断方法,HRV 是指逐次心搏间期之间的微小差异,它产生于自主神经系统对心脏窦房结自律性的调节。HRV 的定量方法大致可分为:时域法和频域法两种。时域法以标准统计学方法最常用,24 h 窦性 RR 间期的标准差(SD)小于 50 ms 为低 HRV,大于 100 ms 为高 HRV。时域法指标综合了心率快慢的变化,但不能较准确地区分交感/副交感系统活性的强弱,而且需长时程采样。频域法即心率功能谱分析,正常人 HRV 频谱图由低频(LF)、中频(MF)、高频(HF)三个频峰组成;三峰大致集中于 0.04 Hz、0.1 Hz 和大于 0.15 Hz 频段,LF 与外周血管的舒缩张力有关,其大小主要受交感系统、肾素-血管紧张素系统的影响;MF 与压力反射有关,主要反映副交感活性和压力感受器的功能;HF 与呼吸周期有关,仅反映副交感系统活性,特异性较高。近来,近似熵值(approximate entropy,简写为 ApEn)分析法也有较多应用。研究证明 ApEn 也是麻醉中 HRV 改变的敏感、可靠的分析指标。

四、动脉血压和静脉血压

(一)动脉血压

1. 动脉血压的形成及其影响因素

动脉血压(blood pressure,BP)是指血液对动脉管壁的侧压力。由于在整个动脉系统中血压

落差很小,故通常将在上臂测得的肱动脉压代表主动脉压。形成动脉压的主要原因有以下四点:

(1) 血管内容量

心血管系统内有足够的血液充盈是形成动脉血压的前提。整个心血管系统被血液充盈,其充盈程度可用循环系统平均充盈压表示。人的循环系统平均动脉压估计约为70 mmHg。循环系统平均充盈压数值的大小取决于血量与循环系统之间的相对关系。如果血量增多或循环系统容积变小,则循环系统平均充盈压就升高,反之,如果血量减少或循环系统容积变大,循环系统平均充盈压就会降低。循环血量和血管系统容量之比减小则动脉血压下降。

(2) 心肌收缩力及每搏量

心室收缩射血是形成动脉血压的必要条件。在心脏泵血前,动脉内已充盈具有一定压力的血液,它与外周阻力共同构成心室泵血的阻力。在一个心动周期中,心室收缩期射入动脉的血量多于从动脉流入毛细血管的血量,构成一次容积增量,使动脉血管床的容积增大,血液对动脉管壁施加的侧压力增大,此压力使动脉管壁扩展而产生的张力也增大,因而动脉血压升高。在心室舒张期,心室停止射血,但由于大动脉的弹性贮器作用,在心室收缩期暂时蓄积在大动脉内的血液继续流入毛细血管,动脉中血量逐渐减少,对血管壁的侧压逐渐减小,动脉血压降低。因此在心动周期中,动脉血压也发生周期性变化。

(3) 外周阻力

是形成动脉血压的充分条件。小动脉和微动脉对血流有较大的阻力,使心室每搏输出的血量大约只有1/3在心室收缩期流到外周,其余2/3暂时蓄积在主动脉和大动脉内。因而使动脉血压升高。如果仅有心室收缩射血而无外周阻力,则心室收缩所释放的能量将全部表现为动能,射入大动脉的血量将会迅速全部流到外周,因而不能使动脉血压升高。如心排血量不变而外周阻力加大,舒张压明显增加,脉压减小。

(4) 主动脉和大动脉的弹性

主动脉和大动脉有弹性贮器作用,可发生缓冲作用,能缓冲动脉血压的波动。若弹性减弱,脉压增大。当心脏收缩射血时,主动脉和大动脉被动扩张,能容纳一部分血流,当心室舒张停止射血时,主动脉和大动脉弹性回缩,使贮存的势能转变成动能驱使血液流动。大动脉的弹性贮器作用一方面可以使心脏的间断射血变为动脉内持续的血流,另一方面又能缓冲动脉血压的波动,使收缩压不至于过高,并维持舒张压于一定的水平。

(5) 心率

心率加快,若搏出量和外周阻力不变,则舒张压明显增加,脉压减小。

2. 血压的生理调控

血压的调控是通过复杂的,相互重叠的机制进行的。BP = CO ×SVR,随着 CO 增加,SVR 降低,可防止血压过度升高。在几分钟和几小时内对 SVR 的急性调控,是主要通过以下机制完成的:① 神经元调节,通过压力受体和自主性反射,对每分钟血液循环的压力变

第 14 章
麻醉药与心血管功能

化,发生快速反应。② 通过局部代谢因子,例如一氧化氮(NO)和腺苷,通过改变肾上腺素能或胆碱能信号的发出,调节外周血管的张力。对于几天和几周的长期血压调控,更多地依靠调节血量和肾脏功能,例如肾素-血管紧张素系统。

3. 自主性调控和压力反射

血管运动中枢位于脑干,收集汇总来自身体的信号,通过血管收缩纤维或舒张纤维,把传出冲动传给动脉。传入血管运动中枢的某些输入兴奋,起源于主动脉弓壁和颈内动脉起始部的压力受体。通过这个途径,循环的高压部分受到持续性监控,从而 BP 可以得到调节,同样也有低压受体。高压和低压受体都对牵张发生反应。

(1) 高压受体(高压感受器) 位于循环的动脉侧,在颈动脉窦和主动脉弓,是牵张受体(图 14-8),对血管的膨胀发生反应,是防止急性高血压或低血压的第一道防线,调节迷走神经张力和交感神经外向传递。这些压力受体既对压力诱导的牵张引起的血管变形发生反应,也对持续性血压变化发生持续性反应。压力反射的传入通过迷走神经和舌咽神经到达延髓孤束核,这是延髓血管运动中枢的一个组成部分。来自这些受体的冲动都是抑制性的。所以,对高血压做出反应时,压力反射增加神经传导,到达血管运动中枢,从而抑制交

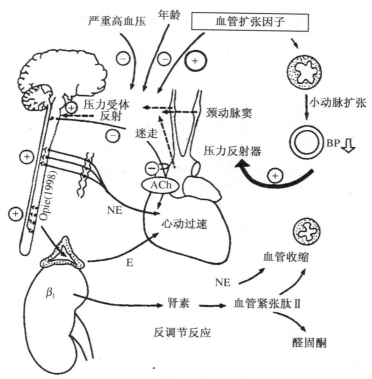

图 14-8 高压受体和压力反射

对急性药物诱导的血管扩张和低血压发生反应,压力反射抑制迷走兴奋传出并刺激肾上腺素能传入,以介导反调节作用和血管收缩。

感神经的兴奋传出和增加迷走神经张力,引起心率减慢、心肌收缩力和心排血量降低,SVR也降低。所以,急性血压升高时,可通过血管自动调节作用而得到控制。

对急性低血压发生反应时,压力受体的膨胀压降低,引起兴奋释放的频率降低,减少对血管运动中枢输送的信号,引起交感神经活性增加和迷走神经张力的抑制。

(2) 低压受体(低压感受器)

位于循环的静脉侧,容积的膨胀可被心肺受体所感知,这是位于心房、肺动脉和心室内膜的牵张受体。这些受体主要对心脏静脉侧的充盈容积的变化发生反应。这样,血液容量的增加(例如通过输液)沿迷走传入纤维,输送信号进入大脑,抑制交感兴奋传出,并减少肾素的释放。这种抑制信号的作用是降低 SVR 和减少 BP 的增加。

(3) 班布里奇反射(Bainbridge reflex,静脉心脏反射)

对增加的心房压力发生反应,加快心率(图 14-9),由位于心房和肺静脉结合处的牵张受体介导。其结果是静脉回流增加,心搏出量增多,增加心排血量,继而升高血压。

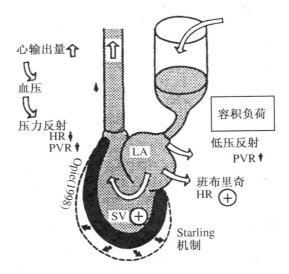

图 14-9　低压受体和班布里奇反射,对容积负荷发生反应

4. 外周血管阻力的综合性调控

压力反射和低压受体只诱发反射性和自主性变化,肾脏的反应也很重要。当交感活性传入减少时,肾脏的反应是释放肾素减少,从而削弱血管紧张系介导的血管收缩。当交感活性传出增加时,结果相反。

根据 Poiseuille 定律,外周血管阻力和小动脉半径的四次幂呈反比。控制 SVR 的主要机制取决于血管内皮上的两个主要的信号系统:三磷酸肌醇(IP₃)依赖性血管收缩系统和环核苷酸血管扩张系统。① IP₃ 依赖性血管收缩系统:有三个与 IP₃ 形成联系的主要血管受体,这些受体对神经元性、神经体液性和内皮功能的兴奋剂发生反应。第一,α₁-肾上腺素能血管收缩系统,通过对肾上腺素刺激发生反应,末梢神经元释放去甲肾上腺素(norepinephrine)(NE)起作用。第二,肾素释放的最终产物血管紧张素,其本身就是一个主要的血管收缩因子。第三,从受伤的内皮释放的内皮素是另一个较强的血管收缩性肽。② 环核苷酸血管扩张系统 cAMP 和 cGMP 都可抑制球蛋白链激酶,从而促使血管扩张。对 β-肾上腺素能血管扩张作用发生反应,cAMP 增加。在小动脉、骨骼肌和冠状小动脉上有使血管扩张的β-受体。这些受体对循环中的肾上腺素发生反应。从神经末梢释放的 NE 主要刺激α_1-受体,可引起血管收缩。③ 内皮对血管阻力的调控作用 内皮释放血管扩张性的一氧化氮(NO),而损伤的内皮释放血管收缩性 NO。所以,内皮完整性对保持冠状动脉和外周血管张力很重要。内皮素在低生理浓度时,作用于内皮上的血管扩张性 ET_B 受体,释放 NO。与之相反,血管平滑肌细胞上的血管收缩性受体,被认为是 ET_A。

除 NO 以外,合成的其他血管扩张因子包括前列环素和内皮来源的超极化因子,后者仍有待探讨。许多其他血管活性物质可通过内皮来源的因子或通过内皮的代谢活性发挥作用,这些物质包括乙酰胆碱、缓激肽、花生四烯酸、组织胺、5-羟色胺、P 物质和加压素。

5. 血压的神经体液调节

(1) 肾素-血管紧张素系统

血管紧张素Ⅱ(AⅡ)为强力血管收缩因子,是相互协调的神经体液连锁反应的最终产物,这个反应对体液和电解质平衡、血容量和 BP 调节有重要作用。首先从肾脏的肾小球旁器释放肾素(图 14-10)。肾素是一种糖蛋白酶,它催化血管紧张素原转变为血管紧张素Ⅰ,后者又通过血管紧张素转换酶(ACE)转变为 AⅡ,主要见于内皮细胞。肾脏对三类刺激发生反应释放肾素:β_1肾上腺素能刺激的增加;肾动脉压的降低(低血压)和钠的肾小管再吸收减少。肾素释放抑制来自 AⅡ的负反馈作用。它也可刺激醛固酮从肾上腺皮质释放,从而增加肾内钠的再吸收和减少肾素释放。

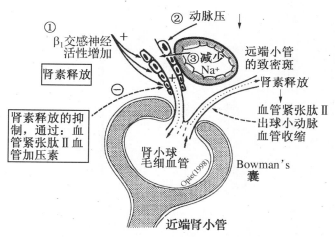

图 14-10 肾素从肾小球旁复合体细胞释放的机制
① β_1交感性活性;② 低血压或肾血流减少;③ 小管对钠的再吸收减少

（2）儿茶酚胺类

儿茶酚胺类的内分泌功能主要和急性反应有关，是影响 BP 调控的重要因素。正常情况下，因为血浆中浓度太低，循环中的去甲肾上腺素并无明显的血管效应，而肾上腺素浓度则在活性范围之内。然而，从终末神经元释放于突触间隙的去甲肾上腺素，在局部具有活性，促进α_1受体介导的血管收缩（见图 14-11）。

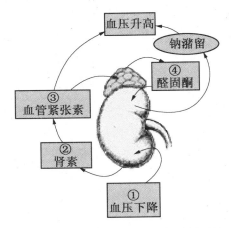

图 14-11　儿茶酚胺对血压的调控机制

（3）抗利尿激素（antidiuretic hormone，ADH，抗利尿激素）

由下丘脑垂体后叶释放，内环境渗透压的变化影响 ADH 的释放，ADH 通过减低尿量、BP 或β肾上腺素能刺激，以控制血容量。

（4）心房利尿钠肽

又名心房肽或心钠素，容积超负荷或左心衰竭时心房膨胀刺激其释放。它作用于血管平滑肌细胞，通过 cGMP 系统，促进血管扩张（见图 14-12）。

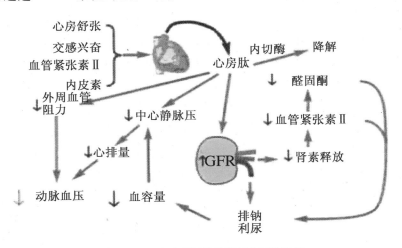

图 14-12　心房利尿钠肽调控血压的机制

（二）静脉血压

1. 静脉不仅是血液回流入心脏的通道，而且在体内起着血液贮存库的作用。静脉系统内血容量的改变，可有效地调节回心血量和心排血量，使血液循环能够适应机体的各种生理状态的需要。

2. 体循环血液经过动脉和毛细血管到达微静脉时，血压降至 15～20 mmHg。右心房作为体循环的终点，血压最低，接近于 0 mmHg。因此测定心血管各部分的压力时应以右心房压作为参照水平。通常将右心房和胸腔内大静脉的血压称为中心静脉压，而各器官静脉的血压称外周静脉压。中心静脉压的高低取决于心脏射血能力和静脉回心血量间的相互关系。如果心脏射血能力较强，能及时地将回流入心脏的血液射入动脉，中心静脉压就较低。反之，心脏射血能力减弱时，中心静脉压就升高。另一方面，如果静脉回流速度加快，中心静脉压也会升高。因此，在血量增加、全身静脉收缩或微动脉舒张使外周静脉压升高等情况下，中心静脉压都可能升高。因此中心静脉压也是反映心血管功能的一个指标。

3. 静脉血流的调节

静脉对血流的阻力即单位时间内由静脉回流入心脏的血量，与心排血量相等。在静脉系统中，由微静脉至右心房的压力降低仅约 15 mmHg，可见静脉对血流的阻力很小，约占整个体循环总阻力的 15%。静脉回心血量及其影响因素：① 单位时间内的静脉回心血量取决于外周静脉压和中心静脉压的差，以及静脉对血流的阻力。故凡能影响外周静脉压、中心静脉压以及静脉阻力的因素，都能影响静脉回心血量。② 体循环平均充盈压：心血管系统内血液充盈程度高，静脉回心血量多；③ 心脏收缩力量：收缩力增强，回心血量多。右心衰时，射血力量显著减弱，心舒张期室内压较高，回心血量大大减少；④ 体位改变：从卧位转变为立位时，静脉扩张，容量增大，故回心血量减少；⑤ 骨骼肌的挤压作用：骨骼肌收缩时挤压静脉而血流加快，它和静脉瓣一起对静脉回流起着"泵"作用；⑥ 呼吸运动：吸气时，胸内压下降，胸腔内大静脉和右心房更加扩张，有利于外周静脉回流，而肺血管容量增大，回流至左心反而减少，呼气时则反之。

五、冠脉循环、肺循环与微循环

（一）冠脉循环

冠脉循环是营养心脏本身的血液循环，是人体最重要的器官循环之一。冠脉循环具有特殊的解剖结构和生理特点。同时，冠脉循环相对独立于循环调控机制。这些特性使心脏这样的重要器官能够得到持续的灌流，满足心脏的血供需求。

1. 解剖特点

心脏的血供主要来自左、右冠状动脉，分别起源于升主动脉的左、右主动脉窦。左、右冠状动脉由主动脉根部分出，其主干行于心脏表面，小分支常垂直于心脏表面的方向穿入心肌,并在心内膜下层分支成网。这种分支方式使冠脉血管在心肌收缩时易受压迫。心脏的毛细血管网分布极为丰富,毛细血管数与心肌纤维数的比例为1:1。当心肌纤维因负荷过大而发生代偿性肥大时,毛细血管的数量不能相应增多,故肥大的心脏较易发生相对缺血。冠脉之间的侧支吻合较细小,血流量很少,因此当冠状动脉突然阻塞时不易很快建立侧支循环,常可导致心肌梗死。但如果冠脉缓慢阻塞时,形成冠脉侧支可逐渐扩张,建立新的侧支循环,发挥一定代偿作用。(图14-13)

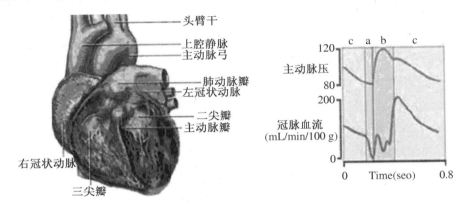

图14-13 冠脉解剖与冠脉循环

2. 生理特点

冠脉循环途径短,血压高,血流量大。在安静状态下,人冠脉血流量约为225 mL/min,占心排血量的4%~5%。肌肉运动时冠脉血流量可达到静息时的4倍。平静时动-静脉血含氧量差很大。动脉血内65%~70%的氧被心肌摄取。当剧烈运动时,心肌摄取氧的潜力有限,主要依靠冠脉血管的扩张来增加血流量,满足心肌对氧的需求。

心肌的节律性收缩对冠脉血流量有很大影响。左心室在等容收缩期开始时,心室壁张力升高,将肌纤维间的小血管关闭,左冠状动脉血流量突然减少,甚至发生逆流。随着左心室射血,主动脉压增高,冠状动脉压也随之升高,冠脉血流量增加;但进入减慢射血期时,冠脉血流量又减少。在等容舒张期开始时,冠脉血流阻力减小,血流量迅速增加,到舒张早期冠脉血流量最多,然后逐渐减少(图14-14)。

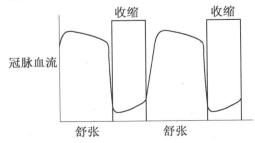

图14-14 周期中心肌缺血的周期性变化

3. 冠脉循环调节

（1）冠状血管张力调节　①血管扩张剂与收缩剂：某些神经血管收缩因子对抗代谢性血管扩张作用，主要是β受体的肾上腺素激活。β受体包括β₁和β₂亚型，两者都促进血管收缩。此外，5-羟色胺在血管内皮完好时显示血管扩张作用，内皮受损时则显示血管收缩作用。另一种血管收缩因子是血管紧张素Ⅱ，由它介导的血管收缩作用可能只在疾病状态时起作用。一般认为，当心脏工作增加或缺血时，代谢性血管扩张作用对于增加冠状动脉血流起着主要作用。②代谢性调控与腺苷：代谢性调控是最重要的机制，使心脏氧耗量和代谢的增加与冠脉血流增长的需要相匹配。心肌的代谢总量包括：基础代谢（25%～50%），心室壁张力（30%），外部做功（10%～15%），心肌兴奋过程（10%～15%），电活动（1%）。心肌氧需求取决于代谢速度，它受心率、收缩压、室壁张力和收缩性的影响。腺苷在局部代谢性调节中起重要作用。心脏缺血缺氧或剧烈活动使 ATP 分解为 ADP 和 AMP。存在于冠脉血管周围间质细胞中的 5-核苷酸酶可使 AMP 分解产生腺苷。腺苷对小动脉有强烈的扩张作用。③其他代谢性血管扩张因子：组织氧减少和二氧化碳增加的影响约占冠脉血流变化的 40%。缺氧和高二氧化碳通过打开 ATP 敏感性通道引起血管扩张，K^+浓度轻度升高具有扩张血管的作用，浓度很高时有缩血管作用。这与肾上腺素受体和一氧化氮的释放有关。细胞外 K^+浓度足够高时引起细胞去极化，增加 Ca^{2+}通道打开的概率，导致血管收缩。④心房利尿钠肽（ANP）促进利尿作用和肾脏排钠，同时作用于鸟苷酸环化酶，是一个心房扩张因子。⑤前列腺素被认为是生理性扩血管剂。前列环素 I_2（PGI_2）在血管内皮产生，对冠状动脉有强大的扩张作用，并可抑制血小板凝集。⑥NO 与内皮扩张因子　在应答某些特殊性刺激时，血管内皮细胞释放一种不稳定的血管扩张因子——NO。NO 引起血管扩张，因为它在血管平滑肌细胞刺激鸟苷酸环化酶形成环鸟苷酸（cGMP），通过增加血小板 cGMP 水平降低胞质溶胶钙，抑制血小板凝集，促进血管松弛。与冠状动脉血流增加有关的切变力也可引起 NO 的释放。此外，作为应激反应的一部分，血小板凝集可释放 5-羟色胺和腺苷二磷酸，两者都可刺激健康的血管内皮释放 NO。当血管内皮受损时，NO 释放减少，血管收缩性内皮素释放增加，在这种情况下，血管收缩性刺激压倒了代谢性血管扩张作用，这是引发不稳定心绞痛的基础。

（2）神经性调控

在冠状动脉的平滑肌上有交感神经和迷走神经的分布。冠状动脉上有 α 和 β 肾上腺素受体。α 受体被激活是引起冠脉收缩，β 受体被激活则引起冠脉舒张。在一般情况下，α 受体的作用占优势，但在整体中，心交感神经活动加强时却引起冠脉血流量增加。这是由于交感神经兴奋时释放去甲肾上腺素，虽然通过 α 受体是血管收缩，但去甲肾上腺素还有增强心肌代谢的作用，通过局部代谢产物的刺激作用引起冠脉舒张，因而冠脉血流量增加。也就是说，交感神经对血管平滑肌的直接收缩效应可在短时间内被局部代谢产物的舒血管效应所掩饰。迷走神经一方面能使冠脉舒张,另一方面又使心脏活动减弱,心肌代谢率降低,继发性引起冠脉收缩。这两方面的作用相互抵消,所以在整体中刺激迷走神经对冠脉血流量的影响较小。

（3）冠脉自动调节作用

冠状循环的血流量由心肌对氧的需求而调节,与动脉灌注压无关,这个过程称自动调节。指在血压变动的较宽范围内,冠状血流量仍比较保持平衡。这个机制有助于保护心肌对抗血压的突然变化。大多数自动调节作用发生于直径大于 $150\mu m$ 的小动脉,但若灌注压持续降低,更小的小动脉也可以参与。但自动调节具有一定的限度,低于此限度,将导致心肌缺血。严重冠状动脉狭窄的情况下,当冠状灌流压低于 50 mmHg 时,冠状动脉自动调节即逐渐丧失。自动调节反应的末端,一氧化氮的形成和血管 ATP 敏感性 K^+ 通道的打开可能起一定作用。此外,肌源性调节作用也可能参加。

（二）肺循环

肺循环是指右心室射出的静脉血通过肺泡壁与肺泡气进行气体交换而转变为动脉血并返回左心房的血液循环。其主要功能是从肺泡气中摄取 O_2,并向肺泡排出 CO_2,即通过肺的呼吸实现机体与外界环境之间的气体交换。

1. 肺循环的解剖特点

肺脏具有独特的来自肺动脉和支气管动脉的双重供血系统,以及由肺静脉和支气管静脉构成的双重排血系统。肺循环的功能是在血液与肺泡气之间进行气体交换并对呼吸道和肺组织供应营养物质。在肺静脉与支气管静脉末梢之间存在少数吻合支沟通,因此有 1% 左右的静脉血经吻合支通过肺静脉,经左心房掺入主动脉血中。左、右心室的输出量基本相同,但在解剖学上肺循环与体循环有两点重要不同,即：① 肺循环的全部血管都在胸腔内,而胸膜腔内的压力低于大气压；② 肺动脉及其分支都较粗短,管壁均较主动脉及其分支薄。

2. 肺循环的生理学特点

肺循环具有高血容量、强顺应性、低压力和低阻力的特点。

（1）高血容量、强顺应性

肺循环的血容量占全身血量的 9%,约为 450 mL。在每一个呼吸周期中,肺循环的血容量均发生周期性的变化,使左、右心排血量以及体循环和肺循环血压发生周期性波动。这种由呼吸周期引起的血压波动称为动脉血压的呼吸波。肺组织和肺血管的顺应性强,故肺循环血容量可有较大的变动范围。用力呼气时肺循环血容量可降至 200 mL 左右；而深吸气时则可增加到 1 000 mL 左右。肺循环的这种特点也使其具有代偿贮血功能。

（2）低压力

正常人位于海平面,在静卧情况下,肺动脉收缩压为 22 mmHg,舒张末压为 8 mmHg,平均肺动脉压为 13 mmHg。右心室平均收缩压约为 22 mmHg,舒张末压 0~1 mmHg。用间接方法可测得肺循环毛细血管平均压力为 7 mmHg。肺循环的终点,即肺静脉和左心房内压力为 1～4 mmHg,平均约 2 mmHg。

（3）低阻力

肺动脉血管壁厚度仅为主动脉的 1/3,其分支短、管径较粗,再加上肺动脉的顺应性强,故肺循环血流阻力小。肺循环输送与体循环相同容量的血液,体循环起点与终点（体循环平均动脉压与右房平均压）之间的压差约为 100 mmHg,而肺循环起点与终点（肺循环平均动脉压与左房平均压）之间的压差仅为 10 mmHg 左右。两者相差 10 倍。在生理情况下由肺血管床所形成的肺血管阻力仅为体循环的十分之一。

3. 肺循环血流量的调节

肺血流量取决于肺动脉压（P_{Pa}）及肺泡压（P_A）大小。右上肺叶可分划为 3 个血流区：1 区肺毛细血管塌陷使肺泡压大于肺动脉压,$P_A > P_{Pa} > P_{Pv}$;2 区肺毛细血管仅在舒张期塌陷,因此肺泡压高于肺静脉压,但低于肺动脉压,$P_{Pa} > P_A > P_{Pv}$;3 区肺动脉压高于肺泡压,肺血流是持续的,$P_{Pa} > P_{Pv} > P_A$（图 14 - 15）。在平卧位时,全肺血流均如 3 区一样均匀分布。只有当肺动脉导管的顶端位于肺的 3 区时肺毛细血管楔压才能反映左房压。

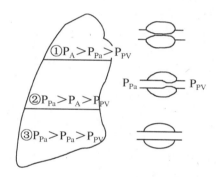

图 14 - 15　肺血流量与肺动脉压、肺静脉压及肺泡压的关系

（1）神经调节

肺内弹性动脉和较大的静脉血管中膜和外膜均有神经支配。胎儿肺血管的神经调节具有重要作用,但神经调节对成年人肺血管的作用尚不清楚。

（2）血管活性物质对肺血管的影响

生理情况下,许多血管活性物质参与调节肺血管的功能,血管活性物质之间存在动态平衡的调节机制。血小板活化因子、内皮素、肾上腺素、去甲肾上腺素、血管紧张素 II、血栓素 A_2 等主要引起肺循环的微动脉收缩,组胺、5 - 羟色胺主要引起肺循环的微静脉收缩。NO、前列环素等能使肺血管舒张。

肺血管上存在 α 和 β 肾上腺素受体,两者通过收缩或舒张血管作用而调节肺血管张力。与其他血管壁比较,肺血管上的 α_1 肾上腺素受体与激动剂的亲和力及反应性均较强。α_1 肾上腺素受体激动引起的下游信号传导过程包括升高细胞内钙水平和激活蛋白激酶,介导肺血管收缩和细胞增殖。肺血管上的 α_1 肾上腺素受体具有高度敏感性,刺激 α_1 肾上腺素受体升高细胞内钙的机制包括:① 通过与细胞膜上特殊的 G 蛋白偶联作用;② 阻断钾通道的作用。

（3）肺泡气氧分压的调节作用

肺泡气氧分压对肺血管有重要的调节作用。肺泡氧分压的变化能迅速引起局部肺血管张力和肺血管灌注量的改变。当肺泡内的氧分压降低时,其周围的微动脉收缩,吸入常压低氧气体或在高原地区呼吸低压低氧气体均可构成低氧刺激,引起肺部血管收缩、血管阻力增加,肺动脉压力升高,低氧引起的肺血管收缩作用可由肺泡气中的 CO_2 分压的升高而增强。肺泡气低氧引起局部肺血管收缩反应具有重要的生理意义。当一部分肺泡因通气不足而氧分压降低时,这些肺泡周围的血管收缩,血流减少,可使较多的血液流经通气重组的氧分压高的肺泡,维持肺血管与肺泡气容积之间的正常比值。

4. 肺循环阻力

某一血管系统的阻力,常可用下式来表达:血管阻力 ＝（流入压－流出压）/血流量。在肺循环内,从肺动脉到左心房的总压降只有约 10 mmHg,而体循环的主动脉到右心房的压降约 100 mmHg。由于流经肺循环和体循环的血流量基本相等,故从上式可知肺血管阻力仅为体循环的 1/10。每分钟肺内血流量即为心排血量,通常为 5～6 L 左右。据此求得的肺血管阻力为 5～15 $kPa \cdot S \cdot L^{-1}$（50～150 $dyne \cdot s \cdot cm^{-5}$）。体循环血管阻力高,主要在于其微动脉壁有较多的平滑肌;肺循环缺少这种富于平滑肌的血管,其阻力较低是与血液在肺泡壁广大面积上铺成薄层相一致的。

如上所述,正常的肺血管阻力极小,而在肺动脉或肺静脉内压增高时,这一阻力还可变得更小。这种情况是由两种机制造成的。首先,在正常条件下,有些肺毛细血管是闭合的,无血流通过,部分毛细血管即使处于开放状态,但也无血流。一旦压力增高,这些毛细血管内开始有血液流通,从而使总阻力降低。这一现象被称之为募集（图 14-16）,它是肺动脉压从低水平开始增高时肺血管阻力降低的主要原因。其次,在较高的血管压力作用下,各个毛细血管段变粗。由于分隔毛细血管与肺泡间隙的那层膜极为菲薄,故毛细血管口径的增大或充胀是不难

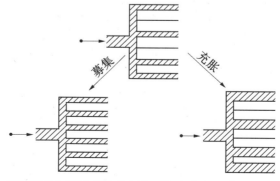

图 14-16　肺循环募集（原先闭合的血管开放）和充胀（血管口径增大）的模式图

理解的。这种充胀是肺血管压力比较高时肺血管阻力呈现降低的主要原因。

决定肺血管阻力的另一个重要因素是肺容量。肺泡外血管的口径,取决于各种力量之间的平衡。肺泡扩张时,这些血管即被拉大,结果肺血管阻力在肺容量增大时降低。另一方面,肺血管壁也有平滑肌和弹性组织,具有对抗充胀的作用,倾向于使血管口径缩小。因此,在肺容量小时,它们对血流的阻力大。如果肺是完全塌陷的,肺血管平滑肌就会起作用,致使肺动脉压必须较其下游压力高几个厘米水柱才能有血流通行。这一压力即为临界开放压。

关于肺毛细血管是否受肺容量影响的问题涉及到两方面的因素。一方面,要看毛细血管跨壁压有无变动。如果肺泡压相对高于毛细血管压,毛细血管即有被挤压的倾向,使其阻力增大,这通常见于正常人作深吸气而致血压降低时。另一方面,毛细血管口径在肺容量增大时往往变小,此乃受肺泡壁延伸作用的结果。因此,即使毛细血管的跨壁压并不随肺充胀增加而改变,血管阻力还是增大的。

肺泡外血管的口径决定于管壁平滑肌的活动水平。凡能引起这类平滑肌收缩的药物,均使肺血管阻力增高。此类药物有组织胺、去甲肾上腺素和5-羟色胺。能使肺循环平滑肌松弛的药物有乙酰胆碱和异丙肾上腺素等。

（三）微循环

微循环是指微动脉和微静脉之间的血液循环。血液循环最根本的功能是进行血液和组织之间的物质交换,这一功能就是在微循环部分实现的。

1. 微循环的组成

典型的微循环由微动脉、后微动脉、毛细血管前括约肌、真毛细血管、通血毛细血管（或称直捷通路）、动-静脉吻合支和微静脉等部分组成。图14-17是一个典型的微循环单元。

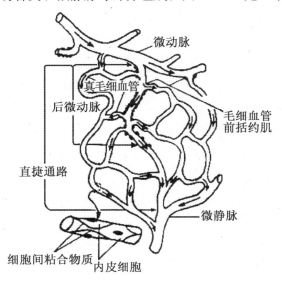

图 14-17 肠系膜微循环模式图

253

2. 休克时微循环变化

各种休克虽然由于致休克的动因不同,在各自发生发展过程中各有特点,但微循环障碍(缺血、淤血、弥散性血管内凝血)致微循环动脉血灌流不足,重要的生命器官因缺氧而发生功能和代谢障碍是它们的共同规律。休克时微循环的变化大致可分为三期,即微循环缺血期、微循环淤血期和微循环凝血期。下面以低血容量性休克为例阐述微循环障碍的发展过程及其发生机理。

低血容量性休克常见于大出血、严重的创伤、烧伤和脱水。其微循环变化发展过程比较典型。

(1)微循环缺血期(缺血性缺氧期)

此期微循环变化的特点是:① 微动脉、后微动脉和毛细血管前括约肌收缩,微循环灌流量急剧减少,压力降低;② 微静脉和小静脉对儿茶酚胺敏感性较低,收缩较轻;③ 动静脉吻合支可能有不同程度的开放,血液从微动脉经动静脉吻合支直接流入小静脉。

(2)微循环淤血期(淤血性缺氧期)

在休克的循环缺血期,如未能及早进行抢救,改善微循环,则因组织持续而严重的缺氧,而使局部舒血管物质(如组织胺、激肽、乳酸、腺苷等)增多,后微动脉和毛细血管前括约肌舒张,微循环容量扩大、淤血,发展为休克微循环淤血期。此期微循环变化的特点是:① 后微动脉和毛细血管前括约肌舒张(因局部酸中毒,对儿茶酚胺反应性降低),毛细血管大量开放,有的呈不规侧囊形扩张(微血池形成),而使微循环容积扩大;② 微静脉和小静脉对局部酸中毒耐受性较大,儿茶酚胺仍能使其收缩(组织胺还能使肝、肺等微静脉和小静脉收缩),毛细血管后阻力增加,而使微循环血流缓慢;③ 微血管壁通透性升高,血浆渗出,血流淤滞;④ 由于血液浓缩,血细胞压积增大,红细胞聚集,白细胞嵌塞,血小板粘附和聚集等血液流变学的改变,可使微循环血流变慢甚至停止。⑤ 由于微循环淤血,压力升高,进入微循环的动脉血更少(此时小动脉和微动脉因交感神经作用仍处于收缩状态)。由于大量血液淤积在微循环内,回心血量减少,使心排血量进一步降低,加重休克的发展。

(3)微循环凝血期(弥散性血管内凝血)

从微循环的淤血期发展为微循环凝血期是休克恶化的表现。其特点是:在微循环淤血的基础上,微循环内(特别是毛细血管静脉端、微静脉、小静脉)有纤维蛋白性血栓形成,并常有局灶性或弥漫性出血,组织细胞因严重缺氧而发生变性坏死。

弥散性血管内凝血一旦发生,将使微循环障碍更加严重,休克病情进一步恶化,由于血压降低所致的全身微循环灌流量的严重不足,全身性的缺氧和酸中毒也将愈益严重。严重的酸中毒又可使细胞内的溶酶体膜破裂,释出的溶酶体酶(如蛋白水解酶等)和某些休克动因(如内毒素等)都可使细胞发生严重的乃至不可逆的损害,从而使包括心、脑在内的各重要器官的机能代谢障碍也更加严重,这样就给治疗造成极大的困难,故本期又称休克难治期。

六、心血管功能调节

循环系统的基本功能是维持各器官、组织适当的血流量，以适应新陈代谢的需要。当机体的活动发生改变时，主要通过神经和体液两种调节机制，使心血管活动发生相应的变化，从而使机体各部分的血流量能够适应该部分当时活动的需要。神经和体液对心脏的主要调节作用是改变心肌收缩能力和心率以调节心排血量，对血管则是改变阻力血管的口径以调节外周阻力，以及改变容量血管的口径以调节循环血量。通过这几方面的调节作用，不仅使动脉血压维持相对稳定，而且还对各器官的血流量协调的进行重新分配，从而满足各器官、组织在不同情况下对血流量的需要。

（一）心血管功能的神经调节

自主神经系统有两部分，它们在心脏功能调节方面发挥相反作用。交感神经系统的神经递质是去甲肾上腺素，它发挥正性变时（心率）、变力（收缩力）和松弛（舒张）效应。副交感神经系统对心发挥直接抑制效应，对心室是负性调节作用。副交感神经系统的神经递质是乙酰胆碱。

1. 心血管受体

支配外周心血管系统的神经主要是肾上腺素能神经和胆碱能神经。这些神经释放的递质作用于各自的受体产生心血管效应。主要传出神经的心血管效应见表 14－1。作为交感神经递质的去甲肾上腺素和内分泌激素的肾上腺素参与体内多种器官功能的调节。而这种调节都要通过靶器官上的肾上腺素受体来实现，在心血管功能的调节上有重要的意义。

表 14－1　主要传出神经的心血管受体激动效应

效应器		肾上腺素能神经		胆碱能神经		一氧化氮神经
		受体	效应	受体	效应	效应
心脏	窦房结	β_2（主要）	心率↑	M_1	心率↓	心率↓
		α_1	心率↑			
	心房	β_1（主要）	收缩	M_2	舒张	舒张
		β_2	收缩			
	房室结	β_1	传导↑	M_2	传导↓	
	房室束与浦氏纤维	β_1	传导↑	M_2	传导↓	
	心室	β_1（主要）	快收缩↑	M_2	舒张	
		α_1、β_2	慢收缩↑			
动脉	冠脉	α_1	收缩			舒张
		β_2	舒张			
	脑	α_1	收缩			舒张
	皮肤黏膜	α_1（主要）	收缩	—		
	骨骼肌	β_2（主要）	舒张	—		
		α_1	收缩			

续表

效应器		肾上腺素能神经		胆碱能神经		一氧化氮神经
		受体	效应	受体	效应	效应
	皮肤、脂肪	β_3	舒张			
	内脏	α_1（主要）	收缩			
	阴茎	α	收缩、射精	M	舒张	舒张、勃起
	唾腺、大肠、生殖器	α_1	收缩	M	舒张	舒张
静脉		α_1	收缩			
		β_2	舒张			
	血管内皮细胞	—	—	M_3	释放 NO	舒张

2. 支配心脏的传出神经

支配心脏的传出神经为交感神经系统的心交感神经和副交感神经系统的心迷走神经。心交感神经节后神经元为肾上腺素能神经元,其末梢释放的去甲肾上腺素主要与心肌细胞膜上的 β_1 受体结合,激活腺苷酸环化酶,促进 ATP 转化为 cAMP,使细胞内 cAMP 增多,通过 cAMP 第二信使系统使离子通道蛋白磷酸化,继而使心肌细胞膜上的钙通道激活,最终产生心肌正性变时、变力和变传导作用。由于交感神经兴奋能使心脏更快更完全的射血,搏出量增加,收缩压明显升高,同时由于心率加快,故每分钟排血量也明显增加。交感神经的正性变力作用可同时出现在左、右心室。普萘洛尔等 β 受体阻滞剂能阻断交感神经对心脏的兴奋作用。

心交感神经主要通过 β 肾上腺素受体使对心肌产生效应,心肌细胞膜上也有 α 肾上腺素受体,心肌的 α 肾上腺素受体被激活后,对心率的影响不大,主要引起正性变力作用,使心肌收缩张力增加,但室内压上升和下降的速率并无明显加快,故心脏的收缩期延长。心肌 α 肾上腺素受体的生理功能尚不完全明了,有人认为,当 β-肾上腺素受体功能受损时,心肌 α 肾上腺素受体可继续对交感神经和儿茶酚胺起反应。心迷走神经产生的作用与心交感神经拮抗,即负性变时、变力和变传导作用。

3. 血管的神经支配

除毛细血管外,所有血管的平滑肌受交感神经的支配,绝大部分交感神经引起血管收缩,故称交感缩血管神经。副交感神经和小部分交感神经能引起血管舒张,称为副交感舒血管神经和交感舒血管神经。

（1）交感缩血管神经

其节前神经元在胸腰脊髓各节段的灰质外侧角,在各个交感神经节中与节后神经元形成突触联系,递质为乙酰胆碱。交感缩血管纤维末梢释放去甲肾上腺素。血管壁平滑肌上有 α 和 β 肾上腺素能两种受体。去甲肾上腺素与 α 受体结合,导致血管收缩;肾上腺素与 β 受体结合,引起血管舒张。肾上腺素也能与 α 受体结合,导致血管收缩,但作用不如去甲肾上腺素强。身体各个部位血管壁的肾上腺素能受体分布不一,且各血管交感缩血管纤维分布密度也不一,故兴奋交感神经后血管效应也不同。总之,兴奋交感神经后,体循环的血管阻力增加,动脉压上升,血管容积减小,也影响静脉张力,促使静脉血回流至心脏。

（2）副交感舒血管神经

少数器官如生殖器的小血管除受交感缩血管神经支配外,还接受副交感神经支配,能引起血管扩张。而所谓血管迷走性晕厥,是指情绪受剧烈刺激后,激发了迷走和交感扩血管纤维所致。

此外,还有交感舒血管神经,在骨骼肌和小肠的血管床用小剂量肾上腺素可引起血管舒张。造成血管扩张的递质可能是 H^+ 增多或组胺的释放。

除心交感神经和心迷走神经对心脏具有双重支配外,心脏中还有肽能神经元,其末梢释放神经肽 Y、血管活性肠肽、降钙素基因相关肽、阿片肽等递质,调节心血管功能。

4. 心血管中枢

心血管中枢的基本神经核位于延髓。延髓背侧的孤束核是心血管反射性调节的感觉区与整合中枢,接受来自迷走神经与舌咽神经的冲动信号,经过整合后传入延髓腹部两侧的血管运动中枢,包括位于延髓上部的血管收缩中枢和下部的血管舒张中枢。然后通过传出神经释放不同的神经递质影响心血管活动。

5. 心血管反射

（1）压力感受性反射

胸部和颈部的大动脉壁中存在许多压力感受器,功能上最重要的压力感受器区域位于颈动脉窦和主动脉弓壁的外膜下。

动脉压力感受器实际上是机械感受器或血管壁牵张感受器。主要特征是:① 在一定范围内（60～180 mmHg）压力感受器的传入冲动频率与动脉血压、动脉管壁的扩张程度呈正比。② 正常情况下,颈动脉窦压力感受器比主动脉弓压力感受器更敏感。③ 压力感受器对搏动性的压力变化比对非搏动性的压力变化更为敏感。当动脉血压突然升高时,颈动脉窦和主动脉弓压力感受器受到的刺激增加,其传入神经的冲动频率明显增多,通过窦神经传入延髓的孤束核,抑制交感中枢与兴奋副交感神经对心血管的调节作用,引起血压下降与心率减慢,又称减压反射。同理,当血压下降时,引起升压反射使血压升高。压力感受性反射的生理意义在于维持动脉血压的稳态。窦神经和主动脉神经合称缓冲神经。高血压患者的压力感受性反射的调定点比正常血压者高,即压力感受性反射在血压较高的水平上进行工作,使动脉血压稳定在较高水平。

（2）化学感受性反射

颈动脉体和主动脉体对动脉血液化学成分的变化（缺氧、CO_2 分压升高和 H^+ 浓度升高等）敏感而发生兴奋,引起冲动发放,因此称为化学感受器。在完整机体内,颈动脉体化学感受器兴奋引起的心血管反射效应总的结果是：心率加快、心排血量增加，脑和心脏的血流量增加，而腹腔内脏和肾脏的血流量减少，血压升高。化学感受性反射的生理意义在于调节呼吸运动，在正常情况下对心血管活动不起明显的调节作用，只有在低氧、窒息、动脉血压过低（低于 60 mmHg）或酸中毒等病理情况下才发生作用。化学感受性反射对心血管活动的调节，主要是对心脏输出的血量进行重新分配，使内脏、静息肌肉等处的血管收缩，血流量减少，心、脑等重要器官的血流量增多，以便在缺氧等情况下血液首先供应最重要的器官。

（3）容量感受性反射

在心室、心房与肺血管的神经末梢有对血容量变化敏感的容量感受器。当心肺内的血容量增加时，通过充盈牵张性刺激激活容量性感受器，冲动传入延髓的心血管中枢，降低交感神经张力，导致骨骼肌与内脏血管舒张与肾上腺释放醛固酮减少，同时因心房压升高促进心钠肽释放增加，通过排钠利尿等作用进一步减少回心血量，使血压下降，心率减慢。上述两种反射都出入孤束核内进行整合，再经交感神经与副交感神经产生传出效应，对保持血压的稳定十分重要。

（4）Bezold-Jarisch 反射

在左心室壁、左冠状动脉左旋支末端存在的化学感受器。通过 Bezold-Jarisch 反射，使心率减慢，为心室赢得更多的充盈时间，维持满意的心搏出量。

Bezold-Jarisch 反射和静脉心脏反射在椎管内阻滞时尤为明显，椎管内阻滞后，特别是患者循环血容量不足时，静脉回心血量减少，前负荷显著降低，腔静脉、右心房和左心室压力感受器兴奋，通过 Bezold-Jarisch 反射，可出现严重的心动过缓，血压下降，甚至呼吸暂停或心脏停搏。

（5）眼心反射

压迫眼球或牵引眼周围结构将刺激眼外肌（尤其是中直肌）上的受体，沿长、短睫神经至睫神经节，再沿三叉神经的分支动眼神经至半月神经节，使副交感张力增加，心率减慢。在 30%～90% 的动眼神经手术中，会出现眼心反射，预防方法包括术前使用抗毒蕈碱样药物，如阿托品等。

（6）中枢神经缺血反射（Cushing 现象）

颅内压增加引起中枢神经缺血，最初的反应是中枢神经交感兴奋性增加，心率加快，心肌收缩性增加，血压升高。随后压力感受器兴奋导致外周血管张力增加，体内释放大量肾上腺素和去甲肾上腺素，结果使心排血量增加达 100% 以上。

（7）肺血管、冠状动脉和肠系膜血管反射

肺动脉压力升高可反射地使心率加速。左心室壁的左冠状动脉左旋支末端附近有化学感受器，兴奋经无髓鞘的迷走传入 C 纤维传导，增加副交感张力，产生心动过缓、低血压和冠脉扩张。心肌缺血后再灌注、溶栓治疗后会出现此类反射。手术时牵拉肠系膜引起迷走神经兴奋,使心率减慢,血压下降。

(二)心血管功能的体液调节

所谓体液调节即血液和组织液中的某些化学物质对心血管活动的调节作用。有些体液因素是由内分泌细胞分泌的激素,由血液运送到全身,广泛作用于血管系统;有些体液因素是在组织中形成的,主要作用于局部血管平滑肌,对局部组织的血流量起调节作用。

1. 肾上腺素和去甲肾上腺素

对心血管活动的影响,通过与相应的受体结合而实现的。

对心脏的作用 肾上腺素和去甲肾上腺素都能激活心肌细胞膜上的 β 受体,引起心率加快,兴奋传导速度增加,心肌收缩能力增强,心排血量增大。由于肾上腺素对心脏的作用比去甲肾上腺素的作用强得多,在临床上将肾上腺素作为强心剂使用。注射去甲肾上腺素后,由于血压升高显著,可通过压力感受性反射使心率减慢,掩盖了去甲肾上腺素对心脏的直接作用。

对血管的作用 由于去甲肾上腺素主要作用于 α 受体,而大多数血管平滑肌上的肾上腺素受体为 α 受体,因此去甲肾上腺素能使大多数血管发生强烈收缩,导致外周阻力明显增加,血压急剧升高,故临床将去甲肾上腺素作为升压药。肾上腺素对血管的作用取决于在该血管平滑肌上哪一种受体占优势。对以 α 受体占优势的血管,如皮肤和内脏血管,肾上腺素使之收缩;而对以 β 受体占优势的血管如骨骼肌、肝脏等血管,肾上腺素使之扩张。因此,肾上腺素的生理作用主要是调节全身器官的血液分配。

2. 肾素-血管紧张素系统

血管紧张素Ⅱ(AⅡ)是肾素-血管紧张素系统中对心血管活动直接发生作用的物质。AⅡ的主要作用有:① 使全身微动脉收缩,外周阻力增大。使静脉收缩,回心血量增多,心排血量增加,共同作用使动脉血压升高;② 促进醛固酮释放,保钠、保水,增加细胞外液量,升高血压;③ 促进肾小管对钠和水的重吸收;④ 作用于交感神经末梢,促进释放去甲肾上腺素,增强交感神经的心血管效应;⑤ 作用于脑的某些部位,使交感缩血管紧张活动加强,增加血管外周阻力。

3. 血管升压素

血管升压素对心血管的作用主要是通过作用于血管平滑肌的血管升压素受体,引起血管平滑肌收缩。在正常情况下,血管升压素在血压调节中可能不起重要作用,但当交感神经和肾素-血管紧张素-醛固酮系统等活动发生异常时,血管升压素可参与血压的调节。在禁水、失血等情况下,血管升压素释放增多,并在维持动脉血压中起重要作用。

动脉血压的神经调节一般是快速、短期内的调节,主要通过神经反射改变阻力血管的口径及心脏的活动而实现。当动脉血压在较长时间内发生变化,则主要靠肾脏调节体内的细胞外液量,从而维持动脉血压相对稳定。肾脏的调节作用主要是通过血管升压素和肾素-血管紧张素-醛固酮系统等体液因素实现的。由于肾脏和这些体液因子在动脉血压的长期调节中起重要作用,将这种机制称为肾-体液控制系统。

4. 心房钠利尿肽(ANP)

心房容积扩张可刺激心房肌细胞释放心房钠利尿肽,ANP 主要作用于肾脏,可抑制 Na^+ 的重吸收,增加尿量,表现为强大的利钠和利尿作用。ANP 还可抑制肾素的分泌,降低肾素活性,从而使 A II 的生成减少。对心血管系统,ANP 有较强的舒血管效应,使外周阻力降低;也可使每搏输出量减少。总之,心房钠利尿肽是体内调节水盐平衡的一种重要的体液因素,在调节心血管活动以及维持体液与电解质稳态中起重要作用。

5. 阿片肽、激肽和前列腺素

参与心血管功能体液调节的物质还有阿片肽、激肽和前列腺素等。

第二节　评价药物作用的心血管功能指标

一、心脏泵功能的评定

心脏泵功能是正常或是不正常,是增强或减弱,这是医疗实践以及实验研究工作中经常遇到的问题。因此,用什么样的方法和指标来测量和评定心脏功能,在理论和实践上都是十分重要的。

(一)心排血量

心脏在循环系统中所起的主要作用就是泵出血液以适应机体新陈代谢的需要,不言而喻,心脏输出的血液量是衡量心脏功能的基本指标。

1. 每分排血量和每搏量

一次心跳一侧心室射出的血液量称每搏量,每分钟射出的血液量,称每分排血量,等于心率与搏出量的乘积。左右两心室的排血量基本相等。

心排血量与机体新陈代谢水平相适应,可因性别、年龄及其他生理情况而不同。如健康成年男性静息状态下,心率平均每分钟 75 次,搏出量约为 70 mL(60~80 mL),心排血量为 5 L/min(4.5~6.0 L/min)。女性比同体重男性的心排血量约低 10%,青年时期心排血量高于老年时期。心排血量在剧烈运动时可高达 25~35 L/min,麻醉情况下则可降低到 2.5 L/min。

2. 心指数

心排血量是以个体为单位计算的。身体矮小的人和高大的人,新陈代谢总量不相等,因此,用心排血量的绝对值作为指标进行不同个体之间心功能的比较是不全面的。群体调查资料表明,人体静息时的心排血量和基础代谢率一样,并不与体重成正比,而是与体表面积成正比。以单位体表面积(m^2)计算的心排血量,称为心指数;中等身体的成年人体表面积约为 1.6～1.7 m^2,安静和空腹情况下心排血量约 5～6 L/min,故心指数约为 3.0～3.5 L/(min·m^2)。安静和空腹情况下的心指数,称之为静息心指数,是分析比较不同个体心功能时常用的评定指标。

年龄在 10 岁左右时,静息心指数最大,可达 4 L/(min·m^2)以上,以后随年龄增长而逐渐下降,到 80 岁时,静息心指数接近于 2 L/(min·m^2)。肌肉运动时,心指数随运动强度增加成比例增高。妊娠、情绪激动和进食时,心指数均增高。

（二）射血分数

心室舒张末期充盈量最大,此时心室的容积称为舒张末期容积。心室射血期末,容积最小,这时的心室容积称为收缩末期容积。舒张末期容积与收缩末期容积之差,即为搏出量。正常成年人,左心室舒张末期容积估计约为 145 mL,收缩末期容积约 75 mL,搏出量为 70 mL。可见,每一次心跳心室内血液并没有全部射出。搏出量占心室舒张末期容积的百分比称为射血分数。健康成年人搏出量较大时,射血分数为 55%～65%。

在评定心泵血功能时,单纯用搏出量作指标不考虑心室舒张末期容积是不全面的。正常情况下,搏出量始终与心室舒张末期容积相适应,即当心室舒张末期容积增大时,搏出量也相应增加,射血分数基本不变。但是,在心室异常扩大、心室功能减退的情况下,搏出量可能与正常人没有明显判别,但它并不与已经增大的舒张末期容积相适应,射血分数明显下降。若单纯依据搏出量来评定心泵血功能则可能作出错误判断。

（三）心脏做功

血液在心血管内流动过程中所消耗的能量是由心脏做功所供给的。

心室一次收缩所做的功称为每搏功,可以用搏出的血液所增加的动能和压强能来表示。心脏射出的血液所具有的动能在整个搏功中所占比例很小,可以略而不计。搏出血液的压强能可用平均动脉压表示,约相当于舒张压＋(收缩压－舒张压)× 1/3。由于心室充盈是由静脉和心房输送回心的血液充盈心室造成的,计算心室收缩释放的能量时不应将充盈压(可用左室舒张末期压或平均左房压表示,约为 0.8 kPa[6 mmHg])计算在内。搏功单位为 J。每搏功乘以心率即为每分功,单位为 J/min。每搏功为 0.803 J。

右心室搏出量与左心室相等,但肺动脉平均压仅为主动脉平均压的 1/6 左右,故右心室做功量也只有左心室的 1/6。

用做功量来评定心泵血功能其意义是显而易见的,因为心脏收缩不仅仅是排出一定量的血液,而且这部分血液具有高的压强能以及很快的流速。在动脉压增高的情况下,心脏要射出与原先同等量的血液就必须加强收缩。如果此时心肌收缩的强度不变,那么搏出量将会减少。实验资料表明,心肌的耗氧量与心肌的做功量是相平行的,其中心排血量的变动不如心室射血期压力和动脉压的变动对心肌耗氧量的影响大。这就是说,心肌收缩释放的能量主要用于维持血压。由此可见,作为评定心泵血功能的指标,心脏做功量要比单纯的心排血量更为全面。在对动脉压不相等的各个人,以及同一个人动脉压发生变动前后的心脏泵血功能进行分析比较时,情况更是如此。

泵血功能反映的是心室前负荷、后负荷、心肌收缩能力及心率等变数的综合效果,而心肌收缩能力直接反映心肌本身的功能状态,收缩能力的改变具有极其重要的生理和病理意义。因此,理论研究和临床实践中都需要对收缩能力进行定量测量和评定,以了解收缩能力的水平和变化。由于收缩能力并不是某种可测量的单一变数,因此,对收缩能力的具体度量比较困难。衡量泵血功能的指标(如搏出量、每搏功等)受前、后负荷影响,并不能直接反映收缩能力的水平,只有根据心肌长度-张力曲线或心室功能曲线的移位来判断收缩能力的变化。但这种评定方法具有操作繁杂、敏感性较低的缺点。目前,常用的方法是采用一系列速度指标来定量评定收缩能力。在离体心肌,最常采用的是张力变化速率(dT/dt)和长度变化速率(dL/dt);对完整心室,常采用的指标有:等容相室内压变化速率(dP/dt)、射血相心室容积变化速率(dV/dt)或心室直径变化速率(dD/dt)等,以及心肌纤维收缩成分的缩短程度(VCE)等。这些速度指标受负荷改变的影响较小而对收缩能力的变化较敏感,故为国内外心脏学研究工作者广泛采用。

二、血流动力学监测的演算数据

1. 心脏指数(CI)

心排血量主要与机体氧消耗或代谢率有关,已知代谢率与体表面积存在很好的相关,故常规用心脏指数代替心排血量。

$$心脏指数(CI)=\frac{心排血量(CO)}{体表面积(BSA)}\left[正常:2.5\sim4.0\ L/(min\cdot m^2)\right]$$

2. 每搏量(SV)和每搏指数(SI)

$$每搏量(SV)=\frac{心排血量(CO)}{心率(HR)}\times1\,000\left[正常:60\sim90\ mL/beat\right]$$

$$每搏指数(SI)=\frac{每搏量(SV)}{体表面积(BSA)}\left[正常:40\sim60\ mL/beat\cdot m^2\right]$$

3. 心脏做功

临床一般用主动脉或肺动脉平均压代替心室内压强计算左、右心室每搏功(SW)或每搏功指数(SWI)。

$$左心室每搏功指数(LVSWI)=\frac{1.36\times(MAP-PCWP)}{100}\times SI\left[正常:45\sim60\ g\text{-}m/beat\cdot m^2\right]$$

$$右心室每搏功指数(RVSWI)=\frac{1.36\times(MAP-CVP)}{100}\times SI\left[正常:5\sim10\ g\text{-}m/beat\cdot m^2\right]$$

在上述计算式中将每搏指数改为每搏量即获得左、右心室每搏功。

4. 血管阻力

血管阻力完全类同于欧姆定律电压、电流和电阻之间的关系。

$$周围血管阻力(SVR) = \frac{(MAP - CVP)}{CO} \times 80$$

$$[正常:90 \sim 150 \ kPa \cdot s \cdot L^{-1} 或 \ 900 \sim 1\ 500 \ dyn \cdot s \cdot cm^{-5}]$$

由于右心房压仅 5 mmHg 左右，可略而不计。当心排血量为 5 L/min，平均动脉压为 100 mmHg 时，代入上式，则（用 mmHg 值计算）：

$$周围血管阻力 = \frac{100 \ mmHg}{5(L/min)} = 20 \ mmHg/(L \cdot min)$$

鉴于 1 mmHg = 1 333 dyn $\cdot$ cm^{-2}，而 1 L/min = 1 000 cm^3/60 s 所以：1 mmHg/（L $\cdot$ min） = 80 dyne/（s $\cdot$ cm^{-5}）。因此，将上述单位乘以 80，即可换算成临床上常用的单位，kPa $\cdot$ s $\cdot$ L^{-1}[dyn $\cdot$ s $\cdot$ cm^{-5}]，正常值为 90 $\sim$ 150 kPa $\cdot$ s $\cdot$ L^{-1}[900 $\sim$ 1 500 dyn $\cdot$ s $\cdot$ cm^{-5}]。

$$肺血管阻力(PVR) = \frac{PAP - PCWP}{CO} \times SI$$

$$[正常:5 \sim 15 \ kPa \cdot s \cdot L^{-1} 或 \ 50 \sim 150 \ dyn \cdot s \cdot cm^{-5}]$$

5. 三重指数（triple index，TI）

是用于估计心肌氧耗量的指标，是以收缩压心率乘积再乘以肺毛细血管楔压，一般认为较收缩压×心率更能反映心肌耗氧情况，三者中任何一项增加，均引起心肌耗氧增加。正常一般不超过 150 000。

6. 张力时间指数（tension time index，TTI）

又称收缩压时间指数，是通过计算左心室收缩时压力曲线下面所包含的面积，一般与主动脉收缩压曲线下方面积相仿。因此 TTI＝主动脉收缩压均值×收缩时间。它表示心肌收缩时的需氧量。

7. 舒张压时间指数（diastolic pressure time index，DRTI）

主动脉舒张压曲线所包含的面积减去左心室舒张期压力曲线所包含的面积。临床计算 DRTI ＝（主动脉舒张期均压-左心房或肺毛细血管均压）× 舒张时间。它代表心肌的供氧情况，当舒张压降低、左心室充盈压增高或舒张时间缩短时，均使心肌的氧供降低。

8. 心内膜存活率（endocardial viability ratio，EVR）

亦称心内膜功能存活率，以估计心内膜下区部位氧供应是否充裕。心脏收缩时，心肌内膜部位承受的压力高于心外膜部位，容易引起缺血、缺氧。因此 ERV 的含义是舒张压时间指数与收缩压时间指数的比值；实际上也表达心肌灌注梯度（主动脉舒张压-肺毛细血管楔压）和收缩期间心室进行压力做功之比。

$$EVR = \frac{DPTI}{TTI} = \frac{(舒张压 - PCWP)}{(收缩压 \times 收缩时间)} = \frac{氧供}{氧需}$$

正常值应大于 1，当小于 0.7 时，表示心内膜下缺血。

表 14 - 2　循环功能指标的正常参考值

指标		参考值	指标		参考值
血压(BP)			心每搏量(SV)		60~90 mL/beat
新生儿	收缩压	80±16 mmHg	每搏指数(SI)		40~60 mL/beat·m²
		(10.7±2.1 kPa)			
	舒张压	40±16 mmHg	心排血量(CO)		
		(6.1±2.1 kPa)	男		6.44±0.32 L/min
4~6 岁	收缩压	80~90 mmHg	女		5.49±0.29 L/min
		(10.7~12 kPa)			
	舒张压	55~59 mmHg	心脏指数(CI)		
		(7.33~7.86 kPa)	男		4.0±0.5 L/m²·min
			女		3.7±0.5 L/m²·min
7~14 岁	收缩压	90~100 mmHg	射血分数(EF)		40%~80%
		(12.0~13.3 kPa)			
	舒张压	59~61 mmHg	静脉压(VP)		2.2~10.7 mmHg
		(7.86~8.13 kPa)			(0.296~1.42 kPa)
成人	收缩压	120~140 mmHg	中心静脉压(CVP)		6~10 cmH₂O
		(16.0~18.7 kPa)			(0.588~0.981 kPa)
	舒张压	70~80 mmHg	右房压(RAP)		1~8 mmHg
		(9.33~10.7 kPa)			(0.13~1.07 kPa)
心率(HR)			右室压(RVP)		
新生儿		130~160 beats/min		收缩压	15~30 mmHg
6~12 月		120~130 beats/min			(2.0~4.0 kPa)
1~3 岁		100~120 beats/min		舒张压	0~8.0 mmHg
4~6 岁		80~100 beats/min			(0~1.07 kPa)
7~14 岁		60~100 beats/min			
成人		60~80 beats/min			
外周血管阻力		90~150 kPa·S·L⁻¹	肺动脉压(PAP)		
(SVR)		(900~1 500 dyn·s·cm⁻⁵)			
外周血管阻力指数		150~200 kPa·S·L⁻¹		收缩压	15~30 mmHg
(SVRI)		(1 500~2 000 dyn·s·cm⁻⁵/m²)			(2.0~4.0 kPa)
肺血管总阻力		5~15 kPa·S·L⁻¹		舒张压	4~12 mmHg
(PVR)		(50~150 dyn·s·cm⁻⁵)			(0.53~1.6 kPa)
肺血管阻力指数		23~37 kPa·S·L⁻¹	肺毛细血管楔压		2~12 mmHg
		(230~370 dyn·s·cm⁻⁵/m²)	(PCWP)		(0.27~1.6 kPa)
左室每搏做功量		80~110 g-m/beat	左房压(LAP)		2~12 mmHg
(LVSW)					(0.27~1.6 kPa)
左室每搏做功指数		45~60 g-m/beat·m²	左室压(LVP)		
(LVSWI)					
右室每搏做功量(RVSW)		10~15 g-m/beat		收缩压	100~140 mmHg
					(13.3~18.7 kPa)

续表

指标	参考值	指标	参考值
右室每搏做功指数（RVSWI）	5～10 g-m/beat · m²	舒张压	0～8 mmHg（0～1.07 kPa）
左室收缩末期内径		左室舒张末期内径	35～56 mm
左房内径	19～40 mm	主动脉根部内径	20～37 mm
室间隔厚度	6～11 mm	臂-肺循环时间	4～8 s
左室后壁厚度	6～11 mm	臂-舌循环时间	9～16 s
左室内径缩短分数	28%～40%		

第三节　麻醉药与围术期用药对心血管功能的影响

常用的许多麻醉药,包括局麻药、吸入和静脉全麻药.除了它们本身的麻醉作用外,还通过不同的机制对心血管功能产生影响。这些影响对心血管功能的保护,又具有不利的方面。

一、心肌保护作用

吸入麻醉药心肌保护作用的定义是能预防或减轻缺血再灌注后心肌坏死或（和）心肌功能障碍。1986 年 Murry 等首先发现并描述了缺血预处理的心脏保护作用,即反复短暂缺血可明显减轻后续长时间缺血再灌注后的心肌损害,并认为是目前心脏保护最有效的方法之一。很多临床前期试验证实,挥发性吸入麻醉药具有显著的心肌保护作用,并达到了缺血预处理同等保护效应。

1. 减少心肌细胞坏死

在离体或在体鼠、兔和犬等心脏的缺血/再灌注模型,氟烷、恩氟醚、异氟醚、七氟醚和地氟醚显著缩小心肌梗死范围达 50～80%。在培养心肌细胞缺氧/复氧模型吸入麻醉药明显降低心肌细胞死亡率、减少心肌酶的释放,而且还减少细胞的凋亡、改善心肌细胞的超微结构。

2. 改善心肌功能

挥发性吸入麻醉药能显著加快缺血-再灌注后心肌顿抑的恢复,不仅加快心脏的收缩功能,而且加快舒张功能的恢复,改善心肌功能。心脏手术患者,吸入麻醉药促进顿抑心肌功能的恢复,降低低心排血量综合征的发生率。

3. 减少再灌注心律失常

不仅减少再灌注心律失常的发生率、持续时间,而且降低心律失常的严重程度。

临床资料也初步表明,吸入麻醉药在人体能诱发心肌保护作用。在冠状动脉搭桥手术患者,心脏停搏前吸入 2.5MAC 的异氟醚,或在心脏瓣膜置换手术患者,心脏停搏前吸入异氟醚或地氟醚 1~1.5MAC,与未用异氟醚或地氟醚对照组比较,能减少术后肌钙蛋白-I(Tn-I)和肌酸激酶同功酶(CK-MB)的释放。实验还证明异氟醚和七氟醚对缺血人动脉标本也能产生缺血预处理样的保护作用。

麻醉性镇痛药能减轻应激反应、减慢心率、降低室壁张力和儿茶酚胺释放,而对左室功能无抑制,有利于防治术中术后心肌缺血。局麻药可能通过抑制嗜中性白细胞激活等机制而减轻心肌缺血再灌注损害。在急性或可疑心肌梗死患者入院 24~48 h 内,连续滴注利多卡因,保持血浆水平在 1.0~5.6 μg/mL 范围内,除预防致命性心律失常外,经利多卡因治疗的冠心病患者氧自由基浓度显著低于未处理者。局麻药还可以单独作为心脏停搏液或加入钾停搏液中加快心脏停搏速度而保护缺血心肌。

二、心肌抑制作用

静脉及吸入麻醉药均有不同程度的心肌抑制作用。硫喷妥钠和大剂量丙泊酚有直接心肌抑制作用。使心肌细胞搏动减弱,细胞出现空泡、颗粒、微突起,部分心肌排列紊乱,少数线粒体嵴消失,细胞核周围水肿,胞质内有糖元颗粒,乳酸脱氢酶(LDH),肌酸激酶(CK),谷草转氨酶(AST)释放增加,而碱性磷酸酶降低。研究表明氟烷和安氟醚可增加冠脉血管阻力,降低冠脉流量;而异氟醚引起的冠状血管扩张可能诱发心肌窃血,这对冠心病患者是危险的,且低浓度异氟醚可以明显增加过氧化物,不利于心肌功能的恢复。吸入麻醉药的心肌抑制呈剂量依赖性,通常氟烷>安氟醚>异氟醚>地氟醚,七氟醚。阿片类镇痛药除哌替啶可产生直接的心肌抑制作用外对心肌收缩力的影响很小,但能明显增强其他药物的心肌抑制作用。

三、心肌毒性作用

局麻药心血管系统毒性反应既是药物直接作用于心脏和周围血管,也是间接作用于中枢神经或植物神经系统所致。局麻药抑制心肌收缩力及扩张外周血管而使心排血量、心脏指数降低,左室舒张末期压上升,血压下降,直至循环虚脱;局麻药减少心脏起搏组织冲动的产生,抑制传导,由于传导缓慢引起折返心律失常。心电图表现为 P-R 间期延长,QRS 波增宽,严重的窦性心动过缓、房室传导阻滞和室性心动过速、室颤。布比卡因的心脏毒性比利多卡因强,酸中毒和低氧血症增强布比卡因的心脏毒性,且复苏困难。局麻药引起心脏毒性所需的药物量大于中枢神经系统(CNS)毒性的量,而心脏毒性的表现却往往早于 CNS 症状,动物和人体均如此。大剂量布比卡因快速入血后易引起室性心律失常、室颤甚至心搏骤停,药物复苏及心脏起搏成功率低,且妊娠者对药物的敏感性增加。罗哌卡因是一种人工合成的新型长效酰胺类局麻药,具有心脏毒性小、感觉与运动分离明显及收缩外周血管的特点。人体对罗哌卡因的耐受性较好,出现室颤、窦缓的机会较少,过量后引起的心搏骤停药物和起搏复苏效果较好,且不增加妊娠动物的心肌毒性。

四、致心律失常和抗心律失常作用

麻醉期间,尤其麻醉药使心肌敏感性增高,各种麻醉药物都有致心律失常作用。吸入麻醉药中氟烷对 β-肾上腺素能受体有直接兴奋作用,使心肌对儿茶酚胺的敏感性增高,从而增加异位节律兴奋性,降低心肌室颤阈值而致心律失常,所以氟烷麻醉时禁用肾上腺素。氟烷麻醉时产生心动过缓并可引起折返性心律。氟烷麻醉合并二氧化碳潴留,导致儿茶酚胺增多,可产生室性心律失常。同时氟烷对心肌有抑制作用,故在心力衰竭时不宜选用。由于氟烷可抑制心肌自律性,也可能有抗心律失常作用,临床已观察到,氟烷可抑制洋地黄引起的心律失常。硫喷妥钠可使血压下降而引起反射性心动过速;氯胺酮刺激交感神经,使交感神经兴奋和副交感神经抑制而致心动过速;羟基丁酸钠可使副交感神经活动亢进,导致心率减慢;依托咪酯和丙泊酚对心率和心律的影响较小。局麻药对心肌的自律性和传导性均有抑制,其程度与血中局麻药浓度呈正比,可降低心肌的应激性,所以局麻药有异位及快速型抗心律失常作用。然而局麻药过量可致心血管抑制,发生心动过缓、房室传导阻滞,其作用机制是抑制神经传导和兴奋;布比卡因和依替杜卡因的心脏毒性较强,对钠通道特别有亲和力,与剂量有关,在没有缺氧、低血压和酸中毒等因素存在时,可在亚惊厥或惊厥剂量同时致心血管虚脱;意外注入血管内更可引起严重的心脏毒性反应,表现为心电图 P-R 和 Q-T 间期延长,QRS 波增宽,房室传导阻滞,结性心律失常,严重的室性心律失常,甚至心搏骤停。琥珀胆碱可刺激自主神经胆碱能受体、自主神经节上的烟碱受体、以及窦房结、房室结和房室交界处组织内的毒蕈碱受体,若重复注射琥珀胆碱,易引起心动过缓,高钾情况下易发生心律失常。

利多卡因既有致心律失常又有抗心律失常作用。它属 I_b 类膜稳定性抗心律失常药,其电生理作用为:① 阻止 Na^+ 内流,减慢动作电位 0 位上升速率,动作电位振幅,使去极化速率降低;② 缩短动作电位时程和有效不应期,促使复极时 K^+ 外流,心肌内房-室和浦肯野纤维的传导速度增快,加快复极,Q-T 间期缩短,延长缺血心肌传导和折返,终止插入性室性早搏;③ 抑制 4 相除极速率,降低自律性,提高心室致颤阈。可用于治疗室性心律失常,包括室早、室速或室颤,特别用于急性缺血或心梗引起的室性心律失常。治疗浓度为 1.5～6.0 $\mu g/mL$,大于 6.0 $\mu g/mL$ 出现毒性反应,大于 9 $\mu g/mL$ 则可发生惊厥。除普鲁卡因和利多卡因外,布比卡因也有良好的抗心律失常作用。它可能通过抑制窦房结、Na^+ 内流、K^+ 外流和折返运动而治疗各种快速性心律失常和室性早搏,但由于其对心肌的毒性作用较大,一般临床不用。

五、对血管的作用

丙泊酚对血管平滑肌有直接扩张作用,而且静脉较动脉敏感。也有实验表明丙泊酚可能抑制中枢交感传出或抑制外周交感神经节而产生扩张血管作用;苯二氮卓类药能产生轻度全身血管扩张和心排血量下降,静脉注射地西泮可扩张冠状动脉,增加冠状动脉血流,可能与其局部作用有关;当应用吗啡和哌替啶时,由于组胺释放可引起全身血管阻力明显下降;氯胺酮通过释放内源性儿茶酚胺升高全身动脉压和肺动脉压;吸入麻醉药都具有一定程度的体循环血管扩张作用,通常异氟醚＞地氟醚,七氟醚＞安氟醚＞氟烷。可卡因具有血管收缩作用,除可卡因以外局麻药对平滑肌作用是双相的,极低浓度局麻药引起血管收缩,而在临床麻醉浓度一般致血管扩张。游离神经实验证明,利多卡因的药效强度和时效胜过甲哌卡因,但临床研究表明两者作用几无差别,可能是利多卡因扩血管作用较甲哌卡因强所致。

六、对心率和血压的影响

各种麻醉药对血压心率的影响根据药理性质的不同而存在差异。硫喷妥钠静脉注射后心率稍增快,进入麻醉状态后,收缩压明显下降,深麻醉时可下降25%左右;氯胺酮可升高动脉压20%～30%,同时使脉搏加快,持续约5～15 min。诱导剂量的丙泊酚可使动脉压显著下降,但对心率的影响不明显,或心率稍增快,但持续时间很短。依托咪酯可使动脉压轻度下降,心率略减慢。静脉注射临床剂量的地西泮(0.2 mg/kg)对心血管系统的影响轻微,血压可稍下降。偶可引起一过性心动过缓和低血压,咪达唑仑表现为心率轻度增快,体血管阻力和平均动脉压轻度下降。治疗剂量的吗啡对血容量正常者的心血管系统一般无明显影响,但有时可使心率减慢,血压下降,这在低血容量患者或用药后改为直立位时尤为显著。芬太尼一般不影响血压,可引起心动过缓。瑞芬太尼可使动脉压和心率下降20%以上。阿片受体激动-拮抗药喷他佐辛可使血压升高,心率增快,布托啡诺很少使血压下降,有时反使血压升高。纳布啡不引起血压升高、心率增快,丁丙诺啡使心率减慢,血压轻度下降,纳洛酮可产生交感神经系统兴奋现象,表现为血压升高、心率增快、心律失常,甚至肺水肿和心室纤颤。氧化亚氮则可以轻度升高血压,除此之外所有的吸入麻醉药均对血压产生剂量依赖性降低。异氟醚和地氟醚引起剂量依赖性心率增快,氧化亚氮、氟烷和七氟醚对心率变化的影响不大。见表4-3。

表4-3 麻醉药对血压和心率的影响

药物	BP	HR
硫喷妥钠	明显下降,深麻醉时下降25%	稍增快
氯胺酮	升高20%～30%	增快
丙泊酚	显著下降	不明显或短时间稍增快
依托咪酯	轻度下降	略减慢
咪达唑仑	轻度下降	轻度增快
吗啡	下降(直立位、低血压时发生)	减慢

续表

药物	BP	HR
芬太尼	无影响	心动过缓
瑞芬太尼	下降 20% 以上	下降 20% 以上
喷他佐辛	升高	增快
布托啡诺	很少下降, 有时升高	影响小
丁丙诺啡	轻度下降	减慢
纳洛酮	升高	增快甚至心律失常、室颤
氧化亚氮	轻度升高	影响小
氟类吸入麻醉药	剂量依赖性降低	异氟醚、地氟醚:增快氟烷、七氟醚:影响小

（黄贞玲　宋蕴安　杭燕南）

参考文献

1　于布为,孙大金. 麻醉与循环. 庄心良,陈伯銮,曾因明. 现代麻醉学. 北京:人民卫生出版社,2003:72~109.

2　杭键,黄贞玲. 麻醉与心血管生理. 杭燕南. 当代麻醉学. 1 版. 上海:上海科技文献出版社,2002:17~35.

3　孙大金. 心血管生理学. 孙大金. 心血管麻醉和手术后处理. 1 版. 上海:上海科技文献出版社,1999:18~36.

4　夏强,罗自强,姚泰. 血液循环. 姚泰,吴博威. 生理学. 6 版. 北京:人民卫生出版社,2003:85~121.

5　孙大金. 麻醉期间循环管理. 刘俊杰,赵俊. 现代麻醉学. 2 版. 北京:人民卫生出版社,1997:567~575.

6　罗自强,余承高. 血液循环. 姚泰. 生理学. 1 版. 北京:人民卫生出版社,2002:102~179.

7　王晓良,段大跃,关永源. 心血管系统离子通道药理学. 陈修,陈维洲,曾贵云. 心血管药理学. 3 版. 北京:人民卫生出版社,2003:71~97.

8　Thys DM, Dauchot P, Hillel Z. Advances in Cardiovascular Physiology. In: Kaplan JA, ed. Cardiac Anesthesia. 4th Ed. Philadelphia:W. B. Saunders CO, 1999:217~240.

9　Pagel PS, Farber NE, Warltier PC. Cardiovascular Pharmacology. In: Miller RD, ed. Anesthesia. 5th ed. Philadelphia:Churchill Livingstare, 2000:96~125.

10　Dampney RAL, Coleman MJ, Fontes MAP, et al. Central mechanisms underlying short and long-term regulation of the cardiovascular system. Clinical and Experimental Pharmacology and Physiology, 2002 Apr, 29(4):261~268.

11　Smiseth OA. Assessment of ventricular diastolic function. Can J cardiol, 2001 Nov,17(11):1167~1176.

12　Vogel WM, Apstein CS, Brigs LL, et al. Acute alterations in left ventricular diastolic chamber stiffness: role of the 'erectil' effect of coronary arterial pressure and flow in normal and damaged hearts. Circ Res, 1982 Oct, 51(4):465~478.

13 钟明，张运，张薇，等. 冠状循环对左室舒张功能影响的研究. 中华超声影像学杂志，2000，9：145～147.

14 Sumimoto T，Jikuhara T，Hattori T，et al. Importance of left ventricular diastolic function on maintenance of exercise capacity in patients with systolic dysfunction after myocardial infarction. Am Heart J, 1997 Jan, 133(1)：87～93.

15 Xie GY，Berk MR，Smith MD，et al. Relation of Doppler transmitral flow patterns to functional status in congestive heart failure. Am Heart J, 1996 Apr, 131(4)：766～771.

第*15*章　麻醉药与呼吸功能

麻醉药对呼吸功能的影响十分复杂,熟悉和研究麻醉药对呼吸功能的影响,有助于麻醉药的合理应用,以及在麻醉过程中的呼吸管理。本章从呼吸生理、呼吸功能监测及麻醉药对呼吸功能的影响三个方面进行论述。

第一节　呼吸生理

一、肺通气

肺通气是肺与外界环境之间的气体交换过程。实现肺通气的器官包括气道、肺泡和胸廓等。气道是肺泡与外界的通道,同时还具有加温、加湿、过滤、清洁吸入气体的作用和引起防御反射等保护功能;肺泡是气体与血液进行交换的主要场所;而胸廓的节律性呼吸运动则是实现肺通气的动力。呼吸运动时,由于胸腔体积的改变,引起胸腔内和肺内压力的变化,形成大气与肺泡气之间的压力差,不仅克服胸廓和肺的弹性阻力以及气道与组织的非弹性阻力,还引起气体在肺与体外间的流动。呼气通常完全是一个被动过程,由呼吸系统的弹力使肺回到功能残气量(FRC)的静息位置。

二、气道阻力

肺通气的阻力有两种:弹性阻力(肺和胸廓的弹性阻力)是平静呼吸时的主要阻力,约占总阻力的70%;非弹性阻力包括气道阻力、惯性阻力和组织的粘滞阻力,约占总阻力的30%,其中又以气道阻力为主。气道阻力指气体流经气道时,由气体分子之间及气流与气道管壁之间的摩擦力所形成,它占呼吸时非弹性阻力的90%。可用单位流速(V)所需要的驱动压(ΔP)来表示:$R=\Delta P/V$。正常成人全部气道的平均阻力为$1\sim3\ cmH_2O \cdot L^{-1} \cdot s^{-1}$,女性的气道阻力比男性高20%,可能与女性气道较狭窄有关。气道的阻力主要来自上呼吸道,包括鼻、口腔、咽喉和气管。用鼻呼吸时,鼻腔阻力占全部气道阻力的50%,用口平静呼吸时,咽喉和气管阻力占全部阻力的 $20\%\sim30\%$。如剧烈活动而每分通气量增加时,阻力可增加 50%。

三、呼吸功

在呼吸过程中,呼吸肌为克服弹性阻力和非弹性阻力而实现肺通气所做的功为呼吸功。根据克服阻力的不同,可分为弹性功、气流阻力功和惯性功。呼吸功增加,见于胸壁顺应性下降、肺顺应性下降、气道阻力增加。呼吸功可用下式表达:呼吸功=胸腔压力差×肺容量的改变。

正常情况下,平静呼吸时,呼吸功约为 $0.5\ kg \cdot m \cdot min^{-1}$,呼吸耗能仅占全身总耗能的 3%。平静呼吸时,正常人体总的耗氧量为 $200\sim300\ mL/min$,而呼吸器官耗氧量为 $0.3\sim1.8\ mL/min$,约占总耗氧量的 5% 以下。每分钟通气量逐渐增加时,呼吸器官耗氧量所占百分数可达 30%。哮喘患者平静呼吸时,呼吸器官氧耗量为正常 $4\sim10$ 倍。通气量增加时,呼吸器官氧耗量即急剧增加,这是哮喘患者运动耐受性减少的主要原因。

四、肺循环生理

肺具有双重供血系统。肺循环主要从右心向左心输送血液,并提供充分的空气与血的接触面,以便进行气体交换,还有一定程度的贮血作用,成人肺循环容纳总的血容量正常时为 $400\sim600\ mL$,占总血容量的 $8\%\sim10\%$。支气管循环主要供应呼吸性小支气管以上的气道组织的营养物质。肺循环和支气管血管的末梢之间有吻合支沟通。因此,有一部分支气管静脉血液可经过这些吻合支进入肺静脉和左心房,使主动脉血液中掺入 $1\%\sim2\%$ 的静脉血。

五、呼吸肌

呼吸中枢呼吸神经元的激活使得许多肌肉群收缩。肋间外肌和膈肌是静息时吸气的主要肌肉,而斜角肌和其他上胸部和颈部的肌肉只有在高度通气时是吸气的主要肌肉。肋间内肌和所有的腹肌是呼气肌,通常只在站立时或是分钟通气量是正常的数倍时才活动。

呼吸肌分为Ⅰ型和Ⅱ型纤维。Ⅰ型纤维主导呼吸和姿势的维持,而Ⅱ型纤维主要参与快速运动和咳嗽、喷嚏时的肌肉收缩。不同类型的肌纤维由人类 14 和 17 号染色体上的独立基因家族编码。呼吸肌除了有大量肌纤维外,还有梭形肌。肌梭位于肌纤维之间,由一束特化的肌肉纤维(梭内肌)、神经末梢和囊泡组成。梭外肌由 α 神经支配,梭内肌受 γ 运动神经纤维支配。吸气时,脑干呼吸中枢向相应脊髓运动神经元发放冲动,兴奋 α 及 γ 神经元,引起吸气肌及其梭内肌收缩,而梭内肌的传出冲动通过对 α 神经元的兴奋作用,使吸气肌的收缩力量不断加强,直至抬起胸廓或使膈肌下降,产生吸气。一旦产生吸气动作,呼吸肌的长度缩短,梭内肌的长度随之缩短,向中枢发放的冲动减少而停止吸气肌的收缩,从而终止吸气。呼吸肌内肌梭所产生的牵张反射是维持呼吸运动的频率和深度的重要调节机制。

六、气道上皮

气道上皮对吸入气体有增湿作用,能捕获和清除微粒,是抵抗气源性致病原的第一道屏障。呼吸道被覆纤毛上皮,至终末支气管纤毛上皮消失,与肺泡上皮细胞连接逐渐变平。拥有杯状细胞的气道上皮细胞负责产生气道液体和控制液体的成分。气道的液体由黏膜下腺和杯状细胞产生,当上皮细胞上升到气道主干时,它成为控制液体中水和电解质成分的主要细胞。气道液体由两层组成,下层是液态层,上层是凝胶层。杯状细胞的高度分泌和异常增生是许多呼吸疾病的特点,尤其是慢性阻塞性肺疾病和哮喘。

七、呼吸调节

人体通过中枢神经系统、神经反射和体液化学变化等三种途径进行呼吸调节。在不同的状态下,呼吸调节的目的在于较好地完成呼吸动作,为机体提供氧和排出二氧化碳,调控血液 pH 值,以保持内稳态的平衡。

（一）中枢神经和神经反射调节

呼吸中枢是指在中枢神经系统中产生和调节呼吸运动的神经细胞群,分布在大脑皮质、脑桥、延髓和脊髓等部位。脑的各级部位在呼吸节律产生和调节中所起作用不同。正常呼吸运动受各级呼吸中枢调控与反馈机制控制。其中延髓呼吸中枢分别管理吸气和呼气动作,是调控呼吸节律最基本的中枢。

通气的神经反射常是为了防止气道梗阻的防御性反射。包括:

1. 吞咽或咽下动作

有舌咽和迷走神经的参与。刺激咽后部的前后咽弓能够产生吞咽动作。在吞咽时,吸气暂时停止,常继发一次深大呼吸,短期内增加通气量。协调呼吸和吞咽的通气中枢至今还不清楚。

2. 呕吐

明显地改变了正常的通气活动。在一个非常短的时间内,吞咽、流涎、胃肠反射、节律性阵发性通气运动和大幅度的膈肌和腹肌运动必须保持协调。因为有吸入胃内容物的危险,在呕吐期间吸气受到抑制。传入呼吸中枢的冲动来源于颅神经和脊髓神经。

3. 咳嗽

来源于气管上皮下层的刺激,尤其是气管后壁和隆突。咳嗽动作也需要气道和呼吸肌活动的协调来完成,有效的咳嗽需要深吸气,然后短暂的声门紧闭以增加胸腔内压力,强迫呼气,允许气流排出。

4. 牵张反射

继发于脑干呼吸控制中枢的起搏和调节作用,与肺脏内本体感受器有关。这些本体感受器位于气道的平滑肌内对气压变化敏感。牵张反射的重要作用在于减少潮气量,并代偿性增加呼吸频率,因此在上述情况下,多出现浅快呼吸。

（二）化学调节

肺的正常通气和换气能维持动脉血中 PO_2、PCO_2 和 pH 的相对稳定,而动脉血中 PO_2、PCO_2 和 pH 的改变又可影响肺的通气功能,即呼吸的化学性调节。外周化学感受器的主要刺激因素是缺氧,中枢化学感受器主要是感受 PCO_2、pH 变化和酸碱平衡失调。

1. 外周化学感受器

外周化学感受器有颈动脉体和主动脉体组成。颈动脉体位于颈总动脉的分叉处,有重要的呼吸调节功能。主动脉体聚集在主动脉弓及其分叉处,有重要的循环调节效应。由颈动脉体发出的神经冲动通过舌咽神经传入到达呼吸中枢。主动脉体发生的神经冲动通过迷走神经到达延髓中枢。当 PaO_2 下降时将引起颈动脉体和主动脉体的冲动增加,但对 SaO_2 或 CaO_2 的下降不敏感。当 PaO_2 下降至 100 mmHg 以下时,这些感受器的神经传入冲动开始增加。只当 PaO_2 下降至 $60\sim65$ mmHg 时,才能引起每分通气量增加。这种依赖于低氧来刺激通气的 PaO_2 值在 65 mmHg 以下。一旦 PaO_2 值超过 $60\sim65$ mmHg,则通气活动将趋减少。

颈动脉体对 pH 和 $PaCO_2$ 的变化也很敏感,但是这种反应是次要的。这些感受器兴奋通气的效应是使通气频率和潮气量增加,同时发生血流动力学的变化包括心动过缓、高血压、细支气管紧张性增加和肾上腺分泌增加。

2. 中枢化学感受器

位于第四脑室侧壁和延髓表面腹外侧面,靠近或接触脑脊液,对 H^+ 浓度特别敏感。CO_2 对中枢化学感受器的刺激作用,也是通过与 H_2O 反应形成碳酸,然后分解为 H^+ 和 HCO_3^- 发挥效应,CO_2 对这些化学感受器几乎无直接的刺激作用。

CO_2 增加比代谢产生动脉血 H^+ 浓度增加对通气刺激更为强烈。CO_2 比 H^+ 更容易通过血脑屏障和血-脑脊液屏障,一旦 CO_2 进入脑脊液中,即产生 H^+,使脑脊液 H^+ 浓度升高,因为 H^+ 不易通过血脑屏障,导致脑脊液中 H^+ 浓度明显高于血中浓度。

第二节　呼吸功能监测

一、呼吸功能简易试验

（一）屏气试验

正常人屏气时间可持续 30 s 以上;20 s 以下提示心肺储备功能下降,但麻醉无特殊困难;10 s 以下,则心肺储备显著下降,常不能耐受手术和麻醉。

（二）吹气试验

患者尽力吸气后，3 s 内能全部呼出，提示用力呼气肺活量基本正常；如 5 s 以上才能完全呼出，则有阻塞性通气功能障碍。

（三）火柴火试验

患者深吸气后，张口快速呼气，能将 15 cm 远的火柴火吹熄者，提示肺储备功能良好。

（四）测胸廓周径

测量深吸气和深呼气末胸廓周径的差值，超过 4 cm，提示无严重肺部疾病和肺功能不全。

二、肺容量测定

肺容量是肺功能测定的最基本指标，反映的是呼吸在某一阶段内气量变化，是一静态指标，因此，用于评价肺功能的价值有限。

（一）潮气量（tidal volume，VT）

平静呼吸时一次吸入或呼出的气量。男性约 7.8 mL/kg，女性约 6.6 mL/kg。

（二）残气量（residual volume，RV）

用力呼气后肺内残余的不能再呼出的气量。平均男性 1.53 L、女性 1.02 L。

（三）功能残气量（functional residual capacity，FRC）

平静呼气后肺内存留的气量。平均男性 2.33 L、女性 1.58 L。功能残气量使呼气末的肺泡不至于萎陷，缓冲肺泡内气体，不至于吸入新鲜气体时，肺泡内氧分压急剧上升，呼气时明显下降，而稳定于 108 mmHg 左右水平，使得无论是吸气或是呼气，始终都在进行相对稳定的气体交换，功能残气量的大小直接影响肺内原有气体交换的速率。

（四）肺活量（vital capacity，VC）

最大吸气后，作最大呼气所能呼出的气量，平均男性 3.47 L、女性 2.44 L。

（五）肺总量（total lung capacity，TLC）

深吸气后，肺内所含的全部气量，即肺活量与残气量之和。男性 5.02 L，女性 3.46 L。残气量与肺总量之比（RV/TLC），正常年轻人为 25%～30%，老年人为 40%。

二、肺通气功能测定

肺通气功能是指呼吸运动将氧气吸入肺中及排出二氧化碳的过程，测定的是单位时间肺内气体量的变化及肺内气体的分布，反映的是动态变化，其测定对肺功能的评价比肺容量更有临床意义。

（一）时间肺活量（time vital capacity，TVC）

时间肺活量是最常用的肺功能实验，有助于区别是限制性通气障碍，还是阻塞性通气障碍,以及疾病过程是可逆还是不可逆。TVC 是描述用力呼气量与时间的相关参数。其方法是深吸气后测定单位时间内以最快速度呼出的气量,用横坐标表示时间,纵坐标表示呼气量,并绘出时间与呼气量关系的曲线,以此可获得一些可测定及衍生指标(图 15 - 1)。

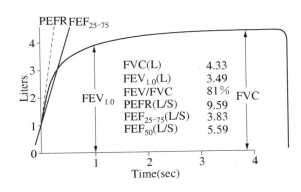

图 15 - 1 时间肺活量曲线

(FVC:用力肺活量;FEV1.0:第一秒用力呼气量;PEFR:呼气高峰流量)

1. 用力肺活量(forced vital capacity,FVC)

用力呼气所能呼出的气量,因用力呼气时有些小气道关闭,限制气体排出,一般比慢呼气的 VC 稍小。

2. 时间用力呼气量(forced expiratory volume at time,FEV_T)

1、2、3 秒用力呼出的气体量。正常值为 FEV_1 2. 83 L、FEV_2 3. 30 L、FEV_3 3. 41 L。因 FEV_1 不受 FVC 的影响,可用于评估气管扩张药降低气道阻力的效应。

3. 时间用力呼气率($FEV_T\%$)

1、2、3 秒用力呼气量占 FVC 的百分比。正常值为 $FEV_1\% > 76\%$、$FEV_2\% > 89\%$、$FEV_3\% \geqslant 92\%$。$FEV_T\%$ 反映气道阻力的大小,阻塞性肺疾病时 $FEV_T\%$ 下降,其变化比 FEV_T 更敏感、更有意义。

4. 最大呼气流速(peak expiratory flow rate,PEFR 或 PEF,maximal expiratory flow rate,MEFR)

最大呼气流速发生在第 1 秒呼气开始时,通常是呼气量 200 mL～1200 mL 时的速度,正常成人 > 300 mL/min。其临床意义与 FEV_1 类似。

5. 最大呼气中期流速(maximal metaphase expiratory flow rate,MMEF)

指用力肺活量测定中从 25%～75% 的那一段容量变化中的流速。其又称 $FEF_{25\sim75}$(forced expiratory flow between 25% and 75% of vital capacity)。正常值为男性 3. 36 L/s,女性 2. 88 L/s。

6. 气道传导率(Gaw)

气道传导率是气道阻力的倒数,即每单位驱动压(1 cmH_2O)所引起的流量(L/S),Gaw

正常值 $0.42 \sim 1.67 \, \text{L} \cdot \text{S}^{-1} \cdot \text{cmH}_2\text{O}^{-1}$。COPD 患者则因支气管壁及其周围纤维组织增生，形成气道狭窄，Gaw 明显降低。

7. 支气管舒张剂吸入试验

对于有明显气流受限（尤其是 $FEV_1 < 60\%$ 的预计值）的 COPD 患者，应常规做此试验。一般只需做一次，在首次诊断时进行。该试验有助于排除支气管哮喘，确定患者可达到的最佳肺功能、估计患者的预后和指导治疗方案的制定。常用吸入药物为 β_2 激动剂（如舒喘宁气雾剂 $400 \, \mu g$）。比较吸入前和吸入后（15 min）的 FEV_1 的变化，计算其改变率〔改变率（%）=（吸药后 FEV_1 一吸药前 FEV_1）/吸药前 $FEV_1 \times 100\%$〕。以 FEV_1 改变率 $\geq 15\%$，绝对值增加 $\geq 0.2 \, \text{L}$ 为阳性标准。该试验阳性有助于哮喘的诊断。然而，即使在此试验阴性的患者中，长期使用支气管舒张剂治疗也可能改善症状。

8. 糖皮质激素可逆性试验

糖皮质激素可逆性试验有效的判断标准为治疗后 FEV_1 增加 $0.2 \, \text{L}$，且较基础值上升 15%。在做激素可逆性试验时，应规律地使用支气管舒张剂，并采用支气管舒张剂使用后的 FEV_1 变化来判断治疗的反应。

（二）流速-容量环（flow-volume loops）

在坐标轴上绘出用力呼吸时每一时刻气流速度与其相关的容量变化所得到的闭合环形曲线。流速-容量环可获得与肺活量测定类似的指标，包括 FVC、FEV_1、PEFR、FEF_{25-75} 和 FEF_{50}。如图 15-2 所示，呼气初期约占呼气容量 20%，是患者主动呼气过程，达到最大气流速度，此期气流速度与用力大小相关，用力越大，流速越大。呼气的其余部分与患者用力无关，而取决于肺的弹性回缩力和小气道阻力的影响，随着肺容量的逐渐减少，流速相应减慢。流速-容量环对发现早期慢性阻塞性肺疾病更为敏感，因为在 FEV_1 或 FEV_1/FVC 比率出现变化之前，气体流速已经明显下降。流速-容量环比标准肺活量测定的另一优点是可以确定气流阻塞的解剖位置。因为呼气和吸相均可用流速-容量环进行描述，通过分析流速-容量环可以区别气流受阻部位。胸腔外水平的上气道阻塞如喉或气管的解剖异常、肿瘤或狭窄等，流速-容量环的吸气相变化最为明显，患者主要是吸气困难，甚或伴有尖锐的气流声。相反，如阻塞部位在胸腔内的下呼吸道，流速-容量环的呼气相变化明显，患者主要是呼气困难并常伴喘息和哮鸣。上气道固定部位阻塞，整个流速-容量环

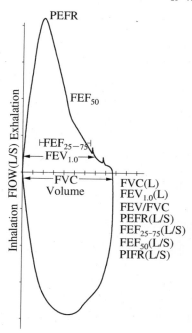

图 15-2　呼吸流速-容量环

的吸气和呼气相均受影响。

（三）分钟静息通气量（V）和分钟静息肺泡通气量（VA）

分钟静息通气量为 V_T 和呼吸频率的乘积,平均男性 6.6 L、女性 4.2 L。分钟静息肺泡通气量为 V_T 减去生理死腔（V_D,包括解剖死腔和肺泡死腔）后与呼吸频率的乘积。

（四）最大通气量（maximal ventilation volume，MVV）

指每分钟用力呼出和吸入的最大气量,一般测定 15 秒钟的最大通气量乘以 4 得出。正常平均男性 104 L、女性 82.5 L。该指标主要用于评估通气的储备功能。临床常用分钟通气量占最大通气量的百分（MVV％）去平评价患者的通气储备能力。MVV％＝（MVV－V）/MVV,其正常值＞93％,如＜86％为通气功能不全,＜70％为通气功能严重受损。

（五）闭合容量（closed capacity，CC）和闭合气量（closed volume，CV）

呼气中小气道关闭时的肺容量为闭合容量,闭合容量减去余气量则为闭合气量。此为评价慢性阻塞性肺疾病的灵敏指标,这类患者早期就有闭合气量增加。小气道通畅程度取决于气道内外跨壁压差及小气道周围组织的弹性拉力。正常人直立位时,由于重力的影响,肺尖部胸膜腔内负压大于肺底部,即肺尖部小气道跨壁压差大于肺底部,两者压差可达 7.5 cmH$_2$O。因此在呼气末时肺底部小气道趋于关闭,而上部肺区小气道仍处于开放状态。在老年人或有肺部疾病的患者,闭合容量可大于功能余气量,既使平静呼吸时也可发生小气道闭合。正常年轻人的 CC 约是 VC 的 10％,小气道闭合发生在功能余气量水平以下。随着年龄增加,可在达到功能余气量之前即发生小气道闭合。

（六）小气道功能测定

小气道是指管径在 2 mm 以内的细支气管,包括终末细支气管到呼吸性细支气管大约 14 级以下的支气管及其分支。小气道具有数量多、管壁薄、管腔细、总截面积大等解剖特点,又具有阻力低、流速慢、局部防御力弱等生理特性,因此容易被黏液阻塞管腔。小气道病变早期在临床上多无症状,胸部 X 线和常规肺功能测定也基本正常。小气道功能测定有助于病变的早期发现和诊断,常用的检查项目有闭合气量和流速-容量曲线。

（七）通气的分布

正常人不同体位时,由于重力等因素影响,使不同肺区的膨胀程度不同,引起通气不匀。当肺部有炎症、狭窄等病变时,则通气分布明显不匀,引起死腔增加。严重时,既使通气量正常,也可出现缺 O$_2$ 和 CO$_2$ 蓄积。

1. 死腔量和潮气量比值（V_D/V_T）

死腔量包括解剖死腔和肺泡死腔。正常解剖死腔约 150 mL,支气管扩张时解剖死腔增加,随年龄增加,因肺弹性组织减少,肺容量也有所增加。肺通气/灌流比例下降,则肺泡死腔增加。很多肺部疾病也可引起肺泡气和/或血流分布不匀,而增加死腔量。正常 V_D/V_T ＜0.3,可根据下式进行计算：$V_D/V_T＝(PaCO_2－P_ECO_2)/PaCO_2$,若用呼气末二氧化碳分

压 $P_{ET}CO_2$ 代替 $PaCO_2$，则算式为：$V_D/V_T=(P_{ET}CO_2-P_ECO_2)/P_{ET}CO_2$，$P_ECO_2$ 为混合呼出气二氧化碳分压。

2. 通气分布异常测定

通气分布是否异常可通过吸入纯氧，而后测定呼出气中氮气的浓度来进行判断。常用的有两种方法：① 单次吸氧测定法：深吸一次纯氧后，作一次深呼气，测定呼出气中的氮气浓度。正常值<1.5%（青年 $0.7\pm0.3\%$，老年 $1.8\pm1.1\%$）。大于 1.5% 表明肺通气不匀。② 7 min 氮气洗出法：平静呼吸纯氧 7 min 后，再作最大呼气，测定呼气中氮气浓度的峰值，由此估计氮气洗出率，正常<2%。如有较多肺单位的时间常数延长，则这些肺单位的潮气量明显降低，致使氮气浓度降低减慢，严重者需 20 min 氮气浓度降至 2%。支气管痉挛、急慢性支气管炎、肺气肿和哮喘等，单次吸氧法或 7 min 氮气洗出法的测定结果均异常。

（八）呼吸气分析

呼吸气分析是测定气体代谢的一种无创性方法。影响气体代谢的环节较多，在无内分泌疾病和严重贫血的情况下，主要受心肺功能的影响。当有心或肺疾病时，吸氧量并和此相关的各项指标均有明显改变。呼吸气分析需要用专门的肺功能仪进行，分别测定安静、定量活动后及恢复期中的耗氧量，或测定最大运动能力时的最大耗氧量（VO₂ max）或测定某一活动中的每分耗氧量（VO₂）。在测定中须同时测定心率，记录每分通气量（V_E）、呼出气和大气中的氧差（O₂D%）和二氧化碳差（CO₂D%），然后根据实测指标推算出氧耗量（VO₂）、氧当量（V_E/O₂D%）、二氧化碳当量（V_E/CO₂D%）、氧脉搏（OP＝VO₂/心率）、呼吸商（RQ＝CO₂/O₂）、恢复商（EQ＝运动中 VO₂－安静时 VO₂/恢复 VO₂－安静时 VO₂）等值。每公斤体重摄氧量（VO₂/kg）、增加负荷功率、CO₂ 排出量（VCO₂）等。

（九）呼吸中枢驱动力 $P_{0.1}$

呼吸中枢驱动力 $P_{0.1}$ 是测定膈肌发生收缩时所需的神经兴奋强度。$P_{0.1}$ 的改变与膈神经肌电图呈线性关系。其测定方法是：在阻断患者的气道后，患者开始吸气达 0.1 s 时的气道闭合压力。此外，也可测定患者开始吸气后 0.1 s 时的食管压力变化。$P_{0.1}$ 测定不受气道阻力等机械因素干扰，主要影响因素是呼吸肌的收缩性能，反映呼吸中枢兴奋性和呼吸驱动力。$P_{0.1}$ 已成为评估呼吸中枢功能的常用方法，也是决定撤离呼吸机的重要指标，正常值为 $2\sim4$ cmH_2O。$P_{0.1}$ 大于 6 cmH_2O 不能撤机。$P_{0.1}$ 是决定患者能量消耗的一个主要因素，此外也可能提示心肺功能异常。$P_{0.1}$ 过低提示呼吸驱动减退。

三、肺换气功能测定

肺换气是指肺泡内的氧弥散至肺毛细血管的血液中，血液中的二氧化碳弥散至肺泡的过程。肺容量、通气量、肺内气体分布、肺血流及肺-血屏障等都会影响肺的换气功能。目前肺换气功能测定主要包括肺弥散功能和通气血流比。

（一）肺弥散功能测定

1. 重复吸收试验

患者经 1 分钟的运动,经密闭呼吸空气 20 秒,然后作一次最大呼气,测定呼出气中的氧和二氧化碳浓度。正常肺泡(呼气末)氧和二氧化碳浓度分别为男性 $8.62\pm0.13\%$、女性 $8.96\pm0.14\%$ 和男性 $8.33\pm0.98\%$、女性 $7.83\pm0.10\%$。当呼气末氧浓度 $>10.5\%$,表明换气功能减弱。

2. 静息通气 1 分钟氧吸收量

测定平静呼吸时每分钟氧吸收量及通气量,并计算每升通气量中氧吸收量。正常值:每分钟氧吸收量为 $250\sim300$ mL/min,每升中氧吸收量为 46.8 ± 7.1 mL/min。氧吸收量和吸收率下降均表示肺换气功能降低。

3. 肺弥散量

为最常用的反映肺弥功能参数,指肺泡与肺毛细血管之间气体分压差为 1 mmHg 时,1分钟内透过界面的气体量。通常用一氧化碳测定肺弥散量,即弥散量＝每分钟一氧化碳吸收量/肺泡一氧化碳分压,其正常值为 $26.5\sim32.9$ mL/mmHg·min。由于二氧化碳的弥散能力是氧的 21 倍,因此肺弥散功能障碍时,早期主要表现为低氧,只有严重的弥散功能障碍,才会出现二氧化碳的蓄积。

（二）肺通气与血流比

1. 通气血流比（V_A/Q）

正常静息分钟通气量为 4 L,肺血流量(即心排血量)为 5 L,则 V_A/Q 为 0.8。如肺通气绝对或相对增加,或肺血流绝对或相对减少,则 $V_A/Q>0.8$,即无效腔增加。如肺通气绝对或相对减少,或肺血流绝对或相对增加,则 $V_A/Q<0.8$,即肺内分流增加。

2. 肺泡动脉血氧分压差（$A-aDO_2$）

是反映肺换气功能的一项重要指标。该指标不是直接测定,而是通过下式计算:$A-aDO_2=P_AO_2-PaO_2$,而 $P_AO_2=(PB-47)\cdot F_IO_2/100-PaCO_2/R$,单位是 mmHg。式中 P_AO_2 为肺泡内氧分压;PaO_2 为动脉血氧分压;PB 为大气压;F_IO_2 为吸入氧浓度;47(mmHg)为 37℃ 时肺泡内水蒸气压;R 为呼吸商,以 0.8 计算。正常人吸入空气时:$A-aDO_2<20$ mmHg,随年龄增加而增大,$60\sim80$ 岁时一般不会超过 30 mmHg。年龄的参考公式为 $A-aDO_2=2.5+(0.21\times年龄)$。吸纯氧时 $A-aDO_2$ 一般不超过 75 mmHg。如 V_A/Q 失调、肺内分流增加以及肺泡-毛细血管屏障的弥散障碍,则会引起 $A-aDO_2$ 增大。因肺不张、ARDS 等引起肺内分流增加而导致的 $A-aDO_2$ 增大,由此而引起的低氧血症难以通过增加吸氧浓度而纠正。低氧血症时如 $A-aDO_2$ 正常,则提示为非换气功能障碍引起的,而是吸入氧浓度低或通气不足所致。

3. 肺内分流量（Q_S）与分流率（Q_S/Q_T）

肺内分流是指流经肺而未进行气体交换的血流。分流率是指肺内分流量占心排血量的比例。可通过下式进行计算：$Q_S/Q_T=(C_C-CaO_2)/(C_C-C_VO_2)$，式中 C_C 为肺泡毛细血管末端血氧含量，CaO_2 为动脉血氧含量，C_VO_2 为混合静脉血氧含量。分流率正常值<7%。分流率与心排血量的乘积即为分流量。

四、动脉血气分析

肺通气、弥散、换气和呼吸动力功能以及相应的血流动力学，使氧气通过肺泡而进入血液，并将血液中的二氧化碳通过肺排出体外，从而维持血液中的氧和二氧化碳在正常水平。任何肺功能损害达一定程度，其最终表现为血中氧下降和二氧化碳升高。动脉血气分析是诊断呼吸衰竭的可靠指标。$PaO_2<60$ mmHg，$PaCO_2$ 正常或降低为 I 型呼吸衰竭。主要见于通气/血流比例失调、弥散功能损害和肺内分流增加等引起的换气功能障碍。$PaO_2<60$ mmHg，$PaCO_2>50$ mmHg 为 II 型呼吸衰竭。主要是肺泡通气不足所致，如伴有换气功能损害（如慢性阻塞性肺疾病），则缺氧更为严重。一般认为术前 $PaO_2<60$ mmHg，$PaCO_2>45$ mmHg，如进行大手术，则风险很大，尤其是胸部和上腹部手术，术后常需较长时间的呼吸支持。动脉血气分析不仅可对肺通气、换气及氧合作出评价，还可对酸碱平衡及心肺的整体状况作出评价。

第三节　麻醉药对呼吸功能的影响

麻醉药物对呼吸的抑制作用早已被人们所了解，这种抑制作用主要表现在对通气功能的抑制及肺血管阻力增加，临床上表现为低氧血症及高碳酸血症。常用的吸入和静脉麻醉药都是肺通气抑制药，可减少潮气量。但一般有呼吸频率代偿性增加（异氟醚例外），随着麻醉的加深，频率的增加不足以代偿潮气量的减小，$PaCO_2$ 随之升高。不同的药物对呼吸的抑制程度不同，一般随着剂量的增加呼吸抑制加重。所有麻醉药的亚麻醉剂量及镇静剂量没有明显的通气影响，随着患者意识的消失，抑制开始逐渐显现。

吸入麻醉药和静脉麻醉药及阿片类药物都能抑制呼吸，并且抑制二氧化碳引起的通气增强反应。但这些抑制反应的机制并不完全相同，阿片类药物的特点是降低呼吸频率，而有些吸入麻醉药则增加呼吸频率。低氧对呼吸的刺激作用，也可被低浓度吸入麻醉药所抑制。通常在非麻醉剂量下，吸入麻醉剂（氟烷，安氟醚，异氟醚，七氟醚和地氟醚：$0.05\sim0.2$ MAC）和静脉麻醉剂（丙泊酚血药浓度 $500\sim1500$ cg/mL）可降低低氧引起的通气反应。近期研究表明，吸入高浓度的麻醉剂时通过减少谷氨酸兴奋性递质和增加 GABA 的抑制使脑干呼吸性神经元的呼吸驱动减少。低浓度的吸入麻醉剂对颈动脉体的抑制作用还不清楚,但可能与麻醉剂激活Ⅰ型球形细胞膜上的钾离子通道有关。

一、吸入麻醉药

吸入麻醉药对呼吸功能的影响作用主要表现在3方面:呼吸抑制、呼吸道刺激性和对气管平滑肌的作用。氟类吸入麻醉药能显著抑制呼吸,呼吸抑制的程度为安氟醚＞异氟醚＞地氟醚＞七氟醚＞氟烷。吸入麻醉药抑制呼吸与吸入浓度相关,随麻醉加深呼吸抑制加重。吸入麻醉药也影响肺血管阻力,吸入全麻时可能由于肺容量降低,肺膨胀不全及 FRC 减少,使肺血管收缩、肺血管阻力增加。

（一）乙醚

乙醚对呼吸的抑制作用比其他挥发性全麻药轻。乙醚浅麻醉时对呼吸中枢有兴奋作用,潮气量稍减、呼吸频率增加,使每分钟通气量增加。麻醉至三期三级时呼吸中枢受抑制,呼吸浅、慢,通气量锐减。乙醚麻醉时,如遇呼吸停止(通常先于循环衰竭),只要及时停药并进行有效的人工呼吸,仍能转危为安。乙醚对呼吸道黏膜有明显的刺激作用,诱导和浅麻醉时呼吸道腺体分泌物增多。可反射性地引起咳嗽、喉痉挛,甚至呼吸停止。虽对支气管有扩张作用,但术后仍易产生肺部并发症。

（二）氟烷

氟烷对呼吸中枢具有抑制作用,随着麻醉加深,通气量逐渐减少,呼吸逐渐抑制直至停止,而此时血压一般尚能维持在 $8\sim10.7$ kPa($60\sim80$ mmHg),心跳尚能维持几分钟。氟烷对支气管平滑肌具有松弛作用,无呼吸道刺激性,咽喉反射消失快,不易引起咳嗽、分泌物增加、喉痉挛和支气管痉挛,术后肺并发症较少。

（三）安氟醚

临床应用的安氟醚浓度,对呼吸道无刺激,不增加气道分泌,可扩张支气管,增加吸入浓度不引起咳嗽或喉痉挛等并发症。安氟醚有明显呼吸抑制作用,强于其他吸入麻醉药。在小儿,甚至未达手术麻醉深度便已发生严重呼吸抑制。呼吸抑制主要为潮气量下降,呼吸频率虽增快但不足以代偿。潮气量下降程度及 $PaCO_2$ 升高与麻醉深度呈正比。安氟醚能降低肺顺应性,停药后肺顺应性迅速恢复至原有水平。安氟醚抑制支气管黏膜纤毛运动,抑制程度与剂量相关,随麻醉药排除,抑制作用消失。

（四）异氟醚

异氟醚对呼吸的抑制作用比安氟醚轻,但比氟烷、N_2O 重。抑制呼吸与剂量相关,能严重地抑制通气量,使 $PaCO_2$ 增高,且抑制对 $PaCO_2$ 升高的通气反应。在 1 MAC 时,对 CO_2 的通气反应抑制 $50\%\sim70\%$；2 MAC 时反应消失,呼吸停止。异氟醚对缺氧性反应的抑制较重,浓度大于 1 MAC 时缺氧性反应抑制 $50\%\sim70\%$,1 MAC 时完全消失。异氟醚降低正常人的肺顺应性和功能残气量,增加肺阻力,但改变程度不大。异氟醚使收缩的支气管扩张,有利于慢性阻塞性肺疾患和支气管哮喘的处理。

(五)七氟醚

七氟醚对呼吸道的刺激较小,气道分泌物不增加,诱导时很少引起呛咳,可平稳地进行面罩吸入麻醉诱导。随着吸入浓度的加深,七氟醚对呼吸的抑制作用明显增强。七氟醚不具有随潮气量的减少而产生的代偿性呼吸频率增快作用,每分通气量因此将明显减少。但七氟醚抑制呼吸的作用在停药后消失较快。为防止二氧化碳潴留和缺氧,应及时给予辅助呼吸并注意监测。七氟醚有松弛气管平滑肌的作用,随用量的增加可抑制乙酰胆碱、组胺引起的支气管收缩,适用于哮喘患者。

(六)地氟醚

地氟醚可产生剂量依赖性呼吸抑制。随吸入浓度的增加,潮气量明显减小,同时呼吸频率代偿性增加,但肺泡每分通气量仍下降,导致二氧化碳潴留。其他改变还包括肺内分流增加、死腔量/潮气量比值升高等。因此,使用地氟醚面罩缓慢诱导时,需注意呼吸抑制,及时行辅助呼吸。使用浓度大于 6% 的地氟醚面罩缓慢诱导时常发生气道激惹症状,包括咳嗽、屏气、分泌物多、过度兴奋甚至喉痉挛,因此一般不主张单用地氟醚经面罩吸入诱导。通过减慢增加吸入浓度的速度、合用芬太尼或咪唑安定可显著降低气道激惹反应的发生率。与大多数吸入麻醉药一样,地氟醚也有扩张气管平滑肌的作用,其机制包括直接作用和神经介导作用(通过抑制迷走神经传导通路)。目前尚未有地氟醚诱发哮喘、支气管痉挛的报道。

(七)氧化亚氮(N_2O)

N_2O 可降低潮气量,增加呼吸频率,维持 $PaCO_2$ 在正常范围内。35%~50% N_2O 吸入能抑制缺氧所引起的通气反应,但不抑制 CO_2 过多而引起的通气反应。N_2O 轻度增加气道阻力,肺段支气管阻塞时肺泡萎陷发生较早,N_2O 无呼吸道刺激性,分泌物不增加,纤毛活动不受抑制。单用 N_2O 对呼吸的抑制轻微,通气量无明显变化,$PaCO_2$ 亦不增高。吸入50% N_2O 时,机体对 CO_2 的反应性降低较少,但对缺氧的反应性减弱。N_2O 可增加肺泡氧分压和动脉氧分压差,还可增强其他全麻药或麻醉性镇痛药的呼吸抑制作用。N_2O 也引起肺血管收缩,使肺血管阻力增加。

二、静脉麻醉药

静脉麻醉药引起呼吸抑制与注射速度及剂量相关。丙泊酚抑制呼吸作用较强,其次是安定,咪达唑仑及乙托咪酯,氯胺酮抑制呼吸最轻。静脉麻醉药一般对缺氧性肺血管收缩没有明显的影响。

(一)丙泊酚

丙泊酚对呼吸抑制作用明显。有研究发现心脏病患者呼吸抑制作用明显大于非心脏病患者,70%的心脏病患者需进行控制呼吸,自主呼吸恢复时间约 3~5 min;而非心脏病患者该药对呼吸抑制呈一过性,约 30~70 s。80%病例面罩给氧,不给辅助呼吸,SpO_2 仍能维持在 97%以上。丙泊酚和芬太尼合用后,全部病例发生呼吸暂停,且呼吸暂停时间可达 4~7 min。丙泊酚对支气管平滑肌有直接扩张作用。

（二）咪达唑仑

咪达唑仑有轻度的呼吸抑制作用,使潮气量降低,呼吸频率增快,呼气时间缩短。咪唑安定主要对呼吸中枢有抑制作用,对呼吸动力几乎无影响。因此与其他中枢抑制药合用时,对呼吸抑制有协同作用。

（三）地西泮

过去认为地西泮不抑制呼吸,现已确认地西泮 10~20 mg/70kg 静脉注射有抑制通气的作用,并明显减弱二氧化碳升高的通气反应,使潮气量下降,$PaCO_2$ 轻度增加,甚至产生呼吸暂停,尤其当与其他中枢抑制药合用时呼吸抑制作用更加明显。

（四）依托咪酯

依托咪酯对呼吸的影响较轻。临床实验表明,静脉注射依托咪酯 0.3 mg/kg,只要注射速度不过快,对呼吸频率和幅度均无明显影响,但术前已给芬太尼、氟哌利多、阿托品或阿片类药的患者常发生呼吸抑制,术前用哌替啶的患者发生率高达 10%~15%。

（五）氯胺酮

临床剂量的氯胺酮缓慢注射,对呼吸影响轻微,并能很快恢复。如果静脉注射过快或剂量过大,或同时应用麻醉性镇痛药,则引起显著的呼吸抑制,甚至呼吸停止,对婴儿和老人的呼吸作用更为明显。氯胺酮使支气管平滑肌松弛,具有拮抗组胺、乙酰胆碱和 5-羟色胺的支气管收缩作用,故适用于支气管哮喘病患者。氯胺酮使唾液和支气管分泌物增加,故麻醉前用药应给予阿托品。氯胺酮麻醉期间小儿发生咳嗽、呃逆、喉痉挛较成人常见。氯胺酮对喉反射抑制不明显,但保护性喉反射并不能保存完整,仍有误吸的可能。

三、阿片类药

所有阿片类 μ 受体激动剂均可通过对脑干呼吸中枢的直接作用而抑制呼吸,且与剂量呈正相关,小剂量（镇痛剂量）常使呼吸频率减慢而不改变潮气量,加大剂量则潮气量也减低。阿片类药剂量越大,呼吸抑制作用越严重。最近在 μ 受体敲除的大鼠研究中表明,μ 受体是吗啡影响呼吸的作用位点,而非 μ 受体与呼吸频率的调节有关。阿片类药物既能抑制呼吸中枢对 CO_2 的反应,降低低氧的通气动力,也能干扰调节呼吸节律的脑桥及延脑中枢,使呼吸暂停、延迟呼吸或不规则呼吸和/或周期性呼吸。吗啡的呼吸抑制作用较芬太尼和哌替啶的时间长。芬太尼易使胸壁肌僵直,通气量明显减少。哌替啶呼吸抑制作用相对较弱。

近来在阿片的药效学研究中观察到阿片类镇痛药有明显的性别差异,阿片对女性有更好的止痛作用和更严重的呼吸抑制。

（一）吗啡

吗啡对呼吸抑制程度与用药剂量相关,在小剂量（≤0.1 mg/kg 静注或 0.15 mg/kg 肌注）时只使呼吸频率减慢而潮气量无改变。如剂量增大,吗啡产生明显的呼吸抑制作用,表现为呼吸频率减慢、潮气量减少、分钟通气量下降。大剂量静脉注射吗啡 2 mg/kg,自发呼吸完全停止,明显的通气抑制持续 14 h 以上,这是吗啡急性中毒死亡的主要原因。老年患者（>60 岁）对吗啡的敏感性较高,使用相同剂量时,血浆浓度高于年轻者,呼吸抑制程度更深,窒息、间歇性呼吸、上气道梗阻等并发症多见。通常,吗啡的低脂溶性限制了它对血脑屏障的穿透能力,但婴幼儿血脑屏障尚未健全,因此,婴幼儿对吗啡耐受性较低。在合并有其他中枢性抑制者,如已有中枢病变者,使用吸入麻醉药、巴比妥类药物、酒精及其他镇静药物者均可加强吗啡的呼吸抑制效应。吗啡对呼吸的抑制主要是延髓呼吸中枢对二氧化碳的反应性降低;其次,脑桥呼吸调整中枢受到抑制后导致呼气延迟,呼吸间歇延长;此外,吗啡还降低颈动脉体和主动脉体化学感受器对缺氧的反应性。大剂量吗啡还可抑制小支气管的纤毛活动。止痛剂量吗啡对呼吸抑制的高峰期比芬太尼发生慢,部分原因是吗啡的低脂溶性,峰期时间分别为 30±15 min 和 10 min 之内,但吗啡持续期较长。由于吗啡的组胺释放作用及对平滑肌的直接作用可引起支气管收缩,虽然对一般人影响不大,但对支气管哮喘患者可能诱发哮喘。包括吗啡在内的阿片类药物使用过程中的呼吸抑制延迟和复发问题已有许多报道,但其机制尚不清楚,可能与刺激、疼痛程度、辅助用药、低温、循环改变有关。

（二）哌替啶

哌替啶与其他阿片类 μ 受体激动剂一样,对呼吸系统有明显的抑制作用,主要表现为潮气量减少,抑制程度与剂量相关。以等效剂量比较,哌替啶对肺通气的抑制作用为吗啡的 1.3～1.9 倍。对老年及小儿影响更大。使用过程中也可能有呼吸抑制延迟和复发现象。相同剂量时,呼吸抑制作用比芬太尼稍弱。

（三）芬太尼族

芬太尼对呼吸驱动力、时间及呼吸肌活动均有影响,在芬太尼（2 μg/kg）与咪唑安定（0.05 mg/kg）联合应用时,低氧反应与二氧化碳反应相继受到影响,发生呼吸抑制,血药浓度达 1.5～3.0 μg/kg 时,呼吸中枢对二氧化碳反应的敏感性即下降。芬太尼抑制呼吸的时间比等效吗啡或哌替啶要短,恢复时间也快。使用芬太尼 10 μg/kg 麻醉后,术后一般不引起呼吸抑制,但也有报道呼吸抑制达 5 h 以上者。如剂量达 20～50 μg/kg 时,术后必须做好机械通气的准备。大剂量应用芬太尼（50～100 μg/kg）后,辅助呼吸常需 12 h 或更长。芬太尼、舒芬太尼等均可引起呼吸抑制延迟,可能与血药浓度出现二次高峰有关。

与芬太尼相比,舒芬太尼对 μ_1 型受体具有更高的选择性,镇痛作用是芬太尼族类中最强的,且维持时间持久。舒芬太尼对呼吸也有抑制作用,其程度与等效剂量的芬太尼相似,引起胸壁僵硬的作用也相似,只是持续时间较芬太尼长。但是另一方面,舒芬太尼的时量相关半衰期(静脉恒速输注药物一段时间停药后,中央室药物浓度下降50%所需的时间)与芬太尼相比下降了7倍,因此也减少了蓄积的危险性。舒芬太尼对呼吸抑制的时间短于镇痛时间,复苏时间也短于芬太尼。Conti 等的研究结果显示,舒芬太尼的连续输注可以用来作为一种单纯的镇静剂,用于缓解患者的不适,同时对呼吸动力,分钟通气量,呼吸频率和呼吸模式的影响不明显。

瑞芬太尼是纯 μ 型阿片受体激动剂,清除半衰期仅 6 min,是超短时、强效阿片类镇痛药,具有起效快,作用时间短,恢复迅速,无蓄积作用,麻醉深度易于控制等优点。瑞芬太尼对呼吸也有抑制作用,其程度亦与等效剂量的芬太尼相似,但持续时间较短,停药后恢复更快,停止输注后 3～5 min 恢复自主呼吸。也可引起肌僵硬,但发生率较低。瑞芬太尼会产生剂量依赖的呼吸频率减慢及 $P_{ET}CO_2$ 的上升,且这种抑制与注射速度有关,减慢注药速度可减少呼吸抑制的发生率。

芬太尼族类的镇痛药引起的呼吸功能抑制都较为相似,主要表现为呼吸驱动力减弱、呼吸时间延长、呼吸频率减慢,从而引起氧饱和度下降和对 CO_2 敏感性下降等方面。但是,由于各自的药代动力学特点的不同,芬太尼,舒芬太尼,瑞芬太尼所引起的呼吸抑制又稍有不同。舒芬太尼与芬太尼相比,镇痛作用强,持续时间久,但另一个方面,舒芬太尼的体内消除较芬太尼快,蓄积的危险也较芬太尼小。因此与其强大的镇痛作用相比,舒芬太尼对呼吸功能的影响相对较小。对于瑞芬太尼而言,它与芬太尼或舒芬太尼对术中呼吸功能的抑制表现极为相似,但由于其独特的酯酶代谢方式所致的超短效,无蓄积的特点,在作用持续时间和术后呼吸恢复方面占有极大优势。

(应隽 王祥瑞)

参考文献

1 张小先.呼吸功能监测.王祥瑞.围手术期呼吸治疗学.北京:中国协和医科大学出版社,2002:83～106.

2 郑煜.呼吸.姚泰.生理学.6 版.北京:人民卫生出版社,2005:137～172.

3 Ferquson LM, Drummond GB. Acute effects of fentanyl on breathing pattern in anaesthetized subjects. Br J Aneasth, 2006, 96(3): 384～386.

4 Machata AM, Illievich UM, Gustorff B, et al. Remifentanil for tracheal tube tolerance: a case control study. Anaesthesia, 2007, 62: 796～801.

5 De Baerdemaeker LE, Jacobs S, Pattvn P, et al. Influrence of intraoperative opioid on postoperative pain and pulmonary function after laparoscopic gastric banding: remifentanil TCI vs Sufentanil TCI in morbid obesity. Br J Anaesth, 2007, 99(3): 401～411.

6 Bernards CM, Shen DD, Sterling ES, er al. Epidural, cerebrospinal fluid, and plasma pharmacokinetics of epidural opioids(part1): differences among opioids. Anesthesiology, 2003, 99(2): 455~465.

7 Bilgin H, Basagan Mogol E, Bekar A, et al. A comparison of effects of alfentanil, fentanyl, and remifentanil on hemodynamic and respiratory parameters during stereotactic brain biopsy. J Neurosurg Anesthesiol, 2006, 18(3):179~184.

8 Noseir RK, Ficke DJ, Kundu A, et al. Sympathetic and vascular consequences from remifentanil in humans. Anesth Analg, 2003, 96(6):1645~1650.

9 Cortinez LI, Munoz HR, De la Fuente R, et al. Target-controlled infusion of remifentanil or fentanyl during extra-corporeal shock-wave lithotripsy. Eur J Anesthesiol, 2005;22(1): 56~61.

10 Guggenberger H, Schroeder TH, Vonthein R, et al. Remifentanil or sufentanil for coronary surgery: comparison of postoperative respiratory impairment. Eur J Anaesthesiol, 2006, 2:1~9.

第 *16* 章　药物与肝功能

肝脏是人体内最大的实质性脏器,重 1 200～1 500 g,约占成人体重的 1/36。肝脏由肝实质和一系列管道结构组成。肝内有两个不同的管道系统,一个是 Glisson 系统,另一个是肝静脉系统。前者又包含门静脉、肝动脉和肝管,三者被包裹于一结缔组织鞘内(称 Glisson 鞘)。肝脏不仅解剖结构复杂,而且又具有十分重要和复杂的生理功能,它与消化、物质代谢、贮存、解毒、血液凝固等诸多生理功能密切相关。肝脏既是药物体内代谢、消除的重要器官,它的结构和功能又受到药物或毒物的影响。

第一节　肝脏在药物代谢中的作用

肝脏与肾脏是大部分肌松药代谢的主要部位。肝脏主要通过细胞色素 P_{450}、尿苷二磷酸(UDP)-葡萄糖醛酸基转移酶等代谢酶对药物进行氧化还原(或)和结合反应,使代谢产物较易于通过肾脏和(或)胆汁排出体外。

一、肝脏在药物代谢中的作用

肝脏对药物的代谢主要指对药物进行生物转化或(和)分泌入胆汁而排泄。血浆中的药物经肝细胞摄取、代谢酶进行转化继而生成新的代谢产物,从而易于通过肝脏或(和)肾脏排出体外。在肝脏的生物转化主要依赖三相代谢(图 16-1):

(一) I 相代谢

I 相反应也称官能团反应,参与 I 相代谢的是一个庞大的基因家庭编码的依赖细胞色素 P_{450} 的混合功能氧化酶系统,其中主要成分是细胞色素 P_{450}。 I 相反应包括羟化、脱烃、脱氨、环氧化、脱硫、脱卤和水解等反应。如潘库溴铵有 10%～20% 在肝脏内代谢羟化成为 3 羟基维库溴铵;而维库溴铵在体内可产生 3 羟维库溴铵、17 羟维库溴铵和 3,17 羟维库溴铵 3 种代谢产物,其中前者为主要途径。

1. **P_{450} I 家族**　P_{450} I 家族包括 CYP1A1、CYP1A2 和 CYP1B1 3 种同工酶蛋白,与大

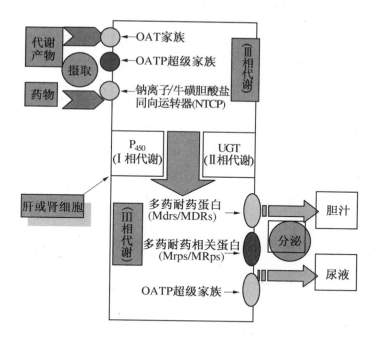

图 16-1　代谢产物和药物在肝脏或肾脏的代谢示意图
(OAT:有机阴离子转运体;OATP:有机阴离子转运多肽;P_{450} 为细胞色素氧化酶系统;UGT 为葡萄糖醛酸转移酶)

多数化学致癌物的"增毒"作用有关,与临床常用麻醉药物的代谢关系不大。

2. P_{450} Ⅱ家族　　P_{450} Ⅱ家族是目前已知的细胞色素P_{450}同工酶中最大最复杂的家族,包含着 2A、2B、2C、2D、2E 和 2F 等众多亚族,其中以 CYP2D6 和 CYP2E1 与麻醉药的代谢关系密切。

CYP2D6 能代谢多达 60 多种常见临床药物,包括抗焦虑药、镇咳药、抗心律失常药和抗高血压药等,典型的底物如可待因、曲马多、卡托普利、美托洛尔等等。CYP2D6 的一个突出特点是遗传多态性,7%~10%的白种人由于无效的等位基因而成为慢代谢者(PM),在中国人和日本人中 PM 约占 1%。Jerling 等研究表明纯合子高代谢者(EM)口服安定类药物奋乃静后的清除速率是 PM 个体的 3 倍。另外,可待因转化为吗啡也由该酶催化,因此,在白种人群中 10%的 CYP2D6 功能缺陷者,其可待因镇痛作用就极差。这种遗传多态性在临床上可表现为药物作用强度和时效的显著差异,甚至在特定情况下 PM 者还会发生药物蓄积中毒现象。

CYP2E1 在人和哺乳动物的肝脏中表达个体差异较小,该酶主要参与乙醇、丙酮、氯仿等小分子的代谢。临床常用的卤族类挥发性麻醉药虽大部分以原型排出体外,但尚有部分经 CYP2E1 催化代谢,其中最典型的是氟烷。后者在体内约有 12%~20%的代谢率,根据不同的氧分压,CYP2E1 通过两条途径代谢氟烷:在氧充足的条件下,氟烷由 CYP2E1 催化降解为稳定的终产物三氟乙酰乙酸（TFAA）；如氧分压下降，氟烷还原代谢显著，与 CYP2E1 结合后被一个单电子还原，释放出溴离子，即形成 CF_3CHCL 自由基，并可进一步还原为 2-氯-1,1-二氟乙烯（CDE）和 2-氟-1,1,1-三氟乙烷（CTF）。安氟烷和异氟烷在体内代谢率较低，约为 2.5%～8%，最近 Kharasch 等用 CYP2E1 特异性抑制剂戒酒醇证实异氟烷主要通过 CYP2E1 分解为三氟乙酸和无机氟。七氟烷在体内的生物转化率较安氟烷和异氟烷低，地氟烷则几乎不通过 P_{450} 催化而主要以原型排出体外。

另一个值得注意的现象是卤族类挥发性麻醉药不仅是 P_{450} 的底物还能诱导肝药酶。已经证实氟烷，安氟烷、异氟烷和七氟烷使肝细胞色素 P_{450} 酶活性增加，表现为氧化反应产物无机氟和有机氟化物的血中浓度明显增加。

3. P_{450} Ⅲ家族　CYP3A 是人肝脏中含量最丰富的 P_{450} 形式，在某些个体可达到总 P_{450} 含量的 60%。该亚族主要有 CYP3A3/3A4、CYP3A5、CYP3A7 四种同工酶，其中 CYP3A3/3A4 为主要组成形式，肝脏中尤以 CYP3A4 为主。它主要通过 C-或 N-脱烃和 C-羟化反应来完成药物的代谢。该酶底物覆盖面极广，如地西泮、咪达唑仑、芬太尼、阿芬太尼、胺碘酮、奎尼丁、硝苯吡啶、丙咪嗪以及免疫抑制剂环孢霉素 A 等。可以说从致癌物黄曲霉素 B1 到大多数临床口服药物的生物转化，都有 CYP3A 的参与。因此一般认为它是参与口服药物首过效应的主要酶系，也是造成药物间相互作用的重要原因。

丙泊酚在肝内主要与葡萄糖醛酸和硫酸根结合或降解为醌类代谢产物，CYP3A4、CYP2C9、CYP2A6 等多种 P_{450} 同工酶均能代谢异丙酚，只是代谢率较低而且在底物浓度明显高于临床血药浓度时这一效应才有意义。临床剂量的丙泊酚能抑制阿芬太尼和舒芬太尼的氧化代谢。丙泊酚通过对 CYP3A4 的竞争性抑制作用能显著降低咪唑安定的清除速率。

（二）Ⅱ相代谢

Ⅱ相反应又称结合反应，谷胱甘肽、葡萄糖醛酸及硫酸根等基团在相应基团转移酶的作用下，使药物形成非活性形式（也有例外，如吗啡生成的是活性物）而易于从肾脏随尿或从肝脏随胆汁分泌而排泄。Ⅱ相药物代谢反应在药物的生物转化过程中占据着重要地位。尿苷二磷酸葡萄糖醛酸转移酶（UDP-glucuronosyltransferases，UGTs）是人体Ⅱ相反应中最重要的酶之一，在细胞内位于内质网膜腔边和细胞核膜，利用葡萄糖醛酸为糖基供体催化广泛的内源性和外源性化学物质进行结合反应，增加其极性而利于排出体外。同细胞色素 P_{450}（CY P_{450}）一样，UGTs 的编码基因也是一个超家族。至今已有至少 26 种 UGTs 的 cDNA 被探明，其中的 18 种编码功能性蛋白并被分为 UGT1 和 UGT2 家族（图 16-2）。一些基因缺陷和多态性会改变其基因产物，产生重要的药理学影响，并被证实与一些代谢性疾病（如 Gilbert's 和 Crigler-Najjar 综合征）和肿瘤易感性有关。虽然许多肝外组织包括肾脏、胃、小肠、肺、皮肤和脑也存在 UGTs 的表达，但肝脏被认为是 UGT 同工酶存在的主要器官。UGTs 有广泛而又重叠的底物，其活性可被许多化合物所诱导，年龄、种族、饮食、激

素水平、药物治疗、疾病状态等因素也可影响 UGTs 活性。与近年来在Ⅰ相代谢及
$CYP_{450}s$ 取得的进展相比,关于 UGTs 的代谢、调节、基因治疗、对治疗的潜在作用的了解
还明显存在差距。鉴于 UGTs 在药物代谢中的重要性,开展更多的基础及临床研究以提高
对其的认识是十分必要的。

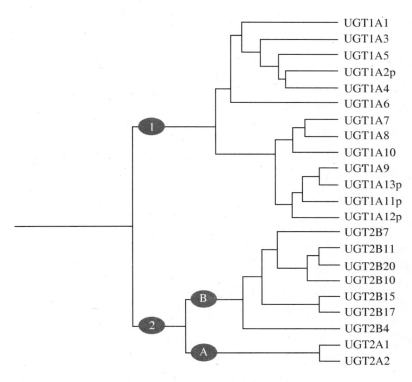

图 16‑2　UGT 同工酶基因多态树

(三)Ⅲ相代谢

近年来发现肝细胞和肾小管上皮细胞上存在着一类转运载体,即有机阴离子转运多肽
(organic anion translating peptide,OATP),它们在细胞摄取和分泌内源性化合物和外源
性物质(如药物)时起着重要作用,机体首先需要从血浆中摄取这些物质,才能进一步对它
们进行代谢。有学者将 OATP 对其底物的转运作用称为除Ⅰ相和Ⅱ相代谢之外的Ⅲ相代
谢,把 OATP 称为Ⅲ相代谢酶。此外,以往发现的有机阳离子转运体(Organic cation
transporter,OCT)和有机阴离子转运体(Organic anion transporter,OAT)均是细胞跨膜
转运体,它们主要转运分子量较小的有机阳离子和有机阴离子。从代谢的角度来说,由于
物质在体内的代谢首先需要将它们转运至细胞内,除了 OATP 之外 OAT 和 OCT 等膜转
运体都应是Ⅲ相代谢酶。

OATP 是一个超级家族的转运体,最初命名时因为其主要转运有机阴离子,但后来发

现它还转运种类众多的内源性化合物和外源性有机阳离子和无电荷的化合物,如胆红素等有机胆盐、维库溴铵等二价有机阳离子等体积较大的化合物。OATP 还对血脑屏障、胎盘屏障等生物屏障的形成和维持起重要作用。它们在肝脏和肾脏等器官表达的改变,可影响其底物的代谢。已经发现一些麻醉药和内源性阿片类物质是 OATP 的底物。如肌松药罗库溴铵是大鼠 Oatp1、Oatp2 和 Oatp3 及人类 OATP‐A 的底物。

各种酶的基因多态性是个体及种间药物代谢差异的基因基础,酶活性的数量或活性的下降也会使药物的代谢受到明显影响。有研究表明,慢性肝硬化和阻塞性黄疸患者 P_{450} 数量和活性均有明显下降。这也可能是慢性肝病患者药物代谢能力下降的主要原因之一。此外,不同病理条件下,内源性化合物在体内代谢的堆积可导致一些酶类的数量和质量发生改变,这些代谢酶的变化可进一步影响同一底物的药物的代谢。

(四)药物自身化学结构对肝脏和肾脏代谢的影响

1. 分子大小对药物在体内代谢的影响

药物及其代谢产物通常是通过尿和胆汁排泄的,而这两种消除通路又是相互补充的。Hiron 等 1976 年就证实,低分子量化合物通过尿液排泄多,而通过胆汁排出少(<10%);高分子量化合物主要通过胆汁消除。30 种有机芳香族化合物在大鼠体内的消除表明,分子量<350 时主要的排泄途径是尿液,350～450 时两种途径都有,而在 450～850 时主要经胆汁排泄。1984 年,Klaassen 等证明,通过胆汁排泄的有机阴离子其分子量界限值大约 500。如果其中一条通路被阻断或抑制,另一条通路则可能总体上增强。既然这个过程是载体介导,内源性血浆内物质和药物在组织摄取和/或分泌时就可能有竞争和饱和。

2. 脂溶性和电荷基团对药物在体内代谢的影响

在大鼠单价有机阳离子分子量位于 200±50,两价有机阳离子易于从胆汁中排泄。然而,同样是两价阳离子的潘库溴胺和维库溴胺却不同,虽然他们分子量在此范围,但维库溴胺主要在肝内消除,而前者却以肾脏排泄为主,提示除分子量因素外,化学分子结构也应参与进来。许多分泌到胆汁中去的有机物是含有亲水亲油两极性分子,有电荷的极性基团,如羧酸、磺酸、四铵基团,或结合于非极性部分如环结构或长链。用一系列分子量逐渐增加的单价有机阳离子及两价有机阳离子(铵基甾类肌松药)及有机阴离子来研究分子的极性和非极部分的平衡对于其胆汁中排泄至关重要。虽然维库溴胺和潘库溴胺仅有单甲基不同,维库溴胺从阳离子中心分离出一个质子,脂溶性可变得更大,并平衡剩余的阳离子团,从而出现显著的胆汁分泌。

分泌到胆汁中去的许多药物,其特点是其总的脂溶性和电荷基团,高度结合于血浆蛋白。阴离子药物主要结合于白蛋白,而阳离子药物则结合于血清类黏蛋白或 α_1 酸性糖蛋白。可以看出,阳性、阴性离子的脂溶性和他们与血浆蛋白结合及肝内的排泄率都有很大关系。总体来说,能分泌到胆汁中去的药物,常有较高的分子量,包含有亲水亲油两重的结构,并有较高血浆蛋白结合率;而分泌到尿中去的药物其分子量常较低,可溶性较强,血浆蛋白结合率较低。

二、肝脏解毒功能的改变

肝脏处于门体静脉系统之间,有如滤过系统,可从门脉循环中除去有害物质。直接来自体外的毒素或药物以及代谢过程中产生的毒性物质,也均在肝内转变为无毒或与毒性物质结合,在酶的催化下变成无毒性或毒性小而溶解度大,容易排泄的物质后排出体外。

肝脏的解毒方式有氧化、还原、结合、水解、脱氨等5种,以前3种最为重要。某些体外物质只通过一种方式即可解毒,而另一些则须通过一种以上的方式才能解毒。结合解毒是肝细胞内所含有的葡萄糖醛酸、硫酸盐以及甲基化合物与毒性小而溶解度大的化合物结合,随胆汁或尿排出体外。葡萄糖醛酸来自肝糖原,故增加肝糖原的储备量对解毒功能颇为重要。此外,约20%体热由肝产生,故肝移植手术,于无肝期体温可下降,加上冷灌注液及冷库血的输入,体温可降至危险程度。肝病主要通过三方面影响肝脏的药物代谢:① 通过血流灌注的改变而间接地使药物或毒物代谢发生异常,例如通过侧支分流,使门脉血中药物逃避肝细胞的代谢;② 肝病损害了肝脏代谢药物的能力,如肝脏混合功能氧化酶的活力的改变;③ 血清白蛋白合成减少,药物同血浆蛋白结合率降低,从而使药物在体内的分布、代谢或排泄也发生改变,而易发生药物中毒。

一些研究表明,肝硬化患者尤其是有肝昏迷史者比普通人群对吗啡及氯丙嗪更加敏感,也有研究表明同样血浆浓度的安定在严重肝病患者比普通人群显示更强的药物作用。但是,有证据表明,严重肝硬化及门脉高压患者对儿茶酚胺的敏感性实际上是降低的。门脉高压患者及动物血浆胰高糖素是升高的,胰高糖素会降低血管对儿茶酚胺的敏感性,所以肝硬化患者不像正常人那样对儿茶酚胺敏感。也就是说这类患者吗啡及安定类药物应减量,一些血管活性药如加压素等应增加剂量。

由于药代药效的复杂性,带来了选择理想药物的困难。作为一个例子,20年之前发现严重肝硬化患者需要更大剂量的筒箭毒碱才能达到普通患者相同程度的肌松。因为肝硬化患者筒箭毒碱有较大的分布容积,主要由于该类患者有较高浓度的γ-球蛋白,与球蛋白结合的筒箭毒碱增多,而游离药物相对较少。另外一方面,所有药物包括肌松药均从胆汁分泌,在肝硬化及阻塞性黄疸患者其分泌速度就相当慢。这些研究表明适当应用三碘季胺酚或阿曲库铵是合适的,因这些肌松药不经胆汁分泌。但是对这些患者肌松药的不良反应应从药代动力学药效动力学综合考虑。如在严重肝病患者,维库溴铵的半衰期延长,而三碘季铵酚则无明显改变。这并不是说肝硬化患者禁忌使用维库溴铵:因为维库溴铵只是其作用时间的延长,使用还是安全的,而三碘季铵酚则有心动过速,所以不是很好的选择。

事实表明,由于药代及药效学的改变,不同患者对药物的反应很难预料。所以,更为重要的是每一种药的选择原则是你所需要的该药哪方面的药理作用。

第二节 麻醉对肝血流及肝氧供氧耗的影响

一、麻醉对肝血流的影响

手术与肝功能的关系关键在于麻醉用药、麻醉技术和手术操作对肝血流量（LBF）的影响，肝脏本身调节血管运动的作用甚微。肝血流量的变化取决于：① 体循环的动脉压（肝动脉压）；② 内脏血管阻力（门静脉压）；③ 中心静脉压（肝静脉压）。麻醉和手术对这三者都可能有影响，从而使肝血流减少。健康人在麻醉和手术中，肝血流虽减少，但不致引起肝脏缺氧、乏氧代谢或对肝功能产生远期影响。可是，对 LBF 已经受损害的肝硬化患者，这种医源性 LBF 减少极为有害。LBF 的减少可以解释潜伏期或已罹病毒性肝炎患者为何全麻后会发生暴发性肝坏死。所以在肝脏手术或肝病患者的非肝脏手术中，应尽量保持 LBF 的稳定。

几乎所有的麻醉药都对肝脏产生一定的影响，只是影响程度轻重不等而已。氧化亚氮-氧麻醉时，肝血流量无明显改变。乙醚麻醉时，有引起肝血流减少的报告，但也有一些实验结果提示肝血流量不变，甚至有所增加。其他吸入麻醉药几乎都使肝血流量不同程度地减少。氟烷使肝动脉血流和门静脉血流均显著减少。Gelman 认为氟烷使总肝血流减少是继发于氟烷心排血量（CO）和平均动脉压（MAP）的抑制所致。但是有研究证明，氟烷使肝动脉血流的下降程度超过 MAP 和 CO 的下降程度，同时证明氟烷可使肝动脉阻力增加，肝内血管阻力升高，肝微循环血流减少，血流速度缓慢。另外，对氟烷麻醉患者进行肝动脉造影发现，肝动脉血管床明显收缩，说明氟烷所致肝血流下降，除继发于 MAP、CO 下降外，还与增加肝循环阻力有关。有关安氟醚对肝血流影响的研究不及氟烷广泛。一般认为安氟醚稍优于氟烷。安氟醚可通过门脉前血管的直接扩张作用而使门脉血流减少。对肝动脉血流的影响，结果不一。有报道肝动脉血流于浅麻醉时无改变，深麻醉时则减少。异氟醚对血流动力学影响的研究显示其血管扩张作用明显。异氟醚对门静脉前血管床和肝动脉均有扩张作用，从而使门脉血流减少，肝动脉血流增加，两者互补的结果使总肝血流相对稳定。七氟醚的血流动力效应类似异氟醚。有报告 1.5MAC 七氟醚可使犬肝动脉及门脉血流分别减少 25％和 27％。

静脉注射硫喷妥钠，安泰酮（althesin）和依托咪酯（etomidate）均可使总肝血流下降。大剂量静脉注射可能系通过循环的过度抑制而降低肝血流，而较低剂量则可能通过对肝动脉和肠系膜动脉的直接收缩而降低肝血流。其他巴比妥类静脉麻醉药仅在深麻醉时因动脉压下降而使供肝血流减少。氯胺酮具有心血管兴奋作用，而使肝血流量增加。神经安定镇痛麻醉时，循环功能相对稳定，肝血流无显著改变。

局麻药用于脊麻和硬膜外阻滞时,对肝血流的影响与阻滞平面有关,并随外周动脉压下降而减少达 23%～33%。有报道感觉平面在胸$_4$以下,肝血流约下降 20%;高于胸$_4$则下降较显著。Kennedy 等观察到硬膜外阻滞时,肝血流量的改变因局麻药中是否含有肾上腺素而异。使用不含肾上腺素的 2% 利多卡因,阻滞平面达胸$_5$时,肝血流量减少 26%,他们认为这是由于血中利多卡因(2～3 mg/L)引起内脏血管阻力增加的结果。而当使用含肾上腺素(1∶20 万)的 2% 利多卡因时,由于吸收入血液循环中肾上腺素的作用,心排血量增加,内脏血管阻力减少,肝血流量维持在对照水平;30 min 后,肝血流量随平均动脉压下降而减少23%。各种麻醉停止使用后 1～2 h 内,肝血流量恢复到麻醉前水平。

二、麻醉对肝氧供、氧耗的影响

麻醉对肝氧供的影响,也是通过影响肝血流量和影响门脉前组织摄氧两条途径。

有关吸入麻醉药对肝氧供影响的研究表明,氟烷显著减少肝氧供。1.5MAC 氟烷麻醉后,肝氧供减少 50% 左右。氟烷对门脉前组织的氧耗无明显影响,而肝氧耗减少。氧供耗比无明显改变或轻度下降。对氟烷麻醉时肝氧耗减少的原因及意义有不同解释。有人认为,肝氧耗受氧供制约,供氧减少后,氧耗自然下降,以免肝细胞缺氧,属机体的保护性反应。也有人认为肝氧耗量下降与氟烷对肝细胞器结构和功能的损害有关。安氟醚麻醉时肝氧供较氟烷略好,肝氧耗无改变或轻度减少。异氟醚麻醉时,肝氧供最佳,肝氧耗量保持不变,甚至增加。但是,有人认为不能排除异氟醚麻醉引起缺氧性肝损害的可能性。七氟醚使氧供耗指标改变的意义以肝氧耗量最重要,因其反映肝细胞活动情况。异氟醚和七氟醚不抑制肝细胞氧耗,说明两药对肝细胞内呼吸及代谢影响不大。吸入麻醉药对肝血流动力,氧供、氧耗的影响,以氟烷最强,安氟醚次之,异氟醚和七氟醚较小。临床遇肝功能减退患者需行麻醉时,以选择对肝血流动力,氧供耗影响较小的药物为好。

在外科应激期间,由异氟醚引起平均动脉压即使下降 30%,也不会引起明显的肝脏氧供的下降。而在猪由氟烷所致同样程度的动脉压下降却在外科应激(开胸术、剖腹术、大创面的外科手术)条件下引起肝氧供及氧供耗比的下降,应用猪模型行芬太尼麻醉,可以维持肝氧供于基础水平,而肝氧耗则高于异氟醚及氟烷麻醉。所以,芬太尼麻醉时肝氧供耗比相对较高。氟烷则低于异氟醚及芬太尼麻醉。芬太尼麻醉时肝氧供耗比升高的机理还不明确,可能由于外科应激条件下,肝内代谢增强,而引起肝氧需增加有关。这种氧需增加(随氧供增加)并不被芬太尼麻醉所阻断,而明显被异氟醚及氟烷所减弱。

三、外科应激与肝功能

外科操作会干扰机体的内在平衡,有时还相当严重,如引起肝脏循环及功能的变化。众所周知,外科应激会引起循环内儿茶酚胺、皮质激素、生长激素、抗利尿激素升高及肾素血管紧张素与醛固酮系统的激活。但有关应激对患者机能影响的研究却较少。许多研究均证明剖腹术本身即可引起肠肝血流减少。虽未对这种应激反应的发生机制作直接的研究,但是,由于内脏的牵拉及各种外科操作可能起了重要的作用;当然对应激的一般生物学反应也是重要的。例如,剖腹术可引起肠系膜血管收缩,胃肠血流减少,如作垂体切除则无上述现象。外科应激往往导致一些激素及其他一些物质的释放,包括儿茶酚胺、肾素血管紧张素、加压素,这些物质均能干扰内脏循环。这些激素升高常持续术后数小时甚至数天。

有一研究表明,经苯巴比妥预处理(酶诱导)后的大鼠在氟烷麻醉下行单纯剖腹术或剖腹后行肝动脉结扎术,发生了肝坏死。而在同样的条件下,只行氟烷麻醉,而未行剖腹术的大鼠则未发生肝坏死。这一研究表明,在这种特定的实验条件下,剖腹术可使肝氧供下降到足以引起肝坏死的程度。实际上肝脏对缺氧是极度敏感的。

在一些慢性肝疾患的患者,当肝含氧量低于 $9 \, mL \cdot dl^{-1}$ 时,几乎均发生了肝损害,而心肌及脑损害却不明显。无论是实验室或临床资料均证明,即使在同种麻醉维持条件下,这种肝脏氧供减少对围术期肝功能来说是极其有害的。所以有人给它取了一个专有名词"缺血性肝炎",即使轻度肝氧供下降,亦能引起相对中度的肝损害。肝血流下降所致的肝功能损害主要表现为肝酶的升高。升高的程度取决于外科手术的类型及大小而不是取决于何种麻醉方法。例如,在同样的麻醉条件下,小的外科手术很少见到肝酶的升高。其他的研究也证明术后肝功能障碍主要的决定因素是外科手术本身,而不是选择何种麻醉方法。所以,外科手术,尤其是剖腹手术,会影响到肝功能,但通常不至于引起严重后果,而对于进行性肝病患者来说,剖腹术会引起极高的术后死亡率。20 世纪 60 年代有报道,急性肝炎患者行剖腹术术后急性死亡率约为 10％～11％。近 20 年来,这种情况没有明显的改善。

正如前述,所有的麻醉药,尤其是吸入麻醉药,均有不同程度降低总肝血流的作用,并有剂量依赖性,在此基础上再行外科手术,肝血流会进一步下降,其与手术类型有关,一些周围的小手术对肝血流影响较小,一些大手术尤其是上腹部手术则可明显降低肝血流。这些资料表明,在手术与麻醉的复合因素中,麻醉起到了协同的作用;在不同的麻醉条件下,即使同种外科手术也会引起不同程度肝循环改变,所以,麻醉的协同作用在对肝循环干预及术后肝功能的改变方面在临床上比麻醉本身的作用更为重要。这就为我们提出这样一个问题,对一个同样的外科手术,应该选择对肝循环及肝功能影响最小的麻醉药物及麻醉方法。

第三节　吸入麻醉药与肝功能

氟烷最初应用于临床的时候被认为是一种非常安全的药物,最初的动物研究认为氟烷几乎没有什么肝脏毒性,早期的临床研究也支持这种观点。但1958 年报告了第一例吸入氟烷麻醉后引起的肝坏死。到 1963 年,5 年之中全世界就报告了 350 例"氟烷性肝炎"的病历。目前氟烷已较少使用，临床上可以粗略地把氟烷肝毒性分成两型。一种是麻醉后约20%的患者引起轻度的肝功能紊乱，临床上以 AST、ALT、GST 等肝酶增高为主要表现，为Ⅰ型氟烷性肝炎，可能与氟烷的还原代谢，以及产生自由基和脂质过氧化作用有关。更严重的是约有 1/35 000～40 000 例氟烷麻醉患者术后会引起暴发性肝坏死，临床上表现为高热，黄疸和严重的转氨酶升高，即Ⅱ型氟烷性肝炎，可能与氟烷的氧化代谢和自身免疫反应有关，约 75% 的病例无法控制病情而死亡。氟烷性肝炎的诊断标准主要有：① 麻醉后 3 星期内出现不明原因的发热、黄疸；② 术前无肝病史；③ 排除其他肝毒性原因（肝脓肿、术中低血压、病毒性肝炎、巨细胞病毒及 Epstein-Baer 病毒感染）；④ 用酶联免疫吸附法（ELISA）检测到血清中抗三氟乙酰乙酸（TFA）抗体。

现广泛使用的安氟醚、异氟醚等其他卤类吸入麻醉药与氟烷相比，虽然肝毒性的发生率有明显下降，但并未完全根除，而且这类药物与氟烷有相似的发病机制。安氟醚、异氟醚等卤类吸入麻醉药在肝脏内只有氧化代谢途径，形成的肝损害类似于Ⅱ型氟烷性肝炎。为了开发新的麻醉药并预见其肝毒性的类似性，更为了预防和杜绝肝毒性的发生，以氟烷为代表研究肝毒性的机理，仍有其重要的意义。由于吸入麻醉药肝毒性临床表现的复杂性，以及各派研究者所使用的动物模型、研究方法与途径的不同，形成了许多解释肝毒性机制的观点。最主要的有代谢激活学说、免疫学说和钙平衡失衡学说。

一、吸入麻醉药的肝毒性机制

卤代类挥发性麻醉药肝毒性具有相似的发病机制。为了开发新的吸入麻醉药，预见其肝毒性的类似性，最终避免肝毒性的发生，所以对其肝毒性机制的研究一直是世界麻醉领域的一大热门课题，概括起来主要有如下几种学说。

（一）代谢激活学说

持此观点的学者认为，氟烷肝损害主要与其还原代谢有关。即所谓的代谢激活学说。其基本要点为：

1. 代谢激活

各种因素所造成的细胞色素P_{450}酶的激活，常见的如苯巴比妥、聚氯联苯及氟烷自身的诱导，而使氟烷代谢增加。

2. 低氧

内质网周围氧分压接近 1 mmHg 时，氟烷还原代谢加强。

3. 还原代谢产物的共价结合

Uehleke 等发现细胞色素P_{450}酶诱导，使标记的氟烷代谢产物与兔肝微粒体蛋白结合增多。细胞色素P_{450}酶抑制使结合减少。低氧时结合增多，高氧时结合减少。用 ^{14}C、^{3}H、^{36}Cl 标记氟烷进行研究证实^{14}C、^{3}H、^{36}Cl 的结合比例接近 1：1：1，揭示参与共价结合的主要为

CF_3CHCl 自由基。Trudell 等证实 CF_3CHCl 结合于磷脂脂肪链上。因细胞色素P_{450}是氟烷代谢的主要催化酶,所以,氟烷在低氧条件下生成的还原性代谢产物首先与细胞色素P_{450}共价结合使其活性降低。de Groot 等用离体鼠肝微粒体在不同氧分压下,与氟烷一起孵育后发现,细胞色素P_{450}在厌氧环境下失活率最高,随氧浓度升高而失活率下降,当氧分压高于 40 mmHg 时,失活现象消失。但是,CF_3CHCl 自由基共价结合所致的细胞色素P_{450}的失活,并不直接引起肝细胞死亡。

4. 脂过氧化反应

氟烷性肝炎的机制与著名的肝毒剂 CCl_4 的肝毒性大同小异。因为 CF_3CHCl 也能夺取多聚不饱和脂肪酸亚甲桥的氢而形成 CF_3CH_2Cl 的共轭烯结构,同时释放出脂肪酸自由基;CF_3CHCl 自由基也能结合到脂双键的一个碳原子上,使邻近的碳原子成为一个活性基因,从而形成脂肪酸自由基。在厌氧条件下 CF_3CHCl 自由基形成率最高,但氧分压太低此自由基又不能激发脂质过氧化反应。所以,要使自由基 CF_3CHCl 激发脂过氧化反应,氧分压低到足够能产生 CF_3CHCl($<$10 mmHg),而又要高到足够由自由基 CF_3CHCl 激发的脂肪酸自由基形成脂过氧化反应($>$1 mmHg)的程度。有些实验出现阴性结果,可能由于没有严格控制氧分压。因在足够的氧存在下,氟烷几乎全部氧化成三氟乙酸酐(TFAA),而不形成 CF_3CHCl 自由基。即合适的氧分压为 1~10 mmHg。CF_3CHCl 激发脂质过氧化反应导致质膜破坏及蛋白的失活,造成细胞内膜结构如内质网、线粒体损伤,溶酶体酶释放,膜离子梯度破坏最终导致肝细胞死亡。

总之,代谢激活造成氟烷代谢增高是氟烷性肝炎发生的诱因。而低氧使氟烷还原代谢增强,生成的 CF_3CHCl 自由基与微粒体膜不饱和脂肪酸形成共价结合是氟烷性肝炎发生的关键。由 CF_3CHCl 激发的脂过氧化反应是肝细胞死亡的直接原因。

(二)氟烷性肝炎的氧化代谢免疫学说

近年来的研究认为,卤类吸入麻醉药的肝毒性,包括安氟醚、异氟醚等吸入麻醉药,特别是Ⅱ型氟烷性肝炎,与免疫学机制有密切的联系。氟烷性肝炎的免疫学机制主要认为氟烷在氧充足的前提下在肝脏内经P_{450} 2E1 酶氧化代谢生成三氟乙酰乙酸(TFA),在这反应过程中形成的卤化中间产物能结合肝细胞内某些蛋白的赖氨酸残基,形成 TFA 蛋白复合物,这些内源性肝蛋白由"自我"改变为"非我",从而形成针对"自我"的自身免疫反应。免疫原是如何被加工提呈,激发机体免疫应答的? 实验证明绝大多数的 TFA 蛋白位于内质网腔内,而不是内质网的胞浆侧。分子量为 54kDa 的 TFA 蛋白与此不同,属于微粒体膜蛋白,苯巴比妥诱导大鼠增加P_{450}同功酶后再吸入氟烷,微粒体膜蛋白酰化增加,也进一步证实 54kDa 蛋白为P_{450}同功酶的一种(可能是P_{450} 2B1)。而且,近来运用免疫荧光方法测得大鼠和兔模型观察到肝细胞表面也有 TFA 蛋白存在。Eliasson 发现肝细胞表面存在微量的P_{450} 2E1 酶,且能酰化形成 TFA 蛋白。推测肝细胞P_{450} 2E1 酶可能与氟烷性肝炎发病机制有联系。主要的 TFA 蛋白如二硫化碳同功酶、微粒体羧酸酯酶、内源性血浆酶等蛋白的 TFA 酰化物能结合患者血浆中的抗体,但是它们都位于内质网腔内。因此可以设想氟烷引起了正常蛋白有序结构的变化,使得原本被限制的内质网中的蛋白能够经过正常的膜流动过程出现在细胞的表面,进一步被机体识别为"非我"蛋白。

为什么 TFA 蛋白有的能引起机体免疫应答,而有的却无免疫原性。这和这些蛋白的浓度密切相关。氟烷,包括其他卤类吸入麻醉药,都在肝细胞内质网上的微粒体内降解,因而位于内质网腔内、紧靠 P_{450} 酶、带有赖氨酸残基的蛋白应该有较高的浓度,如羧酸酯酶,占微粒体蛋白含量的 1.5%,这些高浓度的蛋白酰化生成的 TFA 蛋白更容易接触机体的免疫系统。TFA 蛋白的降解速度也是决定其免疫原性的一个重要因素,不同的 TFA 蛋白在肝内的半衰期不一样。100kDa、76kDa、59kDa 的 TFA 蛋白在吸入氟烷后 7 d 仍可以测得,这些抗原有足够的浓度和时间接触免疫系统。而 54kDa 的 TFA 蛋白 48 h 后即无法测得,因此其只有很小的免疫原性。TFA 蛋白中 TFA 起到了半抗原的作用,内源性的肝蛋白只是作为一种载体蛋白,但并不是所有的蛋白与 TFA 结合都有抗原作用,TFA 只有与特异性的载体蛋白结合才起到全抗原的作用,这是抗原决定簇的立体构象决定的。同时,蛋白结合 TFA 分子的数目,即可用的赖氨酸残基数目也是决定其免疫原性的一个重要因素。总之,能够形成足够浓度的 TFA 抗原才能被免疫系统识别,这是决定 TFA 蛋白免疫原性的最重要因素。

TFA 蛋白是如何接触免疫系统的。目前认为枯否细胞(Kupffer)在抗原加工提呈方面起到很大的作用。Furst 选用豚鼠多次吸入氟烷,发现 Kupffer 细胞的确携带有 TFA 蛋白,而且这些蛋白的分子量与以前研究中大鼠和豚鼠肝细胞中的 TFA 蛋白的分子量很接近。直径 $>12~\mu m$ 的大 Kupffer 细胞含有更多的溶酶体,吞噬功能更强,因此细胞内 TFA 蛋白的种类更多。

作为一种居留在肝脏内的巨噬细胞,Kupffer 细胞可能担当抗原提呈细胞(APC)这一重任。但是目前仍不清楚 Kupffer 细胞是如何获得 TFA 蛋白的。有三种可能性:第一,氟烷在肝细胞内氧化代谢生成的中间产物 CF_3COCl 有足够长的时间扩散至 Kupffer 细胞内与其蛋白反应生成 TFA 蛋白。这些蛋白类似于肝细胞内的 TFA 蛋白。第二,TFA 蛋白实际上来自肝细胞,经吞噬作用被 Kupffer 细胞摄取。第三,Kupffer 细胞自身能够代谢氟烷,生成 TFA 蛋白。目前较为合理的解释是第二种,Kupffer 细胞吞噬了含有 TFA 蛋白的肝细胞碎片。作为居留肝脏的巨噬细胞,它可以吞噬进入肝脏的任何外来颗粒,直径可达 $0.5~\mu m$,因此,死亡的肝细胞其碎片很有可能被 Kupffer 细胞获取。Kupffer 细胞吞噬了含有 TFA 蛋白的肝细胞碎片,并将其加工后交给与其主要组织相溶性抗原(MHC)Ⅱ型一致的辅助性 T 细胞(Th),诱导免疫应答。同时 Kupffer 细胞还能够分泌白介素 1(IL - 1)、白介素 6(IL - 6)、干扰素(IFN)和肿瘤坏死因子 α(TNF - α),这些细胞因子可作用于 T 细胞(IL - 1)、B 细胞(IL - 6)以及天然杀伤细胞(IFN、TNF - α),在调节免疫应答中起重要作用。

由此可以想到,氟烷麻醉的患者体内都能生成 TFA 蛋白,为什么只有极少数患者体内的 TFA 蛋白才会诱导免疫应答。目前的研究认为所有个体吸入氟烷后生成的 TFA 蛋白都是潜在的"非我"物质。但对于大多数个体来说,这些 TFA 蛋白结构与自身的抗原决定簇非常相似,机体对自身抗原决定簇由天生的免疫耐受,促使了对 TFA 蛋白的耐受。缺乏或破坏了这种免疫耐受性可能增加了氟烷性肝炎的危险性。

（三）钙平衡失衡学说

有关氟烷性肝损害,经典的学说,包括还原代谢激活学说和氧化代谢免疫学说,都不能完满地解释氟烷性肝炎发病的全过程。所以,近几年又提出了 Ca^{2+} 失衡学说。

Farrell 等应用豚鼠模型发现,在豚鼠吸入氟烷后 24 h,肝脏 Ca^{2+} 总量升高,肝脏微粒体 Ca^{2+} 释放增加,而且这些变化程度与肝脏小叶中心坏死程度呈正相关。Taizzo 等应用化学发光 Ca^{2+} 探针 Fura－2 发现氟烷、安氟醚、异氟醚均能使原代培养大鼠肝细胞内游离 Ca^{2+} 增加,以氟烷最为明显。Taizzo 等还证实氟烷可增加恶性高热敏感猪的离体肝细胞和离体大鼠肝细胞内贮存钙释放增加从而增加胞质游离钙。上海东方肝胆外科医院俞卫锋等运用 $^{45}Ca^{2+}$ 标记及 Ca^{2+} 电镜细胞化学的方法证实氟烷一方面可使肝细胞内储存主要是内质网释放 Ca^{2+} 增加,另一方面还促使肝细胞从细胞外摄取 Ca^{2+} 增加,表现为胞质游离钙及线粒体钙负荷增加。

为了进一步证实肝细胞胞质游离钙升高在化学性损害包括氟烷性肝炎发病中的作用。预防性应用钙通道阻滞剂硫氮草酮（diltiazem）、尼卡地平（nicardipine）、维拉帕米（verapamil）等,均可看到有降低肝损害的发生率及肝损害的严重程度。这些实验结果是钙平衡紊乱参与氟烷性肝炎发生发展的最好证据。但也有与上述结果相反的报导,认为钙通道阻滞剂对氟烷肝炎并无预防性保护作用。其实,氟烷性肝炎的钙平衡失调学说与代谢学说并不矛盾,是互相联系互为补充的。Kawahara 等研究发现钙通道阻滞剂可抑制氟烷还原代谢,使激发脂过氧化反应的氟烷还原代谢中间产物 CF_3CHCl 生成减少,从而对氟烷性肝炎的发生起预防性保护作用。这一结果从相反的方面说明胞质游离 Ca^{2+} 升高可能是氟烷还原代谢的激动因素。氟烷作为一种氧化剂,可能通过氧化质膜或内质网膜 Ca^{2+}－Mg^{2+}－ATP酶的二硫键或其他还不明的机制使胞质游离 Ca^{2+} 升高,后者又激动氟烷还原代谢形成 CF_3CHCl 自由基激发脂过氧化反应,造成细胞膜系统损伤;而细胞膜屏障的破坏,又可使胞质游离钙进一步升高。这种胞质游离 Ca^{2+} 升高与氟烷激发脂过氧化反应的恶性循环的形成可能是氟烷性肝炎发生发展的基础。虽然,氟烷引起肝细胞质游离钙升高的确切机制还未完全明确,但可以肯定氟烷性肝炎的发生与肝细胞钙平衡紊乱密切相关。

（四）其他卤类吸入麻醉药的肝毒性作用

安氟醚、异氟醚和地氟醚等卤类吸入麻醉药在体内只有氧化代谢途径,它们都是通过肝脏内 P_{450} 2E1 同功酶代谢,在体内的代谢率低于氟烷,分别为 2.4%、0.2%、0.02%。这些卤类吸入麻醉药在 P_{450} 2E1 同功酶中氧化代谢也生成类似于氟烷代谢中间产物的物质,同样可以结合肝细胞内的某些蛋白,在一定条件下可以激发机体的免疫反应。只不过由于这些卤类吸入麻醉药在体内代谢率低,在一般情况下其中间产物结合的肝蛋白可能达不到刺激机体免疫应答所需的阈值浓度。但对于一些高敏患者来说,可能吸入很少的卤类麻醉药就会引起肝损害。

安氟醚、异氟醚和地氟醚等卤类吸入麻醉药,与氟烷有相似的结构,其肝毒性虽然减少,但仍不能排除。吸入这些麻醉药引起肝毒性的患者以前不少都吸入过氟烷,因此两者可能有非常密切的联系。免疫学实验证实安氟醚、异氟醚代谢过程中都能产生与 TFA 蛋白类似的共价化合物,这些共价化合物能被氟烷性肝炎患者的血浆识别,因此可以提出这样一个解释:个体吸入氟烷诱导免疫应答,再次吸入其他卤类吸入麻醉药后产生了"交叉致敏"现象,即以前形成的抗体能够与现在生成的"非我"物质发生免疫反应,最终引起肝损害。单独吸入安氟醚、异氟醚等不易引起肝毒性,因为代谢形成的结合蛋白属于"非我"蛋白,与自身蛋白竞争抗原递呈细胞(APC)的 MHC Ⅱ 型受体,再由 APC 把抗原提呈给 T 细胞,诱导免疫应答。氟烷的体内代谢率为 20%,安氟醚为 2.4%,异氟醚只有 0.2%,地氟醚甚至少至 0.02%,很小的肝内代谢率生成很少的结合蛋白,这些抗原的浓度达不到可以引起免疫应答的水平。Njoku 的研究在相同条件下氟烷、安氟醚、异氟醚、地氟醚生成的酰化肝蛋白与卤类吸入麻醉药的体内代谢程度成正比,有力地支持了这一理论。

氟烷性肝炎患者大多数发生于再次接受氟烷麻醉术后,甚至有 28 年后再次使用氟烷麻醉,术后死于急性肝功能衰竭。而其他的卤类吸入麻醉药引起的肝毒性以前也吸入过氟烷。Martin 报道过唯一一起最新的卤类吸入麻醉药地氟醚引起的肝毒性,患者在 19 年前和 13 年前两次接受过氟烷麻醉。安氟醚、异氟醚也有类似的报道。这些事实可能支持另外一个推论:TFA 蛋白在诱导机体免疫应答过程中生成了一部分的记忆淋巴细胞,即形成了免疫记忆。这种免疫记忆长期存在,这些记忆细胞下次接触特异性抗原后就能迅速增殖分化,发挥免疫效应。因此,虽然儿科患者氟烷麻醉后肝损害的发生率比成人少 20 倍,但是仍有专家建议儿童手术时尽量避免使用氟烷麻醉,以减少以后再使用卤类吸入麻醉药时可能引起的肝毒性作用。

七氟醚的代谢产物为六氟异丙醇,其在人体内生成率极低,且与葡萄糖醛酸结合后失活,生成的葡萄糖醛酸化合物-六氟异丙醇几乎无毒性。七氟醚的代谢产物没有三氟乙酰乙酸(TFA)生成,后者与氟烷性肝损害有关。因此,七氟醚几乎没有肝毒性。

(五)卤类吸入麻醉药肝毒性众多机制的探索

1979 年 McClain 氟烷肝毒性机制是建立在酶诱导、缺氧大鼠模型基础上的代谢激活学说,当时成为解释氟烷肝毒性的经典学说。但是后来人们对其所谓肝毒性与缺氧、酶诱导基础上的氟烷还原代谢增加的观点提出了异议。① 氟烷性肝炎的临床发生率很低,不是在缺氧、酶诱导条件下均发生肝毒性,也不是发生肝毒性均有缺氧与酶诱导存在;② 这种动物模型只在雄性大鼠表现肝毒性,而临床氟烷性肝炎恰恰好发于女性,这种性别差异很难解释;③ Lunans 等在豚鼠上建立了不缺氧的氟烷性肝炎模型;④ 三碘甲状腺原氨酸(T_3)能降低细胞色素P_{450}的活性,减少氟烷代谢,但甲亢鼠吸入氟烷则能诱发氟烷性肝炎。

1984 年 Kenna 建立了酶联免疫吸附法(ELISA)检测到氟烷性肝炎患者血清中存在抗氟烷氧化代谢产物 TFA 的抗体,而吸氟烷未发生肝炎或其他类型的肝脏损害则这种抗体为阴性,建立了氟烷性肝炎氧化代谢免疫学说。但此学说也有其不足之处:① 用 TFA 致敏的动物再吸入氟烷并不能全部形成氟烷性肝炎的动物模型;② 抗 TFA 抗体仅仅是氟烷性肝炎的伴随现象,究竟免疫机制通过什么途径造成肝细胞死亡还有待于研究。

正当上述两种观点争论不下之时,Neuberger 认为代谢激活学说过分强调了氟烷的还原代谢,而免疫学说又过分强调了其氧化代谢。他发现临床氟烷性肝炎本身就有两种类型:Ⅰ型以麻醉后短期内出现轻度转氨酶升高为特征的轻度肝功能损害,可由代谢激活学说解释;Ⅱ型以麻醉后迟发出现少见的致死性肝损害为特征,可能是免疫介导的暴发性肝损害。从而建立了氟烷肝毒性机制的多元化理论体系。

其实,氟烷性肝炎的钙平衡失调学说与代谢学说也并不矛盾,是互相联系,互为补充的。由于钙通道阻滞剂可降低氟烷的还原代谢,也就是说 Ca^{2+} 是氟烷还原代谢的激动因素。氟烷可使胞质游离钙升高,由之又引起氟烷还原代谢产生 CF_3CHCl 自由基激发脂过氧化反应,而脂过氧化反应所致膜屏障的破坏又可使胞质游离钙的进一步升高。这种胞质钙升高与氟烷所致的脂过氧化反应之间恶性循环的形成是氟烷肝毒性的基础。图 16-3 是

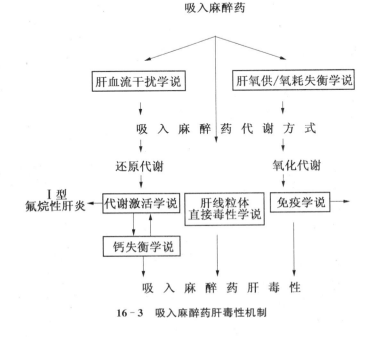

16-3 吸入麻醉药肝毒性机制

对吸入麻醉药肝毒性机制的一个总结。

上海东方肝胆外科医院俞卫锋等在氟烷性肝炎上述 3 种机制的基础上进一步研究了氟烷等吸入麻醉药对肝细胞线粒体的影响。他们发现，① 在临床剂量下，氟烷等吸入麻醉药对以琥珀酸为底物的线粒体呼吸影响很小，大剂量下均可抑制线粒体Ⅲ态呼吸速率，对线粒体氧化磷酸化效率影响最大；② 氟烷有电子传递链抑制剂的作用，可明显抑制 NADH - Cyt. C - 还原酶；③ 氟烷也是一个解偶联剂，对线粒体的跨膜电位有降低作用。这些发现丰富了氟烷性肝炎的理论体系。氟烷对肝线粒体功能的直接作用及氟烷致肝细胞质游离钙升高对肝线粒体功能的间接作用，又使氟烷性肝炎得以进一步发展。

第四节　静脉麻醉药与肝功能

静脉麻醉药以及阿片类药物对肝脏的作用还没被深入研究。在狗的研究中发现，乙托咪酯静脉持续点滴可有时间依赖性肝动脉血流下降。但是，这些变化可能继发于其对全身血流动力学影响所致，乙托咪酯及安泰酮可剂量依赖性地降低心排量及平均动脉压。但也有报道认为乙托咪酯及安泰酮在不影响心排量及平均动脉压的剂量范围即有降低肝动脉血流的作用。这些结果在离体灌注肝模型也有同样发现。在这些实验中发现，在灌注液中加入安泰酮及氯胺酮均有肝动脉血管的收缩作用。Thomson 等发现这两种药物在低流量输注时均可增加肝动脉及肠系膜血管阻力。在高流量输注时可发现继发于全身血流动力学的抑制而减少肝动脉血流。

在应用乙托咪酯、异丙酚、硫喷妥钠、咪唑安定及安泰酮麻醉下进行小手术后未发现有肝功能试验的异常，而氯胺酮麻醉时则发现血清中肝酶升高。而在同样上述药物麻醉下行大手术后则可发现血浆中肝酶的明显升高。Sear 在其静脉麻醉药肝毒性一文中指出"所有催眠类静脉麻醉药(可能除硫喷妥钠及氯胺酮)行单纯静脉输注后，均在普通肝功能试验中发现有轻度血浆肝酶的升高。"

阿片类药物均能使 Oddi 氏括约肌痉挛而使胆管内压升高及剧烈腹痛。而在术中胆管造影中未能证实这一结果。一般认为应用阿片类药物发生 Oddi 氏括约肌痉挛的发生率将近 3%。在等效剂量下，芬太尼及吗啡增加胆管内压的作用最强，而盐酸哌替啶及镇痛新则此作用较弱。纳布啡(Nalbuphine)则无 Oddi 氏括约肌痉挛作用。

有关进行性肝病患者应用咪唑安定的药代动力学研究各家研究报导结果各异。有一研究证明在肝硬化患者该药的清除半衰期是降低的，而另一研究则证明影响较小。单次剂量芬太尼及异丙酚在肝病患者与正常肝功患者之间其药代动力学无差异，仅清除半衰期略有差异。这一结果提示在进行性肝病患者重复多次应用该类药物后，其药物清除速率减慢，有增加药理作用之虑。另外，由于与蛋白结合比例减少特别是在内源性结合抑制剂胆红素蓄积时,由于游离药物增加,而使药理作用增强。在进行性肝病患者应用咪唑安定时药理作用增强就属这样的情况。

就硫喷妥钠而言,在肝硬化患者其总血浆清除率及表观分布容积不变,所以其清除半衰期不延长。硫喷妥钠清除不依赖于肝脏的血流。但是,由于非结合游离药物浓度增加,所以单次剂量应用该药显示较强的药理作用,增加麻醉清除的不良反应的发生。

肝硬化患者芬太尼的清除率显著降低。总的表观分布容积不变,由于血浆清除率降低,其清除半衰期延长。肝硬化患者阿芬太尼游离药物比例增高,故其药物作用加强,持续时间延长。

有关肝病患者吗啡的药代动力学研究多有矛盾。例如 Patuardhan 等研究发现肝病患者与健康志愿者之间吗啡药代动力学无甚差异,并指出"有些患者对吗啡的中枢作用特别敏感不是由于吗啡清除缓慢或吗啡对中枢受体亲合力增加所致"。但 Maziot 等研究发现,肝病患者与健康志愿者相比,吗啡及其代谢产物的清除半衰期是延长的。

阿片类药物及其他静脉麻醉药均不影响肝功能、肝血流及肝氧供。以血清内肝细胞内酶活力升高为评价指标的肝功能试验表明外科应激比麻醉药的选择更为重要。不同的麻醉药物对肝脏氧供需平衡的影响是不同的。这就提出这样一个问题,即多大剂量的药物预防外科应激比较合适,换句话说,重要的是要知道是否麻醉药物与外科应激有协同引起术后肝功能障碍的作用。

麻醉药物能减慢许多其他药物的清除,主要是通过降低肝细胞代谢及分泌药物或减少肝脏的血流而起作用。例如,氟烷显著降低咪唑安定和异丙酚的肝脏清除,氟烷麻醉时,利多卡因的清除率显著降低,而安氟醚及氟烷对氨茶碱的清除影响不大。有关氟烷减慢其他药物清除的报导很多。

第五节　肌肉松弛药与肝功能

肌松药的药代动力学一般属开放二室模型。开始时血药浓度迅速降低,系由于肌松药分布于血液、细胞外液以及与神经肌肉接头的受体相结合所造成,即分布相。然后血药浓度缓慢降低,则是药物在体内排泄、代谢以及被神经肌肉接头再摄取所造成,即消除相。

严重肝脏病变患者影响大多数药物代谢动力学特性的主要因素是表观分布容积增加。门脉高压、低蛋白血症和水钠潴留使患者细胞外液增加,可能是表观分布容积变大的原因,尤其对于水溶性药物如肌肉松弛药更是如此。最终的结果是,患者似对常规插管剂量的肌松药物产生一定的抵抗作用,为此必须增加剂量才能获得和正常人同样效果的神经肌肉阻滞,这样的后果又使药物从体内消除的时间延长,导致肌松恢复延迟或不良反应增加。

另外,肝脏疾病本身也可影响肌松药的消除。对潘库溴铵和维库溴铵来说,这一影响的主要原因就是其在肝脏代谢。研究发现,静脉注射后肝脏中聚集了 $10\%\sim20\%$ 的潘库溴铵、40% 的维库溴铵的药物原形和代谢产物。肝脏疾病患者血浆胆盐浓度升高,使肝脏摄取药物的能力降低,从而导致药物的消除减慢,作用时间延长,恢复延迟。同样,有关罗库溴铵的研究也说明其药物分布容积增大,起效和消除均减慢,作用时间延长。

然而,对于阿曲库铵和顺式阿曲库铵,由于其不依赖于脏器而进行消除的独特方式,肝脏疾病似乎不影响它们的临床作用时间。而且从理论上说,分布在中央室和外周室的阿曲库铵、顺式阿曲库铵能同时消除,如果分布容积增大,则其从中央室的清除速率应该加快。有两个研究结果证明了这一点。但是,药物的作用时间并没有相应缩短。

在那些严重肝病的患者,由于肝脏合成酶能力的降低,血浆中的乙酰胆碱酯酶活性下降。这样,一些依靠其分解而消除的肌松药的清除速率减慢,临床作用时间延长。如美维松的清除率在肝硬化患者降低了 50%,而作用时间延长了 3 倍。

一、肝功能障碍对肌松药药效的影响

临床研究表明,第一,严重肝硬化患者需要更大的剂量的筒箭毒碱和潘库溴铵才能达到普通患者相同程度的肌松。这是因为筒箭毒碱和潘库溴铵在肝硬化患者往往有较大的分布容积,故需较大一些的剂量才能达到相同的药效。第二,该类患者有较高浓度的 γ-球蛋白,与球蛋白结合的筒箭毒碱和潘库溴铵增多,游离药物相对较少,也会使有效药物减低。第三,严重肝病时,血浆胆碱酯酶水平降低,以至神经肌肉接头处的乙酰胆碱浓度升高,结果对筒箭毒不敏感。

二、肝功能障碍对肌松药药代的影响

肝功能障碍对多数肌松药的代谢有明显影响,尤其是以肝脏作为代谢主要部位的药物。

（一）影响药物生物转化

所有在肝脏内转化的药物作用时间可延长。对氨基类固醇类肌松药的代谢去羟基作用会明显减弱,从而影响此类药物的代谢速度。由于一些肌松药的代谢需在肝脏进行生物学转化,在肝功能出现障碍时这些药物的消除减慢,所以在肝脏内转化的药物作用时间可延长。肝硬化和阻塞性黄疸患者的肝细胞细胞色素 3A4 家族活性和含量都有明显下降。约有 12% 的维库溴铵清除通过转化为 3-去乙酰维库溴铵,$30\%\sim40\%$ 原形通过胆汁分泌。维库溴铵也通过肾脏排泄。

（二）影响药物从胆汁中排泄

肝硬化及阻塞性黄疸的患者胆汁分泌速度明显减慢,尤其是阻塞性黄疸。对于主要从胆汁分泌的肌松药,其消除时间可有明显延长;部分从胆汁中分泌的药物,其代谢也有一定延长。如罗库溴铵等在肝功能障碍时,其作用有一定延长。有研究表明,胆管结扎大鼠罗库溴铵作用时效延长1倍。

（三）影响依赖血浆胆碱酯酶代谢肌松药的消除

肝脏是血浆胆碱酯酶合成的主要场所。严重肝病时,血浆胆碱酯酶水平降低,以至神经肌肉接头处的乙酰胆碱浓度升高,大大延长琥珀胆碱的作用时间;同时米库氯铵的时效也大大延长。Cook等和Heed-Papson等观察到肝硬化和肝功能衰竭患者血浆胆碱酯酶活性明显低于正常水平;米库氯铵的药代学参数显示肝硬化患者T1恢复到75％和TOFr恢复到0.7的时间比正常肝功能正常者分别延长85.8％和58.1％;肝功能衰竭患者T1恢复到25％时间为肝功能正常患者的3.06倍,显示肝功能越差,米库氯铵的神经肌肉阻滞作用越长。

虽然肝功能障碍对阿曲库铵代谢水平并无明显影响,但由于其代谢产物之一的N-甲基四氢罂粟碱能自由通过血脑屏障并且具有中枢兴奋作用,而且其在体内需要通过肝肾消除,并且半衰期较其母体长,伴有肝脏病症的患者使用阿曲库铵时N-甲基四氢罂粟碱浓度可能升高。但目前尚未有术中N-甲基四氢罂粟碱引起的不良反应报告。ICU内合并肝功能障碍的患者如长期输注阿曲库铵应警惕阿曲库铵代谢产物引起的不良反应。

（四）肝功能障碍时水电解质紊乱、低蛋白血症影响肌松药的代谢

肝功能障碍常可产生腹水和浮肿、低蛋白血症、电解质紊乱,而这些对肌松药的代谢可产生复杂的影响。低蛋白质血症时,应用与蛋白质结合的肌松药,有药理活性的部分增多,可能发生"意外的"药物敏感性增强。肝硬化、门脉高压可使肝血流减少,药物的代谢和清除可减慢。

三、肝肾功能障碍时机体药物代谢的自我调节现象

（一）肝功能障碍时的肝外组织对药物代谢的代偿现象

罗库溴铵超过70％通过胆汁排泄,肝功能下降时罗库溴铵代谢理论上会受到显著影响,但临床和动物实验结果却不尽支持这个结论。Khalil M等发现在不同程度肝损害(Child B和Child C)的患者中,罗库溴铵虽然作用有一定延长,但并未发现罗库溴铵清除分数有明显下降;Fisher等用一次给药法研究了肝移植患者病肝切除前与切除后罗库溴铵的代谢,未发现两者有明显变化;Lin Gao等在肝移植术中发现,罗库溴铵需要量无肝期较无肝前期下降仅24％,而东方肝胆医院无转流肝移植则下降达47％,前者术中尿量接近正常而后者由于肾淤血而少尿可能是两者差异显著的主要原因。

动物实验中,结扎肾血管的正常大鼠罗库溴铵肌松维持时间与未结扎肾血管的大鼠无显著差异,而阻塞性黄疸大鼠则延长近2.5倍,提示肾脏在黄疸大鼠罗库溴铵代谢中占有重要地位。阻塞性黄疸大鼠结扎肝动脉和门静脉的无肝代谢模型中,罗库溴铵代谢速度较正

常大鼠增加约 30%,说明罗库溴铵肝外代谢有一定程度增强。另外还有研究证实,阻塞性黄疸大鼠对氨基马尿酸(PAH)清除率增加 1.5~2 倍,也提示大鼠在肝功能障碍早期,肾功能代偿性增强。这些结果提示肝功能障碍时药物的代谢可能有一定程度改变,肝脏代谢减少而肾脏代谢可能增加。

肝功能障碍时药物代谢变化的可能机制目前仍不清楚。推测这可能是机体为减少肝功能障碍时代谢产物的堆积而改变了一些代谢酶类在不同器官的表达,从而使这些器官对代谢产物的排泄功能发生了改变。由于内源性代谢产物和许多药物有同一转运载体,故在某些病理条件下代谢产物变化而产生的转运体变化,可以影响药物的转运。

肝功能障碍时胆红素等代谢产物堆积,机体为增加这些代谢产物的排泄,可能改变这些转运体在肾脏的表达,从而增加这些代谢产物在肾脏的分泌。有研究表明,家族性非溶血性黄疸综合征大鼠肾脏 oatp1 的 mRNA 表达仅为正常大鼠的 36%,由于 oatp1 主要功能是摄取,表达下降可能意味着肾小管对 oatp1 底物的重吸收减少,从而经肾脏排泄增加。同时,主要为分泌功能的多药耐药蛋白 2 在肾脏的表达升高 230%,黄疸大鼠 oatp2 在肾脏表达有明显增加,可能增加其底物的分泌,从而也增加经肾的途径的代谢。胆管结扎大鼠肝脏 oatp1 表达有明显下降,可能是机体为减少肝细胞进一步摄取有素性作用的胆红素而进行的调节。在人类炎症胆汁淤积患者中,OATP-C mRNA 水平下降。虽然目前相关研究虽然还不多,但也有迹象表明,对肝功能障碍时 OATP 等转运体也发生了不同程度的改变,从而减少堆积的代谢产物对机体的损伤。

但需要指出的是,肾脏对肝功能障碍时对内源性和外源性物质清除的代偿性增加只是在肝功能障碍尚未引起肾功能下降的前提下,而且其代偿幅度也是有限的。

(二)肾功能障碍时肝脏的代偿作用

同肝功能下降时肾脏对药物代谢程度增强相似,肾功能下降时药物也可能会增加从肝脏的代谢。已经证实,无肾脏的狗,从胆汁中排出的筒箭毒碱达给予的量的 34%。可能正常情况下筒箭毒碱经胆汁和唾液分泌量很小,而在某些异常情况下这样的排泄途径成为该药重要的血浆清除式。

(俞卫锋)

参考文献

1 俞卫锋,缪明永. 吸入麻醉药对鼠肝线粒体呼吸功能的影响. 中华麻醉学杂志,1996,16(3):121.

2 Nagano K,Gelmans,Parks DA et al. Hepatic oxygen supply-uptake relationship and metabolism during anesthesia in miniature pigs. Anesthesiology,1990,72:902.

3 Guillemette C. Pharmacogenomics of human UDPglucuronosyltransferase enzymes. The Pharmacogenomics Journal,2003,3:136~158.

4 Christian P Strassburg,Michael P Manns. Jaundice,genes and promoters. Journal of Hepntology,

2000，33：476～479.

5　Gong QH，Cho JW，Huang T，et al. Thirteen UDPglucuronosyltransferase genes are encoded at the human UGT1 gene complex locus. Pharmacogenetics，2001，11：357～368.

6　Turgeon D，Carrier JS，Levesque E，et al. Isolation and characterization of the human UGT2B15 gene，localized within a cluster of UGT2B genes and pseudogenes on chromosome 4. J Mol Biol，2000，295：489～504.

7　Ronald D. Miller. Anesthesia. 5th ed. Elsevier Science，USA，2004：741～768.

8　俞卫锋，麻醉与复苏新论. 第二军医大学出版社，2001：6.

9　范秋维，Roger Eltringham，于布为，等. 罗库溴铵对肾功能正常和肾功能衰竭患者的药效学比较. 中华麻醉学杂志，2004，24：585～587.

10　王永光，徐建国，陆小兴，等. 罗库溴铵用于肝胆疾患患者的肌松效应. 中华麻醉学杂志，2003，23：731～733.

11　邬子林，佘守章，许立新，等. 腹部手术中慢性肝功能不全患者罗库溴铵的药效学. 中华麻醉学杂志，2005，25：653～656.

12　Cammu G，Bossuyt G，De Baerdemaeker L，et al. Dose requirements and recovery profile of an infusion of cisatracurium during liver transplantation. J Clin Anesth，2002，14：135～139.

13　Higuchi K，Kobayashi Y，Kuroda M，et al. Modulation of organic anion transporting polypeptide 1 and multidrug resistance protein 3 expression in the liver and kidney of Gunn rats. Hepatology Research，2004，29：60～66.

14　Gao L，Ramzan I，Baker B. Rocuronium plasma concentrations during three phases of liver transplantation：relationship with early postoperative graft liver function. Br J Anaesth，2002，88：764～770.

15　Ling Gao，M Med Sci，Iqbal Ramzan，et al. Rocuronium infusion requirements and plasma concentrations at constant levels of neuromuscular paralysis during three phases of liver transplantation. Journal of clinical anesthesia，2003，15：257～266.

16　Driessen JJ，Robertson EN，Van Egmond J，et al. Time-course of action of rocuronium 0. 3 mg. kg-1 in children with and without endstage renal failure. Paediatr Anaesth，2002，12：507～510.

17　Ling Gao，M Med Sci，Iqbal Ramzan，et al. Rocuronium infusion requirements and plasma concentrations at constant levels of neuromuscular paralysis during three phases of liver transplantation. Journal of Clinical Anesthesia，2003，15：257～266.

18　requirements and plasma concentrations at constant levels of neuromuscular paralysis during three phases of liver transplantation. Journal of Clinical Anesthesia，2003，15：257～266.

第17章 药物与肾功能

肾脏是药物主要的排泄器官,对药物的清除率取决于3个过程的净效应,即肾小球滤过、肾小管重吸收及肾小管分泌。游离的药物能通过肾小球过滤进入肾小管;随着原尿水分的回收,药物浓度上升。当超过血浆浓度时,那些极性低、脂溶性大的药物被重吸收回血浆,故排泄较少也较慢;只有那些经过生物转化的极性高、水溶性代谢物不被重吸收而顺利排出。肾小管的重吸收使药物在肾小管部位浓缩,药物浓度增加,有利于一些药物治疗泌尿系统的感染,但某些药物浓度增加后,可加重肾小管的损害。有些药物在近曲小管由载体主动转运入肾小管,排泄较快。该处有两个主动分泌通道,一是弱酸类通道,另一是弱碱类通道,分别由两类载体转运,同类药物间可能有竞争性抑制。碱化尿液使酸性药物在尿中离子化,酸化尿液使碱性药物在尿中离子化,利用离子障原理阻止药物再吸收,加速其排泄,这是药物中毒常用的解毒方法。

药物经肾排泄受肾功能状态影响。肾功能不全时,药物自肾排泄变慢,易蓄积中毒,故此时宜根据患者的肌酐清除率相应减少药物的剂量或延长给药间隔时间,对那些排泄慢的药物尤应注意。

第一节 麻醉药物对肾功能的影响

临床研究证实麻醉药物对肾功能的影响比较困难,原因是很难区分麻醉药物直接和间接作用,且无法控制某些重要因素,包括手术种类、液体输注、基础的心脏和肾功能水平等。但有如下结论:① 全身麻醉和椎管内麻醉过程中均可逆性降低肾血流量、肾小球滤过率、尿量和尿钠的排泄;② 椎管内麻醉中肾功能的改变一般不显著;③ 许多改变是通过自主神经调节和激素影响间接介导的;④ 这些变化至少部分可通过维持足够的血管内容量和正常的血压来逆转;⑤ 只有少数麻醉药物(甲氧氟烷和理论上的恩氟烷、七氟烷)在高剂量时存在特殊的肾毒性。

一、吸入麻醉药

氧化亚氮(nitrous oxide,N_2O、笑气)兴奋交感神经系统,刺激体内儿茶酚胺释放,增加肾脏血管的阻力,减少肾血流量,从而减少肾小球滤过率和尿量。甲氧氟烷(methoxyflurane)已经报道与多尿性肾功能衰竭有关,其肾毒性是剂量依赖性的,是代谢降解过程中氟离子释放的结果。氟烷(fluothane)减少肾血流量、肾的减少幅度大于肾小球滤过率的减少,滤过分数会增加,术前扩容可限制这些变化。异氟烷(isoflurane)亦可减少肾血流量、肾小球滤过率和尿量,它的代谢产物为三氟乙酸,使用酶诱导剂后血浆氟化物的水平可能会增加,但不会导致肾毒性,用于危重患者长时间的镇静(>24 h,0.1%~0.6%异氟烷),血浆氟化物水平升高(15~50 μmol/L),未发现有肾损害的证据;吸入异氟烷大于20 MAC致氟化物水平超过50 μmol/L,术后并未出现明显肾功能不全。暂时无证据显示地氟烷(desflurane)有肾毒性作用,地氟烷麻醉前后血浆和尿液的无机氟化物水平基本没有变化。七氟烷(sevoflurane)轻度减少肾血流量,使用七氟烷的患者近7%的血浆氟化物的浓度超过50 μmol/L,但是临床上出现显著肾功能不全和七氟烷麻醉并不相关,而且肾脏的浓缩功能没有改变。

(一)氟诱导的肾毒性

烷化麻醉药的代谢(生物转化)所产生的肾毒性已被证实;甲氧氟烷、安氟醚(enflurane)对肾脏集合管有损伤作用。与吸入麻醉药相关的肾毒性以尿浓缩功能受损为特征,属于多尿性肾功能不全,表现为稀释性多尿、脱水、高钠血症、高渗透压及血 BUN 和肌酐升高以及机体对血管加压素无反应等。肾毒性是由吸入麻醉药代谢所产生的氟化物所致,无机氟化物是造成肾损伤的吸入麻醉药的最终代谢产物。近年来七氟烷的临床应用,虽可引起血浆一过性氟化物浓度升高,但未导致肾脏浓缩功能的损害,因而传统的学说需要重新审视。传统的学说认为全身高浓度氟化物的持续时间(氟/时间关系曲线下面积)和氟化物的峰值浓度(大于 50 μmol/L 的毒性浓度阈值)对于肾毒性是非常重要的两个因素。如果使用 1 MAC 甲氧氟烷超过 2 h 肾损害的发生率即会增加;而氟烷、地氟醚和异氟醚麻醉中氟离子的产量是可以忽略不计的;但在长时间使用安氟醚,可能还有七氟醚时氟离子的产量显著增加。恩氟醚和七氟醚相对安全的一个理由是其溶解性较低,其氟化物的清除速度比甲氧氟烷要快得多,使血中氟化物浓度快速下降,而且参与代谢的吸入麻醉药较少。

近来的研究表明,甲氧氟烷的肾代谢量比七氟醚、安氟醚多,与肾脏存在多种参与甲氧氟烷代谢的细胞色素P_{450}酶(P_{450}-2A6、P_{450}-3A、P_{450}-2E1)有关;而七氟醚和安氟醚主要由细胞色素P_{450}-2E1 所代谢。目前认为,甲氧氟烷肾内代谢所产生的氟化物和/或与甲氧氟烷代谢有关的多种细胞色素P_{450}与其肾毒性有关。尽管长时间使用吸入麻醉药有血中氟化物浓度升高的潜在可能,但肾脏对七氟醚和安氟醚的小量去氟化作用可能是解释它们没有损伤肾浓缩功能的原因。

麻醉药总量、酶诱导、肥胖等因素被认为可以增加生物转化;肝脏的细胞色素P_{450}的活性可以为多种药物所增强,包括苯巴比妥、苯妥英钠和异烟肼;肥胖使氟烷、安氟醚和异氟醚的脱氟化代谢增加,但肥胖对于七氟醚代谢的具体影响目前尚不清楚;氟离子的排泄依赖肾小球滤过率,存在基础肾损害的患者更容易遭受氟化物的损伤。

（二）复合物 A

七氟醚与 CO_2 吸收剂作用通过降解产生复合物 A（氟甲基- 2,2-双氟- 1［三氟甲基乙烯基］-乙醚）,对肾脏有毒性,这种肾毒性至少在鼠体内被证实。在低流量或紧闭循环麻醉、温暖干燥的吸收剂下,复合物 A 产生增多;氢氧化钡石灰比钠石灰能产生更多的复合物 A,可能是由于吸收 CO_2 时氢氧化钡产热较多所致。

复合物 A 对大鼠肾毒性的组织学特征为肾皮髓质部近端肾小管细胞坏死,坏死的生化指标包括血浆 BUN 和肌酐的升高、尿糖及蛋白尿;另外,肾小管的几种酶也可作为评价细胞损伤的指标,包括尿中 N-乙酰-β-D-葡萄糖醛酸酶（NAG）和 α-谷胱甘肽-S-转移酶（αAST）的升高。

多个临床随机的前瞻性研究涉及七氟醚烷低流量（1 L/min）或紧闭循环麻醉对肾功能的影响,指标是肾功能的临床指标（血肌酐和 BUN 浓度）、实验室指标、结构的完整性（蛋白尿、糖尿和酶尿）。只有一项研究的结果表明吸入七氟醚（健康自愿者,新鲜气流量 2 L/min,持续 8 h）可以显著增加尿糖,而且只是暂时性的,几天后即恢复正常;但血肌酐和 BUN 没有明显增加,而且在重复试验中没有获得同样的结果。另外,对择期手术的患者研究表明,地氟烷和异氟烷麻醉也可能出现暂时性的蛋白尿、糖尿或酶尿,亦没有明显的血肌酐和 BUN 的增加;同样,硬膜外麻醉也会出现蛋白尿。因而,是否能通过暂时性的尿糖或蛋白尿来推断肾损伤尚不清楚,同时也进一步表明肾损伤或肾功能受损的临床和转归指标只能是血肌酐和 BUN 水平。

除在非低流量麻醉下复合物 A 的浓度很低不会导致肾损伤外,还应考虑另外一个因素,即复合物 A 本身没有器官毒性,而是其被生物降解为半胱氨酸共轭体,而后经 β 裂解酶作用,产生具有潜在肾毒性的硫醇。在不同的物种之间,机体对半胱氨酸共轭体的生物转化明显不同。近年来研究表明,半胱氨酸可能通过两种途径中的一种（或两种）进行代谢:通过脱氧代谢途径被乙酰化为硫醇酸,没有器官毒性;通过肾内的 β 裂解酶代谢作用,产生中间产物（毒性代谢通路）。在大鼠试验发现,毒性代谢通路的中间产物可以造成肾细胞坏死。研究发现,人 β 裂解酶代谢通路活性比大鼠弱,约为其的 1/8～1/30,因此人体所产生的复合物 A 的量及通过肾 β 裂解酶代谢产生代谢产物要比大鼠少。因此,与大鼠模型相比,在人体使用七氟烷更为安全。但是在原有肾功能不全的患者麻醉中应用七氟烷尚缺乏足够的临床经验,对此类人群,要注意七氟烷可能引起的肾毒性。

二、镇静催眠药及静脉全麻药

镇静催眠药包括巴比妥类、苯二氮卓类、吩噻嗪类、丁酰苯类等,其中硫喷妥钠

(thiopental)、咪达唑仑(midazolam)、氟哌利多(droperidol)为临床麻醉所常用;静脉全麻药包括丙泊酚(propofol)、依托咪酯(etomidate)、氯胺酮(ketamine)等。它们大部分作用于中枢神经系统,多为脂溶性,需经肝脏转化为水溶性物质后再经肾脏排泄;若不能通过代谢降解为水溶性物质,将会被肾小管重吸收而滞留于体内。临床常用的镇静催眠药及静脉全麻药常是高蛋白结合类药物,药物与血浆蛋白结合后,不容易通过肾小球血管膜孔,滤过减少。

对巴比妥类和阿片类药物的研究指出单独使用这两种药物对肾功能没有影响;当同时使用笑气时,这些药物就能产生在吸入麻醉药物中观察到的减少肾血流量、肾小球滤过率和尿量的效应。具有 α 受体阻断活性的药物,如氟哌利多可防止儿茶酚胺诱导的肾血流重新分布。具有抗多巴胺活性的药物,如吩噻嗪、氟哌利多,可能损害肾脏对多巴胺的反应。丙泊酚具有稳态下体内分布广、代谢率高等特点,经肝脏降解后药效迅速降低,因而患者即便长时间静脉给药后也能快速苏醒,由于此药能抑制体内内皮素-1(ET-1)水平,可能对肾功能起到保护作用。氯胺酮对肾功能影响轻微,并在出血性低血容量时因兴奋心血管系统而可能保护肾功能。

三、阿片类镇痛药物

阿片类镇痛药物也称为麻醉性镇痛药(narcotics),是指一类作用于中枢神经系统能解除或减轻疼痛并改变对疼痛情绪反应的药物,其中吗啡(morphine)、哌替啶(pethidine)、芬太尼(fentanyl)及其衍生物、曲马多(tramadol)等在临床麻醉中应用很广。此类药物亲脂性较强,可与血浆蛋白结合,主要经肝脏代谢并随尿液/胆汁排出,极少部分以原形从尿中排泄。一般情况下,常用剂量芬太尼、阿芬太尼(alfentanil)和舒芬太尼(sufentanil)不会明显影响血压及肾血流量。

四、骨骼肌松弛药(肌松药)及其拮抗药

肌松药主要作用于骨骼肌的神经肌肉接头部,与 N_2 胆碱受体相结合,暂时、可逆性地阻断神经肌肉之间的兴奋传递,产生肌肉松弛作用。根据其作用机制不同,肌松药可分为去极化肌松药和非去极化肌松药两大类。去极化肌松药有着与乙酰胆碱相似的作用,目前用于临床的只有琥珀胆碱;而非去极化肌松药阻断了乙酰胆碱的作用。非去极化肌松药根据其时效长短,可分为短时效、中时效和长时效 3 大类。

经肾排泄是肌松药消除的主要途径,游离的肌松药经肾小球滤过,在肾小管内并不重吸收。用渗透性利尿药甘露醇增加尿量不影响肌松药消除。长时效肌松药如多库溴铵(doxacurium)、哌库溴铵(pipecuronium)主要经肾排泄,较小部分由肝消除。潘库溴铵(pancuronium)部分由胆汁消除。当肾功能不全时,经胆汁消除的氯筒箭毒碱量增加。中

时效的肌松药肾排泄不占主要地位,如维库溴铵(vecuronium)仅 10%～20% 由肾排泄。维库溴铵与潘库溴铵在肝内代谢相似,维库溴铵在体内消除经尿和胆汁以原型排出各占 15% 和 40%,而代谢成 3-OH 维库溴铵衍生物约占 30%～40%。罗库溴铵(rocuronium)与维库溴铵的消除相似主要以原型和水解或结合产物由胆汁排出,少量经肾脏消除,其作用维持时间并不明显受肾脏疾病影响。阿曲库铵(atracurium)可被广泛水解在体内消除不依赖肝和肾,但其消除途径较复杂,至今并不清楚,霍夫曼消除(Hofmann Elimination)和酶性分解可能是其主要消除途径。顺式阿曲库铵(cis-atracurium)主要靠霍夫曼消除而无酶性分解,因此其时效较阿曲库铵长。米库氯铵(mivacurium)是一苄异喹啉的酯型化合物,能为血浆假性胆碱酯酶分解,血浆假性胆碱酯酶分解该药的速度仅为分解琥珀胆碱(succinylcholine)速度的 70%,米库氯铵有可能部分为细胞摄取而代谢。在肝脏或肾功能衰竭的患者以及怀孕或产后的患者,因血浆胆碱酯酶水平下降而使米库氯铵作用时间延长。琥珀胆碱在血中浓度降低非常迅速,这是因为琥珀胆碱迅速为假性胆碱酯酶破坏。静脉注射琥珀胆碱后,血浆钾升高 0.5～1.0 mol/L,预箭毒化不能完全预防这种反应,事实上,只有大剂量非去极化肌松药可以使这一反应消失。事先存在高钾血症的情况,如肾功能衰竭患者,血钾水平不再明显升高,但血钾绝对水平可达到中毒范围。

胆碱酯酶抑制药,又称为抗胆碱酯酶药,主要的临床作用是拮抗非去极化肌松药,临床常用新斯的明(neostigmine)。此类药物通过与乙酰胆碱酯酶可逆的结合使之失活,使乙酰胆碱分解减少而发挥作用。胆碱酯酶抑制药的清除依赖于肝脏代谢(25%～50%)和肾脏排泄(50%～75%)。任何肾脏或肝脏功能不全造成的非去极化肌松药作用时间延长,可能同时也伴有其拮抗药作用时间延长。

五、局部麻醉药(局麻药)

局麻药是一类能可逆地阻滞神经冲动的发生和传导,使相关神经支配的部位出现暂时性感觉消失的药物。大多数局麻药与电压门控钠通道上的 α 亚基结合,从细胞内阻滞通道,阻止通道激活,干扰大量瞬时钠离子流入而引起的膜去极化。随着局麻药浓度的增加,神经冲动传导速度减慢,动作电位上升的速度和幅度降低,兴奋阈值逐渐升高,最终不能产生动作电位,冲动无法传导。局麻药还可不同程度的阻滞钙通道、钾通道以及 N-甲基-D-天门冬氨酸(NMDA)受体。

局麻药分子由芳香基团、中间链和氨基团三部分组成。中间链为酯键者构成酯类局麻药,常用药物有普鲁卡因(procaine)、氯普鲁卡因和丁卡因;中间链为酰胺键者构成酰胺类局麻药,常用药物如:利多卡因(lidocaine)、甲哌卡因(mepivacaine)、布比卡因(bupivacaine)、左旋布比卡因(levo-bupivacaine)、罗哌卡因(ropivacaine)等。酯类局麻药主要通过假性胆碱酯酶代谢,酯水解过程速度快,水溶性代谢产物通过尿液排出。可卡因一部分在肝脏代谢,一部分以原型从尿中排出。酰胺类局麻药在肝脏被微粒体P_{450}酶代谢,代谢物依赖于肾脏清除,极少量(不到5%)药物以原型经肾脏排泄。

临床用量的局麻药对肾功能并无不良影响。使用过程中出现的肾血流量减少和肾小球滤过率降低,主要原因是椎管内麻醉引起的血压下降或者局麻药中毒导致的心血管抑制。

六、非甾体类抗炎镇痛药(non-steriodal anti-inflammatory drugs,NSAIDs)

NSAIDs,包括阿司匹林(aspirin)、对乙酰氨基酚(acetaminophen)、选择性COX-2抑制剂,通过抑制合成前列腺素(prostaglandin,PG)所必需的环氧化酶(cyclo-oxygenase,COX),使体内PG合成减少,从而发挥其解热、镇痛、抗炎作用。此类药物抑制PG介导的化学或机械刺激对感觉通路的易化作用,属外周性镇痛药,有中等程度的镇痛效应,不产生欣快感与成瘾性,临床广泛用于一般性疼痛、炎症性疼痛、术后疼痛和癌性疼痛的治疗。

NSAIDs可逆性地抑制在高血管紧张素Ⅱ和去甲肾上腺素患者的肾脏产生扩张血管作用的PG合成(主要由COX-1介导),减弱这种保护性反应可降低肾小球滤过率和在某些患者中产生肾功能不全,并有引起肾乳头坏死的报道,因此具有肾脏毒性。但除非超大剂量应用,一般情况下,只有在那些已有肾脏低灌注或肾血管收缩的患者,NSAIDs才会诱发肾功能异常。有些危险因素可以加重NSAIDs所诱发的急性肾功能衰竭,如高龄、低血容量、肝病晚期、充血性心衰、脓毒血症、肾功能不全、重大的外科手术等,使用后会出现高钾血症与外周水肿。需要特别注意的是酮洛酸(ketorolac)这种口服经胃肠道吸收的NSAIDs。围术期应用酮洛酸,可使重症或老年患者发生急性肾功能衰竭,甚至引起致命性高钾血症。单次剂量的酮洛酸即可诱发少尿型肾功能衰竭。所有的NSAIDs在使用时都必须多加小心,对高危患者施行可能导致肾功能异常的手术之前应停止使用NSAIDs。

COX以两种独立的同分异构体形式存在于哺乳动物细胞中,分别为COX-1和COX-2。COX-1主要产生调节肾脏、胃肠道及血管稳定性的前列腺素类;炎症或组织损伤时,炎症细胞因子引起COX-2表达,导致与疼痛有关的前列腺素类生成。理论上,选择性COX-2抑制剂对COX-1的作用极小,因而对肾脏血管、胃肠道平滑肌、血小板作用轻微,只有抗炎镇痛作用。

七、辅助用药

(一)血管活性药物

肾脏肾上腺素能神经元对入球和出球小动脉、近端和远端肾小管、髓袢升支、近球小体有着广泛而单一的神经支配,支配密度最大处位于有远曲小管和近曲小管紧随的髓袢升支粗段。在α受体方面,肾脏有α_1和α_2两种受体亚型,以α_2受体为主。α_1受体在肾脏血管系统占主导地位,并有血管收缩作用,能够调节肾脏血流。肾小管 α_1 受体增强 Na^+ 和水的重吸收,而肾小管 α_2 受体则促进 Na^+ 和水的排出。

肾脏含有 β_1 受体和 β_2 受体,以 β_1 受体为主。刺激 β 受体引起近球小体肾素释放增加,β 受体阻滞剂抑制这种释放。调节肾素释放的 β 受体亚型具有高度种属依赖性,β_1 受体激动引起人体肾素释放;肾脏 β_2 受体也似乎在血管水平调节肾脏血流,它们介导的是一种可预知的扩血管反应。

肾血管系统的多巴胺(DA)受体的分布已经很清楚,但多巴胺受体在肾脏还有其他功能。DA_1 受体位于肾小管,而肾小管以排钠和利尿抑制 Na^+ 的重吸收,排钠作用可能是肾血管扩张、肾小球排出量增加和 DA_1 受体对小管作用的综合作用结果。近球细胞也含有 DA_1 受体,激活该受体能增加肾素的释放,这一作用能调节由肾小球 DA_1 受体激活所引起的利尿作用。

1. 肾上腺素(epinephrine)

为 α、β-肾上腺素受体激动药,它在某些血管床如皮肤、黏膜和肾脏主要是 α 受体激动剂,在骨骼肌是 β 受体激动剂。肾脏血管以 α 受体占优势,当在使用对血压无明显作用的剂量时,肾上腺素即可增加肾血管阻力和减少肾血流量达 40%,并可激动肾小球球旁细胞的 β_1 受体而增加肾素的分泌。

2. 去甲肾上腺素(norepinephrine)

为非选择性 α-肾上腺素能受体激动药,它对全身各部分血管收缩的程度与血管中所含 α_1 受体的多少和所用去甲肾上腺素的剂量有关,皮肤和黏膜血管收缩最明显,其次为肾、肝、肠系膜及骨骼肌血管。强烈的血管收缩作用可使器官血流减少,组织供血不足导致缺氧和酸中毒;滴注时间过长或剂量过大时,可使肾脏血管剧烈收缩,产生无尿和肾实质损伤,以致出现急性肾功能衰竭,故用药期间尿量至少保持在 25 mL/h 以上。肾血流量的减少和心肌氧需的增加限制了去甲肾上腺素在治疗顽固性休克中的作用。但近年来的一些研究报告:对于容量复苏效果不理想的感染性休克患者,去甲肾上腺素与多巴酚丁胺合用,可以改善组织灌注与氧输送,增加冠状动脉和肾脏的血流以及肌酐清除率、降低血乳酸水平,而不加重器官的缺血。

3. 多巴胺(dopamine)

在小剂量[0.5～2 μg/(kg.min)]使用时,主要作用于多巴胺受体,扩张肾及肠系膜血管,从而使肾血流量和肾小球滤过率增加,尿量及钠排泄量增加。利尿作用与使用小剂量的多巴胺抑制醛固酮的分泌有关,后负荷的降低提高心输出量也使肾血流增加。在治疗伴有少尿的低心输出量综合征的患者时,多巴胺与其他拟交感药物相比有确定的优势。但多巴胺对于重症或严重损伤的肾功能衰竭患者的保护效果仍不确切,这可能与使用多巴胺时患者体内的肾上腺素能微环境变化有关,在严重损伤患者若内源性儿茶酚胺增加,小剂量多巴胺也会引起肾血管的收缩。而近年来的国际合作研究提示,小剂量多巴胺并未显示出肾脏保护作用。中等剂量[2～10 μg/(kg·min)]时,能直接激动 β_1 受体并间接促进去甲肾上腺素自储藏部位释放,周围血管阻力常无改变。大剂量[>10 μg/(kg·min)]激动 α 受体。导致周围血管阻力增加,肾血管收缩,肾血流量及尿量减少。

4. 间羟胺(metaraminol,阿拉明)

为 α_1、α_2-肾上腺素受体激动药,对心脏的 β_1 受体也有微弱的激动作用,本药对肾脏血管的收缩作用较弱,少尿和无尿等急性肾功能衰竭症状也较少出现。

5. 血管加压素(Vasopressin)

现已发现感染性休克患者血中的血管加压素水平较正常显著降低。某些观察显示在感染中毒性休克患者,血管加压素通过强力收缩扩张的血管,提高外周血管阻力而改善血流的分布,起到提升血压、增加尿量的作用;也有人推测其作用可能与抑制交感神经冲动及增益压力反射有关。血管加压素还可以与儿茶酚胺类药物协同作用。由于大剂量血管加压素具有极强的收缩血管作用,使得包括冠状动脉在内的内脏血管强力收缩,甚至加重内脏器官缺血,故目前多主张在去甲肾上腺素等儿茶酚胺类药物无效时才考虑应用,且宜以小剂量给予(0.01～0.04 μnit/min)。

6. 血管紧张素转换酶抑制剂(ACE inhibitors,ACEI)

可增强麻醉药物对肾灌注的损伤;这些药物阻断了血管紧张素 Ⅱ 的保护效应,可造成麻醉过程中肾小球滤过率的过度降低。

(二) 利尿剂

利尿剂通过降低肾脏对钠和水的重吸收而增加尿量,它们多数是在肾小管的管腔内膜细胞上发挥作用。几乎所有的利尿剂都与血浆蛋白高度结合,只有相对少量的游离药物通过滤过进入肾小管,因此大部分利尿剂在近端小管分泌而发挥作用。

渗透性利尿剂在肾小球滤过,在近端小管进行有限的或没有重吸收,限制了伴随钠主动重吸收的水的被动重吸收。尽管其主要效应是增加水的分泌,但当大剂量使用时,渗透性利尿剂也会增加电解质如钠、钾的排泄,该机制亦会损害髓袢对水和溶质的重吸收。

1. 甘露醇(mannitol)

是最为常用的渗透性利尿剂,其 6-碳糖很少重吸收;除利尿效应外,可增加肾血流量,从而影响髓质的高渗透性,干扰肾脏浓缩功能;还可刺激肾内合成扩张血管的前列腺素;亦是自由基清除剂。甘露醇可用于预防高危患者的急性肾功能衰竭,高危患者包括严重创伤、严重溶血性反应、横纹肌溶解、严重黄疸和接受心脏或主动脉手术的患者。在这些情况下甘露醇的预防作用可能是由于稀释肾小管中的肾毒性物质、预防淤积和堵塞肾小管、保持肾血流量、减轻细胞水肿和保持细胞结构。甘露醇可增加低血容量患者的尿量,对于严重肾小球或肾小管损害的患者则无效。

2. 袢利尿剂包括速尿(lasix,呋塞米)、布美他尼(bumetanide)、利尿酸和托塞米,均抑制髓袢升支粗段对 Na^+ 和 Cl^- 的重吸收,该部位钠的重吸收需要 Na^+-K^+-Cl^- 腔膜载体蛋白四个位点都被占满。袢利尿剂与 Cl^- 竞争载体蛋白上的结合位点,最大程度可排出 15%～20% 滤过的钠,使尿的浓缩和稀释能力均受损;远端肾单位大量的 Na^+ 和 Cl^- 超过了其有限的重吸收能力而致尿量增加。尿液是低渗的,可能与快速的尿流速率影响了高渗髓质的平衡或干扰了抗利尿激素对集合管的作用。有些研究指出速尿可增加肾血流量,逆转血流从皮质到髓质的重新分布。

第二节　围术期麻醉处理对肾功能的影响

一、心血管效应

通过双肾的血流量正常占全部心输出量的 20%～25%,成人肾血流量约为 1 200 mL/min,血浆流量约为 700 mL/min,其中有 1/5 的血浆经肾小球滤过,因而肾小球滤过率平均为125 mL/min。平均动脉压在 80～180 mmHg 之间时肾血流可自动调节,平均动脉压低于70 mmHg时肾血流会下降。尽管对其确切机制不清,但认为是入球小动脉对血压改变的内在肌源性反应。在此范围内,肾血流量和肾小球滤过率通过入球小动脉的血管收缩或舒张而维持相对稳定。在自动调节范围之外,肾血流量变为压力依赖性,当平均动脉压低于40～50 mmHg 时,肾小球滤过一般就停止了。

多数吸入和静脉麻醉药可造成某种程度的心血管抑制或血管扩张,因此可降低动脉血压。与椎管内麻醉(腰麻和硬膜外麻醉)相关的交感神经阻滞因增加静脉容量和动脉血管舒张而同样造成低血压。血压低于自动调节下限会因此降低肾血流量、肾小球滤过率、尿量和尿钠的排泄。静脉液体输注至少可部分逆转低血压和减轻对肾功能的影响。

二、神经效应

在围术期由于麻醉过浅、手术刺激增强、组织损伤或麻醉药物诱导的循环抑制而激活交感神经系统。交感神经过度活化会增加肾血管阻力和激活多种激素系统。两种效应都会降低肾血流量、肾小球滤过率和尿量。

三、内分泌效应

麻醉过程中的内分泌效应一般都是由外科手术刺激、循环抑制、缺氧或酸中毒诱发的应激反应。通常儿茶酚胺(肾上腺素和去甲肾上腺素)、肾素、血管紧张素Ⅱ、醛固酮、抗利尿激素、肾上腺皮质激素和皮质醇都升高。儿茶酚胺、抗利尿激素和血管紧张素Ⅱ通过诱导肾血管收缩而降低肾血流量。醛固酮增加了远曲小管和集合管的钠重吸收,导致钠潴留胞外液增多。非渗透性的抗利尿激素分泌有助于水潴留,如果严重会造成低钠血症。对手术和麻醉的内分泌反应至少是造成许多患者中术后液体短暂潴留的部分原因。

四、外科操作的直接效应

某些外科操作会显著改变肾脏生理。腹腔镜过程中的气腹可产生腹部室间隔综合征或类似表现,增加的腹内压可产生与注入气压成比例的少尿甚至无尿。其机制包括中心静脉(肾静脉和腔静脉)受压、肾实质受压、心输出量降低以及血浆肾素、醛固酮和抗利尿激素水平升高。其他显著影响肾功能的外科操作包括体外循环、主动脉钳夹和在肾动脉附近的解剖操作。神经外科手术对抗利尿激素亦有潜在影响。

第三节　肾功能不全与麻醉用药

肾是维持机体内环境相对稳定的最重要的器官之一,具有排出体内代谢终产物、调节水和电解质平衡及分泌生物活性物质的功能。肾功能不全时,必然影响其正常生理功能的发挥。严重的肾功能损害可影响一部分麻醉药物的降解、代谢及其排泄。作用于中枢神经系统的脂溶性药物需经肝脏转化为水溶性物质后再经肾脏排泄,而吸入麻醉药则例外。在肾功能衰竭患者,非吸入性的水溶性产物可在体内聚集,即使代谢产物只具有其母体活性的很少比例,也会延长其临床作用时间。一些以原型经肾脏排泄的药物,在肾功能衰竭患者其半衰期延长。一些临床常用的麻醉药物常是高蛋白结合类药物,因而在尿毒症患者因其血浆蛋白结合降低而使其临床效应增强。肾功能衰竭也可使某些药物在体内的分布容积增加,从而延长其半衰期。

一、吸入麻醉药

肾脏疾病对吸入性麻醉药的药代学影响很小,由于挥发性吸入麻醉药不依赖肾脏消除、对肾血流影响小、能控制血压,因此是肾功能不全患者理想的麻醉药物。虽然轻到中度肾功能损害的患者不表现吸入麻醉药摄取与分布的改变,但在慢性肾功能衰竭伴严重贫血(血红蛋白<5 g/dL)的患者可有麻醉诱导与苏醒加快的现象,这可能是血气分配系数减小或 MAC 值减小的结果。由于可引起氟化物蓄积,恩氟烷与七氟烷(流量小于 2 L/min)在肾病患者不宜长时间使用。

许多麻醉医生在肾功能衰竭的患者麻醉中为提高贫血患者的动脉血气含量,通常不使用笑气或仅使用 50%笑气。事实上,只有在严重贫血的患者(血红蛋白<7 g/dL),物理溶解氧的轻微增加引起动-静脉血氧差明显改变时,这种措施才有效。

二、镇静催眠药及静脉全麻药

虽然巴比妥类药物在肾功能不全时药代动力学参数变化不大,但在慢性肾功能衰竭患者由于血浆蛋白结合降低,同样的麻醉诱导剂量下,血中游离硫喷妥钠的量是正常人的两倍,其临床效应将明显增强,因而尿毒症患者的用药剂量应低于正常人。酸中毒时这类药物非离子化成分增加,进入血-脑脊液屏障加速。硫喷妥钠作用时效长,心血管系统抑制作用强,具有二次分布特点,其药效随尿毒症严重程度而显著延长,剂量不易掌握,一般不适用于终末期肾病患者。

苯二氮卓类药物是高蛋白结合率的一类药物。在慢性肾功能衰竭患者,其游离状态的药物比例增大使其临床效应明显增强。一些苯二氮卓类药物的代谢产物具有生物学活性,肾功能障碍患者重复给药会使这些代谢产物在体内蓄积。如 $60\%\sim80\%$ 的咪达唑仑是以有生物活性的 α-羟基代谢产物形式被排泄出去的,在肾功能衰竭患者长时间给药会使这一代谢产物逐渐积聚。急性肾功能衰竭会降低咪达唑仑的血浆清除率,而在慢性肾功能衰竭患者多次给予地西泮或劳拉西泮可能会因为其活性代谢产物累积而导致镇静时间延长。慢性肾功能衰竭患者对单次剂量的苯二氮卓类药物耐受性较好,但因血浆游离药物增加和机体对药物的敏感性增加,其用药应酌情减量。

多数吩噻嗪类药物,如氯丙嗪,经肝脏代谢失活。虽然肾功能损害对这些药物的药代动力学影响不大,氮质血症却使这些药物的中枢抑制效应增强。氟哌利多部分依赖肾脏排泄,肾功能损坏患者大量使用时可出现蓄积,但临床用药一般为小剂量(<2.5 mg)。

丙泊酚可完全和快速的经肝脏代谢,被生物转化为非活性代谢产物由肾脏排出。其药动学不受肾功能的影响,目前尚未见其在终末期肾病患者作用时间延长的报道。因此,临床上丙泊酚的标准诱导剂量和持续输注剂量在肾功能衰竭患者也是安全的。Nathan 等发现丙泊酚用于终末期肾病患者时药代动力学变化小且蓄积少,但有时也会偶因急剧血钾及酸碱平衡改变诱发血流动力学变化,其程度与药物剂量、注射速度、心血管功能状态和血容量等因素有关,临床用药时要顾及个体差异并缓慢给药。Ickx 等也证实,终末期肾病患者体内丙泊酚药代学、药效学与健康人相比无明显差异。同时也有人持不同观点,如 Hachenberg 等观察到肾功能障碍患者丙泊酚分布容积和消除半衰期高于正常人,且苏醒时间延长,其代谢产物 88% 需经肾排泄,认为终末期肾病患者应减少异丙酚用量。但总体上看,异丙酚目前仍不失为终末期肾病患者理想选择。

肾脏疾病仅轻微改变氯胺酮的药代动力学。氯胺酮的蛋白结合率明显低于硫喷妥钠,因此肾功能衰竭对其血浆游离药物浓度影响较小。在体内重新分布和经肝脏代谢是其临床作用消失的主要原因,氯胺酮以药物原型经尿排出的比例不到 3%。去甲氯胺酮是氯胺酮的主要代谢产物,它的生物活性为氯胺酮的 $1/3$,在它被肾脏排泄之前还需要被进一步的分解代谢。氯胺酮的继发高血压效应对高血压肾脏疾病患者非常不利,因此在肾功能衰竭合并高血压患者使用时必须非常小心,以避免出现血压的异常升高。

肾功能正常时依托咪酯的蛋白结合率虽然并不高,只有 75%,但在终末期肾病患者,其血浆游离状态药物的比例增高。但依托咪酯在肾功能衰竭患者的麻醉诱导时并不改变其临床效应,这可能与其心血管抑制作用较弱有关。依托咪酯与咪唑安定相比尽管结构相似、起效及恢复快,但可通过抑制肾上腺皮质功能产生免疫抑制作用,而终末期肾病患者常因用免疫抑制剂治疗致使免疫功能低下,使用时需注意。

三、阿片类镇痛药物

单次剂量吗啡的药动学并不因为肾功能衰竭而发生变化,但长期用药可能会导致其 6 - 葡萄糖醛酸的代谢产物累积,这一产物有很强的麻醉和镇静效应。终末期肾病患者吗啡的血浆蛋白结合率降低,用药时首剂应酌情减量。哌替啶(pethidine)有较强的神经毒性,其代谢产物去甲哌替啶需经肾脏排泄,因此肾功能明显异常患者不应使用。氢吗啡酮在体内代谢为氢吗啡酮-3-葡萄糖醛酸后经肾脏排泌,若这一活性代谢产物在肾功能衰竭患者体内累积,会导致认知功能障碍和肌痉挛。慢性肾功能衰竭患者对单次剂量的氧可酮清除延缓,重复给药会导致其作用时间延长。在肾功能衰竭患者,可待因的麻醉效应延长,临床不建议长期使用。

对终末期肾病患者,芬太尼是一种非常好的药物,具有无活性代谢产物、血浆游离药物浓度不变、体内再分布期较短等特点。尿毒症患者对小-中量芬太尼滴定给药有较好的耐受。但在拟行肾移植术的患者,$2.5\ \mu g/kg$ 的芬太尼可导致阿片类效应时间延长且延长程度与患者术前的血尿素氮水平呈正相关。

舒芬太尼在终末期肾病患者的血浆游离浓度维持不变,但其药代学变化较大,有临床效应延长的报道。在终末期肾病患者阿芬太尼的蛋白结合率下降,但其半衰期及血浆清除率并不发生改变,代谢产物也不具有生物活性。因此在肾功能衰竭患者使用阿芬太尼时,应谨慎给予负荷剂量,但总量和持续输注剂量与肾功能正常者基本相同。与芬太尼相比:① 舒芬太尼镇痛效价增强 5～10 倍,作用时间延长 2 倍,血浆蛋白结合率更高,慢性肾功能衰竭时在体内的分布容积及清除半衰期与肾功能正常者比较无显著差异;② 阿芬太尼脂溶性较低,但与血浆蛋白结合率较高,且体内分布容积小、消除半衰期短,作用持续时间仅为芬太尼的 1/3,可经肝脏迅速灭活,不到 1‰以原形从尿中排泄,且很少有蓄积,用于终末期肾病患者时其清除率和/或半衰期与肾功能正常者相比差异不显著。

对终末期肾病患者而言,瑞芬太尼是目前国内外研究报道最多、应用最广的麻醉性镇痛药。它是一种新型强效 μ 阿片受体激动药,起效迅速,单次注射 1.5 分钟即达作用高峰,血脑平衡时间短,体内分布容积小,药代动力学符合三室开放模型。此药分子结构酸性链可经血液和组织中的非特异性酯酶进行快速、彻底水解,对循环、呼吸、神经系统的作用为剂量依赖型,对肝肾功能无害,连续静脉给药时间长短并不影响时量敏感半衰期(context sensitive half time),且苏醒良好。瑞芬太尼在体内被血浆和组织中的酯酶快速降解为经肾脏排泄的低生物活性代谢产物,初级代谢产物虽可在体内蓄积,但其作用微不足道。肾功能衰竭对瑞芬太尼的清除率没有影响,但可使其代谢产物的排泄速率明显减低。肾功能不全患者长期使用瑞芬太尼所导致的代谢产物蓄积是否产生临床意义,目前尚缺乏这方面的研究和报道。尽管对瑞芬太尼能否用于终末期肾病患者仍有分歧,但多数人还是持赞同意见。

四、骨骼肌松弛药(肌松药)及其拮抗药

在终末期肾病患者,肌松药是临床效应明显延长的最常见的一类麻醉药,因其代谢产物主要依靠肾脏排泄。除琥珀胆碱、阿曲库铵、顺式阿曲库铵和美维松以药物原型经肾脏少量排泄,绝大多数非去极化肌松药在无肾功能障碍患者是经肝脏排泄或代谢为失活产物而终止其作用的。一些肌松药产生经肾脏排泄的活性代谢产物,导致终末期肾病患者肌松效应延长。此外,肾功能衰竭时合并酸中毒、电解质紊乱以及一些药物作用(包括利尿剂、免疫抑制剂、氨基糖甙类、含镁的抗酸剂等)均可影响肌松药的药代学。

琥珀胆碱作为慢性肾功能衰竭患者术中肌松用药已有很长历史,肾功能衰竭患者血浆胆碱酯酶活性变化的矛盾报道使对琥珀胆碱药代学变化的认识不能统一。虽然部分尿毒症患者血液透析后血浆假性胆碱酯酶水平下降,但很少出现琥珀胆碱引起的神经肌肉阻滞延长。由于琥珀胆碱的作用时间并不因为肾功能衰竭而显著延长,可用于终末期肾病患者的快速诱导-气管插管。但其主要代谢产物琥珀单胆碱具有较低的生物活性,且需经肾脏排泄,所以持续静滴给药应谨慎。琥珀胆碱可引起高血钾,因此使用时必须确保患者近期血钾在正常范围之内,最好低于 5.0 mmol/L。肾功能衰竭患者术前(24 h 内)进行血液透析可以降低高钾血症的发生率。

肾功能衰竭患者应用长效肌松药如多库氯铵和哌库溴铵有一定问题。单次剂量的多库氯铵用于肾功能衰竭患者,其半衰期延长、血浆清除率降低、药物作用时间延长,作用时间几乎增加一倍。对哌库溴铵的临床药代研究也有类似结论。虽然哌库溴铵的平均作用时间在肾功能衰竭组及其对照组没有统计学差别,但肾功能衰竭组中哌库溴铵作用时间的变异度较大且难以预测。

终末期肾病患者宜使用中效肌松药,如阿曲库铵、顺式阿曲库铵、维库溴铵和罗库溴铵等。因这类药物的作用时间较短,肌松效应延长的风险相对减小。阿曲库铵及其衍生物顺式阿曲库铵半衰期短,经血浆酯酶水解或 Hoffmann 方式代谢,仅小部分以原形通过肾脏排泄,代谢为非器官依赖性,其消除半衰期、血浆清除率和临床作用时间几乎不受肾功能衰竭的影响,药代学个体差异很小,且对肌松恢复过程无影响。早期研究证实,此药用于终末期

肾病患者与肾功能正常患者相比,其清除率、消除半衰期等均无差异。顺阿曲库铵是阿曲库铵同分异构体,松效应和代谢方式与阿曲库铵相似,效价约为阿曲库铵的 3 倍,且无组胺释放作用,临床应用更安全。肝、肾功能状态对顺阿曲库铵药效学、药代学影响轻微。Body 等发现,肾功能衰竭患者静脉注射顺阿曲库铵肌颤搐抑制 90％时间较正常人延迟约 1 min,临床无统计学意义,且肾功能衰竭基本上不影响此药肌松作用消退时间。因此临床阿曲库铵和顺式阿曲库铵常常是肾病患者术中肌松的首选药物。有一个问题应引起临床注意,即阿曲库铵的代谢产物正甲基四氢罂粟碱在动物试验模型上可以诱发癫痫发作,持续或重复给药还会引起药物蓄积。然而迄今为止,阿曲库铵用于重症监护的肾功能衰竭患者持续静滴给药时,还没有出现上述问题。在终末期肾病患者,与阿曲库铵相比顺式阿曲库铵作用较强、临床用量较低、血中代谢物正甲基四氢罂粟碱的浓度也较低。

维库溴铵 24 h 通过肾脏排泄约 30％,单次用药时肾功能衰竭患者与肾功能正常者作用时间相同,但大剂量或持续输注时消除率降低、半衰期延长,这是由于其代谢产物 3-羟基维库溴铵仍具有神经肌肉阻滞活性(达维库溴铵的 60％)以及排泄减少所致。既往认为,维库溴铵的药代学不因肾功能的变化而改变,但随后的研究发现,肾功能衰竭患者维库溴铵血浆清除率降低和半衰期延长,作用时间也延长。Lynam 等、Lepage 等以及 Ma 等在肾功能衰竭患者多次追加维库溴铵后,观察到药效逐渐延长的趋势。Ma 等认为,这种现象的出现与肾移植者肌松药血浆清除率下降和消除半衰期延长有关。Lepage 等则认为,肾功能衰竭患者肌松药经胆汁排泄代偿性增加,直至达到饱和,因此表现出随追加次数增多,肌松作用逐渐延长的现象。另外维库溴铵的活性代谢产物 3-羟基维库溴铵在终末期肾病患者体内可发生蓄积,持续静滴给药会延长其神经肌肉阻断作用。因此,在持续静滴时间不长或减少药物维持用量或延长给药间隔的情况下,维库溴铵也可用于终末期肾病患者术中肌松。肾功能衰竭患者气管插管剂量的维库溴铵维持肌松的时间较肾功能正常者延长 50％。

正常人体速效肌松药罗库溴铵药效持续时间与维库溴铵相似,体内约 33％经肾脏排泄。但在肾功能衰竭患者,单次剂量罗库溴铵的药代学研究结论不一。Szenohradszky 等,Khuenl-Brady 等以及 Ma 等认为肾功能衰竭患者罗库溴铵肌松作用维持时间与肾功能正常者相似。Cooper 等和 Lynam 等则认为,肾功能衰竭患者中罗库溴铵和维库溴铵的肌松作用延长。田玉科等研究也证实,肾功能衰竭可以延长罗库溴铵的肌松作用时间,其原因可能与肾功能衰竭患者中,两种药物的血浆清除率下降和消除半衰期延长有关。无论肾功能正常或异常,在重复追加或持续静滴时,随追加次数增多,罗库溴铵的无反应时间和 T_1 25％恢复时间随追加次数增多有逐渐延长的趋势,这可能与药物多次追加在体内有不同程度的蓄积、药物血浆清除率逐渐降低有关。故无论肾功能正常或异常患者,应警惕长时间重复追加时,其药效有延长的趋势。应用罗库溴铵女性患者比男性患者敏感性增加近 30％,这可能与女性体内脂肪组织相对比男性多,药物再分布有关;此外,与女性患者细胞外液量比男性患者细胞外液量相对少,血浆清除率相对较慢有关。罗库溴铵用于女性患者应适当减量。

短效肌松药美维松是一种新型短效非去极化肌肉松弛剂,起效快,作用时间短,恢复迅速,无蓄积作用,对植物神经和心血管功能影响小,经血浆酯酶及肝脏代谢后失活,通过肾脏排泄。肌松作用强度是维库溴铵的 0.8 倍、阿曲库铵的 4 倍,肾功能衰竭时其作用时间延长 1.5 倍。该药在体内经血浆胆碱酯酶水解代谢,其酶解速度慢于琥珀胆碱。无肾功能不全患者单次剂量的美维松导致肌松恢复减慢与其血浆胆碱酯酶活性降低有关。肾功能衰竭患者美维松的持续输注剂量比正常对照者稍低或基本相似。但也有报道在终末期肾病患者使用常规插管剂量的米库氯铵可维持肌松长达 3 h,提示终末期肾病可显著延长美维松的临床效应。

肾功能衰竭可显著影响临床常用的抗胆碱酯酶药(新斯的明、吡啶斯的明和依酚氯铵)的药代学。因对肾脏排泄的依赖性,这 3 种药物在终末期肾病患者的作用时间明显延长。抗胆碱药物阿托品和格隆溴铵(常与抗胆碱酯酶药联用以拮抗肌松药)也需经肾脏排泌。因此,在肾功能衰竭患者,拮抗肌松时无需改变抗胆碱酯酶药物的用量。

综上所述,麻醉药物中,除甲氧氟烷和可能的安氟醚以外,其他麻醉药并不会直接导致肾功能不全,也不影响肾脏对应激反应的代偿,有关七氟烷有无肾毒性仍有争论。许多麻醉药都可引起肾血流减少,但这种作用临床意义不大,而且是可逆的,麻醉药可能并不影响肾脏对应激的神经体液反应。虽然麻醉药不直接损害肾脏,但可以和某些病理状态,如低血容量、休克、肾毒性物质以及一些引起肾血管收缩的因素等共同作用而导致肾功能不全。如果所选用的麻醉技术可引起持久的心输出量减低或低血压,同时伴有强的肾血管收缩即可导致急性肾功能不全或肾功能衰竭,这种情况在全麻或区域麻醉时均可发生。肾功能不全患者的麻醉用药选择和药物使用方法,必须建立在对其病理生理的充分认识上,并掌握肾功能不全对麻醉药物代谢的影响,既要保证患者围术期安全,亦要尽可能保护残存的肾功能。

（黄文起）

参考文献

1 Barash PG,Cullen BF,Stoelting RK. Clinical Anesthesia,4th ed. Lippincott Williams & Wilkins,2001.

2 Morgan GE, Mikhail MS, Murray MJ. Clinical Anesthesiology,4th ed. The McGraw-Hill Companies. Inc,2006.

3 庄心良,曾因明,陈伯銮. 现代麻醉学. 3 版. 北京:人民卫生出版社,2004:7.

4 Sear JW. Kidney dysfunction in the postoperative period. Br J Anaesth ,2005,95:20～32.

5 Lameire N,Biesen WV,Vanholder R. Acute renal failure. Lancet,2005,365:417～430.

6 Mahon P,Shorten G. Perioperative acute renal failure. Current Opinion in Anaesthesiology,2006,19:332～338.

10 Friedrich JO, Phil D,Adhikari N. Meta-analysis: low-dose dopamine increases urine output but does not prevent renal dysfunction or death: Ann Intern Med,2005,142:510～524.

第*18*章 药物与内分泌功能

第一节 内分泌系统的生理功能

内分泌系统(endocrine system)是机体的重要调节系统,它与神经系统相辅相成,共同调节机体的生长发育和各种代谢,维持内环境的稳定,并影响行为和控制生殖等。内分泌系统由内分泌腺和分布于其他器官的内分泌细胞组成。内分泌细胞的分泌物称激素(hormone)。大多数内分泌细胞分泌的激素通过血液循环作用于远处的特定细胞,少部分内分泌细胞的分泌物可直接作用于邻近的细胞,称此为旁分泌(paracrine)。内分泌腺的结构特点是:腺细胞排列成索状、团状或围成泡状,不具排送分泌物的导管,毛细血管丰富。

内分泌细胞分泌的激素,按其化学性质分为含氮激素(包括氨基酸衍生物、胺类、肽类和蛋白质类激素)和类固醇激素两大类。分泌含氮激素细胞的超微结构特点是,胞质内含有与合成激素有关的粗面内质网和高尔基复合体,以及有膜包被的分泌颗粒等。分泌类固醇激素细胞的超微结构特点是,胞质内含有与合成类固醇激素有关的丰富的滑面内质网,但不形成分泌颗粒;线粒体较多,其嵴多呈管状;胞质内还有较多的脂滴,其中的胆固醇等为合成激素的原料。

每种激素作用于一定器官或器官内的某类细胞,称为激素的靶器官(target organ)或靶细胞(target cell)。靶细胞具有与相应激素相结合的受体,受体与相应激素结合后产生效应。含氮激素受体位于靶细胞的质膜上,而类固醇激素受体一般位于靶细胞的胞质内。

人体主要的内分泌腺有:甲状腺、甲状旁腺、肾上腺、垂体、松果体、胰岛、胸腺和性腺等。

一、甲状腺

位于气管上端的两侧,呈蝴蝶形。分左右两叶,中间以峡部相连,峡部横跨第二、三气管软骨的前方,正常人在吞咽时甲状腺随喉上下移动。甲状腺的前面仅有少数肌肉和筋膜覆盖,故稍肿大时可在体表摸到。

甲状腺由许多大小不等的滤泡组成。滤泡壁为单层立方上皮细胞,它们是腺体的分泌细胞。泡腔有胶状物,为腺体细胞分泌的贮存物。滤泡之间有丰富的毛细血管和少量结缔组织。

甲状腺的生理功能主要体现在以下几个方面。

（一）对代谢的影响

1. 产热效应

甲状腺激素可提高大多数组织的耗氧率,增加产热效应。甲状腺功能亢进患者的基础代谢率可增高 35% 左右;而甲状腺功能低下患者的基础代谢率可降低 15% 左右。

2. 对三大营养物质代谢的作用

在正常情况下甲状腺激素主要是促进蛋白质合成,特别是使骨、骨骼肌、肝等蛋白质合成明显增加。然而甲状腺激素分泌过多,反而使蛋白质,特别是骨骼肌的蛋白质大量分解,因而消瘦无力。在糖代谢方面,甲状腺激素有促进糖的吸收,肝糖原分解的作用。同时它还能促进外周组织对糖的利用。总之,它加速了糖和脂肪代谢,特别是促进许多组织的糖、脂肪及蛋白质的分解氧化过程,从而增加机体的耗氧量和产热量。

（二）促进生长发育

主要是促进代谢过程,而使人体正常生长和发育,特别对骨骼和神经系统的发育有明显的促进作用。所以,如儿童在生长时期甲状腺功能减退则发育不全,智力迟钝,身体矮小,临床上称为呆小症。

（三）提高神经系统的兴奋性

甲状腺素有提高神经系统兴奋性的作用,特别是对交感神经系统的兴奋作用最为明显,甲状腺激素可直接作用于心肌,使心肌收缩力增强,心率加快。所以甲状腺机能亢进的患者常表现为容易激动、失眠、心动过速和多汗。

二、甲状旁腺

甲状旁腺共有 4 颗,分别位于甲状腺两侧的后缘内,左右各两个,总重量约 100 mg。甲状旁腺分泌的甲状旁腺素起调节机体钙磷代谢的作用,它一方面抑制肾小管对磷的重吸收,促进肾小管对钙的重吸收,另一方面促进骨细胞放出磷和钙进入血液,这样提高血液中钙的含量,所以甲状旁腺的正常分泌使血液中的钙不致过低,血磷不致过高,因而使血液中钙与磷保持适宜的比例。

三、脑垂体

脑垂体为一椭圆形的小体,重不足 1 g。位于颅底垂体窝内,借垂体柄与丘脑下部相连,分腺体部和神经部。腺垂体是一种腺体组织,又可再分为 3 个部分:前部、中间部和结节部。神经垂体属神经组织,可分为神经部、漏斗部和灰白结节的正中隆起。垂体前叶指的是腺垂体中的垂体前部及结节部,垂体后叶指神经部和中间部。腺垂体是内分泌系统中极为重要的腺体,它不仅分泌多种调节机体基本功能的激素,而且还分泌一些调节其他内分泌腺的"促激素"。腺垂体分泌的主要激素有生长激素、催乳素、促黑激素、促甲状腺激素、促肾上腺皮质激素、促卵泡激素和黄体生成素。神经垂体分泌两种激素:抗利尿激素(ACTH)及催产素(图 18 - 1)。

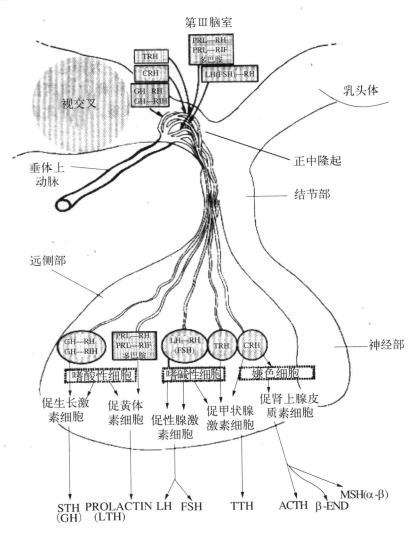

图 18 - 1 下丘脑—腺垂体轴示意图

(一) 生长激素

该激素与骨的生长有关,幼年时期如缺乏,则使长骨的生长中断,形成侏儒症;如过剩,则使全身长骨发育过盛,形成巨人症。

（二）催乳素

可以催进乳腺增殖和乳汁生成及分泌。

（三）促性腺激素

包括卵泡刺激素和黄体生成素,可促进雄、雌激素的分泌,卵泡和精子的成熟。

（四）促肾上腺皮质激素

主要作用于肾上腺皮质的束、网状带,促使肾上腺皮质激素的分泌。该激素缺乏,将出现与阿锹森氏病相同的症状,但无皮肤色素沉着现象。

（五）促甲状腺激素

作用于甲状腺,使甲状腺增大,甲状腺素的生成与分泌增多。该激素缺乏,将引起甲状腺功能低下症状。

（六）其他

除上述激素外,垂体还分泌有促甲状旁腺激素,促黑激素等等。

（七）抗利尿激素

是下丘脑某些神经细胞产生,并运输贮藏在垂体的一种激素。它作用于肾脏,促进水的重吸收,调节水的代谢。缺乏这种激素时,发生多尿,称为尿崩症。在大剂量时,它能使血管收缩,血压升高,所以又称血管加压素。

（八）催产素

与抗利尿激素相似,也由下丘脑某些神经细胞产生。它能刺激子宫收缩,并促进乳汁排出。

四、胰岛

胰岛是散在于胰腺腺泡之间的细胞团。仅占胰腺总体积的 $1\%\sim2\%$。胰岛细胞主要分为五种,其中 A 细胞占胰岛细胞总数约 25%,分泌胰高血糖素;B 细胞约占胰岛细胞总数的 60%,分泌胰岛素。D 细胞数量较少分泌生长抑素。另外还有 PP 细胞及 D1 细胞,它们的数量均很少,PP 细胞分泌胰多肽。

胰岛素的主要作用是调节糖、脂肪及蛋白质的代谢。它能促进全身各组织,尤其能加速肝细胞和肌细胞摄取葡萄糖,并且促进它们对葡萄糖的贮存和利用。肝细胞和肌细胞大量吸收葡萄糖后,一方面将其转化为糖原贮存起来,或在肝细胞内将葡萄糖转变成脂肪酸,转运到脂肪组织贮存;另一方面促进葡萄糖氧化生成高能磷酸化合物作为能量来源。

胰岛素的另一个作用是促进肝细胞合成脂肪酸,进入脂肪细胞的葡萄糖不仅用于合成脂肪酸,而且主要使其转化成 α-磷酸甘油,并与脂肪酸形成三酰甘油贮存于脂肪细胞内。此外,胰岛素还能抑制脂肪分解。胰岛素缺乏时糖不能被贮存利用,不仅引起糖尿病,而且还可引起脂肪代谢紊乱,出现血脂升高,动脉硬化,引起心血管系统发生严重病变。

胰岛素对于蛋白质代谢也起着重要作用。它能促进氨基酸进入细胞,然后直接作用于核糖体,促进蛋白质的合成。它还能抑制蛋白质分解。对机体生长过程十分重要。

血糖浓度是调节胰岛素分泌的最基本的因素。血糖浓度升高时可以直接刺激 B 细胞,使胰岛素的分泌增加,使血糖浓度恢复到正常水平;血糖浓度低于正常水平时,胰岛素的分泌减少,可促进胰高血糖素分泌增加,使血糖水平上升。另外,氨基酸、脂肪酸也有促进胰岛素分泌的作用。

许多胃肠道激素以及胰高血糖素都有刺激胰岛素的分泌作用。

胰高血糖素作用与胰岛素相反,它促进肝脏糖原分解和葡萄糖异生,使血糖明显升高。它还能促进脂肪分解,使酮体增多。

血糖浓度调节胰高血糖素分泌的重要因素。当血糖浓度降低时,胰高血糖素的分泌增加;升高时,则分泌减少。氨基酸则升高时也促进胰高血糖素的分泌。

胰岛素可以由于使血糖浓度降低而促进胰高血糖素的分泌,但胰岛素可以直接作用于邻近的 A 细胞,抑制胰高血糖素的分泌。

支配胰岛的迷走神经和交感神经对胰高血糖素分泌的作用和对胰岛素分泌的作用完全相反,即迷走神经兴奋抑制胰高血糖素的分泌;而交感经兴奋则促进其分泌。

五、肾上腺

位于肾脏上方,左右各一。肾上腺分为两部分:外周部分为皮质,占大部分;中心部为髓质,占小部分。皮质是腺垂体的一个靶腺,而髓质则受交感神经节前纤维直接支配。

肾上腺皮质的组织结构可以分为球状带、束状带和网状带三层。球状带腺细胞主要分泌盐皮质激素。束状带与网状带分泌糖皮质激素,网状带还分泌少量性激素。

肾上腺糖皮质激素对糖代谢一方面促进蛋白质分解,使氨基酸在肝中转变为糖原;另一方面又有对抗胰岛素的作用,抑制外周组织对葡萄糖的利用,使血糖升高。糖皮质激素对四肢脂肪组织分解增加,使腹、面、两肩及背部脂肪合成增加。因此,肾上腺皮质功能亢进或服用过量的糖皮质激素可出现满月脸、水牛背等“向心性肥胖”等体形特征。过量的糖皮质激素促使蛋白质分解,使蛋白质的分解更新不能平衡,分解多于合成,造成肌肉无力。

糖皮质激素对水盐代谢也有一定作用,它主要对排除水有影响,缺乏时会出现排水困难。同时它还能增强骨髓对红细胞和血小板的造血功能,使红细胞及血小板数量增加,使中性粒细胞增加,促进网状内皮系统吞噬嗜酸性粒细胞,抑制淋巴组织增生,使血中嗜酸性性粒细胞、淋巴细胞减少。在对血管反应方面既可以使肾上腺素和去甲肾上腺素降解减慢;又可以提高血管平滑肌对去甲肾上腺素的敏感性,另外还有降低毛细血管的通透性的作用。当机体遇到创伤、感染、中毒等有害刺激时,糖皮质激素还具备增强机体的应激能力的作用。由于肾上腺糖皮质激素以上的种种作用和功能,已广泛用于抗炎、抗中毒、抗休克和抗过敏等治疗。

肾上腺盐皮质激素主要作用为调节水、盐代谢。在这类激素中以醛固酮作用最强,脱氧皮质酮次之。这些激素一方面作用于肾脏,促进肾小管对钠和水的重吸收并促进钾的排泄,另一方面影响组织细胞的通透性,促使细胞内的钠和水向细胞外转移,并促进细胞外液中的钾向细胞内移动。因此,在皮质机能不足的时候,血钠、血浆量和细胞外液都减少。而血钾、细胞内钾和细胞内液量都增加。由于血浆减少,因而血压下降,严重时可引起循环衰竭。

肾上腺皮质分泌的性激素以雄激素为主,可促进性成熟。少量的雄性激素对妇女的性行为甚为重要。雄性激素分泌过量时可使女性男性化。

肾上腺髓质位于肾上腺中心。分泌两种激素:肾上腺素和去甲肾上腺素,它们的生物学作用与交感神经系统紧密联系,作用很广泛。当机体遭遇紧急情况时,如恐惧、惊吓、焦虑、创伤或失血等情况,交感神经活动加强,髓质分泌肾上腺素和去甲肾上腺素急剧增加。使心跳加强加快,心输出量增加,血压升高,血流加快;支气管舒张,以减少改善氧的供应;肝糖原分解,血糖升高,增加营养的供给。

六、胸腺

是一个淋巴器官兼有内分泌功能。在新生儿和幼儿时期胸腺发达,体积较大,性成熟以后,逐渐萎缩、退化。胸腺分为左、右两叶,不对称,成人胸腺约 25～40 克,色灰红,质柔软,主要位于上纵隔的前部。胸腺在胚胎期是造血器官,在成年期可造淋巴细胞、浆细胞和髓细胞。胸腺的网状上皮细胞可分泌胸腺素,它可促进具有免疫功能的 T 细胞的产生和成熟,并能抑制运动神经末梢的乙酰胆碱的合成与释放。因此,当胸腺瘤时,因胸腺素增多,可导致神经肌肉传导障碍而出现重症肌无力。

七、性腺主要指男性的睾丸、女性的卵巢。睾丸可分泌男性激素睾丸酮(睾酮),其主要功能是促进性腺及其附属结构的发育以及副性征的出现,还有促进蛋白质合成的作用。卵巢可分泌卵泡素、孕酮、松弛素和男性激素。

其功能分别是:

1. 刺激子宫内膜增生,促使子宫增厚、乳腺变大和出现女副性征等。
2. 促进子宫上皮和子宫腺的增生,保持体内水、钠、钙的含量,并能降血糖,升高体温。
3. 促进宫颈和耻骨联合韧带松弛,有利于分娩。
4. 促使女性出现男性化的副性征等。

八、弥散神经内分泌系统

除上述内分泌腺外,机体许多其他器官还存在大量散在的内分泌细胞,这些细胞分泌的多种激素样物质在调节机体生理活动中起十分重要的作用。Pearse(1966)根据这些内分泌细胞都能合成和分泌胺(amine),而且细胞是通过摄取胺前体(氨基酸)经脱羧后产生胺的,故将这些细胞统称为摄取胺前体脱羧细胞(amine precursor uptake and decarboxylation cell,APUD 细胞)。

随着 APUD 细胞研究的不断深入,发现许多 APUD 细胞不仅产生胺,而且还产生肽,有的细胞则只产生肽;并且随着 APUD 细胞类型和分布的不断扩展,发现神经系统内的许多神经元也合成和分泌与内分泌系统疾病 APUD 细胞相同的胺和(或)肽类物质。因此学者们提出,将这些具有分泌功能的神经元(称分泌性神经元,secretory neuron)和 APUD 细胞统称为弥散神经内分泌系统(diffuse neuroendocrine system,DNES)。故而 DNES 是在 APUD 基础上的进一步发展和扩充,它把神经系统和内分泌系统两大调节系统统一起来构成一个整体,共同完成调节和控制机体生理活动的动态平衡。

DNES 的组成,至今已知有 40 多种细胞,分中枢和周围两大部分。中枢部分包括下丘脑—垂体轴的细胞和松果体细胞,如前述的下丘脑结节区和前区的弓状核、视上核、室旁核等分泌性神经元,以及腺垂体远侧部和中间部的内分泌细胞等。周围部包括分布在胃、肠、胰、呼吸道、排尿管道和生殖管道内的内分泌细胞,以及甲状腺的滤泡旁细胞、甲状旁腺细胞、肾上腺髓质等的嗜铬细胞、交感神经节的小强荧光细胞、颈动脉体细胞、血管内皮细胞、胎盘内分泌细胞和部分心肌细胞与平滑肌细胞等。这些细胞产生的胺类物质如儿茶酚胺、多巴胺、5-羟色胺、去甲肾上腺素、褪黑激素、组胺等;肽类物质种类更多,如:下丘脑的释放抑制激素、释放抑制激素、加压素和催产素,腺垂体的前述各种激素,以及诸多内分泌的细胞分泌的胃泌素、P 物质、生长抑素、蛙皮素、促胰液素、胆囊收缩素、神经降压素、高血糖素、胰岛素、脑啡肽、血管活性肠肽、甲状旁腺激素、降钙素、肾素、血管紧张素、心钠素、内皮素等。内分泌系统是由内分泌腺和分解存在于某些组织器官中的内分泌细胞组成的一个体内信息传递系统,它与神经系统密切联系,相互配合,共同调节机体的各种功能活动,维持内环境相对稳定。人体内主要的内分泌腺有垂体、甲状腺、甲状旁腺、肾上腺、胰岛、性腺、松果体和胸腺;散在于组织器官中的内分泌细胞比较广泛,如消化道黏膜、心、肾、肺、皮肤、胎盘等部位均存在于各种各样的内分泌细胞;此外,在中枢神经系统内,特别是下丘脑存在兼有内分泌功能的神经细胞。由内分泌腺或散在内分泌细胞所分泌的高效能的生物活性物质,经组织液或血液传递而发挥其调节作用,此种化学物质称为激素(hormone)。随着内分泌研究的发展,关于激素传递方式的认识逐步深入。大多数激素经血液运输至远距离的靶细胞而发挥作用,这种方式称为远距分泌(telecring);某些激素可不经血液运输,仅由组织液扩散而作用于邻近细胞,这种方式称为旁分泌(paracrine);如果内分泌细胞所分泌的激素在局部扩散而又返回作用于该内分泌细胞而发挥反馈作用,这种方式称为自分泌(autocrine)。另外,下丘脑有许多具有内分泌功能的神经细胞,这类细胞既能产生和传导神

经冲动,又能合成和释放激素,故称神经内分泌细胞,它们产生的激素称为神经激素
(neurohormone)。神经激素可沿神经细胞轴突借轴浆流动运送至末梢而释放,这种方式称
为神经分泌(neurocrine)。

第二节　麻醉药物对内分泌功能的影响

手术和麻醉可引起机体的应激反应,这是以交感神经兴奋和丘脑下部—垂体前叶—肾
上腺皮质功能增强为主要特点的一种非特异性防御反应,进而改变了机体的内分泌功能,
并可能由此影响疾病的转归和患者的预后。因此麻醉的任务之一就是应用各种药物调节
及平衡手术对机体的伤害性刺激所引发的交感—内分泌反应,当然在此过程中,药物本身
也会对机体的内分泌功能产生短暂或长期的影响。麻醉药对机体内分泌功能的影响分别
叙述如下:

一、静脉麻醉药

(一)依托咪酯

依托咪酯通过抑制胆固醇转化为皮质醇而产生剂量依赖性的肾上腺皮质抑制作用,主
要是抑制可逆性 $11-\beta$-羟化酶(主要阻断部位),而对 $17-\alpha$-羟化酶的影响很小,其结果是
皮质醇的前体 11-脱氧皮质醇与 17-羟孕酮,以及促肾上腺皮质激素(ACTH)增多。这可
能是由于依托咪酯结合细胞色素 P_{450} 酶形成游离咪唑基,抑制了甾体生成所需要的抗坏血
酸(维生素 C)的再合成。阻断细胞色素 P_{450} 依赖性的 $11-\beta$-羟化酶,也可使盐皮质激素的
生成减少,及中间体 11-脱氧皮质酮增多。如在依托咪酯麻醉后补充维生素 C,则能将皮质
醇水平恢复至正常水平。大量临床研究表明,单次应用依托咪酯会对肾上腺皮质功能产生
轻微的抑制,术中、术后皮质醇水平多在正常范围的低限,但在麻醉后数小时就会恢复。对
于败血症、出血性休克或在 ICU 长期镇静等需要保护皮质激素反应的患者,不宜应用依托
咪酯。

(二)硫喷妥钠

硫喷妥钠可降低血浆皮质醇浓度,但不能防止手术应激产生的肾上腺皮质兴奋。这与
依托咪酯抑制手术应激正好相反。两种硫代巴比妥酸盐(硫喷妥钠和硫戊巴比妥钠)均引
起剂量依赖性的组胺释放,偶尔会导致严重低血压和心动过速,但罕有严重后果。硫喷妥
钠麻醉后血糖轻度升高,但无临床意义。表现为葡萄糖耐量试验异常,但血清胰岛素水平
无变化,因此糖尿病患者并非禁忌。

(三)氯丙嗪

氯丙嗪可阻断结节—漏斗处 DA 通路的 D_2 受体,减少下丘脑释放催乳素抑制因子,因

而使催乳素分泌增加,引起乳房肿大及泌乳。对乳腺癌患者应禁用氯丙嗪。此外氯丙嗪能抑制促性腺释放激素的分泌,使卵泡刺激素和黄体生成素释放减少,引起排卵延迟;以及抑制促皮质激素和生长激素的分泌。

(四) 丙泊酚

丙泊酚对肾上腺皮质分泌有抑制作用,导致皮质醇浓度下降,使应激反应减轻,但并未完全抑制应激反应。丙泊酚维持麻醉对成人体外循环(CBP)应激反应有明显的抑制作用。术中皮质醇水平低于术前水平,机体对手术、麻醉刺激的反应降低。但对儿童的体外循环手术,没有发现类似的抑制情况。推测可能是因为儿童 CPB 与成人相比,能引起更为强烈的炎症反应,刺激了肾上腺皮质的分泌,抵消了丙泊酚对应激反应的抑制作用。有研究显示丙泊酚麻醉诱导前,患者血浆皮质醇浓度均高于正常值,丙泊酚给药后即开始下降,可能是因为研究对象未使术前用药,在给予了丙泊酚后,消除了由术前焦虑、恐惧所导致的心理应激反应。在麻醉维持期间血浆皮质醇浓度逐渐下降,表明丙泊酚静脉全麻时可部分抑制强刺激所产生的应激反应,但体内应激激素依然保持适度增高而有利于保护机体。由于 PRL 的消长与 ACTH 相平行,故应激时血浆皮质醇和催乳素的分泌也伴行升高,于插管时达到峰值,插管后逐渐下降。其作用机制可能是在应用丙泊酚后,交感—肾上腺髓质系统受抑制,多巴胺能神经兴奋降低,GABA$_A$受体被占据,GABA 浓度降低,催乳素分泌增加;当受到插管刺激时,下丘脑—垂体—肾上腺素轴兴奋,促肾上腺皮质激素(ACTH)分泌增加,双重作用刺激催乳素的分泌急剧增加。插管后,随着应激原消失,血浆催乳素浓度也呈现下降趋势。

(五) 阿片类

大剂量阿片类药物可降低应激引起的内分泌及代谢反应,但机制尚不清楚。与减少伤害感受(nociception)的传入及影响中枢神经内分泌反应有关,吗啡对手术创伤引起的内分泌反应的调节与剂量有关,即使小剂量也能抑制 ACTH 的释放及部分阻断垂体—肾上腺轴对应激的反应。腹部大手术中按吗啡 1 mg/kg 给药可抑制可的松浓度的升高;心脏手术中使用较大剂量吗啡后,体外循环前可的松和生长激素均无升高。

阿片类药物依赖对内分泌系统的影响主要通过下丘脑—垂体—靶细胞轴。由于内源性阿片肽受抑制,进而抑制下丘脑神经细胞的正常分泌,引起促肾上腺皮质激素释放激素(CRH)、促甲状腺素释放激素(TRH)、促性腺激素释放激素(GRH)分泌减少,进一步引起脑垂体 ACTH、促甲状腺激素(TSH)、促黄体激素(LH)、促卵泡激素(FSH)分泌改变,引起次级组织器官功能衰退和继发损害,包括肾上腺髓质分泌肾上腺素、胰腺分泌胰岛素和胰高血糖素紊乱。对甲状腺的影响也通过下丘脑—垂体轴。垂体 TSH 分泌减少后,甲状腺上皮细胞的腺苷酸环化酶(cAMP)系统受到抑制,血液中的 T3、T4 水平下降。对性腺的影响,在男性表现为雄激素分泌降低,曲细精管发育不良,抑制精子的生成和发育成熟。在女性表现为卵泡分泌雌激素降低,影响卵泡成熟,抑制排卵和黄体形成。月经紊乱甚至闭经。

二、吸入麻醉药

有实验证实手术中吸入异氟醚 1 MAC 时血糖升高,1.5 MAC 时升高显著,最高值达 8.2 mmol/L。但在异氟醚麻醉前后 ACTH、皮质醇没有显著差异,推测血糖升高是通过其他应激反应的途径。许多研究表明安氟醚、异氟醚或七氟醚均不能有效地抑制手术应激反应儿茶酚胺分泌的增加。

近十年有关氙气麻醉的效应也被逐步认可和开发。研究显示:70%氙气麻醉下,血浆去甲肾上腺素的水平升高,而肾上腺素水平并没有变化。从而表明,氙气麻醉能够抑制因外科手术刺激引起的肾上腺素髓质系统的激活,但并不能抑制中枢交感神经元的反应。氙气麻醉也可引起生长激素的轻微升高,而对皮质醇浓度并没有明显地影响。另外,较低浓度的氙气可轻微地增加血浆儿茶酚胺的浓度。

三、肌肉松弛药

目前未明确显示,常用肌松药会影响肾上腺皮质激素的分泌。

第三节 内分泌功能对麻醉的影响

内分泌系统的各种激素都各具一定特异性,发挥其特定的生理功能,是机体适应内外环境变化以维持内外环境平衡的重要保证,也是使患者安全的耐受麻醉、手术的重要环节。内分泌功能障碍基本上可归纳为功能亢进或功能减退两大类。无论是功能亢进或功能减退,均可引起靶器官的功能障碍,导致全身性的生理功能失常,改变了机体对麻醉、手术的应激反应,削弱了机体代偿功能,麻醉医师对此必须有充分认识。在麻醉选择、麻醉管理等设计时,采取相应措施,做好并发症的防治工作.

对内分泌功能减退者如甲状腺功能减退症,由于甲状腺激素合成或分泌不足,引起病理生理改变、基础代谢降低、反应迟钝、智力减退或精神失常、非凹陷性黏液水肿、肌肉松弛乏力,并有循环系统变化,患者对麻醉和手术的耐受性很差。肾上腺皮质功能减退者,由于肾上腺皮质激素分泌不足或缺乏,导致不同程度的代谢失常及有关脏器功能障碍,对麻醉、手术的耐受性也很差,麻醉后容易引起低血压,重者可发生危象、循环衰竭,甚至死亡。垂体腺功能减退症者,由于病因不同,垂体病理改变亦有差异,但多数患者可表现性腺功能减退症群、甲状腺功能减退症群、肾上腺皮质功能减退症群等复合性改变,各种应激如感染、失水、饥饿、外伤、手术、麻醉和各种镇静安眠剂等可诱发垂体危象及昏迷。一般说来,内分泌功能减退者对麻醉、手术的耐受性差,代偿功能低弱,常可诱发危象,术前应给予相应激素替代治疗,控制病情,改善全身情况,以提高患者对手术、麻醉的耐受力。麻醉前用药宜轻,尽量避免应用高度抑制中枢神经及其他系统的药物。对隐性功能减退者,需行特殊试验方能明确诊断,否则常可因麻醉、手术等应激而诱发隐性功能减退者发生危象。

对内分泌功能亢进者:如甲状腺功能亢进症,由于循环血内甲状腺激素过多,发生代谢亢进、耗氧量增加、产热过多、兴奋交感神经等病理生理改变;甲状旁腺功能亢进者,由于甲状旁腺激素过多,导致电解质代谢失常和肾脏损害等病理生理改变,重症患者由于长期卧床,全身肌肉萎缩、胸廓变化、呼吸运动受限、心肺功能差,手术前纠正高血钙、低血钾,改善脱水状态,术中、术后严密观察及时处理呼吸道梗阻、低血钙等可能发生的并发症甚为重要。皮质醇增多症患者是由于糖皮质激素过多所致,可出现血糖升高、血压升高、血钾降低等病理生理改变。由于长期的高血压常伴有动脉粥样硬化和心脏代偿功能差,麻醉、手术时很易发生低血压。另一方面麻醉、手术期间也易激发血压过高,故术前应注意纠正水、电解质和酸碱失衡等问题并予以相应处理。原发性醛固酮增多症的患者临床上常可有低血钾、碱中毒、高血压、多尿等改变。由于血钾改变可使非去极化肌肉松弛药作用延长,肌松药拮抗剂的效果也差。低血钾还可致严重心律失常,甚至心室纤颤。所以术前应用抗醛固酮制剂,并且注意补钾。胰岛功能亢进如胰岛 β 细胞瘤患者,由于高胰岛素血症引起低血糖,发生神志模糊、抽搐、低血压,紫绀和出汗等中枢神经系统和交感神经系统功能失常。嗜铬细胞瘤患者循环血内儿茶酚胺过多而引起一系列病理生理变化,如去甲肾上腺素分泌过多、血管收缩、外周阻力增高、血压上升,长时间高血压可继发影响心血管系统及泌尿系统功能。肾上腺素分泌过多使除皮肤以外的周围血管扩张,导致外周阻力降低,心率、心输出量增加,脉压差增大,并兴奋糖代谢,使基础代谢升高、血糖升高,出现心动过速心律失常等改变。麻醉手术中常可发生急剧的血压波动,麻醉稍浅或手术刺激及压迫肿瘤,使血内儿茶酚胺骤增导致血压剧升,甚者可发生高血压危象。由于儿茶酚胺过多可致心肌病变,易发生循环衰竭,甚者可致心搏骤停。所以充分的术前准备,在手术期间维持血流动力学的稳定极为重要。

内分泌腺功能亢进须施行麻醉的患者,多数系内分泌腺增生或肿瘤,此类患者除有内分泌腺功能亢进,引起相应靶器官改变外,尚有因内分泌腺增生或肿瘤等局部占位性病变而压迫周围器官引起的生理紊乱。如甲状腺功能亢进有甲状腺肿大而压迫气管引起气管软化,压迫喉返神经引起失声等。垂体瘤可压迫周围组织引起头痛、视力减退、视野缺损,以及眼底改变、下丘脑症群及脑脊液鼻漏等。此外,极为重要的是当功能亢进的内分泌腺增生部分或肿瘤被切除后,可突然发生相应激素的不足,如胰岛素瘤切除后的高血糖;嗜铬细胞瘤切除后的低血压等,造成麻醉困难和术后恢复不平稳,对此围术期应采取相应治疗措施。麻醉前长期应用激素,可使内分泌功能发生改变,如风湿病及其他一些免疫性疾病,长期应用肾上腺皮质激素,使肾上腺皮质功能减退。则术前、术中应激反应减弱,易发生低血压。因此,需要适当补充激素,如氢化可的松或甲基强的松龙等。

参考文献

1　庄心良,曾因明,陈伯荃.现代麻醉学.3 版.北京:人民卫生出版社,2002:148~165.

2　徐启明,李俊成.麻醉生理学.上海:上海科学技术文献出版社,1997:117~125.

3　张建欣,徐美英.体外循环触发的炎症反应——病理生理机制及治疗策略的探讨(二).临床麻醉学杂志,2000,16:509~512.

4　林艳君,张兰.丙泊酚与缺血再灌注损伤炎症细胞因子表达的研究进展.四川医学,2007,28(1):24~26.

5　薛张纲,缪长虹,朱小平,等.丙泊酚与依托咪酯复合硬膜外阻滞对血糖和皮质醇的影响.临床麻醉学杂志,1999,15(3):150~152.

6　张亚军,罗爱伦,安刚,等.丙泊酚与依托咪酯诱导对血浆皮质醇浓度的影响.中国医学科学院学报,2000,22(3):284~286.

7　许艳荣,徐凯智,李宇虹,等.丙泊酚对心内直视手术患者呼吸指数与胸肺顺应性的影响.中国综合临床,2007,23(1):48~56.

8　Michael T, Alkir MD, Haier RJ, et al. Pesitrom emission tomography study of regional cerebral metabolism in human during isoflurane anesthesia. Anesthesiology, 1997, 86:549~557.

9　唐继敏,陈萍,蒋夏.颅脑手术中吸入异氟醚或全凭丙泊酚麻醉对脑内血糖及乳酸浓度的影响.临床麻醉学杂志,2002,18:74~75.

10　郭向阳,罗爱伦.围术期应激反应及其调控.赵俊.新编麻醉学.北京:人民军医出版社,2000,103~137.

第19章 药物对出凝血功能及血小板功能的影响

从正常生理止血过程,不难理解凡是影响小血管的收缩性、血小板的数量与功能(聚集、收缩等)及引起凝血和纤溶系统功能失衡的药物均可对凝血和血小板功能产生影响。因此,除了抗凝、促进止血药物以外,麻醉手术中所应用的麻醉药物、具有缩血管或扩血管作用的血管活性药物及对血小板聚集有抑制作用的环氧化酶抑制药、甚至血液稀释等等均可对凝血和血小板功能产生影响。因此应该充分理解止血、凝血和纤溶的生理,平衡麻醉药物扩张血管与抑制应激反应以减少凝血因子消耗之间的关系,合理用药,减轻药物对凝血功能的影响,降低有关并发症产生,提高治疗效果。

第一节 正常的出血、凝血生理

一、正常的凝血机制

在生理情况下,人体内的止血和凝血系统与抗凝血和纤维蛋白溶解系统相互制约,处于动态平衡状态,以维持血管内的血液不断循环流动,即使血管局部有轻微损伤,既不会出血不止,也不会因局部止血而发生广泛血栓或栓塞。但在病理情况下无论哪一系统的作用发生异常,都可导致出血或血栓形成。机体的正常止血,主要依赖于:① 完整的血管壁结构和功能;② 有效的血小板数量和质量;③ 正常的血浆凝血因子活性(图 19-1)。

在正常情况下,小血管受损后一方面受损局部小血管剧烈收缩使血流减缓甚至暂停,以试图封闭破损的血管;另一方面损伤血管内皮暴露后的内膜下组织可激活血小板,血小板黏附于受损内膜下组织并聚集成团,形成一个松软的止血栓以填塞伤口,同时激活血浆中的凝血系统,形成由可溶性纤维蛋白原转变而来的不溶性纤维蛋白分子多聚体的血凝块,最终由血小板与血纤维共同构成牢固的止血栓,达到止血的目的。与此同时,血浆中抗凝系统、纤维蛋白溶解系统也被激活,以防止局部血凝块不断增大及凝血过程蔓延到损伤血管以外。因此,在生理止血中,血液凝固、抗凝与纤维蛋白溶解系统相互配合,保持一个动

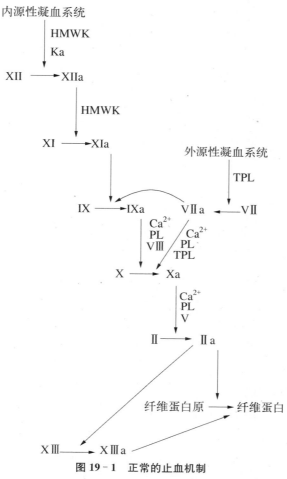

图 19-1 正常的止血机制

Ⅰ 纤维蛋白，Ⅱ 凝血酶原，Ⅲ 组织因子，Ⅳ 钙离子，Ⅴ 易变因子，Ⅵ 稳定因子，Ⅶ 抗血友病球蛋白，Ⅷ 血浆凝血活酶，Ⅸ Stuart-Prower 因子，Ⅹ 血浆凝血活酶前质，Ⅺ 接触因子，Ⅻ 纤维蛋白稳定因子，Ⅹ 激肽释放酶，HMWK 高分子量激肽原，PL 磷脂，TPL 组织凝血活素

态平衡状态，既可有效防止失血，又可保持血液在血管内顺畅流动，从而完成血液的生理功能。

（一）血管壁的作用

在正常情况下，血管壁内膜光滑。血管内皮细胞，既不与血浆成分反应发生凝血，也不与血小板等细胞反应，从而防止细胞（尤其是血小板）黏附凝集；内皮细胞之间的黏合质紧密相连，与内皮细胞一起发挥着阻止血液气化成分渗出血管外的屏障作用；内皮细胞下层的结缔组织（如胶原、弹力纤维等）结构完整，能维持血管壁一定的张力。上述各种因素的相互作用保证了血液在血管内既畅通无阻又不致渗出于血管外。当手术或创伤等各种原因引起血管内皮受损后，那些具有平滑肌的血管，特别是小动脉和前毛细血管括约肌，立即发生交感神经轴突反射性收缩，尽管这一反应仅持续 15～30s，但因血管收缩,可明显减慢或阻断血流。在小血管就可单独止血;而在大血管,其断端则可收缩伸入深层组织阻抑血流。此外,血管收缩血流减慢使血小板易于在局部黏附、聚集、有利于初步止血,也能稳定随后形成的血栓。接着,是在局部体液特质介导下的较持久性(可达 30 s)血管收缩。内皮细胞合成和释放 VW 因子、VWF 介导血小板与暴露的血管内皮细胞下胶原黏附;血小板释放血栓烷 A_2(TXA$_2$)、5-羟色胺(5-HT)、去甲肾上腺素等,可加剧血管发生更为强烈的收缩。此外,纤维蛋白原等凝血因子与损伤的内皮细胞结合,并与内皮细胞分泌的组织因子(TF)一起构成原位凝血,从而进一步加强止血作用。

(二) 血小板的作用

在正常的血液循环中,血小板并不与内皮细胞表面或其他细胞发生作用,而是沿着毛细血管内壁排列,维持其完整性。而当手术或创伤等造成血管局部受损伤时,血小板的止血兼有机械性的堵塞伤口和生物化学性黏附聚集作用。首先,血小板迅速黏附于暴露的胶原纤维(血沁板膜上的糖蛋白求恩 b,由 VWF 介导与胶原结合),此时血小板被激活,血小板形态发生改变,由正常的圆盘状态变为圆球形,伪足突起,血小板发生聚集(血小板膜是糖蛋白 2b/3a 由纤维蛋白原介导发生互相粘附、聚集),此为血小板第一相聚集,可促使血小板聚集的主要物质是胶原纤维,来自损伤内皮细胞的二磷酸腺苷(ADP)和已形成的微量凝血酶,激活的血小板便发生释放反应,其中许多物质,如血小板的 ADP 等,可加速血小板的聚集、变性成为不可逆的"第二相聚集",形成白色血栓,构成了初步期止血的屏障。此时,由血小板释放和激活许多促凝物质参与血液凝固反应。血小板膜磷脂表面提供了凝血反应的场所,血小板第 3 因子在凝血过程多个环节中发挥重要作用:血小板合成释放的 TXA$_2$和 5-HT 捉进一步收缩,血小板收缩蛋白则最终可使纤维蛋白收缩(血块收缩),使血栓更为坚固,止血更加彻底。

(三) 血液凝固的作用

血管壁损伤时,除了血管收缩和血小板形成白色血栓达到初期止血的目的外,还需在靠血液凝固才能彻底止血,由于血管收缩、血流减慢。凝血因子在伤口附近激活;受损的内皮细胞及释放出的组织因子(TF)及暴露的胶原纤维等,分别启动内源性凝血;最后形成牢固的纤维蛋白凝块,将血细胞网罗其中成为红色血栓,从而起到持续止血作用。

正常止血是:① 血管收缩;② 血小板等有形成的分的黏附和聚集;③ 血液凝固这 3 方面的有效结合。同时机体通过各种调控机制将这些止血过程限制在局部范围。一旦止血屏障建立,血管壁的抗凝作用和凝血过程所激活的纤溶系统以及其他抗凝物质则发挥主导作用。一方面,在未受损的血管部分,血流维持正常;另一方面,当受损血管修复后,该处的血凝块渐渐地溶解,局部血管再通。

二、正常凝血机制

血液凝固是指血液由流动状态变为凝胶状态,它是十分复杂的理化反应。肉眼可见的血块形成既是纤维蛋白形成的物理现象,也是一系列酶促生化反应的终点。整个过程涉及许多凝血因子的激活与反应。

(一)凝血因子

迄今为止,参与凝血的因子共有 14 个。其中用罗马数字编号的有 12 个(从 I～Ⅷ,其中Ⅵ并不存在)。习惯上,前 4 个凝血因子常分别称为纤维蛋白原(因子 I)、凝血酶(因子Ⅱ、组织因子Ⅲ)和钙离子(因子Ⅳ)。未编号的是激肽释放酶原子的命名及其部分的特点见表 19-1。

表 19-1　血浆凝血因子

凝血因子罗数字编号	名称	生成部位	半寿期(h)	参与凝血途径
I	纤维蛋白	肝	46—144	共同
Ⅱ	凝血酶原	肝	48—60	共同
Ⅲ	组织因子	脑、肺等组织	—	外源
Ⅳ	钙离子	—	—	—
Ⅴ	易变因子	肝	12—15	共同
Ⅵ	稳定因子	肝	4—6	外源
Ⅶ	抗血友病球蛋白	不明	8—12	内源
Ⅷ	血浆凝血活酶	肝	24—48	内源
Ⅸ	Stuart-Prower	肝	48—72	共同
Ⅹ	血浆凝血活酶前质	肝	48—84	内源
Ⅺ	接触因子	肝	48—60	内源
Ⅻ	纤维蛋白稳定因子	肝	48—122	共同
		巨核细胞血小板		
	激肽释放酶原	肝	—	内源
	高他子量激肽原	肝	144	内源

(二)凝血机制

在正常生理条件下,凝血因子处于无活性状态;当这些凝血因子因创伤等原因被激活后,就产生了至今仍公认的"瀑布学说"的一系列酶促反应。

凝血过程通常分为:① 内源性凝血途径;② 外源性凝血途径;③ 共同凝血途径(见图 19-2)。现已日益清楚,所谓内源性或外源性凝血并非绝对独立的,而是互有联系,这就是进一步说明凝血机制的复杂性。

1. 内源性凝血途径

内源性凝血途径是指从因子Ⅶ激活,到Ⅳa-PF_3Ca^{2+} 复合物形成后激活因子 X 的过程。

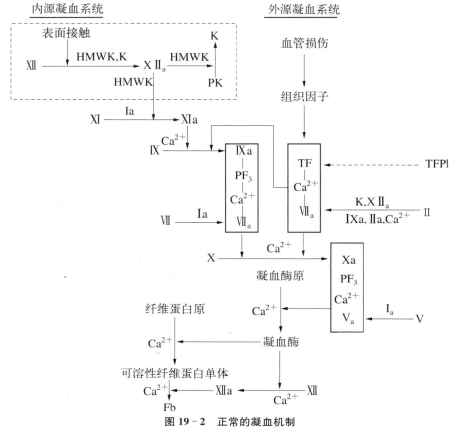

图 19-2 正常的凝血机制

Ⅰ 纤维蛋白,Ⅱ 凝血酶原,Ⅲ 组织因子,Ⅳ 钙离子,Ⅴ 易变因子,Ⅵ 稳定因子,Ⅶ 抗血友病球蛋白,
Ⅷ 血浆凝血活酶,Ⅸ Stuart-Prower 因子,Ⅹ 血浆凝血活酶前质,Ⅺ 接触因子,Ⅻ 纤维蛋白稳定因子,
K 激肽释放酶,PK 激肽释放酶原,PF 血小板因子,HMWK 高分子量激肽原,TF 组织因子,TFPI 组织因子途径抑制物,Fb 纤维蛋白原

当血管壁发生损伤,内皮下组织暴露,因子与带负电荷的内皮下胶原纤维接触就被激活为Ⅻa,少量Ⅻa 与 HMWK 可使 PK 转变为激肽释放酶,后者又与 HMWK 一起迅速激活大量Ⅻa,Ⅻa 同时激活因子Ⅺ,在此阶段无需钙离子的参与;继之,Ⅺ 与 Ca^{2+}、因子Ⅷ和 PF_3 共同形成复合物,从而激活因子Ⅹ为Ⅹa。当因子Ⅷ、Ⅸ、Ⅺ 缺乏可见于各种血友病并有凝血时间的延长。由于内源性凝血维持的时间较长,因此在止血中更显重要。但最新的研究表明,可能并不需在内源性凝血途径中因子Ⅻ的接触激活这一过程。内源性凝血途径可由外源性凝血启动后形成的少量凝血酶直接激活因子Ⅺ开始。

2. 外源性凝血途径

是指从因子Ⅶ被激活到形成Ⅹ或Ⅶa-Ca^{2+}-TF 激活因子Ⅹ的过程。

当组织损伤后,释放因子,它与钙离子和因子Ⅹ或激活的Ⅶ一起形成复合物,使因子Ⅹ激活为Ⅹa。TF 与因子Ⅶ结合后可加快激活Ⅶ;Ⅶ和Ⅶa 与 TF 的结合有相同的亲和力;TF

可与Ⅹa形成复合物,后者比Ⅶa单独激活因子Ⅹ增强 16 000 倍。外源性凝血所需的时间短,反应迅速。一般认为,血液凝固中,首先启动外源性凝血途径,尽管维持时间短,但由于TF 广泛存在于各种组织(以脑、肺、胎盘中含量最多)中,所以 TF 一旦进入血液,因其含有大最磷脂而极大地促进了凝血反应。

研究表明,内源性凝血和外源性凝血途径可以相互活化。内源性凝血中的Ⅶa、Ⅵa、Ⅸa是外源性凝血因子Ⅶ的主要激活物;外源性凝血中的因子Ⅸa 则可激活Ⅻ,从而部分代替Ⅺa、Ⅹa 的功能。内、外凝血途径的互相交叉启动,显示出机体灵活的凝血机制。

3. 凝血共同途径

从因子Ⅹ被激活至纤维蛋白形成,是内源、外源性凝血的共同凝血途径。① 凝血活酶形成:即Ⅹa、因子Ⅴ、PF₃与钙离子组成复合物,即凝血活酶,也称凝血酶原酶。② 凝血酶形成:在凝血酶原酶的作用下,凝血酶原转变为凝血酶。③ 纤维蛋白形成:纤维蛋白含有三对多肽链,其中 A 和 B 中含很多酸性氨基酸,故带较多负电荷,凝血酶将带负电荷多的纤维蛋白肽 A 和肽 B 中水解后除去,转变成纤维蛋白单体,能溶于尿素或溴化钠中,是可溶性纤维蛋白;同时,凝血酶又激活因子Ⅻ,后者使可溶性纤维蛋白发生交联而形成不溶、稳定的纤维蛋白,从而形成血凝块。至此凝血过程才全部完成。

在凝血共同途径中有两步重要的正反馈反应,有效地放大了内、外源性凝血途径的作用。一是 Xa 形成后,可反馈激活因子Ⅴ、Ⅶ、Ⅷ、Ⅸ;二是凝血酶形成后,可反馈激活因子Ⅴ、Ⅶ、Ⅷ、Ⅹ、Ⅺ以及凝血酶原。凝血酶还可促使血小板发生聚集和释放反应,刺激血小板收缩蛋白引起血块退缩。但大量凝血的产生却反应过来破坏因子Ⅷ和因子Ⅴ,这是正常凝血的负电荷反馈调节,以防止不适当的过度凝血。此外Ⅶa 和Ⅶa 也可分别自我激活Ⅶ和Ⅶ,加速内、外性凝血反应。

在整个凝血过程中,中心环节是凝血酶的形成,一旦凝血酶产生,即可加速凝血过程。但受损部位纤维蛋白凝块的形成又必须受到制约而不能无限扩大和长期存在。这一作用有机体的抗凝系统和纤溶系统调节控制。在凝血的过程中,除了正反馈作用外,同时也存在负反馈作用调节。其中之一是被称为组织因子途径抑制的负调节作用。TFPI 可与Ⅶa和Ⅹa 形成无活性的复合物,从而隔断外源性凝血系统,这可能是外源凝血系统首先启动但维持时间较短的一个原因。

第二节 药物对出凝血功能及血小板功能的影响

一、影响小血管收缩的药物

在微血管与小血管破损时,生理性止血的首先表现是受损局部及附近血管的立即收缩,特别是小动脉、微动脉与毛细血管前括约肌的收缩反应。血管收缩使血流显著减慢甚至几乎限制出血。因此影响小血管收缩功能的药物可对出血产生影响。

除真毛细血管外,血管壁都有平滑肌分布,不同血管的平滑肌生理特性有所不同,但绝大多数血管平滑肌都受自主神经支配,它们的活动受神经调节。支配血管平滑肌的神经纤维可分为缩血管神经纤维和舒血管神经纤维,缩血管神经纤维都是交感神经纤维故一般称为交感缩血管纤维,缩血管神经纤维兴奋时产生缩血管效应。人体内多数血管只接受交感缩血管纤维的单一神经支配。因此引起交感缩血管兴奋的药物如去甲肾上腺素、肾上腺素、去氧肾上腺素、麻黄碱等无论全身还是局部用药,均可引起小血管收缩,减少出血。临床上常用去甲肾上腺素稀释后口服,治疗食管或胃内黏膜出血。其他如垂体后叶素可使内脏小血管收缩,从而降低门静脉压力以达到治疗消化道出血的目的,垂体后叶素对中、小量出血有效,也能收缩肺血管(特别是毛细血管和肺小动脉),故也用在肺出血时来收缩小动脉而止血。临床麻醉中常用的麻醉药如静脉麻醉药丙泊酚、吸入麻醉药异氟醚、七氟醚、扩血管药物如硝酸盐类、钙通道阻断药等,不仅对小血管收缩有一定的抑制作用,而且均有一定程度抑制血小板聚集的作用,不利于止血。

二、影响血小板功能的药物

(一) 阿司匹林(aspirin)

主要抑制血小板功能。该药与环氧化酶活性部分丝氨酸残基发生不可逆的乙酰化反应,使酶失活,从而抑制血小板 TXA_2 和 PGI_2 的合成;大剂量还抑制血管内皮细胞环氧酶,使血管壁 PGI_2 合成减少。抑制血小板的聚集和释放,但是否影响血小板黏附尚有争议。研究证明小剂量有抗血栓作用,大剂量可能促进血栓形成。阿司匹林作为抗血小板聚集药近年来广泛用于心、脑血管病的防治。临床用药中注意事项:口服阿司匹林的心脏手术患者,术后出血及需要输血的危险性增加。由于血小板半衰期为 $7\sim9$ d,建议心脏外科手术前至少停服一周阿司匹林,以使含正常环氧化酶的新血小板进入循环。同时阿司匹林与华法令的抗凝有相加作用,应适当调整剂量。对于经药物洗脱支架治疗后的冠心病患者需行非心脏大手术时,现在的观点是继续服用阿司匹林,停用氯吡格雷,以防止冠脉支架内威胁生命的血栓形成;同时,准备血小板替代治疗以防止过多失血。

(二) 噻氯匹定(ticlopidine,ticlid)和氯吡格雷(clopidogrel,plavix)

为强效血小板抑制剂,能抑制二磷酸腺苷(ADP)、花生四烯酸(AA)、胶原、凝血酶等引起的血小板聚集。作用机制是干扰了血小板膜糖蛋白 GPⅡb/Ⅲa 受体与纤维蛋白原结合,从而抑制血小板的激活。临床用于预防心、脑血管及周围动脉粥样硬化伴发的血栓栓塞。注意事项:与任何抗凝药合用均可加重出血,故联合用药时需加强监测。可以引起粒细胞减少、血小板减少和胃肠功能紊乱。

（三）血小板膜糖蛋白受体拮抗剂

二磷酸腺苷（ADP）、凝血酶、血栓素（TXA$_2$）等血小板聚集诱导剂引起的血小板聚集，其最终共同通路是暴露血小板膜表面的糖蛋白 GP Ⅱ b/Ⅲ a 受体，血小板之间借助于纤维蛋白原、von Willebrand 等配体连接在一起形成聚集，因此阻断 GP Ⅱ b/Ⅲ a 受体可有效抑制各种诱导剂激发的血小板聚集。阿昔单抗（abciximab，reoPro），替罗非班（tirofiban，aggrastat），依替巴肽（eptifibatide，integrilin）抑制血小板的持续时间分别为 24～48h、4～8 h 和 2～4h，阿昔单抗：如果有可能延迟急诊或紧急 CABG 手术在停药后 12 h；择期 CABG 手术在停药后 1～2 d；需要预防性或预先输注血小板。替罗非班和依替巴肽：急诊 CABG 无需延迟，延迟择期手术 2～4 h。无需预防性输注血小板。

三、影响凝血的药物

（一）抗凝血药

1. 肝素（heparin）

是由氨基葡萄糖、葡萄糖醛酸和硫酸聚合而成的酸性粘多糖（多阴离子），它是体内最强的有机酸，因而在生理 pH 下带有较强的负电荷。当肝素在血中达到一定浓度与 β-球蛋白抗凝血酶Ⅲ（AT-Ⅲ）结合后，形成 AT-Ⅲ肝素复合物，从多个层面达到抗凝作用。① 使抗凝血酶Ⅲ与凝血酶及因子Ⅹ的亲和力增加几百倍，加速抗凝血酶Ⅲ与凝血酶的结合，强化 ATⅢ对活化凝血酶（Ⅱa）和活化因子Ⅹ（Ⅹa）的抑制作用，为Ⅱa 和Ⅹa（共同通路）最强的抑制剂；② AT-Ⅲ肝素复合物与血小板表面结合，使位于血小板膜的凝血酶失活；③ 抑制纤维蛋白原变为纤维蛋白单体，干扰凝血酶对因子ⅩⅢ的激活，从而影响纤维蛋白单体聚合成不溶性的纤维蛋白。

普通肝素可加快抗凝血酶反应 1 000 倍，但抑制Ⅹa 弱，而且能激活血小板和中性白细胞，但不能完全抑制体外循环中凝血酶的形成及活性。经中心静脉导管注入肝素 300 U/kg 可立即起抗凝作用，而后逐渐增加，至 4 min 达高峰，然后开始下降。低温可使肝素的有效抗凝时间延长。

由于肝素必须与抗凝血酶Ⅲ相互作用才能发挥抗凝效应，因此肝素的抗凝效应依赖于血中抗凝血酶Ⅲ水平，血浆中肝素的浓度不能反映抗凝的活性。

肝素应用中的注意事项：① 肝素在某些患者可以引起特发性血小板减少症，这是由于产生血小板抗体的原因。停用肝素数天后血小板可恢复正常，重新给予时可再发生；② 先天性抗凝血酶Ⅲ数量或功能活性低下、肝脏疾病、左房黏液瘤或慢性营养缺乏状态等可引起肝素耐药；③ 据大量病例报道表明，全量肝素化（300～400 U/kg）前 24 h 先行硬膜外穿刺置管是安全的，但在拔出硬膜外导管时潜在有出血的危险，必须待鱼精蛋白充分拮抗后再拔除。

2. 低分子量肝素(LMWHs)

是肝素经化学或酶法解聚而成,生物利用度更高,作用时间长,半衰期为 4～7 h,在体内主要经肾清除,$t_{1/2}$ 比肝素长 2～4 倍;抗因子 X 的作用较抗凝血酶的作用强;对血小板功能影响较小,较少引起血小板数量减少;可促进纤溶酶原激活物的释放,加强 t-PA 的纤溶作用。因此 LMWHs 比较适合治疗心脑及周围血管血栓形成,不适用于体外循环抗凝。在使用常规肝素引起的血小板减少时可以使用。

3. 华法令(warfarin)

属香豆类口服抗凝血药。抑制肝脏微粒体内的羧基化酶,阻断维生素 K 的环氧化物还原成维生素 K,从而阻止其反复利用,影响含有谷氨酸残基的凝血因子Ⅱ、Ⅶ、Ⅸ、Ⅹ 的羧化作用,使这些因子停留于无凝血活性的前体阶段,从而影响凝血过程,对已形成的上述因子无抑制作用。一般停药 48 h 或更长时间 PT 可以恢复正常。急诊手术可以通过输注新鲜冰冻血浆纠正。临床上常用于心脏瓣膜置换术后抗凝及预防血栓形成。华法令抗凝期间禁忌行椎管内阻滞。华法令的半衰期 36～48 h,停药后作用可维持 4～5 天,48～72 h 后凝血酶原时间可得到足够恢复,能安全进行外科手术。但至少要停药一周以上才可慎重选用椎管内阻滞。

4. 戊聚糖钠(fondaparinux)

是一种化学合成的全新的戊聚糖化合物,一种新的选择性 Xa 因子抑制剂。它可选择性与 ATⅢ上的戊聚糖结合位点结合,使得 ATⅢ 的构象发生不可逆的变化,选择性的抑制 Xa 因子。从而在内、外源性凝血途径的交汇点处干扰凝血级联反应。Xa 因子的抑制阻碍了凝血酶的形成,继而阻碍了纤维蛋白的形成,最终抑制了血栓的形成和扩大。一些研究提示,在预防重大骨科矫形手术后静脉血栓(VTE)发生方面,fondaparinux 较低分子肝素依诺肝素效果更好,二者 VTE 的发生率分别为 6.8% 和 13.7%,而耐受性相似。在对急性冠脉综合征(ACS)和经皮冠状动脉血管成形术(PCI)的疗效和安全性方面,一项大型多中心研究发现,fondaparinux 疗效优于依诺肝素,而出血等不良反应发生率较低。在美国、欧盟已被批准用于预防髋关节骨折、髋关节置换术、膝关节置换术后血栓栓塞的发生。

5. 直接凝血酶抑制剂(DTIS)

是国外最近研究开发出的一种新口服抗凝药——西美加群(ximelagatran)。该药的作用机制是直接抑制凝血酶的活性,从而发挥抗凝作用。初步的临床研究显示,该药能降低房颤患者发生缺血性脑卒中和其他体循环栓塞的危险事件。在预防膝关节置换术后静脉血栓栓塞方面的疗效至少等同于或优于适宜剂量的华法林,且出血发生率较低,不与食物和其他药物发生相互作用,不需要实验室密切监测,具有良好的应用前景。进一步的临床研究尚在进行中。

(二)促凝血药

1. 维生素 K(vitamin K)

维生素 K 的基本结构为甲萘醌。存在于植物中的为维生素 K_1,由肠道细菌合成的为

K_2,均为脂溶性。人工合成的维生素 K_3 及 K_4 均为水溶性。

维生素 K 作为羧化酶的辅酶参与凝血因子Ⅱ、Ⅶ、Ⅸ、Ⅹ的合成,从而促进凝血过程。维生素 K 缺乏或环氧化物还原反应受阻(被香豆素类),凝血因子Ⅱ、Ⅶ、Ⅸ、Ⅹ合成停留于前体状态,导致凝血酶原时间延长而引起出血。临床上常用于纠正由于维生素 K 缺乏引起的出血,如梗阻性黄疸、胆瘘、慢性腹泻所致的出血,新生儿出血,香豆素类、水杨酸钠等所致出血。

2. 抗纤维蛋白溶解药

抗纤溶药是一类竞争性对抗纤溶酶原激活因子,低浓度时抑制纤溶酶原激活物,阻碍纤溶酶原生成纤溶酶,高浓度时则抑制纤溶酶活性,阻止纤维蛋白溶解,达到止血的作用。临床常用的有氨甲苯酸(paminomethybenzoic acid　PAMBA)、氨甲环酸(tranexamic acid AMCHA)等。常用于围术期止血以及预防体外循环纤溶活性过强性出血。在使用抗纤溶药时必须了解患者凝血功能和纤溶状态,其对非纤溶活性增高的出血无治疗效果,用药过量或与其他止血药合用有形成血栓的倾向,对缺血性心脏病有诱发心肌梗死的危险。

3. 凝血酶原复合物(prothrobin complex)

凝血酶原复合物由健康人混合血浆提取而成,含凝血因子Ⅱ、Ⅶ、Ⅸ、Ⅹ,可促进凝血过程。临床上常用于预防和治疗凝血因子缺乏导致的出血,还可用于治疗肝病出血和口服华法令过量所致的出血。

4. 血凝酶(hemocoagulase)

商品名为立止血及巴曲亭。由蝮蛇蛇毒中提取的不含毒性的血凝酶,具有类似凝血激酶样作用。促进血小板在血管损伤部位的聚集、释放,可以加速凝血酶的生成,从而促进纤维蛋白原形成纤维蛋白。在完整无损的血管内无促进血小板聚集的作用。

5. 去氨加压素(desmopressin)

去氨加压素(DDAVP)是人工合成的 L-精氨酸加压素的类似物。与天然激素精氨酸加压素的区别在于以 8-D-精氨酸取代 8-L-精氨酸。其结构的改变使其作用显著增强,而无血管收缩作用。DDAVP 能引起内皮细胞 v-WF、t-PA 和 PGI2 的释放,提高血浆内凝血因子Ⅷ和 v-WF 水平;增加血小板膜糖蛋白 GPⅡb/Ⅲa 的分子数量,改善血小板的黏附和聚集功能,从而保护血小板的功能和数量。

6. 重组人活性凝血因子Ⅶ(rFⅦa)

人凝血因子Ⅶ(FⅦ)是由肝脏合成的一种维生素 K 依赖的单链糖蛋白酶原,在体内作为外源性凝血途径的启动因子,发挥着重要的作用。正常人血浆中 FⅦ的浓度很低。血管发生病变后,组织因子(TF)暴露于循环血液中,迅速与 FVII 形成复合物,在 FXa、凝血酶的作用下,FⅦ活化成 FⅦa,当其与 TF 结合以后,形成 TF-FⅦa 复合物,一方面激活小量

FX 形成活性 FXa,产生少量凝血酶,促使血小板在伤口处聚集,同时产生的少量凝血酶在活化的血小板附近激活 FⅪ,FⅧ,FV,启动凝血瀑布;另一方面 TF - FⅦa 复合物也激活 FⅨ,活化的血小板结合 FⅨa,FⅧa,FVa,产生大量 FXa,在活化的血小板上产生大量的凝血酶,放大整个凝血酶促反应。

重组人活性凝血因子Ⅶ(rFⅦa)尽管结构与血浆提取的存在差异,但体外试验已证明两者的生物学功能是完全一致的,体内注射 rFⅦa 后,TF 被大量的 rFⅦa 饱和,从而发挥最大的生理作用,能够产生足够的活化血小板;在放大阶段,rFⅦa 与血小板亲和性低,不依赖 TF 产生 FXa,因此止血效率更高。

临床研究表明,rFⅦ对血友病、血小板减少症和血小板功能障碍、严重创伤、大面积外科手术的止血具有令人满意的止血效果。rhFⅦa 由于安全有效,成为治疗血友病、外科创伤出血等的替代疗法,现多用于肝移植中。肝功能异常不影响 rFⅦa 的药代动力学;在血小板减少的患者,可在活化的血小板表面促进额外的凝血酶生成并且只在创伤局部起区域性效应,不激活全身性凝血系统。但因价格昂贵限制了其在临床中的应用。

四、影响纤溶系统的药物

纤维蛋白溶解药又名溶血栓药,能使纤溶酶原断裂成纤溶酶而促进纤溶,溶解血栓,主要用于治疗急性血栓栓塞性疾病。常用的药物主要有链激酶、尿激酶、组织型纤溶酶原激活剂等。

(一)链激酶(streptokinase SK)

是 C 组 β 溶血性链球菌产生的一种分子量为 47 000 的蛋白质,为间接纤溶酶活化剂,与纤溶酶原按 1∶1 比例形成链激酶—纤溶酶原复合物,促使纤溶酶原转变成纤溶酶,溶解纤维蛋白。链激酶不仅激活纤维蛋白凝块的纤溶酶原,同时也激活血浆中的纤溶酶原,容易引起出血。

(二)尿激酶(urokinase UK)

由人肾细胞合成,自尿中分离而成,无抗原性。作用机制为纤溶酶原的直接激活剂,使纤溶酶原转变为纤溶酶。

(三)组织型纤溶酶原激活物(t-PA)

是一种存在于血管内皮及其他器官的丝氨酸蛋白酶,可生理性的催化纤溶酶原转化为纤溶酶。对循环血液中的纤溶酶原作用较弱,对与纤维蛋白结合的纤溶酶原作用则强数百倍,对血栓部位有一定选择性。

溶栓药与肝素合用时可增加出血并发症,因此应用溶血栓药时一般应避免同时应用其他抗凝血药或抗血小板聚集药。链激酶有抗原性,可出现过敏反应,严重可引起休克、血管神经性水肿等。

第三节　麻醉药对凝血功能及血小板功能的影响

影响围术期凝血功能的因素很多,因此了解常用麻醉药物及麻醉方式对凝血功能的影响对于我们围术期合理用药、制定麻醉计划非常有必要。

一、麻醉药物对凝血功能及血小板功能的影响

(一)局部麻醉药

局部麻醉药可以抑制血小板的功能,包括抑制血小板 α 颗粒的释放和血小板的聚集,同时抑制血栓烷 A 的信号传导通路,从而抑制凝血功能。Tobias 等分别对 1%、0.5%的利多卡因和 0.25%、0.125%的布比卡因进行离体血栓弹力图(TEG)检测发现 4 组血样本的 α 角和 MA 值均显著降低,1%利多卡因组 R 时间与其他组相比显著延长,这进一步证实了利多卡因和布比卡因均可抑制血小板的功能,且利多卡因抑制凝血的作用强于布比卡因。左旋布比卡因对血小板的功能也有一定的抑制作用,且与剂量呈相关性。

(二)静脉麻醉药

1. 丙泊酚

近年来,关于丙泊酚对凝血功能的影响有很多报道,认为丙泊酚对 ADP 诱导的血小板聚集有显著的抑制作用,但对血小板数目和反映凝血因子功能的 PT、APTT 等无明显抑制。关于丙泊酚对血小板聚集抑制的作用机制,曾有报道认为与脂肪乳剂有关,但目前有一些研究证实丙泊酚对血小板聚集的抑制作用与脂肪乳剂无关。丙泊酚影响血小板聚集可能主要与其能刺激淋巴细胞内一氧化氮合成酶(NOS)有关,通过一氧化氮/环磷酸鸟苷(NO/cGMP)途径影响血小板聚集功能,环磷酸鸟苷有明显抑制血小板聚集作用。NO 作用于血管壁平滑肌,激活鸟苷酸环合酶,cGMP 含量增加,导致血管扩张,血压降低,对血小板的剪切应力减弱。管壁剪切力速度明显影响血小板黏附于皮内或皮下,血流减少也降低血小板活性。另外丙泊酚对血小板聚集功能的影响也和抑制血小板细胞内血栓合成酶,抑制血栓素 A_2、血栓素 B_2 的生成有关。而且丙泊酚对血小板聚集功能的影响是与剂量相关的,因此对于长时间的全麻手术或有凝血功能障碍的患者应避免长期大剂量地使用丙泊酚。

2. 咪达唑仑

多数报道认为咪唑安定可以抑制血小板的功能,其机制可能主要是:引起血小板膜的构象改变,导致蛋白激酶 C 活性改变,继而抑制磷酸肌醇的清除和血栓烷 A_2 的形成,最终抑制细胞内 Ca^{2+} 的活动和 P_{47} 的磷酸化作用。研究发现咪唑安定发挥上述作用有剂量相关性,当咪达唑仑浓度在 $6\sim26~\mu mol/L$ 时,可抑制胶原、凝血酶和花生四烯酸诱导的血小板

聚集。Geroge 等报道咪达唑仑在 30 μmol/L 时即可抑制低浓度(0.05 U/mL)凝血酶诱导的血小板聚集。这表明临床镇静浓度的咪达唑仑可能就会抑制血小板的聚集功能。

3. 硫贲妥钠

使用硫喷妥钠麻醉诱导后不影响 CD62P、GPI - Ib/IIIa 的表达以及血小板与白细胞的黏附,但它对血小板聚集反应有抑制作用。体外研究则显示硫喷妥钠抑制 CD62P 表达,减弱血小板聚集反应。

4. 依托咪酯

患严重动脉栓塞疾病的患者接受依托咪酯麻醉诱导后,ADP 和胶原诱导的血小板聚集反应受抑制、CD62P 表达下降、出血时间也延长。体外研究发现浓度为 2 mg/L 和 20 mg/L 的依托咪酯分别使 CD62P 表达下降了 28% 和 38%。

5. 氯胺酮

体外研究发现氯胺酮抑制 ADP、肾上腺素、凝血酶、STA(TXA 的类似物)诱导的血小板聚集反应,对胶原诱导的磷酸肌醇裂解和 Ca^{2+} 流动也有抑制作用,还明显减弱胶原诱导的 TXA_2 形成,抑制 PKC 的活化,但氯胺酮对 TXA_2、凝血酶与血小板结合的位点没有影响。机制可能是氯胺酮改变血小板膜流动性后影响了 PLC 活化,随后下游信号转导受阻,磷酸肌醇裂解障碍和多种蛋白不能被磷酸化,最后导致 Ca^{2+} 的流动和 TXA_2 生成受抑制。

6. 阿片类药物和肌松剂

阿片类药物和肌松剂对凝血功能基本上没有影响。

(三)吸入麻醉药

尽管关于吸入麻醉剂对凝血功能的影响有很多不同的观点,但氟烷和七氟醚对血小板功能的抑制是基本上达成共识的,这种抑制作用是有剂量相关性的。氟烷可影响细胞内的第二信使三磷酸肌醇,抑制血小板 Ca^{2+} 稳定作用和血栓烷 A_2 的形成及包括环磷腺苷在内的信号转导通路。七氟醚则通抑制血栓烷 A_2 的形成抑制血小板的功能。七氟醚能减弱血小板的聚集功能。当呼气末七氟醚浓度达 1~1.5 MAC 5~10 min 后,ADP 和肾上腺素不能诱导血小板发生第二相聚集反应,原因可能是血小板内 TXA_2 的合成受到抑制。体外研究发现:0.5~1 MAC 七氟醚抑制血小板膜糖蛋白 IIb/IIIa(GPIIb/IIIa)表达以及活化、减小血栓弹力图的最大振幅(主要反映血小板功能)、延长出血时间;而 1~2 MAC 七氟醚促进血小板与淋巴细胞、中性粒细胞、单核细胞之间的黏附,同时增强 CD62P 表达。使用临床常用浓度的异氟醚、安氟醚、地氟醚和氧化亚氮对凝血功能的影响则基本上可以忽略,但长时间使用上述吸入麻醉剂对凝血功能的影响还有待进一步研究。

(四)人工血浆代用品

1. 明胶

明胶属于第一代人造胶体。由牛皮、牛骨等大分子蛋白加工而成。目前应用于临床的主要是尿素交联明胶(如 haemacce1)和琥珀酰明胶(如 gelofusine)。明胶制品因其分子量相对较小,血管内存留时间较短,易于被肾脏代谢等特点,加之有关明胶类引起出血并发症等方面鲜有报道,因此没有明显的剂量限制。即使在血液稀释 33% 的情况下,明胶制剂对活化部分凝血活酶时间、凝血酶原时间、纤维蛋白原、ACT 等指标也无显著性改变。只有在血液稀释 $>50\%$ 时,血栓弹力图的血凝块形成时间(K)、血凝块形成率(α)、最大波幅(MA)才引起显著性改变。但近年来在离体实验中发现其对凝血功能有不利的一面。在体外实验发现明胶减弱血小板聚集,减慢血小板栓子的形成,血小板黏附功能受抑制,明显地影响血浆 vWF 因子功能,影响纤维蛋白单体的聚合,从而导致凝血功能障,但临床研究中尚无类似报道。

2. 右旋糖酐对凝血功能的影响

右旋糖酐作为第二代人造胶体于 20 世纪 40 年代应用于临床。因它具有扩容维持时效长,改善微循环血流障碍和抑制术后静脉血栓形成等优点,曾用作休克初步治疗的首选胶体溶液。但在输入高分子右旋糖酐或较大剂量重复应用时,已证实能对凝血功能产生不利的影响。在临床常用的制剂是中分子量右旋糖酐 dextran70(MW70 000)和低分子量右旋糖酐 dextran40(MW40 000)。右旋糖酐对凝血功能的影响与其分子量和用量有关。大剂量应用后还可引起血小板聚集性明显减弱,这是由于右旋糖酐入血后被覆于血小板膜和血管内皮壁上,加速了纤维蛋白溶解作用,并与体内肝素产生协同作用的结果。鉴于右旋糖酐对凝血功能的影响与其分子量和剂量有关,推荐使用中分子右旋糖酐 1 g/kg,低分子右旋糖酐 $1\sim1.5$ g/kg 的剂量范围不会引起凝血功能的改变。

3. 羟乙基淀粉对凝血功能的影响

羟乙基淀粉类血浆代用品是第三代人造胶体,于 20 世纪 70 年代面世,自身发展经历了 3 代。第一代是高分子量高取代级的羟乙基淀粉(如 blasmasteril),第二代是中分子量中取代级的羟乙基淀粉,(如 eloHAES),第三代是中分子量低取代级的羟乙基淀粉(如 HAES—steril)。羟乙基淀粉对凝血功能的影响与羟乙基淀粉分子量和取代级有关,高分子量和高取代级羟乙基淀粉可造成 Ⅷ 因子和 Vw 因子活性下降,降低血小板与内皮细胞的黏附功能,从而引发凝血机制受损,增加出血的危险性,而中分子量低取代级的 HES 临床应用更为安全。一些研究还发现,除分子量和取代级的不同对凝血产生不同影响外,C2/C6(C 为葡萄糖碳单位)比例也与凝血功能的改变密切相关。HES 对血小板功能的影响也与其平均分子量和取代级有关。高分子量取代级的 HES 可使血小板体积明显减小,血小板功能受抑制。血小板异常的改变可能是通过血小板膜受体丢失颗粒,使其对引起血小板聚集的激动剂如 ADP、肾上腺素敏感度降低,从而减弱了血小板的黏附和聚集性。在使用中分子量低取代级的 HES 后役有发现任何异常改变。羟乙基淀粉 130/0.4(万汶)作为一种新型的血浆代用品,不仅在分子量和羟乙基化程度上进行了改进,还在羟乙基化部位也进行了改良,可以在较长时间内,较大剂量的使用,而不造成凝血功能的损害。

二、麻醉方式对凝血功能及血小板功能的影响

不同的麻醉方法对凝血功能的影响也不同。多数学者认为全身麻醉与区域阻滞麻醉相比,有促进凝血的作用。有学者用血栓弹力图(TEG)评估在硬膜外麻醉和全身麻醉下行剖宫产术时凝血功能的改变,发现在全身麻醉组麻醉后与硬膜外组相比,R、K 值显著降低,α 角和 MA 明显增加,而在硬膜外麻醉前后凝血功能没有明显改变。全身麻醉对凝血的促进作用可能是由于气管插管时,存在显著的应激反应和儿茶酚胺释放增加,从而促进血小板的聚集,继而加速血液凝固。同时拔管、术后疼痛都会导致应激增加,促进凝血。全麻诱导时阿片类药物的使用可以减轻插管时的应激反应,降低儿茶酚胺水平,改善诱导时所致的高凝状态。插管前利多卡因和 β 受体阻滞剂的使用可能也会减轻凝血反应。

多数学者认为硬膜外麻醉可以降低术后血栓形成和肺栓塞的发生率。其机制不是很清楚,除了与前述局部麻醉药物可抑制血小板功能有关外,还与区域阻滞麻醉时交感神经抑制,血管扩张,下肢血流量增加有关,此外区域阻滞麻醉使儿茶酚胺释放减少,同时局麻药物的作用减轻了术后的疼痛刺激,从而减轻了应激反应对凝血功能的影响。也有报道认为,区域阻滞麻醉可抑制血小板的功能。椎管内麻醉还能减少出血及深部静脉血栓的发生率。研究表明,在下肢血管重建术中实施硬膜外阻滞的患者血栓范围较小,纤维蛋白溶解标志物增加,可能是导致这种结果的原因。

三、抗凝治疗与椎管内麻醉

随着对围术期深静脉血栓(DVT)认识的不断深入,抗凝治疗在许多国家已成为防治术后深静脉血栓的常规治疗。而且一部分患者同时合并有心脑血管疾病,围术期也常常使用抗凝药物。抗凝治疗可增加患者出血倾向,椎管内麻醉操作一旦损伤血管,可能形成椎管内血肿,引起严重的神经并发症。因此如何进行抗凝患者的麻醉及围术期合理应用抗凝药物,是麻醉医生必须面对的问题。

椎管内血肿是一种罕见但后果严重的并发症,其发生率在硬膜外阻滞为 1/150 000,在脊麻为 1/220 000。随着近年围手术期血栓预防措施的广泛应用,其发生有增多的趋势。椎管内血肿的形成与以下因素有关:椎管内阻滞穿刺针或导管对血管的损伤、椎管内肿瘤或血管畸形、椎管内"自发性"出血。大多数"自发性"出血发生于抗血栓和溶栓治疗之后,尤其后者最为危险。临床表现为在 12 h 内出现严重背痛,短时间后出现肌无力及括约肌功能障碍,最后发展到完全性截瘫。如阻滞平面消退后又重新出现或升高则应警惕椎管内血肿的发生。其诊断主要依靠临床症状、体征及影像学检查。因此对凝血功能异常患者实施椎管内麻醉更应谨慎。

关于应用抗凝药物的患者是否可实施椎管内麻醉,讨论如下:

1. 血小板<$75×10^9$患者禁用硬膜外阻滞、镇痛。

2. 服用阿司匹林连续 7 d 可完全抑制环氧化酶活性,一般讲可行硬膜外阻滞,但建议麻醉前检查血小板计数,但德国、西班牙医生认为停药 3 d 后才可行硬膜外阻滞。

3. 应用新抗血小板药塞氯吡啶(ticlopidine)、血小板膜 GPIIb/IIIa 抑制剂,停药 14 d 后才可实施硬膜外阻滞;溶栓治疗 10 d 内不宜行硬膜外阻滞,如已留置导管,每 2 h 评估神经功能。停药治疗后 24 h 才能拔除硬膜外导管。

4. 使用溶栓药者一般不宜进行椎管内麻醉。

5. 正在接受华法林治疗的患者,如果行择期手术,术前 4～5 d 需停用该药,改为肝素或 LMWH,再按照肝素或 LMWH 术前停药的方法进行停药,同时检测国际正常化比率(INR)和 aPTT,使 INR 控制在 1.5 内,此时行椎管内麻醉是安全的。正在接受华法林治疗的患者行急诊手术,麻醉方法的选择仍有争议,除非椎管内麻醉对患者确有无可争议的优点,否则应选用全麻以避免椎管内出血。如果行椎管内麻醉,应仔细询问用药距离手术时间,检测 INR 和 aPTT,同时应给予新鲜的冰冻血浆、维生素 K 或浓缩凝血酶复合物快速逆转华法林导致的抗凝作用。如有留置的硬膜外导管,INR 超过 3.0 时,应暂停抗凝。德国不推荐任何使用华法林治疗的患者行硬膜外麻醉。

6. 美国区域麻醉协会(ASRA)认为皮下使用预防剂量(术前 2 h 用 5 000 U)肝素的患者行椎管内麻醉没有禁忌证,他们推荐在阻滞后 2 h 再给予肝素,可以减少出血的危险性,对于任何接受肝素治疗超过 4 d 的患者:在麻醉或拔除硬膜外导管前应检查血小板记数,以排除肝素导致的血小板减少(HIT)的可能性。由于使用普通肝素充分抗凝的患者,可能会增加椎管内血肿形成的危险性,尤其在联合使用其他抗凝血药或溶栓药的时候,因此上述情况应避免选择椎管内麻醉。拔除硬膜外导管的时机为肝素使用前 1 h 或最后的肝素使用后 2～4 h。拔管后 1 h 以上,才能恢复肝素的使用。

7. ASRA 推荐在使用 LMWH 后,至少 10～12 h 后,方可行椎管内穿刺硬膜外置管。在穿刺置管时出血,不必延期手术,但应在手术后推迟 24 h 开始使用 LMWH 治疗。术前使用 LMWH 的患者,单次脊麻是最安全的。接受大剂量 LMWH 的患者至少在停药 24 h 后,待患者凝血功能正常,才能进行椎管内麻醉。应在末次 LMWH 给药后 10～12 h 拔除硬膜外导管,并且在拔除导管 2 h 后方可重新使用 LWMH。

8. 中草药:某些中草药如活血化瘀药如丹参、红花等影响凝血功能,术前应询问服药史,并引起注意,术前应停用大蒜 7 日,银杏 36 h,人参 24 h。

尽管上述多中心或循证医学研究结果对临床有重要指导意义,但临床实践中还应根据患者具体情况,谨慎行事,非急症患者待校正后实施,有疑问时不要勉强,以改用全麻为上策。

(邱郁薇　徐美英)

参考文献

1 金有豫. 药理学. 5 版. 北京：人民卫生出版社，2002：234～241.

2 张镜如. 生理学. 4 版. 北京：人民卫生出版社，1999：68～77.

3 Avidan M，McDonald S，Despotis G. Agents Affecting Coagulation and Platelet Function. Anesthetic Pharmacology. Physiologic Principles and Clinical Practice，2004：928～934.

4 胡戈，葛衡江. 麻醉对凝血功能的影响. 国际麻醉学与复苏杂志，2007，28(5)：406～407.

5 梁桦，杨承祥，曾因明. 全麻药对血小板功能的影响. 国际麻醉学与复苏杂志，2007，28(3)：240～242.

6 朱斌，叶铁虎，华宝来. 抗凝药物和抗血小板药物与硬膜外麻醉. 中华麻醉学杂志，2006，26(3)：285～287.

7 陈钢，姚媛媛，柳子明. 不同取代级羟乙基淀粉对血小板膜糖蛋白表达的影响. 中华麻醉学杂志，2006，26(10)：901～903.

8 Mahdy，A. M，Webster，N. R. Perioperative systemic haemostatic agents. BJA：British Journal of Anaesthesia，2004，93(6)：842～858.

9 黄贞玲，王珊娟，周仁龙，等. 不同分子量和取代级的羟乙基淀粉对出凝血功能的影响. 中华麻醉学杂志，2003，23(3)：207～209.

第20章 药物对能量代谢及生长发育的影响

第一节 药物对能量代谢的影响

生物机体在其生存过程中要不断地进行自我更新,即从外界环境中摄取各种营养物质,经体内酶的作用转化为机体自身的物质,以提供建造自身结构所需的原料和能量;同时,机体还将自身的物质分解为代谢产物排出体外,这一过程称为新陈代谢。新陈代谢包括物质代谢和能量代谢两个相关联的部分。物质代谢包括合成代谢和分解代谢两个相反的过程;能量代谢则包括吸能和放能两个方向相反的反应。物质在体内发生分解代谢时,物质的化学键断开,释放出能量;物质在发生合成代谢时,形成物质的化学键,要吸收能量。通常把物质代谢过程中所伴随着的能量在体内释放、贮存、转移与利用的过程称为能量代谢。

一、机体能量的来源与去路

（一）能量的来源

机体所需的能量来源于食物中的糖、脂肪和蛋白质。这些能源物质分子结构中的碳氢键蕴藏着化学能。在氧化过程中碳氢键断裂,产生 CO_2 和 H_2O,同时释放出蕴藏的能量。

1. 糖

糖是机体主要的能源物质,人体所需总能量的 70% 由糖的分解代谢提供。糖的消化产物葡萄糖被吸收入人体后,一部分成为血糖,供全身细胞利用;另一部分以肝糖原和肌糖原的形式贮存在肝脏和肌细胞内;还有一部分葡萄糖转化为脂肪或蛋白质。随着供氧状况的不同,葡萄糖分解供能的途径也不同。在供氧充分的情况下葡萄糖可充分氧化,分解的最终产物是水和二氧化碳,并释放出大量的能量;在氧供不足时,葡萄糖只能分解到乳酸阶段,释放的能量一般只有完全氧化的 1/18。糖酵解虽然释放的能量很少,但在人体处于缺氧状态时极为重要,因为这是人体的能源物质惟一不需氧的供能途径。例如,在激烈运动

353

时,骨骼肌的耗氧量急剧增加,虽然机体进行了调节,但仍不能满足骨骼肌对氧的需求,此时骨骼肌主要依靠糖酵解来供能。此外,某些细胞(如成熟的红细胞)由于缺乏糖有氧氧化的酶系,在正常情况下也主要提供糖酵解来供能。

2. 脂肪

脂肪是能源物质在体内最重要的贮存形式,经消化道吸收入人体的脂肪及其分解产物,一部分为类脂质(包括胆固醇、磷脂等),用以构筑人体的细胞,另一部分以三酰甘油形式贮存在皮下组织、腹膜壁层、内脏器官等处,需要时可迅速分解利用。这部分贮存的脂肪除了来自食物外,还可由糖和氨基酸在体内转变生成。脂肪在体内氧化时释放的能量多,每克脂肪所释放的能量约为糖有氧氧化时释放能量的 2 倍。人体所消耗的能源物质中有 30%～40% 来自储存的脂肪。脂肪分解的脂肪酸可直接供给很多组织利用,也可在肝内生成酮体再供组织利用。不但骨骼肌、心肌可利用脂肪酸和酮体,饥饿时脑组织也利用酮体。虽然脂肪是体内重要的供能物质,但它不能在机体缺氧的条件下供能。

3. 蛋白质

蛋白质主要由氨基酸构成。体内可利用的氨基酸有两个来源:食物蛋白质被消化后产生的氨基酸和机体新陈代谢过程中组织细胞内蛋白质分解产生的氨基酸。氨基酸在人体内的主要用途:形成组织蛋白质,用以构筑细胞成分以实现自我更新,或用于合成激素、酶等生物活性物质。在一般生理情况下,人体主要利用体内的糖和脂肪来获能,只有在某些特殊情况下,如长期不能进食或极度缺乏能源物质时,体内的蛋白质才被分解供能以维持必需的生理活动。氨基酸在体内氧化除了生成 CO_2 和 H_2O 外,还生成化合物,如尿素、氨等。

(二) 能量的消耗

各种能源物质在体内经生物氧化分解释放出化学能,不能为细胞直接利用,必须先转移入三磷酸腺苷(ATP)的高能磷酸键内,细胞才能加以利用。据研究,能源物质在体内氧化时所释放出总能量的 55% 迅速转为热能,用于维持机体的体温,并向外界散发,其余 45% 是机体可以用来做功的能量,这部分自由能的载体是三磷酸腺苷。人体细胞活动时,如肌肉收缩、神经传导、腺体分泌、细胞膜的主动转运以及细胞内合成新的蛋白质等,只能直接利用分解 ATP 高能磷酸键释放出的能量。

二、影响能量代谢的生理活动因素

(一) 肌肉活动

肌肉活动对能量代谢的影响最为显著,机体任何轻微的活动,都可以提高代谢率。运动或劳动可使能量代谢升高,产热量增加。单位肌肉做几秒钟的剧烈收缩,所产生的热量可达到其同期静息时的百倍。剧烈运动或强劳动时,短时间内产热量比平静时增加数倍到数十倍。

（二）精神活动

脑组织代谢水平高、血流量多、耗氧量也高。脑的重量虽仅占体重的 2％，脑血流量却占心输出量的 15％左右。安静状态下每百克脑组织每分钟的耗氧量达 3～3.5 mL，约占全身耗氧量的 20％。据测定脑组织的葡萄糖代谢在睡眠和精神活动时几乎无差异，即在精神活动时中枢神经系统本身的代谢率并无明显增加，人在平静思考时产热量增加一般不超过 4％。但当机体处于紧张状态下，如激动、愤怒、恐惧及焦虑等，机体的产热量可显著增高，这主要与精神紧张引起的无意识骨骼肌张力增高以及交感神经兴奋儿茶酚胺释放刺激了代谢活动有关。

三、麻醉药物对能量代谢的影响

机体处于麻醉状态时，肌肉活动和精神活动均处于明显的抑制状态。因此麻醉药物可抑制机体的能量代谢活动，并可在一定程度上使机体的代谢底物发生改变。

（一）静脉麻醉药

丙泊酚具有起效迅速、作用短、清醒快、易于控制和不良反应少等优点，在临床的应用逐步广泛。丙泊酚对脑血流量、脑血管、脑血管 CO_2 反应性、自动调节功能、颅内压、脑代谢、脑电图、记忆及脑保护等方面均有一定的影响。1995 年 Alkire 等[2]发现，当受试者随着静脉麻醉药丙泊酚剂量的不断加大达到意识消失时，整个大脑的糖代谢率（GMR）较清醒状态下降（55±13）％。GMR 的下降在大脑的每一区域均可见到，但下降的程度却不同。大脑皮层下降的幅度大于皮层下中枢。这种下降在大脑皮层的不同脑叶甚至同一脑叶的不同沟回都不一样。局部 GMR 的变化在清醒状态下大脑皮层从高到低的排列顺序为顶叶＞前叶＞枕叶＞颞叶，而在意识消失状态下则变为前叶＞颞叶＞枕叶＞顶叶。全麻药丙泊酚不但抑制了大脑的能量代谢活动，而且引起了局部相对能量代谢率高低顺序的改变。丙泊酚静脉麻醉可降低脑需氧量，减少脑血流，并保持脑血流与脑代谢率的良好匹配。王光磊等发现麻醉后手术中的氧耗量（VO_2）、二氧化碳产生量（VCO_2）、能量消耗（EE）均低于麻醉前，而呼吸商（RQ）明显增高。说明麻醉和手术对术中代谢总的影响是使氧耗量降低，代谢率降低，并且机体代谢的底物发生变化。由于不同的代谢过程有不同的 RQ，反过来 RQ 的不同可以反映不同的代谢过程及代谢过程中各种代谢底物氧化比例，如 RQ＞1.0 则表示有糖转化为脂肪，RQ＜0.71 则表示有脂肪转化为糖，RQ 在 0.71 和 1.0 之间时，RQ 越小则脂肪氧化的比例越大。靳三庆等发现麻醉前到诱导后期直到手术时，RQ 有逐渐降低的趋势。而整个过程 $ETCO_2$ 变化趋势平稳，因此 RQ 的逐渐降低可以排除过度通气所致。说明在丙泊酚复合芬太尼全麻时，随着时间延长，代谢底物中脂肪氧化的比例逐渐增大，糖氧化的比例逐渐减小。这一方面可能与丙泊酚为脂肪乳剂有关，另一方面可能与芬太尼可使血浆皮质醇水平及血糖水平降低有关。

（二）吸入麻醉药

1. 异氟醚

Ori 等采用自动放射成像技术发现,异氟醚呼气末浓度达 1.5 MAC 时,大鼠脑 GMR 较麻醉前下降 44%,但锥体外运动系统和部分边缘系统 GMR 升高。异氟醚麻醉达 1.5～2 MAC 时,大鼠脑 GMR 较麻醉前下降 50%～70%,但无 GMR 上升的区域存在。人脑在异氟醚呼气末浓度达 0.5% 时 GMR 下降程度与大鼠脑在异氟醚呼气末浓度达 1.5% 时相当,可能因为动物对异氟醚不如人敏感所致,同时也说明基于动物实验的全麻作用机制的研究,并不能完全反映全麻药对人脑的作用。Alkire 等应用了正电子发射成像（PET）技术研究了吸入全麻药异氟醚对人脑糖代谢的影响,发现在受试者意识消失时整个大脑的各区域都存在 GMR 的下降,且这种下降呈一致性,未见有 GMR 上升的区域存在。颅底手术行异氟醚吸入、硝普钠静滴控制性降压可保持脑氧供需平衡稳定,不影响颅内压。经皮穴位电刺激配合全麻在脑肿瘤手术中,行异氟醚控制性降压对患者组织氧代谢影响的研究表明,与降压前比较,降压期间肺动脉混合静脉血氧饱和度和组织氧供下降,氧摄取率增加,穴位电刺激配合全麻行异氟醚控制性降压能更好地维持组织氧供平衡。

2. 地氟醚

9 例选择性冠脉搭桥术患者吸入 1 MAC 地氟醚麻醉后脑血流动力学变化与血二氧化碳量正常的清醒状态下相比,地氟醚使脑平均氧代谢率下降 51%,平均脑糖代谢率下降 35%。这些发现可从两个完全相反的机制得到解释,其一是脑代谢功能的下降和地氟醚的直接缩血管作用使脑血管收缩;其二是 $PaCO_2$ 变化时 CBF 的改变提示脑血管 CO_2 反应性并没有因为使用 1 MAC 地氟醚而受损。临床研究表明,地氟醚 0.8 MAC 应用于颅脑手术患者,并不增加脑脊液压和大脑中动脉血流速度,1.1 MAC 时,上述两项指标均明显增加。地氟醚吸入麻醉下开胸手术后红细胞磷酸果糖激酶（PFK）活性上升,葡萄糖-6 磷酸脱氢酶（G-6PD）活性下降,这种改变是机体对手术作出的应激反应,原因可能与红细胞加强抗氧化能力有关。红细胞膜脂流动性无明显改变,可能与其糖代谢通路的重新平衡有关,吸入麻醉下适当加深麻醉能减轻手术创伤引起的应激反应。地氟醚—丙泊酚复合麻醉期间脑氧代谢率减低,脑氧摄取率减少,围手术期可以保持稳定的脑氧供需平衡,保持脑代谢和脑血流匹配良好。

3. 安氟醚

安氟醚对机体自由基代谢的影响以及对脑电图的影响均类似异氟醚,是安全的吸入麻醉药。吸入性全麻下用 0.01% 硝普钠（SNP）＋安氟醚（ENF）,血压降至 55 mmHg,维持 1 h,在供氧充分的情况下,对脑血流量及氧供需平衡无明显影响。硬膜外阻滞后血压、外周血管阻力、门静脉血流和氧供下降,加吸 0.5 MAC 安氟醚使心率、心排血量和全身氧供也下降;1.0 MAC 后除血压、心排血量、外周血管阻力和全身氧供、门静脉血流及氧供进一步显著下降外,肝动脉血流及氧供也减少。硬膜外阻滞后,随安氟醚浓度升高,体循环、肺循环、肝动脉、门静脉血流动力学、全身及肝脏氧供需平衡显著变化。

第二节　药物对生长发育的影响

生长是指体格的增长和器官形态的增大,发育是指细胞组织结构的成熟和生理功能的完善,生长与发育两者关系密切,不能截然分开,故一般统称为生长发育。影响生长发育的因素有:① 遗传因素;② 环境;③ 营养因素;④ 精神心理因素;⑤ 睡眠因素;⑥ 体育锻炼;⑦ 个体差异因素。

目前麻醉药物对生长发育影响的研究热点是麻醉药物是否具有致畸性。致畸性是指出生以前接触药物等因素导致出生的婴儿任何形态和功能上改变,包括结构异常、死亡、生长发育迟缓或功能损害,其严重程度和损害类型与不同孕期时的用药时间和持续时间有关。绝大多数的结构异常发生于器官形成期。功能损害一般发生于孕后期,有时发生于胎儿娩出后,其中可能有麻醉药的不良影响。先天性畸形的发生率接近3%,但绝大多数无明确诱因,只有2%~3%与药物接触有关。

临床常用的麻醉药浓度可致哺乳细胞活性降低,DNA合成细胞分裂抑制,但均属可塑性,其与胎儿致畸的关系尚未阐明。麻醉药物致畸性的研究包括下列三个方面:① 研究麻醉药对啮齿类动物繁殖的影响;② 调查手术室人员等职业原因长期吸入微量麻醉药的危害;③ 研究孕期手术孕妇的预后。动物试验显示麻醉药物具有一定的致畸性,但后两者的研究结果并未表明先天性畸形发生率明显增加,只是流产、围产期死亡率和胎儿宫内发育迟缓发生率增加。同时动物实验的研究并不完全适用于人类。

一、研究麻醉药物对啮齿类动物繁殖的影响

动物敏感性、遗传因素、药物剂量和接受药物的持续时间均是动物胎儿致畸的重要因素。药物致畸与药物剂量、接触时间有密切关系。几乎所有药物只要有足够的接触时间,均可能导致动物畸形;在器官形成期接触小剂量的致畸药物可致胚胎早期发育畸形或死亡,而单次较大剂量应用证实不一定对胎儿有害。用鸡胚、鼠等小动物的实验结果并不能用于其他实验对象,尤其是人类。这意味着短时间小剂量应用麻醉药不会有致畸危险。临床麻醉所用的药物和辅助药物,都不能列为致畸因素。

(一)麻醉镇痛药及静脉麻醉药

早期研究发现大剂量阿片类药、镇静药和抗焦虑药对啮齿动物有致畸性,但是药物本身作用还是大剂量阿片类药抑制呼吸和食欲改变所致,尚不能肯定。对孕鼠于孕期全程持续输注相当于临床剂量的吗啡、芬太尼、舒芬太尼或阿芬太尼,发现除吗啡可致胎鼠生长发

育延缓外,其他药物均未见致畸作用。同样,在人类也未证明阿片类药物有致畸性;在人类应用常规剂量麻醉诱导药如巴比妥类、氯胺酮、苯二氮䓬类均未见致畸性。有报道于孕期3个月内长期应用地西泮治疗,发生唇裂和腭裂的胎儿增多,但存在质疑。目前较为一致的意见是地西泮对人不是致畸因素。

（二）局部麻醉药

用田鼠纤维细胞培养证实,普鲁卡因、利多卡因和布比卡因有可逆性的细胞毒性,其中利多卡因已证明无形态和行为方面的致畸性。临床常用的局麻药对人均无致畸性。但可卡因成瘾者对胎儿可有不良结果,包括胎盘早剥、新生儿行为异常及泌尿生殖系和胃肠道先天性畸形。

（三）吸入麻醉药

吸入麻醉药在一定条件下可致鸡胚或啮齿动物畸形。孕早期鼠暴露于临床浓度氟烷或其他挥发性麻醉药环境中,胎鼠可出现结构异常,于高浓度下可致胎鼠死亡,尤以在深低温、低通气和喂养条件改变的环境中吸入麻醉药,其致畸性增高。而在保持清醒,正常喂养和生理平衡条件下,暴露于氟烷、安氟醚或异氟醚环境中,证实无致畸性。啮齿动物在生理状态下吸入 N_2O 有轻微致畸性。有报道动物持续吸入不低于 50% N_2O 24 h,肯定有致畸性。近年用鼠胚培养发现在不同的 N_2O 环境中易出现不良细胞增殖。N_2O 的致畸与维生素 B_{12} 不能作为蛋氨酸合成酶有关,后者是 N_5-甲基酮转化为高半胱氨酸生成四氢叶酸酯(THF)和蛋氨酸的甲基催化剂。因蛋氨酸合成酶受抑制,可能出现:THF 降低导致胸腺嘧啶合成受阻、DNA 合成减少,有丝分裂受到抑制;蛋氨酸合成酶降低使甲基化作用减弱。如果将 N_2O 与氟烷或异氟醚复合作用,则能防止几乎所有的致畸效应,却不能阻止蛋氨酸合成酶活性的降低,原因尚不清楚,可能与 N_2O 的血管收缩特性有关。N_2O 麻醉时,如果补充蛋氨酸,几乎能完全避免动物生长发育延迟和畸形,但不能防止转位畸形。另有报道鼠在 N_2O 麻醉下的转位畸形与 α-肾上腺素能受体兴奋有关。显然,N_2O 对鼠有弱致畸性,其原因较复杂,也非单一因素,但公认在高浓度 N_2O 下易出现细胞再增殖,而此种高浓度 N_2O 绝不会被应用于临床麻醉。

二、调查手术室人员等职业原因长期吸入微量麻醉药的危害

职业性暴露于麻醉废气早期调查指出,手术室和牙科工作人员长期暴露于麻醉废气环境,容易招致流产和新生儿畸形,但近年研究否定了此种相关性。牙科医师由于吸入 N_2O 废气的浓度较高,故仍有生育危害的可能。Brodsky 等调查了 12 929 名牙医女助手及牙医夫人,有 287 名(2%)孕期手术,其流产率明显高于对照组(孕早期为 8% 和 5.1%;孕中期为 6.9% 和 1.4%)。但先天畸形率均无增高。

三、对孕期非产科手术胎儿的研究

大规模的调查发现,孕妇接受非产科手术,其胎儿先天性畸形的发生并没有增加,但是

流产、胎儿生长迟缓和出生低体重儿的风险的确增加。其原因被认为与外科手术有关,而与麻醉或麻醉药物关系不大。多项研究说明孕妇的原发疾病、手术方式、手术部位可能具有导致流产的风险,但不能绝对排除麻醉药物致畸性的可能,最为谨慎的方法是尽量将手术推迟到分娩以后进行,至少避免在孕早期进行手术和麻醉。

（范晓华　邓小明）

参考文献

1　朱思明. 医用生理学. 1 版. 北京:科学出版社,2002:212～213.

2　Alkire MT,Haier RJ,Barker SJ,et al. Cerebral metabolism during propofol anesthesia in humans studied with positron emission tomography. Anesthesiology,1995,82(2):393～403.

3　王光磊,刘功俭,曾因明. 两种麻醉方式下上腹部手术患者围术期能量代谢和呼吸氧价变化的比较. 中华麻醉学杂志,2004,24(6):415～417.

4　周衍椒,张镜如. 生理学. 3 版. 北京:人民卫生出版社,1989:274～289.

5　靳三庆,陈秉学,康亮,等. 丙泊酚复合芬太尼静脉全麻时能量代谢的变化. 中华麻醉学杂志,1998,18(6):334～336.

6　刘存明,钱燕宁,章红,等. 芬太尼对大鼠葡萄糖代谢动力学的影响. 中华麻醉学杂志,1996,16(1):13～16.

7　Ori C,Dam M,Pizzolato G,et al. Effects of isoflurane anesthesia on local cerebral glucose utilization in the rat. Anesthesiology,1986,65(2):152～156.

8　Alkire MT, Haier RJ, Shah NK, et al. Positron emission tomography study of regional cerebral metabolism in humans during isoflurane anesthesia. Anesthesiology,1997,86(3):549～557.

9　应隽,刘存明,钱燕宁,等. 地氟醚吸入麻醉下开胸手术对红细胞糖代谢和膜脂流动性的影响. 南京医科大学学报,2001,21(2):126～128.

10　徐仲煌,任洪智,黄宇光,等. 控制性降压期间脑组织血流及氧供需平衡状况的临床研究. 中国医学科学院学报,2000,22(4):360～363.

11　Brodsky JB,Cohen EN,Brown BW Jr,et al. Surgery during pregnancy and fetal outcome. Am J Obstet Gynecol,1980,138(8):1165～1167.

第21章 药物量效数据分析

不论采用何种给药途径,药物终将进入血液循环系统,随后进入作用部位(亦称靶位、效应位或生物相)产生某种药理效应。了解药物效应部位的量(剂量或浓度)和产生的效应之间的关系,是临床用药的基础;临床麻醉较为常用的方法是联合应用多种不同种类的药物,以达到维持满意麻醉状态的目的。一种药物的效应由于先后或同时使用的另外一种(或同种)药物而发生改变,此即药物相互作用。这种情况下,如何评价药物的量效关系?如何定义药物相互作用的性质?本章主要介绍药物单独使用或和联合应用时药效学量效关系的数学模型,分析这些模型的基本原理和处理过程。

第一节 药物量效关系模型

药效学量效关系数学模型是把研究得到的药理学规律用公式、符号、图表等数学方法高度概括地表示出来,并作出相关分析以指导临床应用。临床药理学中效应评价最直接的方法是监测药物的药理作用(诸如意识消失,插管、切皮和牵拉腹腔的反应,镇痛效果,血流动力学变化,肌肉松弛程度,麻醉深度以及诸多监测意识状态的脑电参数指标:双频指数[BIS]、听觉诱发电位指数[AEP]以及熵指数[SE 和 RE]等),随后分析其剂量(或浓度)的变化和药物效应之间的关系(即量效关系)。我们首先应该了解单用某种药物时的药物量效关系模型。

一、线性浓度—效应模型

药物浓度 C 和药物的药理效应之间最简单的关系可用下式描述,

$$E = \gamma \cdot C \tag{1}$$

模型(1)中,γ 是浓度—效应关系的斜率。线性模型假定药物浓度和效应之间的关系表现为线性且呈正比,完全满足这种条件的量效关系在临床几乎不存在。如果在不使用药物时,存在着某一基础效应 E_0,模型(1)则可以表示为:

$$E = \gamma \cdot C + E_0 \qquad (2)$$

在这个模型中，γ 依然是浓度—效应关系的斜率，S 和 E_0 可以很方便的通过线性回归分析获得（图 21-1）。如果基础效应 E_0 远大于药理效应 E，γ 也可以通过下列模型估计：

$$(E - E_0) = \gamma \cdot C \qquad (3)$$

然而，模型（1）～（3）仅仅适用于药物浓度—效应曲线的线性范围段（量效曲线上的一小段区域，如 $ED_{50} \sim ED_{80}$ 之间）。其共同缺点是应用范围局限，不能反应量效关系的全部特征。根据这些模型计算的 50% 效应对应的剂量或浓度（ED_{50} 或 EC_{50}）也并非常规意义上的 ED_{50} 或 EC_{50}。如研究的效应范围在 $E_{50} \sim E_{80}$ 之间时，产生 50% 效应的剂量对应的效应实际是 EC_{70}（ED_{70}）。因而，不应将这种量效关系外推到临床或实验观察的范围之外。

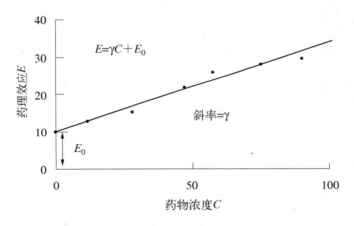

图 21-1　线性浓度—效应关系

二、线性对数浓度—效应模型

如果测量的效应跨越较大的浓度范围，浓度和效应之间的关系可能表现为曲线形式。此时可方便地将浓度进行对数转换，在一定的效应范围内，对数浓度—效应之间的关系表现为直线形式（通常在最大效应的 $20\% \sim 80\%$ 范围）。

$$E = m \cdot \ln(C + C_0) \qquad (4)$$
$$E_0 = m \cdot \ln(C_0) \qquad (5)$$

推荐使用模型（4）而不是形如 $E = m \cdot \ln(C) + b$ 的形式，因为当 $C < 1$ 时，$\ln(C)$ 为负值，且 $m \cdot \ln(C) + b < 0$。图 21-2 示对数浓度和药物效应之间的关系，E_0 是基础值，C_0 为内源性激动剂的浓度，注意在观察的范围内没有达到最大效应。

模型（4）和（5）有两个特点，一是如果没有 C_0 参数，则浓度为零时无法估计药理效应，二是没有最大效应。这两点与广泛接受的药理学模型标准相冲突（因为竞争性和非竞争性抑制剂通常

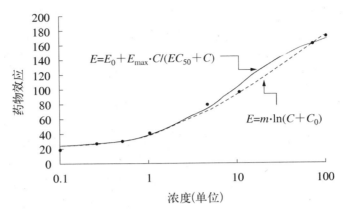

图 21 - 2　效应—对数浓度关系模型

效应呈幂次方增加,但未达最大效应(平台相),模型(4)因为包括一个基础值,对于这组数据来说,可能是拟合浓度—效应关系较好的选择。

基于药物的最大效应进行定义),尽管该模型可能缺乏一些生物学上的意义,但应用依然广泛。

三、Logistic 模型

单一药物的量效关系可用模型(6)(Logistic 模型)进行描述。Logistic 回归模型类似于下述的最大效应模型,但并不能相互替代,因为在 Logistic 模型中当药物浓度为 0 时,模型预期效应值不为 0。实际上,研究单一药物的量效关系时,Logistic 回归模型与最大效应模型在计算 ED_{50} 时结果非常接近,但在其他量效关系如 ED_{95} 时 Logistic 回归模型的准确性降低。

$$\log\left(\frac{P}{1-P}\right)=\beta_0+\beta_1\log C,\text{或 } P=\frac{e^{\beta_0+\beta_1\log C}}{1+e^{\beta_0+\beta_1\log C}} \tag{6}$$

Logistic 模型中,β_0 和 β_1 为待求参数,当 $P=0.5$ 或 0.95 时,可分别估计产生 50% 和 95% 最大效应所需要的药物浓度或剂量(分别称为 EC_{50} 或 EC_{95})。

四、最大效应 E_{max} 模型

在受体水平,药物效应实际上在药物与其受体结合后产生,因而药物浓度—效应之间的关系非常类似于受体动力学公式,如:

$$E=E_0+\frac{E_{max}\cdot C}{EC_{50}+C},\text{或者 } E=\frac{E_{max}\cdot[C+C_0]}{EC_{50}+[C+C_0]} \tag{7}$$

模型(7)及其许多变形是应用最为广泛的模型,受体水平的 Clark 方程和 Hill 方程,酶动力学研究的米曼氏(Michaelis-Menton)方程,酸碱平衡的 Henderson-Hasselbach 方程中均有应用。其中,E_{max} 为药物产生的最大效应,E_0 为无药物作用时的效应,后一表达式中的 C_0 相当于内源性激动剂的浓度。模型(7)表达药物量效关系有两大优点:一是可预测药物

的最大效应,二是当剂量等于 0 时效应也等于 0。而且在用于质反应资料的定量分析时(例如意识存在与消失,定义为 0 和 1),该式实际上可简化为:

$$P=\frac{C}{EC_{50}+C}=\frac{\frac{C}{EC_{50}}}{1+\frac{C}{EC_{50}}}\tag{8}$$

这种情况相当于在模型(7)式中取值 $E_0=0$,$E_{max}=1$(或 100%),P 为药效学发生的概率。最大效应模型在药效学研究中应用相当广泛,也是后述研究药物相互作用的理论基础。最大效应模型中 E_{max} 代表药物的效能(efficacy),可反应内在活性(intrinsic activity);EC_{50} 是产生 50%最大效应时的浓度,为药物作用强度(potency)的指标。

五、S 型最大效应 E_{max} 模型

在经典的最大效应模型(模型(8))增加一个参数γ,可以改变最大效应模型量效关系曲线的陡度(或曲率)。其最基本的形式形如公式(9),也称为 Hill 方程或 S 型最大效应模型。

$$E=E_0+\frac{E_{max}\cdot C^{\gamma}}{EC_{50}^{\gamma}+C^{\gamma}}\tag{9}$$

$$P=\frac{\left(\frac{C}{EC_{50}}\right)^{\gamma}}{1+\left(\frac{C}{EC_{50}}\right)^{\gamma}}=\frac{C^{\gamma}}{C^{\gamma}+EC_{50}^{\gamma}}\tag{10}$$

虽然在受体研究中,γ反应了药物与作用部位"分子当量"关系,模型(9)和(10)中的参数γ由 Wagner 等首先应用,但并不具备生物学上意义,可视为经典的最大效应 E_{max} 模型的扩展,借以说明量效关系的陡度,γ越大,曲线斜率越大。图 21-3 描述了该模型γ变化引起的

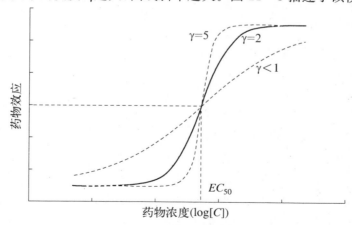

图 21-3 S 型最大效应 E_{max} 模型

图示为三个不同γ值对药物量—效关系曲线的影响,当γ增加时,曲线在 EC_{50} 处的切率增加,也即较小的药物浓度变化,药物效应将产生较大的改变。注意三条曲线的 EC_{50} 值相同。

药物量效关系的变化,可反映治疗指数或治疗宽度(治疗窗,therapeutic window)。当γ很大时,药物的效应可能表现为"全或无"式。

六、固定效应模型

该模型的数学表达方式为:

$$E_{mix} = |C| \text{ 或 } E_{mix} = |D| \tag{11}$$

其中的 E_{mix} 代表固定效应,可逐步调节药物的浓度或剂量获得希望的治疗效应,如合适的麻醉深度、镇痛效果、肌肉松弛程度、肿瘤治疗效果等。该模型用于确定药物治疗有效时必须达到的药物浓度或剂量,具有相当重要的临床实用价值。

第二节 药物相互作用的定性和争论

与前述单一药物的量效关系模型不同,当两种或以上药物联合应用时,如这些药物产生同一效应的,或药物在某一效应上彼此间相互影响,则其量效关系的数学模型要复杂得多,而且至今争论不断。

一、药效学相互作用的定义

同时或相继使用两个或两个以上药物时,其中一个药物效应的大小、持续时间甚至性质受另一药物的影响而发生明显改变,药效发生改变的药物称为目标药(object drug),引起这种改变的药物称为相互作用药(interacting drug);互相影响的两个药物互为目标药和相互作用药。仅从药效学角度分析,相互作用可定性为三种情况:即相加(additive)、协同(synergism)和拮抗(antagonism)。

二、相互作用定义的争论

相加作用是指两药合并的效应等于预测效应;协同作用则是指两药合并的效应大于相加作用;而拮抗作用则是指两药合并的效应小于相加作用。可见协同作用和拮抗作用的定义建立在相加作用的定义基础之上。因而问题的关键是"如何定义预测效应"(也就是相加效应,或称为零相互作用)?

相互作用定义的焦点在于如何定义"预测的相加作用(零相互作用)"。建议的数学模型达 10 数种,包括等效线法、效应相加法、包络线法等,其中 Loewe 和 Bliss 提出的零相互作用数学模型(null reference model)获得了较多的关注和支持,但多年来依然争论不断(后述)。鉴于此,1992 年,Greco 等 6 位来自药理学、毒理学和生物学领域的专家在芬兰拉普兰就药物合并应用的相互作用定义达成所谓的 Sarriselkä 协议(表 21-1),考虑到采用的模型不同,专家们建议在定性药物相互作用时,加上各自的零相互作用模型来定义药效学相互作用的性质,如 Bliss 协同、Loewe 拮抗等。

表 21 - 1   两药合用作用的相互作用定性

	零相互作用参考模型		单独应用时仅一种药物产生效应	两种药物单独应用均无效应
	Loewe 模型	Bliss 模型		
合并效应大于预测效应	Loewe 协同	Bliss 协同	协同	Coalism
合并效应等于预测效应	Loewe 相加	Bliss 相加	Inertism	Inertism
合并效应等于预测效应	Loewe 拮抗	Bliss 拮抗	拮抗	

如表 21 - 1 所示,仅一种药物单独应用时产生特定的效应,加入第二种药物时效应不变命名为 inertism,效应增加则为协同,反之则为拮抗;如两种药物单独应用时均不产生效应,联合应用后产生效应则称为 coalism,联合应用后亦无效应则称为 inertism。对于三种或三种以上药物的相互作用没有特异性的命名规则,这种情况下定量描述药物相互作用的结果可能更为合适。

我国高等医药院校统编教材《药理学》对协同、拮抗虽有明确定义。但这一定义未指明联合用药后,是某一药物还是所有合用药物的作用增加(减弱)称为协同(拮抗)? 由于各合用药物的效应未必相等,就会出现各种难以定论的情况。现假定 A 药单用效应 $E_A = 10$,B药单用之效应 $E_B = 5$,那么,若 A、B 两药合用之效应 $E_{A+B} > 15$,应为增强;$E_{A+B} = 15$,应为相加;$E_{A+B} < 5$,应为拮抗。但若 $E_{A+B} = 8$ 或 $E_{A+B} = 13$,应称为什么? 就说法不一了。若有更多的药物 C、D…合用,则情况更为复杂,更难以用上述定义表述。故戴体俊建议改为:某药与它药(不论一种或几种)合用后的效应较该药单用增加(减弱),称该药被合用药协同(拮抗);若效应无改变,则称无关。必须强调,这仅是对某一药物而言。若对所有合用药物来说,增强指合用后的效应大于各药单用效应之和;若等于各药单用之和,则为相加,若小于各药单用之和但大于最强的某药单用,如上例 $E_{A+B} = 13$ 时,可称为部分相加;若小于作用最强的某药但大于作用最弱的另一药,如上例 $E_{A+B} = 8$ 时,可称为部分拮抗;若小于作用最弱的药物单用,则称为完全拮抗,可简称为拮抗。并按此定义提出了定量分析方法(后述)。

第三节   药物相互作用定义的模型

与单一药物的量效关系模型一样,药物相互作用的数学模型需要具备同样的功能,即可单独或联合计算各组成药物的 EC_{50}(或 ED_{50}),以用于对药物的相互作用性质作出定性分析。理想的药效学相互作用数学模型应该具备以下特征:① 不违背现有的数学论证;② 用各种测量值计算都能得到相同结果,如药物剂量,血浆、组织或效应位浓度;③ 研究设计规范合理时,能对模型参数进行准确的评估;④ 模型能提供药物间确切的量效关系,能进行相加、协同、拮抗作用的评定,以及反映药物最大效能;⑤ 模型能涵盖 1~3 种药物的临床剂量或浓度范围的效应;⑥ 当不用药时,模型期望效应值为零;⑦ 模型中一种药物为 0 时,模型能转化为适用于余下药物的量效模型。

（一）简单效应相加模型

关于相加作用（零相互作用）,Egan、Chou、Greco 以及金正均等均进行了相关的描述,然而多年来争论不断。许多作者认为药物间相加作用遵循简单的效应相加模型,即:

$$E_{AB} = E_A + E_B$$

式中两种药物的合并效应 E_{AB} 等于各组成药物单独作用效应（E_A 和 E_B）的代数和。根据上式,药物药效学相互作用通常根据简单的数学公式 $1+1=2$ 进行形象的描述和解释: $1+1=2$ 时为相加, $1+1>2$ 时为协同,而 $1+1<2$ 时为拮抗。上述表达虽然简单、易懂,但实际上是错误的。

显然,药物不可能与其自身产生相互作用（协同或拮抗）,所以我们以此为例阐述简单效应相加模型的错误之处。假设将某种药物各 1 mg 分装入 A、B 两个注射器,试验第一个阶段使用 A 注射器给予 1 mg 药物产生的效应为 5%,第二阶段使用 B 注射器给予 1 mg 药物亦产生 5% 的效应,第三阶段 A、B 注射器同时注入总量为 2 mg 的药物。若表现为相加作用,则产生的效应该是多少（10% 吗? A、B 注射器中药物效应的代数和,即 5%＋5%）? 如果研究结果表明实际产生的效应为 50%,是否可认为 A、B 注射器内的药物产生了协同作用?

简单效应相加的错误在于其首先假定药物量效关系是线性的（图 21 - 4 左）,剂量加倍时必然效应也加倍。然而量效关系一般表现为非线性（图 21 - 4 右）,1 mg 可产生 5% 的效应,而 2 mg 产生的效应则达到 50%,因而当 A、B 注射器同时注入总量 2 mg 的药物时,实际预测的效应应为 50%。如实际观察到产生的效应恰好是 50%,则说明两者间表现为简单相加作用,而非协同。模型（1）～（3）虽然用线性关系表达量效关系,但实际上仅是曲线的一部分,多数情况下正如图 21 - 4 右中较为陡直的部分,并没有反映量效曲线的全部特征。

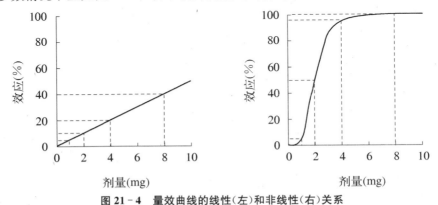

图 21 - 4　量效曲线的线性（左）和非线性（右）关系

左图示两药的合并效应等于各自产生效应的代数和,剂量加倍则效应亦加倍,这仅在药物量效关系为线性（直线）的情况下才能成立;右图示当量效关系为非线性时,剂量从 1 mg 加倍至 2 mg 产生的效应从 5% 增加到 50%,再次加倍增产生的效应增加到 95%,如再次加倍则产生的效应仅从 95% 增加到 99%。

因而,简单效应相加模型仅在药物量效关系表现为线性(直线)时才能成立。

（二） Logistic 回归模型

有作者将模型(6)推广应用于研究多种药物间的相互作用,数学模型为:

$$\log\left(\frac{P}{1-P}\right)=\beta_0+\beta_1\cdot C_A+\beta_2\cdot C_B,\text{或 } P=\frac{e^{\beta_0+\beta_1\cdot C_A+\beta_2\cdot C_B}}{1+e^{\beta_0+\beta_1\cdot C_A+\beta_2\cdot C_B}} \tag{12}$$

模型(12)中,C_A、C_B 为 A、B 两药浓度,β_0、β_1、β_2 为待估参数,上式中令 $P=0.5$ 并解之可得 50%最大效应时的相加等效线方程:

$$\frac{C_A}{-\beta_0/\beta_1}+\frac{C_B}{-\beta_0/\beta_2}=1$$

这里$-\beta_0/-\beta_1$ 和$-\beta_1/\beta_2$ 分别为 A、B 两药产生 50%最大效应时的浓度 $C_{50,A}$ 和 $C_{50,B}$。模型 (12)的局限性在于:当仅使用一种药物时,不能简化到余下药物的量效关系(模型(6));当不使用任何药物时,期望的效应不为 0(除非 β_0 为$-\infty$);虽然可用于正确计算产生 50%最大效应时 A、B 两药的剂量,但其他药效学概率(如 10%,90%,95%)时的浓度计算常产生误差。如采用药物浓度的自然对数,则 $P=0.5$ 时,50%最大效应浓度的等效线方程为:

$$e^{-\beta}\cdot C_A^{\beta_1}\cdot C_B^{\beta_2}=1$$

该式在坐标图上永远为凹向坐标原点的双曲线,提示药物间的相互作用为恒协同(详细后述),显然错误。但该模型实用方便,特别在临床条件下用于药物相互作用定义应用较多。

（三） Loewe 相加模型及其扩展

该模型最初由 Frei 在 1913 年提出,1926 年 Loewe 和 Muischnek 正式定义了这个"零相互作用"参考模型。简言之,该模型认为,当 n 种药物同时应用并产生某种效应时,如药物所用剂量与其单独应用时的 ED_{50} 比值之和等于 1,则药物间的相互作用为相加,大于或小于 1 则分别表示为协同和拮抗。自然,我们更关心两种药物联合应用的情况,理解起来也更直观,其通用表达式(药物量效关系模型基于 Hill 方程)为:

$$\frac{C_A}{C_{50,A}}+\frac{C_B}{C_{50,B}}=1 \tag{13}$$

模型(13)中,C_A、C_B 为 A、B 两药浓度,$C_{50,A}$、$C_{50,B}$ 分别为两药单独应用产生 50%效应所需浓度。坐标轴上,Loewe 相加模型是位于右上象限的一条西北—东南方向的对角线,该模型也是后述等效线法或等效线图解法的理论基础。该模型还有许多其他表达方式,例如:

$$1=\frac{C_A}{C_{50,A}\left(\dfrac{E}{E\max-E}\right)^{1/m_A}}+\frac{C_B}{C_{50,B}\left(\dfrac{E}{E\max-E}\right)^{1/m_B}} \tag{13}$$

模型(13)中参数 E_{max} 为药物产生的最大效应,$C_{50,A}$ 和 $C_{50,B}$ 为单独应用时产生半数有效剂量时两种药物的浓度,m_A 和 m_B 分别为两种药物单独作用量效曲线的斜率。当两种药物联合应用后,合用时模型(13)右侧等于 1 可定义为两药之间的作用表现为 Loewe 相加;大于 1 提示 Loewe 协同,小于 1 提示 Loewe 拮抗。

Loewe 相加模型概念上最简单、最直觉的解释可通过下面的"假试验"说明:将某一试管中部分药物 1 倒入另外一个试管,并用合适的溶剂稀释,将两个试管分别标志为不同的药物合并使用,检验其相互作用,其结果应该为 Loewe 相加。有趣的是上述"假试验"得到了 Gennings 等学者实验证实。也鉴于此,Loewe 相加模型得到了较多学者的认同,其作为通用"零相互作用模型"主要竞争对手是 Bliss 独立模型。

（四）Bliss 独立(或概率)模型

模型公式表达为:

$$f_{u_{12}} = f_{u_1} f_{u_2} \quad \text{或概率模型} \quad fa_{12} = fa_1 + fa_2 - fa_{12} \tag{14}$$

模型(14)左式中 fu_1、fu_2、fu_{12} 分别是药物 1 和 2 单用或联合应用时的可能效应(例如百分比生存率、控制率等);右式是左式的概率表达方式,fa_1、fa_2、fa_{12} 分别是药物 1 和 2 单用或联合应用时的可能效应(相当于前述百分比死亡率、未控制率等),右式与下述的金(正均)氏概率理论完全相同。当每种药物的浓度效应关系均可以用 Hill 方程描述时,模型(14)又可以写成:

$$E = \frac{E_{\max} \left(\dfrac{C_1}{C_{50,1}} \right)^{m_1} \left(\dfrac{C_2}{C_{50,2}} \right)^{m_2}}{\left(1 + \left(\dfrac{C_1}{C_{50,1}} \right)^{m_1} \right) \left(1 + \left(\dfrac{C_2}{C_{50,2}} \right)^{m_2} \right)}$$

$C_{50,1}$ 和 $C_{50,2}$ 为单独应用时产生半数有效剂量时两种药物的浓度,m_1 和 m_2 分别为两种药物单独作用量效曲线的斜率。两种药物联合应用,如模型(14)右侧等于左侧可定义为 Bliss 相加;右侧大于左侧提示 Bliss 协同,右侧小于左侧提示 Bliss 拮抗。

其他常用模型包括仿样函数、多项式函数等;Chou 等提出的半数效应方法(median-effect approach)可能是迄今为止被引用最多的文献和广泛应用的方法,而且具有方便模型分析的计算机软件。每种皆有其优点和局限性,临床应用和研究应用时需要有足够的认识。

（五）Loewe 模型和 Bliss 模型的比较

关于 Loewe 相加模型和 Bliss 独立模型究竟哪一个用于定性药物相互作用的性质最为合适,多年来争论不休。Loewe 相加模型的通用性并未得到证实,虽然 Gennings 等的实验证实了这种理论,但该实验同时也暗示两种合用的药物作用相似(例如作用于同样的效应位),不同之处仅在于药物的作用强度。然而,模型(12)并未限定这样的条件,且药物可能遵循不同的浓度效应关系。

图 21-5 可说明 Loewe 相加模型和 Bliss 独立模型对判断药物相互作用结论的差异。假设药物 1 和药物 2 各 1 mg 单独应用时均可导致 95％的生存率。按照 Bliss 独立模型，则 1 mg 药物 1 和 1 mg 药物 2 联合应用时，两药无相互作用存在时预测生存率大约为 90％，如果实际试验结果生存率为 30％，则无可争论的可判定两药之间为强烈的协同作用。但是图 21-5 表明，两种药物单独应用 2 mg 即可导致 50％的生存率，小于两种药物各 1 mg 联合应用时的生存率；而且，假设药物 1 和药物 2 本来就是同一种药物，则可得出药物与其自身产生协同作用的结论，这显然有悖常理。

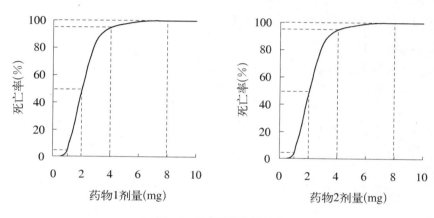

图 21-5 假想的药物量效关系

图 21-5 对 Bliss 独立模型用于药物相互作用的定性很不利，然而，Bliss 独立模型的支持者认为，像图 21-5 药物量效关系曲线陡直的情况仅仅是一个小小的例外，而且自然界作用于同样的生化位点的药物联合应用情况相当少见。

第四节 药物相互作用的定量分析

一、Bürgi 氏规律及其金（正均）氏修正式

假设 A、B 两药产生相同的效应时，原始 Bürgi 公式认为：

$$q=\frac{E_{[A/2]}+E_{[B/2]}}{E_A}$$

式中 E_A 为 A 药的效应，$[A/2]$、$[B/2]$ 分别为原 A、B 剂量的一半，$E[A/2]$ 和 $E[B/2]$ 指两药各半量时产生的效应。$q=1$ 为相加，$q<1$ 为拮抗，$q>1$ 为协同。Bürgi 原始公式有许多错误和不足之处：① 分子的错误在于采用了"一半剂量的效果"。按照理论应采用"原效之半"，即产生原效 50％效应时对应的药物剂量；因药物的剂量与效应并不成正比，故不应以

单一药效 E_A 或 E_B 为分母,分母应为 $E_{[A/2]}+E_{[B/2]}$,即 A 药半量之效应与 B 药半量效应之和;② 药物剂量与效应并不成正比,除非经过特使处理的数据,药物剂量与效应的关系常表现为 S 型(图 21-4 右)。$0.5A$ 并不必然产生 $0.5E_A$,$0.2A$ 并不必然产生 $0.2E_A$,同样 $0.5B$ 也并不必然产生 $0.5E_B$;③ 未考虑生物试验的误差,估计此误差在 15% 左右。故 A、B 两药即使确实是相加,恰在此等效线上的可能性很小,按此法算出的两药作用常常不是协同就是拮抗,极少观察到相加;④ 该法规定两药必须产生相同的效应,故仅适用于 $E_A=E_B$ 的情况,限制了其应用范围,事实上,$E_A≠E_B$ 的情况更为多见。

金正均提出:假设两药作用方向相同,作用受体不同,两药各自生效的概率分别为 P_A 和 P_B。设两药最终通过同一效应器起效,则最终效果不会超过某一限定值($E=1.0$)。依据概率理论,两独立事件概率相加,则有

$$P_{A+B}=P_A+P_B-P_A·P_B$$

转化为药物效应时,该式仍然成立,即

$$E_{A+B}=E_A+E_B-E_A·E_B$$

此时,原始 Bürgi 公式应该表达为:

$$q=\frac{E_{A+B}(实测合并效应)}{E_A+E_B-E_A·E_B(预测合并效应)} \tag{15}$$

模型(15)中 q 的意义:根据生物实验大约有 15% 的误差,定义 0.85~1.15 为单纯相加(+);>1.15~20 为协同(++);>20 为明显协同(+++);<0.85~0.55 为拮抗(-);<0.55 为明显拮抗(--)。金氏同时提出,如果 A、B 两药作用于同一受体,由于争夺同一受体,因此药物的亲和力和内在活性左右着最终反应。则上式中预测的合并效应:

$$E_{A+B}=\frac{\alpha R_T}{\left(\frac{[B]}{K_B}+1\right)\frac{K_A}{[A]}+1}+\frac{\beta R_T}{\left(\frac{[A]}{K_A}\right)+1\frac{K_B}{[B]}+1} \tag{16}$$

式中 RT 为受体总数,$1/K_A$ 和 $1/K_B$ 为亲和力,相当于 $ED_{50,A}$ 和 $ED_{50,B}$,α 和 β 为 A、B 两药的内在活性。虽然不尽合理,但图 21-4 右所示情况符合模型(16),如假设其亲和力=1,计算的结果恰好是 50%,为相加效应。

金(正均)氏将概率论中衡量两个独立时间相加的公式转变为合并用药(单纯相加)的效应期望值公式,以此将实测合并效应与期望合并效应进行比较。对 Bürgi 氏式的错误和不足之处加以弥补,在药物学和临床研究中应用广泛。应该注意金氏修正式仅适用于药物相互作用的定性分析,同时将生物试验的误差一律定义为 15% 也难以符合各种实验情况。

二、等效线法及等效线图解法

(一)等效线图的构成

等效线图(isobologram)技术是将固定剂量比例的两种药物与产生同样效应的两个组成药物(基于个体药物量效曲线)进行比较的分析方法。首先建立两种药物(A 和 B)达到目标效应时各自的量效曲线,计算每种药物达到某指定效应时的剂量(通常选择 50% 最大效应剂量,即 ED_{50}),将这两点标于坐标轴上,连接这两点的直线即相加等效线。然后用相似的方法建立药物 A 和 B 固定比率联合使用时的量效曲线,获得这种组合的 ED_{50}。通常情况下,需要获得七个固定剂量比例组合的量效曲线和 ED_{50},以探索在多种固定剂量比例联合应用时的药物相互作用。因为对于药物 A 和 B,可能在一种比例时表现为相加,另一种比例时表现为协同或拮抗。单独和联合应用时的 ED_{50} 均标于坐标轴上(A 药标于 X 轴,B 药标于 Y 轴)图 21 - 6 描述的是 A、B 两药产生 50% 最大效应时的相加等效线,A_{50} 和 B_{50} 分别为两者产生 50% 最大效应时的剂量,两者之间的连线为相加等效线,如 A、B 两药剂量比例点位于相加等效线之上且产生同样的效应(E_{50})则表现为相加作用。实际研究中剂量比例点可能落在图中任意地方,如图中 P 点获得同样效应仅需较少的药物是为协同作用,而 R 则相反表现为拮抗作用,至于 Z 点和 Q 点虽然位于等效线之上、下,但表现为协同、相加和拮抗作用皆有可能,这需要选择合适的统计学分析加以证实。

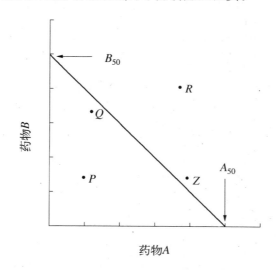

图 21 - 6　等效线图(药物强度比恒定)

必须强调的是,相加等效线通常选定的是 ED_{50},但在实际应用中我们可以任意确定效应的大小,如 ED_{70}、ED_{30}、ED_{10} 等。在等效线图解法中,确定相加等效线是评估药物相互作用性质(协同还是拮抗)的必要步骤,相加等效线并非总是为直线(后述),图 21 - 6 仅是一种最常见的等效线图。

（二）线性（直线）相加等效线

1. 线性相加等效线的理论基础

线性相加等效线的基础是联合使用的两种药物效价强度比恒定，线性相加等效线与等效剂量的概念密切相关。以图 21-7 为例，假设两种药物 A 和 B 作用强度比恒定，量效关系均表现为简单的双曲线且能产生同样的最大效应（E_{max}）。同时假设两条量效曲线均可用下列方程表示（当然也可以是其他形式）：

$$E = E_{max} \frac{A}{A + A_{50}} \text{ 和 } E = E_{max} \frac{B}{B + B_{50}}$$

这种情况下药物 A、B 的作用强度比 $R = A_{50}/B_{50}$，且维持恒定，即 $A_{50}/B_{50} = A_{70}/B_{70} = A_{30}/B_{30} = A_n/B_n$（$n$ 为任意正数）。如图 21-7，药物 B 的剂量 Bi 产生效应 E_M，药物 A 的剂量 a 产生的效应为 E_N（$< E_M$），a 等效于药物 B 的剂量 b_{eq}，因而为了获得 B_i 所能达到的效应 E_M，b_{eq} 需要加上图中箭头所示的剂量 b，因此 $b + b_{eq} = B_i$。不难发现，当 a 增加时，b 必然减少。因为药物 A、B 的强度比维持恒定，所以 $b_{eq} = a/R$，因此 $b + a/R = B_i$，等式两边除以 B_i，则 $b/B_i + a/RB_i = 1$，又因为 $RB_i = A_i$，最终可得：

$$\frac{b}{B_i} + \frac{a}{A_i} = 1 (0 \leqslant a \leqslant A_i, 0 \leqslant b \leqslant A_i)$$

上式在坐标图上表现为位于右上象限的一条直线。至此，我们建立了两种药物强度比恒定时的相加等效线（图 21-8）。公式 $b/B_i + a/A_i = 1$ 中，i 通常的取值是 50，即 A、B 两药产生 50% 最大效应时的剂量，常标志为 ED_{50}。但实际研究中 i 的取值可以是任意的，图 21-8列出了多种等效线，包括 ED_{70}、ED_{50}、ED_{30} 等。

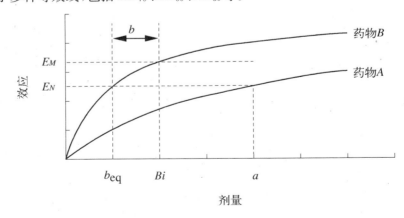

图 21-7 线性相加等效线的计算

构成相加等效线的药物 A 和 B 的剂量（a, b）与其各自的量效关系曲线有关，a 和 b 的总量等于 B_i，该剂量是药物 B 单独产生某种效应（E_M）所需量。

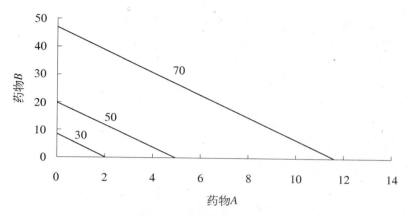

图 21 - 8　线性相加等效线

公式 $b/B_i + a/A_i = 1$ 中，i 通常取值是 50，这也是临床研究最常用的等效线，但 i 取值也可以为任意正数。图中标示了多种临床效应时的相加等效线，分别为 ED_{70}、ED_{50}、ED_{30} 等。

2. 线性相加等效线的限定条件

临床和实验中，选择线性相加等效线法进行药物相互作用的定性分析时，需满足下列相应的理论要求：① 合用药物的量效关系作用强度比恒定（$A_{50}/B_{50} = A_{70}/B_{70} = A/_{30}/B_{30} = A_n/B_n$，n 为正数）；② 合用药物产生的效应随剂量增加而增加，对于量效关系为倒"U"字形的药物，仅可选择量效关系的"非下降"区域数据用于分析，即保证剂量—效应的配对关系是惟一的。③ 合用药物不竞争同一种受体。④ 相加等效线（例如 ED_{50} 和 ED_{30}）之间无交叉。

（三）非线性（曲线）相加等效线

1. 两药最大效应不同

某些情况下，如完全激动剂和部分激动剂联合应用时，个体药物的量效关系有不同的最大效应，且药物强度比 R 显然不再保持恒定。这里我们规定效能高的药物为 B。定义相加等效线的基础是：合并用药中含足够多的药物 B 时可达到其最大效应。我们将合并用药视为药物 A 等效于部分药物 B 的剂量并对药物 B 的量效关系作出部分贡献。因最大效应不相同，为示区别不再使用 E_{max}，而代之以 E_b 和 E_c 且 $E_b > E_c$，$E = E_b B/(B+B_{50})$ 和 $E = E_c A/(A+A_c)$，此时，B_{50} 为产生其最大效应 50% 时药物 B 的剂量，而 A_c 是药物 A 产生 50% 最大效应时的剂量（图 21 - 9）：

$$E = \frac{E_b B}{B + B_{50}} \text{ 和 } E = \frac{E_c A}{A + A_c}$$

假设 A 药的剂量 a 等效于 B 药的剂量 b'，则 $E_b b'/(b' + B_{50}) = E_c a/(a + A_c)$，则当药物 A、B 合用剂量分别为 a 和 b 时，所产生的效应应该等效于药物 B 剂量 $b+b'$ 所产生的效应，故：

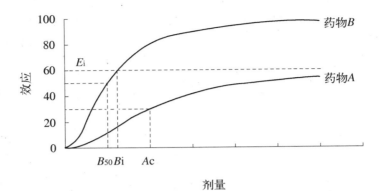

图 21－9 完全激动剂和部分激动剂合用时药物的量效关系

药物 B 为效能大的药物(最大效应为 $E_b=100$)，B_{50} 为其产生 50% 最大效应时的剂量，B_c 为其产生药物最大效应时的剂量；药物 A 为部分激动剂(最大效应为 $E_c=60$)。

$$b'=\frac{B_{50}}{\dfrac{E_b}{E_c}\left(1+\dfrac{A_c}{a}\right)-1}$$

对特别指定的效应 E_i(例如 E_{30}、E_{50}、E_{70} 等，药物 B 的单独效应)，$B_i=b+b'$，或：

$$b=B_i-\frac{B_{50}}{\dfrac{E_b}{E_c}\left(1+\dfrac{A_c}{a}\right)-1}$$

从上式可以看出，最大效应相同时，Ac 也是 50% 最大效应的剂量时，即 $b=Bi-a/R$。线性相加等效线较为常见，国内许多文章均有描述，但并非所有情况下相加等效线均表现为直线形式，最大效应不同时的相加等效线即非直线。图 21－10 是最大效应不同的两种药物 A 和 B 的 70%、50%、30% 相加等效线，其量效关系分别为 $E=60A/(A+20)$ 和 $E=100B/(B+20)$。必须注意药物 A 永远不能达到 70% 最大效应，故相加等效线在横坐标上无截距，代之以趋向水平方向的渐近线。还有一点必须说明，并非所有的药物量效关系均能用最简单的双曲线描述，对于 Hill 系数不相等(不同时＝1)的药物 A 和 B，即 $E=E_cA^q/(A^q+A_c{}^q)$ 和 $E=E_bB^p/(B^p+B_{50}{}^p)$，在指定的效应水平 E_i，其等效相加线集合可用下式表示：

$$b=B_i-\frac{B_{50}}{\left[\dfrac{E_b}{E_c}\left(1+\dfrac{A_c{}^q}{a^q}\right)-1\right]^{1/p}}$$

2. 最大效应相同但强度比可变

某些情况下，两种药物虽然可以达到同样的最大效应，但其量效曲线并不平行，即描述其量效关系的方程中 Hill 系数不同。但因为每个组分药物均能获得最大效应，我们无法区分药物 A、B 彼此间究竟是谁对谁的效应作出贡献，而这恰是前式成立的前提条件。有人可

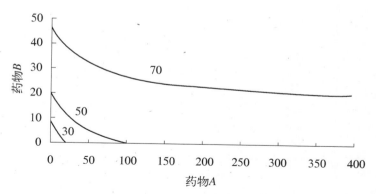

图 21-10 非线性相加等效线

完全激动剂与部分激动剂合用时,特定效应水平的相加等效线,因为药物 A 永远不能达到 70％效应,因而其与药物 B 合用时,药物 A 与横坐标轴永不相交,表现为一条没有边界的、水平下降的渐进线。

能会想将作用强度大的药物作为标准,另外一种强度小的药物对其作出贡献,但事实并非如此。这种情况下,依赖于所用的等效剂量方法,可能导致两条而非一条等效线。如前所述,常用的线性相加等效线的基础是恒定的强度比,不管 A 等效于 B,还是 B 等效于 A,数学推导的最终结果只能出现一条指定效应的相加等效线。很显然在这种情况下等效剂量的概念将导致两条配对的、对称的等效线。

若将药物 A 的剂量 a 转化为药物 B 的等效剂量,有:

$$b = B_{50} \left(\frac{A_i - a}{A_{50}} \right)^{q/p}$$

若将药物 B 的剂量转化为 A 的等效剂量,则有:

$$b = B^i - \frac{B_{50}}{\left(\dfrac{A_{50}}{a} \right)^{q/p}}$$

上两式的曲线在坐标图上是两条对称的曲线(图 21-11),图 21-11 中所示为"最大效应相同但强度比可变"的两药产生 50％和 70％效应时的相加等效线,$B_{50} = 10$,$p = 1.2$,$A_{50} = 80$,$q = 0.7$。对称将协同、拮抗与相加作用区分的标准,例如,在 a 的剂量为 $A_i/2$ 时(本例 $A_{50}/2 = 40$,$A_{70}/2 = 134$),如果 b 的剂量在 50％和 70％效应时分别显著小于点 S 和 S′点则表现为协同作用,而当 b 的剂量显著大于点 T 和点 T′的剂量时,可视为拮抗。

二、直接搜索法(direct search procedure)

其基本原理是分析一系列药物组合的治疗效应,然后确定新的组合,使药物配伍一步步趋向最优化。

图 21-12 上图示 Spendly 等建议的单纯优集法,为增加对直接搜索法优化模型的理

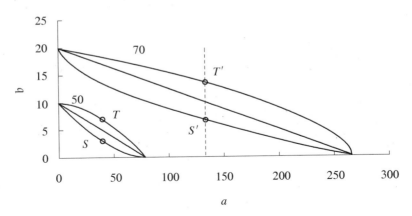

图 21-11　强度比不同但最大效应相同的两种药物相加等效线

该图描述的是产生 50% 和 70% 最大效应时 A、B 的相加等效线,当 A 药的剂量为 Ai/2 时,如果 b 的剂量在 50% 和 70% 效应时分别显著小于点 S 和 S′点则表现为协同作用,而当 b 的剂量显著大于点 T 和点 T′的剂量时,方可诊断为拮抗。图中直线(实线)为 Hill 系数相同时的相加等效线,借助该线可清除地看到"强度比不同但最大效应相同的两种药物的相加等效线"的对称性。

解,简述之。在有 n 个变量(n 种药物或方法等)的情况下,首先分析两种药物 X 和 Y 的 $n+1$ 种可能的配伍方法,两药配伍浓度根据以往的临床经验选择,如图中 A、B、C 3 种配伍,分析 A、B、C 3 种配伍的治疗结果后,发现某种配伍的治疗效果最差(图 21-12 上),后续分析时删除该配伍,同时选择一种新的配伍,方法是选择三角形 $A-B-C$ 沿轴 $B-C$ 对应值,然后研究分析浓度 $B-C-D$,舍弃效果最差点 C,取新的配伍 E。当治疗效应没有进一步改善时,搜索步骤停止。按照这种研究方法,在使用病例数较少的情况下,每一步都是向优化配伍的接近。单纯优集法常用于数学和工业领域。主要不利之处是每一步研究结果对后续药物的选择有非常大的影响,个体差异性较大的情况下尤为如此,例如在临床医学实践中,某些不理想的结果常是机会性的结果,这可能导致下一步药物配伍浓度的设定偏向错误的方向,甚至不可能找到最优化组合。

Berenbaum 等建议的方法可以避免上述方面导致的潜在偏差,按照这种方法,药物 X 和 Y 的配伍组合 $A-F$ 的研究结果按照治疗效果从最好到最差排秩,然后将 $A-F$ 平均分配入最好和最差的组合(图 21-12 下)。如果最差疗效的三个组合($A-B-C$)和最好疗效的三个组合($D-E-F$)的平均剂量分别是 dosew 和 doseb,可根据等式 dosen＝doseb＋α(doseb-dosew)确定新的配伍组合。其中 α 是正数,理论上,α 值越小,最佳配伍研究结果更为精致,但也会使研究所需的样本量增加,一般研究选择 α＝0.3。

三、反应曲面法(response surface)

传统等效线法或等效线图解法用于研究、表达药物的量效数据分析,描述的仅仅是两种不同药物联合应用在某一效应水平(例如 C_{50}、C_{90} 等)的作用,难以洞察不同药物任意比例

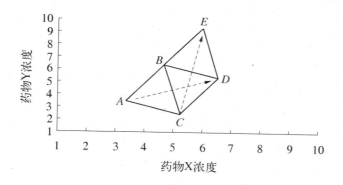

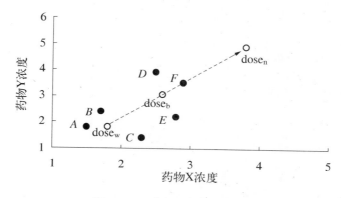

图 21－12　直接搜索法及其改良

联合应用时相互作用的全貌,实际上,同样两种药物,某一比例混合应用时可能产生协同,另一比例合用时可能表现为拮抗或相加,这在等效线法研究中已经发现。

直接搜索法虽然简单、实用,但部分技术问题有待解决。例如,理论上 α 的取值大于 0.0,当 α 值接近于 0 时(比如 0.1),药物最佳联合应用范围收敛于最佳值的进度缓慢,需要较多的研究样本量,而较大的 α 值又可能导致剂量的变化范围过大,甚或超过中毒剂量。临床应用的 α＝0.3 尚缺乏强有力的理论支持,是否有更好的取值有待进一步研究确定;该法的另一个缺点是剂量合并的搜索方向取决于以前的研究结果,临床情况下一些极端值的出现可能对研究结果产生重要的影响。

反映曲面模型则是在所有可能的浓度和效应水平,对两种或两种以上药物之间的相互作用进行定义。曲面的形态学特征可用于确定相互作用的性质是相加、协同或拮抗,对相互作用的程度可加以定量描述。此外,反映曲面亦可与药代动力学、药效动力学等资料整合用于探索、优化药物的配伍。

（一）评估药物相互作用的通用方法

图 21－13 是评估药物相互作用特征和强度的通用方法,完善的、有统计学基础的反应曲面法需具备其中的每一步骤。步骤 1,我们选择合适的药物浓度—效应结构模型,包括

Hill 方程、Logistic 方程等；步骤 2，由于实际研究得到的数据较少落在理想的数据曲线上，所以也应该选择合适的数据变异模型；步骤 3 则可分为 2 个主要的分支，3a 法假设联合应用的药物（两种或以上）没有相互作用（Loewe 相加、Bliss 独立或其他零相互作用参考模型），然后设计并完成实验，将实际实验数据与零相互作用参考模型数据进行比较并得出结论。3b 法相互作用的结构模型中包含相互作用指数（I），设计完成实验后，将所有数据拟合于包含相互作用指数的结构模型，并估计相互作用指数。图 21－13 中步骤 1－2－3b－4b－5－6b－7 是反应曲面法常用的研究方法。

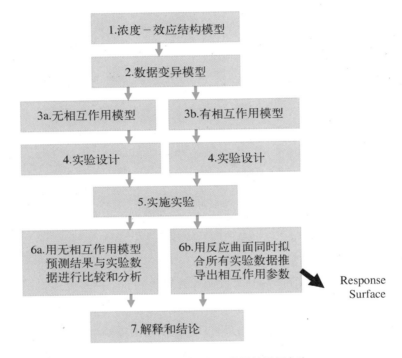

图 21－13　评估药物相互作用的通用方法

（二）反应曲面的基本特征

临床工作中，我们不仅希望了解药物联合应用的最优化配伍（直接搜索法）或固定效应水平情况下（等效线图解法）药物相互作用的性质，也希望了解药物在任意比例组合或任意效应水平相互作用的性质，反应曲面法即能够满足这种要求。图 21－14 中 A 和 E 是标准的三维反应曲面图，纵坐标代表药物的效应，A 图在相应效应水平（25％、50％和 75％）横切即形成 B 图，C 图是 B 图的俯视图，如果我们将 25％、50％、75％效应水平两药不同比例配伍重叠置于同一二维坐标图上即构成前述标准的等效线图（D 图）；

从 E 图的原点（点 0，0，0）出发的任意直线可将药物 1 和 2 分割成不同比例的配伍，将此直线沿效应轴（纵坐标）纵切反应曲面（比如 1：1 比率，F 图）可得到 G 图，从 G 图可看到

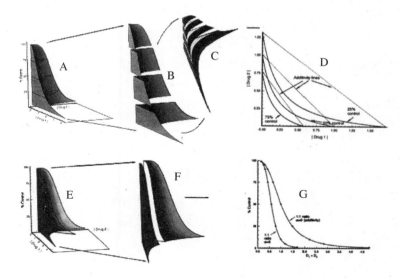

图 21‐14　反应曲面模型及其分解

药物 1 和 2 固定比率、任意效应水平时相互作用的性质。因此,反应曲面法可全面了解药物相互作用的性质。

（三）反应曲面的数学模型

前述所及的药物相互作用模型均可用于建立药物相互作用的反应曲面,Minto 在 2000 年提出的模型在麻醉药物相互作用研究中应用较多,以下作简要介绍。

以 E_{max} 模型或 Hill 方程描述联合应用的两种药物 A 和 B 的量效关系,首先将药物 A 和 B 的剂量用各自的半数有效剂量标准化:

$$U_A = \frac{[A]}{C_{50,A}} \text{ 和 } U_B = \frac{[B]}{C_{50,B}}$$

将不同比例药物的联合应用视为一种新的药物,θ 范围在 $0 \sim 1$ 之间,每一个 θ 代表一种药物,

$$\theta = \frac{U_B}{U_A + U_B}$$

据此,两药合用时的量效关系可以表达为:

$$E = E_0 + (E_{max}(\theta) - E_0) \frac{\left(\frac{U_A + U_B}{U_{50}(\theta)}\right)^{\gamma(\theta)}}{1 + \left(\frac{U_A + U_B}{U_{50}(\theta)}\right)^{\gamma(\theta)}}$$

根据定义,θ 在 $0 \sim 1$ 之间,药物浓度简化为 $U_A + U_B$,$E_{max}(\theta)$ 是比率为 θ 时最大可能的药物效应。$\gamma(\theta)$ 是药物比率为 θ 时量效曲线的斜率,$U_{50}(\theta)$ 达半数有效量时的单位药物浓

度(U_A+U_B)数,$U_{50}(\theta)$小于 1 提示协同,大于 1 提示拮抗。模型参数计算可用 NONMEM、SAS、MLAB 等常用的非线性回归软件包,最大拟然率或最小化目标函数分析和计算。

四、不论哪种模型或分析法均有一定局限性,戴体俊提出以下建议公式:

Ⅰ $q_A=E_{A+B}$ vs E_A

Ⅱ $q_B=E_{A+B}$ vs E_B

Ⅲ $q_C=E_{A+B}$ vs $E_{A+Ab}(E_{B+Ba})$

Ⅰ、Ⅱ式是根据前文规定的合并用药后果的定义(page 366)提出的,vs 表示将其前后之效应比较,进行统计学处理(显著性检验)。Ⅰ式 q_A 表示用 A、B 合用的效应 E_{A+B} 与 A 药单用效应 E_A 比较的结果,代表 B 药对 A 药效应的影响。若 E_{A+B} 大(小)于 E_A,且 $P<0.05$,可认为 A 药被协同(拮抗);若 $P>0.05$,可定为无关。Ⅱ式与Ⅰ式类似,但代表的是 A 药对 B 药的作用。Ⅲ式则是对 A、B 两药而言。根据定义,似乎将 E_{A+B} 与 A、B 单用效应之和(E_A+E_B)进行统计学处理即可得到 q_C。但由于药物量效曲线的初始阶段与末段均较平坦而中部陡峭,实为相加的 A、B 两药在均为小剂量时可表现为"增强",而在均为大剂量时表现为"拮抗"。为避免这一假象,可用"等效剂量合并法"(或简称"二合一"法),即按照等效剂量原则将 A、B 合并为一药 $A+Ab(B+Ba)$,再将其实测效应 $E_{A+Ab}(E_{B+Ba})$ 与 E_{A+B} 进行比较。具体做法是先求出 A、B 的量效曲线,用 A、B 的剂量分别从其量效曲线求出期望效应 E_A、E_B,再从 $A(B)$ 的量效应曲线上求出产生 $E_B(E_A)$ 所需要的 $A(B)$ 药剂量 $Ab(Ba)$。通过实验,测出 E_{A+Ab}、E_{B+Ba},并与实测 E_{A+b} 进行比较。若 $E_{A+Ab}=E_{B+Ba}$,则 E_{A+B} 大于其一(须 $P<0.05$)即为增加;若 E_{A+B} 与其一之差别无显著意义($P>0.05$),即为相加。若 $E_{A+Ab}\neq E_{B+Ba}$,(由于生物实验误差的存在),且假定 $E_{A+Ab}>E_{B+Ba}$,则 $E_{A+B}>E_{A+Ab}$ 为增强;E_{A+B} 与 E_{A+Ab} 或 E_{B+Ba} 之差别无显著意义时为相加;当 $E_{A+B}<E_{B+Ba}$ 时,若 $E_{A+B}>E_A$(假定 $E_A>E_B$),为部分相加;若 $E_A>E_{A+B}>E_B$,为部分拮抗;若 $E_{A+B}\leqslant E_B$,为完全拮抗。以上比较,均需做统计学处理(显著性检验)。

注:

1. 本章所有公式不论使用药物浓度(C)或剂量(D)公式均成立。

2. 关于药物相互作用的定义尚有争论,也没有一种药物相互作用量效关系模型能够满足所有临床或实验条件,因而,研究者应基于对模型的理解和数据的实际情况选择。

3. 除非已有明确结论,本章不对模型正确与否加以评价。

(牛　静　张马忠　戴体俊)

参考文献

1 Tallarida RJ. Drug synergism:its detection and applications. J Pharmacol Exp Ther,2001 Sep,

298(3)：865～872.

2　Grabovsky Y and Tallarida RJ. Isobolographic analysis for combination of a full and partial agonist：curved isoboles. J Pharmacol Exp Ther，2001，310：981～986.

3　Straetemans R，O'Brien T，Wouters L，et al. Design and analysis of drug combination experiments. Biometrical Journal，2005，47：299～308.

4　金正均. 合并用药中的相加. 中国药理学报，1980，2：70～76.

5　戴体俊. 合并用药的定量分析. 中国药理学通报，1998，14：479～480.

6　Tallarida RJ，Stone DJ，McCary JD，et al. Response surface of synergism between morphine and clonidine. J Pharmacol Exp Ther，1999，289：8～13.

7　Minto C F，Schnider T W，Short T G，et al. Response surface model for anesthetic drug interactions. Anesthesiology，2000，92：1603～1616.

8　张凌，张马忠，杭燕南. 等效线图解法在药物相互作用分析中的应用. 国际麻醉与复苏杂志，2007，28：472～476.

9　Drover DR，Lemmens HJM. Population pharmacodynamics and pharmacokinetics of remifentanil as a supplement to nitrous oxide anesthesia for elective abdominal surgery. Anestheisology，1998，89：869～877.

10　Curatolo M，Schnider TW，Petersen-Felix S，et al. A direct search procedure to optimize combinations of epidural bupivacaine，fentanyl，and clonidine for postoperative analgesia. Anesthesiology，2000，92：35～37.

11　Fisher DM. The direct search procedure：a new approach to evaluating clinical regimens. Anesthesiology，2000，92：301～303.

12　Sveticic G，Gentilini A，Elchenberger U，et al. Combination of morphine with ketamine for patient-controlled analgesia：a new optimization method. Anesthesiology，2003，98：1195～1205.

13　Sveticic G，Gentilini A，Elchenberger U，et al. Combination of bupivacaine，fentanyl and clonidine for lumbar epidural postoperative analgesia. Anesthesiology，2004，101：1381～1393

14　Lichtenbelt BJ，Mertens M，Vuyk J. Strategies to optimise propofol-opoid anaesthesia. Clin Pharmacokinet，2004，43：577～593.

15　Fisher DM. The direct search procedure：a new approach to evaluating clinical regimens. Anesthesiology，2000，92：301～303.

16　Greco WR，Bravo G，Parsons JC. The search for synergy：A critical review from a response surface perspectives. Pharmacological Reviews，1995，47：331～385.

17　Berenhaum MC. What is synergy? Pharmacological Reviews，1989，41：93～141.

18　张凌，张马忠，宋蕴安，等. 七氟醚和依托咪酯镇静催眠效应的相互作用. 中华麻醉学杂志（in press）.

19　Minto CF，Schnider TW，Short TG，et al. Response surface model for anesthetic drug interactions. Anesthesiology，2000，92：1603～1616.

第22章 药品临床试验及伦理学

第一节 药品临床试验概述

药品临床试验是指任何在人体(患者或健康志愿者)进行的药品系统性研究,以证实或揭示试验用药的作用、不良反应及(或)试验用药品的吸收、分布、代谢和排泄,目的是确定试验用药品的疗效与安全性。临床试验为比较两种或更多种诊断或治疗措施提供基础;为诊断或治疗结果的正确性提供最大程度的可信性;为观察结果的差异提出有参考意义的结论。狭义的临床试验通常指新药在人体进行的 I 期到 IV 期临床研究,目的是获得新药在人体的药代动力学参数及评价新药临床应用的疗效、适应证和安全性。

世界药品临床试验管理的发展历史大致分为 3 个时期:

第一个时期,20 世纪初至 60 年代,药品从无管理状态到药品临床试验管理体系逐步形成。20 世纪初,青霉素、天花疫苗及现在普遍使用的维生素等新药的发现,曾拯救了无数人的生命。也有一些新药因为在广泛使用前对其安全性和有效性的认识不足,致使很多人受到无法挽回的损害乃至失去了生命。标志是 20 世纪 60 年代发生了震惊世界的反应停事件(thalidomide tragedy)。由于当时欧洲各国对药品临床试验没有严格的要求和管理,所以反应停未经临床试验就在欧洲和一些国家上市并被广泛使用。数千名服用这种药品的怀孕妇女生出相同的海豹肢畸形胎儿时仍未能引起注意,致使 20 多个国家上万个畸形胎儿出生。这一震惊世界的惨案,使世界各国政府充分认识到必须通过立法,来要求药品上市前必须经过评价安全性和有效性的临床试验,并赋予药品监督管理部门审批新药的权力和行使强制性监督检查职能的重要性。

第二个时期,20 世纪 70 年代至 80 年代,各国药品临床试验规范化和法制化管理逐步形成。这一时期,世界各国已十分重视药品上市前的临床试验。通过实施药品安全性和有效性临床试验,由药品监督管理部门对药品申报的审核,世界一些发达国家逐步发现了药品临床试验中方法科学性、数据可靠性及伦理道德等方面存在的各种问题。世界各国均先后制定和颁布了其各自的药物临床试验管理规范。这些管理规范原则一致,但具体细节不尽相同。

第三个时期,20 世纪 90 年代至今,药品临床试验管理国际统一标准逐步形成。世界卫生组织根据各国药品临床试验管理规范,制定了适用于各成员国的《WHO 药品临床试验规范指导原则》,并于 1993 年颁布。

随着全球经济一体化时代的到来和跨国制药公司的不断出现和发展,对新药研究开发的要求也越来越高,所需研究经费越来越多,研究时间也越来越长。为了避免浪费,尽快使更多的患者及早使用更安全有效的新药,让制药公司尽快从国际市场中收回研制开发新药的投资,由美国 FDA、美国制药工业协会、欧洲委员会、欧洲制药工业协会、日本厚生省和日本制药工业协会这 6 个成员发起的"人用药物注册技术国际协调会议(ICH)"于 1991 年在比利时的布鲁塞尔召开了第一次大会,以后每两年 1 次,共同商讨制订 GCP 国际统一标准。制定了关于人用药品注册技术各个方面的标准及指导原则,包括 ICH 的药品临床试验管理规范、快速报告的定义和标准、临床试验报告的内容与格式等。

ICH 一经发起召开,就得到来自世界各国的广泛关注和积极响应,WHO 对促进国际化标准起了非常重要的作用。目前在全世界各国的临床试验,特别是多国多中心的药品临床试验,均以 WHO 和 ICH 的临床试验规范指导原则为参照标准,从而使世界的药品临床试验规范化管理进入了国际统一标准的时期。

由于临床试验涉及的对象是人,不可避免地涉及社会、心理、伦理和可行性等复杂问题。只有推行规范化的临床试验,才能保证研究工作的客观、科学和高效。规范化的临床试验,其核心问题是既要考虑到以人为对象的特殊性与复杂性,又要保证试验研究的科学性。临床试验强调研究设计,设计的主要类型为随机双盲对照临床试验,强调随机化原则、设立对照组原则及盲法原则。主要目的是在复杂的临床研究中,确保研究结果免受若干已知和未知的混杂因素干扰,减少偏倚,使研究结果和结论更真实可靠,能够经得起临床实践的检验。

第二节　临床试验的基本原则和方法

一、随机化原则

随机化是临床科研的重要方法和基本原则之一。在科研设计中,随机化方法包括两种形式。第一,随机抽样:指被研究的对象从被研究的目标人群中选出,借助于随机抽样的方法,使目标人群中的每一个体都有同样的机会被选择作为研究对象。第二,随机分组:将随机抽样的样本(或连续的非随机抽样的样本)应用随机化分组的方法,使其都有同等机会进入"试验组"或"对照组"接受相应的试验处理。这样就能使组间的若干已知的或未知的影响因素基本一致,使能被测量和不能被测量的因素基本相等,平衡了混杂因素,减少了偏倚的干扰,增强组间的可比性。

临床试验中应用的随机化方法通常有以下几种:

1. 简单随机化(simple randomization)

有抛硬币法、抽签、查随机数字表、应用计算机或计算器随机法。根据计算机所产生的随机数字或统计学教科书中的随机数字表更常用。例如根据获得的随机数字,将偶数作为治疗组(T);奇数作为对照组(C)。在样本数较少时,通过随机数字得到的随机分组,常常一组人数明显多于另一组,造成资料分析统计时的困难。这时区组随机化就是更合理的选择。

2. 区组随机化(block randomization)

比较适合临床科研中入选患者分散就诊的特点。根据研究对象进入试验时间顺序,将全部病例分为相同的若干区组,每一区组内病例随机分配到各研究组,以避免两组间人数差异过大。例如,在以4人为一区组的随机化分配中,治疗组(T)和对照组(C)可以有以下六种排列,即 TTCC;CCTT;CTCT;TCTC;TCCT;CTTC。假设 T 为偶数,C 为奇数,通过随机数字表,如查到第一个数字为98,第二个数字为63,则需要查第3个数字,如为44,则该组排列为 TCTC。再查第二组,如第一个数字为23,第二个数字为13,因为二个都是奇数,剩下2个肯定是偶数,因此不需要继续查下去。这组排列为 CCTT。再查第三组,第1、2个数字分别为16、26,则该组为 TTCC。依此类推,根据所需要样本数,可以得出一系列4个字母为一组的排列,将它们连起来,在本例中排列为 TCTC、CCTT、TTCC……根据此序列给药物编号,即1号为治疗组,2号为对照组,3号为治疗组,4号为对照组……

3. 分层随机化(stratified randomization)

为了减少重要的预后因素可能在两组分布不均匀,或者研究在不同的中心进行,可以根据预后因素或中心分层,在每层内将患者随机分配到治疗组和对照组。例如在预防食管静脉首次出血药物的疗效考核时,肝硬化患者的肝脏储备功能是一个十分重要的预后因素。为使两组中患者疾病的严重度一致,可用 Child-Pugh 分级作为分层因素,分为 Child-Pugh A 级、B 级和 C 级 3 层。如第一个患者属于 Child-Pugh A 级,则进入第一层。然后再根据上述的随机区组方法顺序入选治疗组或对照组。分层越多,划分的区组也越多。分层过多常常会导致每一层的治疗组和对照组人数过少,不利于统计分析,因此一般最多分3层。在多中心研究时,患者常按研究中心进行分层。这样可减少各中心不同患者来源造成的治疗组和对照组分配不均。

分层随机化是根据纳入研究对象的重要临床特点或预后因素作为分层因素,例如年龄、病情、有无合并症或危险因素等,将它们进行分层后再作随机分组。这样,就可增进研究的科学性,保证在随机对照研究中所获得的结果有较高的可比性。对分层因素的选择,应参考下述 3 条原则:第一,选择所研究疾病或其并发症的危险因素分层;第二,选择对所研究疾病的预后有明显影响的因素分层;第三,必须遵守最小化原则,即将分层因素控制到最低限度,如果分层过多,会造成分层后随机分组过度分散,组内样本量过小的不利因素。

二、对照组设立

临床试验的目的是评价某种药物或治疗措施的疗效,必须设立对照组。因为临床治疗中所获得的疗效可能由药物引起,也可能是非药物的因素如休息、疾病或症状自愈等。

对照试验主要可分两种类型,即平行对照试验与交叉对照试验。前者同时设试验组与对照组,将病情相同的患者分为 2 组(试验组与对照组)、3 组或 3 组以上(试验药 1 组,对照药 2 组或 2 组以上,也可以设对照药 1 组,试验药则以不同剂量或不同给药途径分为 2 组或 3 组)。

交叉试验则在同一组患者中先后试验两种或两种以上不同药物,如试验 2 种药则同一组患者等分为 2 组,第一组先服用 A 药,间隔一定时间后试 B 药,第二组则先试 B 药,间隔一定时间后试 A 药。如试 3 种药(A、B、C),则将患者等分为 3 组(Ⅰ、Ⅱ、Ⅲ),每个患者均先后试 3 种药,各组试药的顺序通过随机化方法确定,例如:Ⅰ组 A→B→C;Ⅱ组 B→C→A;Ⅲ组 C→A→B。

对照药物的选择分为阳性对照药(即有活性的药物)和阴性对照药(即安慰剂)。新药为注册申请进行临床试验,阳性对照药原则上应选同一药物家族中公认较好的品种。新药上市后为了证实对某种疾病或某种病症具有优于其他药物的优势,可选择特定的适应证和选择对这种适应证公认最有效的药物(可以和试验药不同结构类型、不同家族但具有类似作用的药物)作为对照。

三、盲法原则

在临床试验中,如果试验的研究者或受试者都不知道试验对象分配所在组,接受的是试验措施还是对照措施,这种试验方法称为盲法试验。盲法还用于对研究资料的分析与报告。盲法是为了有效地避免研究者或者受试者的测量性偏倚和主观偏见。

盲法试验可分为单盲法试验、双盲法试验和双盲双模拟法试验。

(一)单盲法试验

单盲法试验是指医护人员不设盲,患者设盲,即试验药与对照药外观虽有区别但患者不知哪种为试验药哪种为对照药。单盲法由于药物外观有区别,医护人员无法设盲,因而不能排除医护人员的主观偏倚(Bias)。

(二)双盲法试验

双盲法试验的前提是能够获得外观与气味等均无区别的 A 与 B 两种药,医护人员与患者均不知 A 与 B 哪个是试验药或对照药。

（三）双盲双模拟法

双盲双模拟法用于 A 与 B 两种药的外观或气味均不相同又无法改变时，可制备两种外观或气味分别与 A 或 B 相同的安慰剂，分组服药时，服 A 药组加服 B 药安慰剂，服 B 药组加服 A 药安慰剂，则两组均分别服用一种药物和另一种药物的安慰剂两种药，且外观与气味均无不同，患者与临床医生均无法区别。

第三节　新药临床试验的分期和主要内容

临床试验应遵守有关法规和指南，如药品管理法、药品注册管理办法、新药审批办法、药品临床试验管理规范等。同时所有以人为对象的研究必须符合《赫尔辛基宣言》和国际医学科学组织委员会颁布的《人体生物医学研究国际道德指南》的道德原则，即公正、尊重人格、力求使受试者最大程度受益和尽可能避免伤害。法规是履行法律，具有强制性、比法律更具体、具可操作性；指南比法规更详细具体、与法规保持一致，但指南的要求是非强制性的。

制定试验方案时应该依据"重复、对照、随机、均衡"的原则。

新药临床通常分为 4 期，每一期均有不同要求和目的，需要的病例数也不尽相同。

（一）4 期新药临床试验的主要内容和特点

1. 新药临床 I 期

为初步的临床药理学及人体安全性评价，是在大量实验室研究、试管实验与动物实验基础上，将新疗法开始用于人类的试验。目的在于了解剂量反应与毒性，进行初步的安全性评价，研究人体对新药的耐受性及药代动力学，以提供初步的给药方案。受试对象一般为健康志愿者，在特殊情况下也选择患者作为受试对象。方法为开放、基线对照、随机和盲法。一般受试例数为 20 至 30 例。

2. 新药临床 II 期

主要对新药的有效性、安全性进行初步评价，确定给药剂量。一般采用严格的随机双盲对照试验，以平行对照为主。通常应该与标准疗法进行比较，也可以使用安慰剂。我国现行法规规定，试验组和对照组的例数都不得低于 100 例。需注意诊断标准、疗效标准的科学性、权威性和统一性。要根据试验目的选择恰当的观测指标，包括诊断指标、疗效指标、安全性指标。选择指标时，应注意其客观性、可靠性、灵敏度、特异性、相关性和可操作性。参照临床前试验和 I 期临床试验的实际情况制定药物剂量的研究方案。应有符合伦理学要求的中止试验的标准和个别受试对象退出试验的标准。对不良事件、不良反应的观测、判断和及时处理都应作出具体规定。应有严格的观测、记录及数据管理制度。试验结束后,对数据进行统计分析,由有关人员对药物的安全性、有效性、使用剂量等作出初步评价和结论。

3. 新药临床Ⅲ期

为扩大的多中心随机对照临床试验,旨在进一步验证和评价药品的有效性和安全性。试验组例数一般不低于 300 例,对照组与治疗组的比例不低于 1∶3,具体例数应符合统计学要求。可根据本期试验的目的调整选择受试者的标准,适当扩大特殊受试人群,进一步考察不同对象所需剂量及其依从性。

4. 新药临床Ⅳ期

Ⅳ期临床试验是在新药上市后的实际应用过程中加强监测,在更广泛、更长期的实际应用中继续考察疗效及不良反应。可采用多形式的临床应用和研究。Ⅳ期临床试验一般可不设对照组,但应在多家医院进行,观察例数通常不少于 2 000 例。本期试验应注意考察不良反应、禁忌证、长期疗效和使用时的注意事项,以便及时发现可能有的远期不良反应,并评估远期疗效。此外,还应进一步考察对患者的经济与生活质量的影响。

表 22 - 1　新药临床研究分期和主要内容

分期	研究类型	研究目的	举例
Ⅰ期	人体药理学	评价耐受性;药物动力学/药效学的定义和描述;药物代谢和药物相互作用;评价药物活性。	单剂量、多剂量的耐受性研究;单剂量、多剂量的药物动力学和/或药效学研究;药物相互作用研究。
Ⅱ期	探索治疗作用	研究对目标适应证的作用;为后续研究估计给药方案;为疗效确证研究(Ⅲ期研究)的设计、终点、方法学提供依据	使用替代或药理学终点或临床措施,在小范围的精选患者中进行相对短期的最早期试验;剂量—效应探索研究。
Ⅲ期	确证治疗作用	说明/确定疗效;建立安全性资料;为利益/风险关系评价提供足够依据以支持注册;确立剂量—效应关系。	良好的对照研究以确证疗效;随机平行的剂量—效应研究;临床安全性研究;死亡率/发病率结果的研究;大规模试验。
Ⅳ期	临床应用	改进对药物在一般患者、特殊患者和/或环境的利益/风险关系的认识;确定较少见的不良反应;改进剂量推荐。	死亡率/发病率结果的研究;比较疗效研究;其他治疗终点的研究;大规模试验;药物经济学研究

（二）新药临床试验应注意的事项

1. 设立伦理委员会并明确其职能,参试者的筛选标准,参试者的知情同意(知情同意书),参试者人数;

2. 分配参试者到各组去的随机化方法,随机化编码表的制定和管理(特别是盲底的管理),出现紧急情况时紧急解盲的程序;

3. 对照药物选择(安慰剂),疗效指标的选取;

4. 随访计划,不良事件的定义和处理程序;

5. 病例报告表的设计、填写、管理;

6. 数据的核对、录入和计算机数据库的设计、维护和管理；

7. 出现失访和中途退出等事件时的对策；

8. 第三方监察机构的设立和职责；

9. 中期分析计划，中期分析解盲程序，统计分析计划，ITT（意图治疗分析）原理，处理可疑值的操作程序；

10. 整个实施过程中所有资料的归档、责任人的签名等。

第四节　临床试验中的常见问题和处理

一、分配方案的隐藏

在临床试验中，为增加两组的可比性，通常采用随机化方法，使入选患者有同等机会接受研究药物或者对照药物。随机化的结果是试验设计阶段完成的，为避免研究者或患者知道接受何种治疗，减少主观偏见和测量偏倚，通常采用双盲法，即研究者和受试者均不清楚接受的是治疗组或者对照组。为真正达到这一目的，需要保证分配方案隐藏。具体做法是：在设计阶段，随机方案由统计学家完成，并监督申办方完成药品封装、为每一患者准备的紧急破盲用的密封信封。紧急破盲信封保存在每一家研究中心；盲底由申办方和组长单位各执一份封存，直到研究结束、在数据锁定后，将由保存盲底的申办方和组长单位负责人、统计学家作第一次揭盲。将病例分为两组，按统计计划书完成统计分析后，再进行第二次揭盲。确定试验组和对照组，所有过程均记录见证人。在研究前和研究中，全部参与研究过程的临床医师均不知道随机方案的具体情况。药品外包装上除随机号和用法说明外，临床医师或患者无法区分是哪一组药物。临床研究中发现严重不良事件需要紧急破盲时，应由临床试验组长单位负责人、申办者共同破盲，并详细记录破盲过程。破盲仅打开一个随机号的患者实际接受的何种药物治疗，并不影响其他个体的方案隐藏。

二、安慰剂问题

安慰剂对照不用于急、重或有较重器质性病变的患者，可用于轻症或功能性疾病患者。如果试验药作用较弱时，一般只能选轻、中度功能性疾病患者为对象进行治疗。为确定药物本身是否有肯定的治疗作用，宜选择安慰剂对照，只有证实试验药显著优于安慰剂对照组时，才能确认药物本身的药效作用。

三、剔除、退出和失访病例及其处理

临床试验中，填写了知情同意书并筛选合格进入随机化试验的受试者，可能由于各种

原因不能或没有完成治疗和观察,对这部分患者需要具体分析每一患者的情况。

剔除病例,通常由于入选了不符合入选标准的病例,或在随访中发现患者存在排除标准的问题。这部分病例不能进入疗效分析,但在不良事件分析中仍应包括。

患者在研究结束前任何时刻撤回知情同意书,均可视为退出研究;可以是因为疗效不满意或无任何理由的退出研究,也可以是由于不良事件医师认为需要终止进一步临床试验,还包括未按规定用药无法判断疗效,资料不全等影响疗效或安全性判定者,盲法试验中由于严重不良事件或临床特殊治疗需要被破盲的个别病例,合用影响疗效的药物。无论何种情况,研究者均需填写中止或退出试验的主要原因记录。对因过敏反应、不良反应、治疗无效而退出试验的病例,研究者应根据受试者实际情况采取相应的治疗措施。这部分患者是进行意向治疗分析(Intention-to-treat,ITT)应该包括的部分。

研究者在研究过程中与患者失去联系均可视为失访病例。出现失访病例,研究者应采取登门预约、电话、信件等方式,尽可能与受试者联系,询问理由,记录最后一次服药时间,完成所能完成的评估项目。

四、ITT 与 PP 分析

意向治疗分析(ITT):所有随机分配的患者不管是否完成研究,在最后资料分析中都应被包括进去。完成治疗分析(per protocol,PP):只有按方案完成研究的患者才被包括到最后的分析中去。ITT 分析可以防止预后较差的患者从分析中排除出去,可以保留随机化的优点;PP 分析能反映实际按方案完成治疗的结果,减少因干扰或沾染造成的影响;ITT 与 PP 结果越接近,失访的比例越少,研究的质量越高,结果越可信。

第五节　非随机对照临床试验

随机对照临床试验是前瞻性研究,是检验某种假设最有力的方法。采用随机化分组,两组均衡性好,可比性强,排除混杂偏倚;有严格的诊断、纳入、排除标准,入选对象均质性好,观察指标与判断统一,减少入选偏倚;双盲法又可减少测量偏倚,研究者按研究目的控制整个试验过程,保证了研究质量,增强结果真实性。但临床试验以人为研究对象,很多时候由于客观存在的问题及伦理道德因素,无法进行随机对照双盲的临床试验,非随机对照临床试验同样具有重要价值。

（一）病例报告

是对罕见病进行临床研究的重要形式。对单个病例或 10 例以下病例详尽的临床报告,包括临床、组织化学、细胞学、免疫学、电镜、遗传学等各方面资料,由于是个例报告易产生偏倚,在临床试验中仅用于早期重大治疗措施的阐述。

（二）病例分析

数十例以上，分析临床特点，结论有局限性。在研究初期或外科重大手术仍然是重要的手段。

（三）非随机同期对照研究

研究对象接受何种治疗由主管研究的医师决定，或根据患者或患者家属是否愿意接受某种治疗而分组。优点是方便、简单，容易被医师和患者接受，依从性较高。缺点是难以保证各组间治疗前的可比性。治疗组和对照组在基本临床特征和主要预后因素方面分布不均，可能导致研究结果的明显偏倚。

（四）自身前后对照研究

即同一组患者先后接受两种不同的治疗，以其中一种治疗作为对照，比较两种治疗结果的差别，以确定所考核药物的疗效。适用于慢性稳定或复发性疾病，如高血压和高血脂等。由于同一组病例先后作为治疗组和对照组而接受治疗，可确切判断每例患者对研究因素和安慰剂的反映，具有良好的可比性，结果的可靠性亦远高于不同病例组的前后对照研究。缺点是每一例的研究期限延长一倍，患者的依从性容易受到影响。在前后两个治疗阶段之间，需要根据前一阶段所用药物半衰期的 $5 \sim 7$ 倍时间停止给药，作为洗脱期（washout period），然后开始第二阶段治疗，目的使第一阶段作用不至于影响第二阶段。其他必备条件是第一阶段药物不能对第二阶段起作用。如第一阶段已治愈或死亡的病例不能进入第二阶段，就不能用此方法。

（五）交叉对照研究

是对两组受试者使用两种不同的治疗措施，然后相互交换处理措施，最后比较结果的试验方法。优点是每例患者先后接受试验组或对照组的治疗，消除了不同个体间的差异。随机分组可避免组间差异和人为选择偏倚，需要的病例数较少。缺点是应用病种范围受限，对于各种急性重症疾患或不能回复到第一阶段治疗前状况的疾病（如心肌梗塞），及那些不许可停止治疗让病情回到第一阶段的疾病（如心力衰竭）等，都不能采用交叉对照试验。两个阶段的治疗可能有重叠，故需要一个洗脱期，其长短依所选药物的半衰期和病种、病情而定。每阶段治疗期的长短受到限制，有些药物的有效性可能尚未发挥；整个研究观察期较长，不能避免患者的病情和观察指标的自然波动，患者的依从性不容易得到保证。

（六）历史性对照研究

比较现时给予试验药物治疗的一组患者结果与既往治疗的一组患同种疾病但未给予该药治疗的患者结果，以评价该药的疗效。缺点是特别容易产生偏倚，不能保证两组患者的病情和所考核的药物以外的治疗是否具有可比性。亦不能排除目前所治疗病例结果的改善实际上是由于其他因素的作用而造成结论错误。

（七）序贯试验

试验样本数事先不固定，而是每试验一对研究对象后，立即分析，再决定下一步试验，直到可以判断出结果时即停止试验。优点在于可以避免盲目加大样本而造成浪费，较适合临床工作的特点，计算亦较简便。缺点是仅适用于单指标的试验。

（八）单病例随机对照试验

即对临床单个病例用多种药物作随机对照试验，以随机化决定患者接受哪一阶段的药物试验。例如患者随机接受治疗药物，然后接受安慰剂或其他治疗。筛选出确实对该病例有效的药物，用于治疗。单病例试验要求双盲试验，定量评估对患者在每一阶段的症状，试验将持续到患者和医师都能决定哪一种疗法更有效为止。适用于慢性病需要长期治疗者如冠心病、心绞痛，或心理、精神性疾病的治疗研究；或患者服用多种药物，其有效与无效、疗效与不良反应相互掺杂，而又不能相互识别，但又必须弄清各自效应，以决定弃舍的情况。这种试验不能提供治疗效果的最可靠证据，不适用于急性病和可以治愈的疾病。

第六节　临床试验的伦理问题

临床试验的对象是人，在试验的过程中，除通常需要遵循的医学伦理道德基本原则之外，还必须强调对受试者的个人权益给予充分的保障，并确保试验的科学性和可靠性。受试者的权益、安全和健康必须高于对科学和社会利益的考虑。因此，务必遵循以下原则：

1. 自愿参加原则

尊重患者的人权是最基本的原则。自愿参加原则就是患者必须是自愿参加临床试验。具体体现在：研究人员需将有关试验的目的、方法、预期好处、潜在危险等如实告知患者或家属，并征得患者同意，签订参加试验的知情同意书。需要强调的是，患者有权在试验的任何阶段不需要任何理由退出研究。对中途退出研究的患者应该一如既往地给予关心和治疗，不应歧视他们。

2. 对参加者无害原则

试验研究过程中不应对患者带来身心方面的伤害。这一点在选择对照用药（安慰剂）时尤其重要。

3. 匿名和保密原则

研究者应对患者的一般资料、具体病情及其他隐私情况保密，不应向他人透露。通常在临床试验的 CRF 表中只用编号和姓名的汉语拼音首字母。对于一些敏感的疾病如 HIV 感染疾病更应引起足够重视。

4. 普遍性道德行为准则

指研究和数据收集过程中实事求是、尊重科学的态度，不得有半点虚假。

临床试验过程中,伦理委员会与知情同意书是保障受试者权益的主要措施。

(一)伦理委员会

伦理委员会应有从事医药相关专业人员、非医药专业人员、法律专家及来自其他单位的人员,至少五人组成,并有不同性别的委员。伦理委员会的组成和工作不应受任何参与试验者的影响。试验方案需经伦理委员会审议同意并签署批准意见后方可实施。在试验进行期间,试验方案的任何修改均应经伦理委员会批准;试验中发生严重不良事件,应及时向伦理委员会报告。伦理委员会对临床试验方案的审查意见应在讨论后以投票方式作出决定,参与该临床试验的委员应当回避。因工作需要可邀请非委员的专家出席会议,但不投票。伦理委员会应建立工作程序,所有会议及其决议均应有书面记录,记录保存至临床试验结束后五年。伦理委员会应从保障受试者权益的角度严格按下列各项审议试验方案:

1. 研究者的资格、经验、是否有充分的时间参加临床试验,人员配备及设备条件等是否符合试验要求。

2. 试验方案是否充分考虑了伦理原则,包括研究目的、受试者及其他人员可能遭受的风险和受益及试验设计的科学性。

3. 受试者入选的方法,向受试者(或其家属、监护人、法定代理人)提供有关本试验的信息资料是否完整易懂,获取知情同意书的方法是否适当。

4. 受试者因参加临床试验而受到损害甚至发生死亡时,给予的治疗和/或保险措施。

5. 对试验方案提出的修正意见是否可接受。

6. 定期审查临床试验进行中受试者的风险程度。

伦理委员会接到申请后应及时召开会议,审阅讨论,签发书面意见,并附出席会议的委员名单、专业情况及本人签名。伦理委员会的意见可以是:同意;作必要的修正后同意;不同意;终止或暂停已批准的试验。

(二)知情同意书

经充分和详细解释试验的情况后获得知情同意书:

1. 知情同意书的要点包括:受试者参加试验应是自愿的,而且有权在试验的任何阶段随时退出试验而不会遭到歧视或报复,其医疗待遇与权益不会受到影响;必须使受试者了解,参加试验及在试验中的个人资料均属保密。必要时,药品监督管理部门、伦理委员会或申办者,按规定可以查阅参加试验的受试者资料;试验目的、试验的过程与期限、检查操作、受试者预期可能的受益和风险,告知受试者可能被分配到试验的不同组别;必须给受试者充分的时间以便考虑是否愿意参加试验,对无能力表达同意的受试者,应向其法定代理人提供上述介绍与说明。知情同意过程应采用受试者或法定代理人能理解的语言和文字,试验期间,受试者可随时了解与其有关的信息资料;如发生与试验相关的损害时,受试者可以获得治疗和相应的补偿。

2. 由受试者或其法定代理人在知情同意书上签字并注明日期,执行知情同意过程的研究者也需在知情同意书上签署姓名和日期。

3. 对无行为能力的受试者,如果伦理委员会原则上同意、研究者认为受试者参加试验符合其本身利益时,则这些患者也可以进入试验,同时应经其法定监护人同意并签名及注明日期。

4. 儿童作为受试者,必须征得其法定监护人的知情同意并签署知情同意书,当儿童能做出同意参加研究的决定时,还必须征得其本人同意。

5. 在紧急情况下,无法取得本人及其合法代表人的知情同意书,如缺乏已被证实有效的治疗方法,而试验药物有望挽救生命、恢复健康,或减轻病痛,可考虑作为受试者,但需要在试验方案和有关文件中清楚说明接受这些受试者的方法,并事先取得伦理委员会同意。

6. 如发现涉及试验药物的重要新资料则必须将知情同意书作书面修改送伦理委员会批准后,再次取得受试者同意。

（薛张纲）

参考文献

1　Lewis EJ. Ancient clinical trials. N Engl J Med, 2003, 348:83～84.

2　Grimes DA. Clinical research in ancientBabylon: methodologic insights from the book of Daniel. Obstet Cynecol, 1995, 86:1031～1034.

3　Otte A, Maier LH, Dierckx RA. Good clinical practice: historical background and key aspects. Nucl Med Commun, 2005, 26:563～574.

4　Lepreau FJ. Clinical investigation in the 18th century. N Engl J Med, 2002, 347:692.

5　Macedo A, Farre M, Banos. JE. Placebo effect and placebos: what are we talking about? Some conceptual and historical considerations. Eur J Clin Pharmacol, 2003, 59:337～342.

6　Schulz KF. Assessing allocation concealment and blinding in randomized controlled trials: why bother? Evidence Based Nursing, 2001, 4:4～6.

7　Moore SW. An overview of drug development in the United States and current challenges. South Med J, 2003, 96:1244～1255.

8　Katz R. FDA: evidentiary standards for drug development and approval. Neuro Rx, 2004, 1:307～316.

9　Mitka M. Guidelines aim to speed drug approval while protecting human subjects. JAMA, 2006, 295:988～989.

10　Dimasi JA, Hansen RW, Grabowski HG. The price of innovation: new estimates of drug dovelopment costs. J Health Econom, 2003, 22:151～185.

11　Strom BL. How theUS drug safety system should be changed. JAMA, 2006, 295:2072～2075.

12　雅子归,赖强,栾雪梅. 药物临床试验之国际篇. 中国处方药,2007,62:20～35.

13　ICH 指导委员会. 临床研究的一般考虑. 药品注册的国际技术要求. 北京:人民卫生出版社,2007:

251～265.

14 曹彩,张欣涛,李见明. 我国药物临床试验的质量要求与规范. 中国临床药理学杂志,2003,19:464～466.

15 李爱剑,熊宁宁,汪秀琴. 临床试验的关键环节. 中国临床药理学与治疗学,2006,11:357.

16 Torgerson DJ,Roberts C. Randomisation methods:concealment. BMJ,1999,319:375～376.

17 Schulz KF. Subverting randomization in controlled trials. JAMA,1995,274:1456～1458.

18 Liu J,Kjaergard LL,Gluud C. Misuse of randomization:a review of Chinese randomized trials of herbal medicines for chronic hepatitis B. Am J Chin Med,2002,30:173～176.

19 郑国民. 药物流行病学研究方法——实验研究和临床试验(续). 药学实践杂志,2004,22:251～255.

20 张学中. 用区组和分层改进简单随机. 中国新药杂志,2000,9:683～686.

21 余松林. 医学统计学. 北京:人民卫生出版社,2002.

22 闫世艳,姚晨,夏结来. 简单随机化、中心分层区组随机化和最小化法的均衡性比较. 中国循证医学杂志,2006,6:376～379.

23 张进华. 关于新药临床试验中的伦理学问题. 中国药业,2007,16:8～9.

24 ANN. World Medical Association Declaration of Helsinki:ethical principles for medical research involving human subjects. JAMA,2000,284:3043～3045.

25 王蕾,王刚,李廷谦,等. 国外药品临床试验中的伦理学现状及思考. 中国新药与临床杂志,2003,22:628～632.

26 药物临床试验质量管理规范. 国家食品药品监督管理局,北京,2003 年 6 月.

附录 常用麻醉药理学名词中英文对照

1,2-二酰甘油	diacylglycerol，DAG
BET 输注方案	bolus-elimination and transfer
MAC 质反应	guantal response
N-乙酰化转移酶	N-acetyltransferase，NAT
PP 洗脱期	washout period
μ-食鱼螺毒素	μ-conotoxin
阿芬太尼	alfentanil
阿片类戒断量表	opiate withdrawal scale，OWS
阿片类物质依赖性程度问卷	severity of opiate dependence questionnaire，SODQ
阿普卡林	aprikalim
阿曲库铵	atracurium
阿司匹林	aspirin
阿托品	atropine
艾司洛尔	esmolol
安氟醚	enflurane
安全范围	margin of safety
安泰酮	althesin
靶控输注技术	target controlled infusion，TCI
靶组织特异性	target localization
班布里奇反射,静脉心脏反射	Bainbridge reflex
半数有效量	median effective dose，ED_{50}
半数致死量	median lethal dose，LD_{50}
饱和性	saturability
饱和性	saturation
爆发持续期	burst duration
被动转运	passive transport
苯巴比妥,鲁米那	phenobarbital，luminal

苯乙肼	phenelzine
崩解	disintegration
吡啶斯的明	pyridostigmine
吡那地尔	pinacidil
闭合气量	closed volume, CV
闭合容量	closed capacity, CC
闭环靶控输注系统	closed-loop controlled infusion devices
变态反应	allergic reaction
变态原	allergen
表观分布容积	apparent volume of distribution, Vd
丙泊酚	propofol
不良反应	side effect
不应性	refractoriness
布比卡因	bupivacaine
布美他尼	bumetanide
残气量	residual volume, RV
长时程增强	Long term potentiation, LTP
肠肝循环	enterohepatic cycle
超苯环丙胺	tranylcypromine
超拮抗	superantagonist
超敏反应	hypersensitive reaction
潮气量	tidal volume, VT
撤药综合征	withdrawal syndrome
沉默受体	silent receptor
成本分析	cost analysis, CA
成本效果	cost-effective
成本—效果分析	cost effectiveness analysis, CEA
成本—效益分析	cost benefit analysis, CBA
成本—效用分析	cost utility analysis, CUA
成瘾性	addiction
持续期	persistent period
催促戒断试验	precipitation or withdrawal test
单胺氧化酶	monoaminie oxidase, MAO

单胺氧化酶抑制药	monoamine oxygenase inhibitor, MAOI
单次剂量抑制试验	single dose suppression test
单核苷酸多态性	single nucleotide polymorphisms, SNP
单价半抗原	monovalent hapten
氮酮	azone
等效线法	isobole
等效线图	isobologram
等效线图解分析法	isobolographic analysis
地氟醚	desflurane
地西泮, 安定	diazepam
第二信号	second messengers
第一信使	first messengers
电压门控离子通道	voltage-gatedion channels
电压依赖性离子通道	voltage-dependention channels
丁酰胆碱酯酶	butyrylcholinesterase, BChE
东莨菪碱	scopolamine
动脉血压	blood pressure BP
动脉注射	intra-arterial, ia
动作与时间	time and motion
毒扁豆碱	eserine
毒性反应	toxic reaction
对因治疗	etiological treatment
对症治疗	symptomatic treatment
多巴胺	dopamine
多巴酚丁胺	dobutamine
多价半抗原	polyvalent hapten
多室模型	multicompartment model
多样性	multiple-variation
恶性高热	malignanthyperthermia, MH
二氮嗪	diazoxide
二氢吡啶	dihydropyridine
二室模型	two compartment model
二态模型	two state model

二重性	dualism
法莫替丁	famotidine
反跳现象	rebound
反向激动剂	inverse agonist
反应曲面法	response surface
反应停事件	thalidomide tragedy
房室概念	compartment model
非线性速度过程	nonlinear processes
非甾体类抗炎镇痛药	non-steriodal anti-inflammatory drugs, NSAIDs
肺活量	vital capacity, VC
肺总量	total lung capacity, TLC
分层随机化	Stratified randomization
分数(代数)分析法	fractional (algebraic) analyses
芬太尼	fentanyl
酚妥拉明, 苄胺唑啉	phentolamine, regitine
氟哌利多	droperidol
氟烷	Halothane; fluothane
负性拮抗剂	negative antagonist
复合学说	theory of complexity
钙离子通道	calcium channels
甘露醇	mannitol
肝细胞微粒体的混合功能氧化酶系统	hepatic microsomal mixed function oxidase system, MFOs
肝脏生物转化	biotransformation
高敏性	hyperreactivity
高亲和性	high affinity
格列本脲	glibenclamide
格隆溴铵, 胃长宁	glycopyrrolate
蛤蚌甲藻毒素	saxitoxin
隔室模型	compartment model
个体差异	individual variability
功能残气量	functional residual capacity, FRC
构效关系	structure activity relationship, SAR

孤儿受体	orphan receptor
国际疾病分类	International Classification of Diseases, ICD
过敏反应	anaphylactic reaction
河豚毒素	tetrodotoxin
后负荷	after load
后效应	residual effect, after effect
后续照管	after care
琥珀胆碱	succinylcholine
化学门控离子通道	chemically-gated ion channels
还原型辅酶 II—细胞色素 P$_{450}$还原酶	NADPH-cytochrome P$_{450}$ reductase
环氧化酶	cyclo-oxygenase, COX
霍夫曼消除	Hofmannelimination
机械门控离子通道	mechanically gated ion channels
肌肉注射	intramusculaf, im
基因芯片	gene-chip
激动剂	agonist
激活	activation
激活态	active state, Ra
激活闸门	activation gate
极量	maximal dose
急性毒性	acute toxicity
计算机控制的输注泵	computer-controlled infusion pump, CCIP
继发反应	secondary reaction
加拉碘铵	gallamine
甲苯磺丁脲	tolbutamide
甲哌卡因	mepivacaine
甲氧氟烷	methoxyflurane
钾离子通道	potassium channels
间羟胺，阿拉明	metaramine, aramine
监护麻醉管理	monitored anesthetic care, MAC
简单扩散	simple diffusion
简单随机化	simple randomization

箭毒蛙毒素	batrachotoxin,BTX
僵硬效应	erectil effect
节约成本	cost saving
拮抗药	antagonist
拮抗作用	antagonism
结合可逆性	reversibility
戒断症状强度评分体系	point system for measuring abstinence syndrome intensity
戒断综合征	abstinence syndrome
金雀花碱	sparteine
经皮	transdermal
精神疾病诊断与统计手册	Diagnostic and Statistical Manual Disorders. DSM
精神依赖性	psychic dependence
竞争性	competition
静脉注射	intravenous,iv
静息电位	resting potential
局部麻醉药	local anesthetics
局部作用	local action
亢进	augmentation
抗代谢药	antimetabolite
抗利尿激素	antidiuretic hormone
可靠安全系数	certain safety factor,CSF
可乐定	clodine
克罗卡林	cromakalim
空壳	gutless
空闲受体	spare receptor
孔道区	pore region
口服	per os
枯否细胞	Kupffer cell
快速耐受性	tachyphylaxis
类过敏反应	anaphylactoid reaction
离体收缩试验	in vitro contracture test IVCT
离子通道	ion channels

离子障	ion trapping
利多卡因	lidocaine
量反应	greded response
量效关系	dose-effect relationship
临床研究机构麻醉品评价	clinical institute narcotic assessment, CINA
淋巴因子	lymphokines
磷壁质酸	teichoic acid
零级速度过程	zero order processes
零相互作用数学模型	null reference model
流速—容量环	flow-volume loops
硫氮䓬酮	diltiazem
硫喷妥钠	thiopental sodium
硫嘌呤 S—甲基转移酶	thiopurine S-methyhransferase, TPMT
硫酸镁	magnesium sulfate
柳胺苄心定（拉贝洛尔）	labetalol, ibidomide
滤过	filtration
氯胺酮	ketamine
罗库溴铵	rocuronium
罗哌卡因	ropivacaine
麻痹	paralysis
麻黄碱	ephedrine
麻醉性镇痛药	narcotics
吗啡	morphine
麦角二乙胺	lysergide, LSD
慢性毒性反应	chronic toxicity
美托洛尔	metoprolol
门控	gating
咪哒唑仑	midazolam
米库氯铵	mivacurium
模式识别受体	Pattern recognition receptors, PRRs
膜稳定药	membrane stabilizer
膜易变药	membrane labilizer
膜转运	membrane transport

目标药	object drug
纳布啡	nalbuphine
钠离子通道	sodium channels
耐受性	tolerance
耐药性	resistance
内吞	endocytosis
内源性阿片样肽	endogenous opioid peptide，EOP
内在活性	intrinsic activity
能力限定过程	capacity limited processes
尼卡地平	nicardipine
尼扎替丁	nizatidine
逆行信使	counter-messenger
尿苷二磷酸葡萄糖醛酸转移酶	UDP-glucuronosyltransferases，UGTs
排泄	excretion
哌库溴铵	pipecuronium
哌替啶	pethidine
哌唑嗪	prazosin
潘库溴铵	pancuronium
旁路	shunt
配体	ligand
配体门控通道	ligand gated channels
皮下注射	subcutaneous，sc
蒲肯野纤维	purkinje fiber
普尔安	propanidid
普鲁卡因	procaine
七氟醚	sevoflurane
前负荷	preload
前列腺素	prostaglandin，PG
前运动神经元	premotor neuron
潜伏期	latent period
羟丁酸钠	sodium oxybate，γ-OH
亲代谢型受体	metabotropic receptor
亲和力	affinity

亲离子型受体	ionotropic receptors
清除率	clearance，CI
区组随机化	block randomization
曲马多	tramadol
曲线下面积	area under curve，AUC
躯体依赖性	physical dependence
去甲肾上腺素	norepinephrine
全身作用	general action
群峰电位	population spike
人类基因组研究计划	human genome project
人力资本法	human capital approach
溶解	dissolution
三环类抗抑郁药	tricyclic antidepressant，TCA
三态模型	three-state model
三重指数	triple index，TI
山莨菪碱	anisodamine
熵值	approximate entropy，ApEn
上调	up regulation
舌下	sublingual
神经元型乙酰胆碱受体	nn-AchR
肾上腺素	adrenaline，epinephrine
生理药代动力学模型	physiological pharmacokinetic model
生理依赖性	physiological dependence
生物等效性	bioequivalence
生物节律	biological rhythm
生物利用度	bioavailability
生物芯片	biochip
生物转化	biotransformation
失活	inactivation
失活态	inactive state，Ri
失活闸门	inactivation gate
时间肺活量	time vital capacity，TVC
时间生物学	chronobiology

时间药理学	chronopharmacology
时间用力呼气量	forced expiratory volume at time, FEV_T
时量敏感半衰期	context sensitive half time
时效关系	time-effect relationship
视觉模拟评分	visual analogue scale, VAS
室壁瘤	aneurysm
首过消除	first elimination
受点	binding site, reception site
受体脱敏	receptor desensitization
舒芬太尼	sufentanil
舒张压时间指数	diastolic pressure time index, DRTI
衰竭	failure
顺阿曲库铵	cis-atracurium
速率常数	rate contant, RC
胎盘屏障	placenta barrier
肽芯片	Peptidechip
特异性	specificity
特异质反应	idiosyncratic reaction
替代试验	substitution test
条件性位偏爱法	conditioned placepreference, CPP
停药反应	withdrawal reaction
酮洛酸	ketorolac
筒箭毒碱	tubocurarine
脱离现实感	unreality
外来活性物质	xenobiotic
维库溴铵	vecuronium
维拉帕米	verapamil
乌拉地尔（压宁定）	urapidil(ebrantil)
吸收	absorption
习惯性	habituation
系统作用	systematic action
细胞色素P_{450}酶	cytochrome P_{450}, CYP
下调	down regulation

相加	addition
消除	elimination
消除半衰期	half life time of　elimination，$t_{1/2}$
效价强度	potency
效能	efficacy
效应室	effect compartment
协同激动剂	co-agonist
协同作用	synergism
心肌收缩低下	hypokinesis
心肌收缩消失	akinesis
心肌收缩性	contratility
心肌收缩异常	diskinesis
心理依赖性	psychological dependence
心率变异性	heart rate variation HRV
心内膜存活率	endocardial viability ratio，EVR
新斯的明	neostigmine
信号转导	signal transduction
兴奋	excitation
兴奋性突触后电位	excitatory postsynaptic potential，EPSP
选择性	selectivity
血管加压素	vasopressin
血管紧张素转换酶抑制剂	ACE inhibitors，ACEI
血—脑脊液屏障	blood-brain barrier
氧化亚氮	nitrous oxide，N_2O
药代学药效学结合模型	pharmacokinetic-pharmacodynamic combined model，PK-PD model
药理学	pharmacology
药物辨别法	drug discrimination，DD
药物代谢动力学	pharmacokinetics
药物基因学	Pharmacogenomics
药物耐受性	tolerance
药物相互作用	drugs interaction，DI
药物效应动力	pharmacodynamics

药物依赖性	drug dependence
药物作用	drug action
一级速度过程	first order processes
一室模型	one compartment model
一氧化氮合酶	nitric oxidesynthase，NOS
依酚氯铵（吞锡龙）	edrophonium，tensilon
依托咪酯	etomidate
遗传药理学	pharmacogenetics
乙醚	diethyl ethe
乙醛脱氢酶	aldehyde dehydrogenase，ALDH
乙酰氨基酚	acetaminophen
异丙肾上腺素	isoprenaline
异氟醚	isoflurane
异卡波肼	isocarboxazid
异喹胍	debrisoquin
抑制	inhibition
抑制性突触后电位	inhibitory postsynaptic potential，IPSP
易化扩散	facilitated diffusion
意向治疗分析	intention-to-treat，ITT
意愿支付法	willingness to pay，WTP
用力肺活量	forced vital capacity，FVC
有机阳离子转运体	organic cation transporter，OCT
有机阴离子转运多肽	organic anion translating peptide，OATP
有机阴离子转运体	organic anion transporter，OAT
右旋糖酐反应性抗体	dextran reactive antibodies，DRA
阈剂量	threshold dose
再分布	redistribution
闸门	gate
张力时间指数	tension time index，TTI
直接搜索法	directsearch procedure
治疗分析	per protocol
治疗宽度,治疗窗	therapeutic window
治疗矛盾	therapeutic paradox

治疗指数	therapeutic index,TI
治疗作用	therapeutic action
质反应	all-or-none response; quantal response
质量调整生命年	quality adjusted life years,QALY
致癌	carcinogenesis
致畸	teratogenesis
致突变	mutagenesis
中性拮抗剂	neutral antagonist
主动转运	active transport
自然戒断试验	spontaneous or natural withdrawal test
自身给药法	selfadministration,SA
组胺	histamine
最大呼气流速	peak expiratory flow rate, PEFR; maximal expiratory flow rate, MEFR
最大呼气中期流速	maximal metaphase expiratory flow rate, MMEF
最大通气量	maximal ventilation volume, MVV
最大效应	maximal effect,Emax
最低肺泡有效浓度	minimum alveolar concentration, MAC
最小成本分析	cost minimization analysis, CMA